W. Karges
S. Al Dahouk

Innere Medizin
... in 5 Tagen

Mit 71 Tabellen

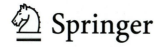
Springer

Prof. Dr. med. Wolfram Karges
Sektion Endokrinologie und Diabetologie
Medizinische Klinik III
Universitätsklinikum Aachen
RWTH Aachen
Pauwelsstraße 30
52074 Aachen

Dr. med. Sascha Al Dahouk
Sektion Endokrinologie und Diabetologie
Medizinische Klinik III
Universitätsklinikum Aachen
RWTH Aachen
Pauwelsstraße 30
52074 Aachen

ISBN 978-3-540-70921-3 Springer Medizin Verlag Heidelberg

Bibliografische Information der Deutschen Nationalbibliothek
Die Deutsche Nationalbibliothek verzeichnet diese Publikation in der Deutschen Nationalbibliografie; detaillierte bibliografische Daten sind im Internet über http://dnb.d-nb.de abrufbar.

Dieses Werk ist urheberrechtlich geschützt. Die dadurch begründeten Rechte, insbesondere die der Übersetzung, des Nachdrucks, des Vortrags, der Entnahme von Abbildungen und Tabellen, der Funksendung, der Mikroverfilmung oder der Vervielfältigung auf anderen Wegen und der Speicherung in Datenverarbeitungsanlagen, bleiben, auch bei nur auszugsweiser Verwertung, vorbehalten. Eine Vervielfältigung dieses Werkes oder von Teilen dieses Werkes ist auch im Einzelfall nur in den Grenzen der gesetzlichen Bestimmungen des Urheberrechtsgesetzes der Bundesrepublik Deutschland vom 9. September 1965 in der jeweils geltenden Fassung zulässig. Sie ist grundsätzlich vergütungspflichtig. Zuwiderhandlungen unterliegen den Strafbestimmungen des Urheberrechtsgesetzes.

Springer Medizin Verlag
springer.de

© Springer Medizin Verlag Heidelberg 2009

Produkthaftung: Für Angaben über Dosierungsanweisungen und Applikationsformen kann vom Verlag keine Gewähr übernommen werden. Derartige Angaben müssen vom jeweiligen Anwender im Einzelfall anhand anderer Literaturstellen auf ihre Richtigkeit überprüft werden.

Die Wiedergabe von Gebrauchsnamen, Warenbezeichnungen usw. in diesem Werk berechtigt auch ohne besondere Kennzeichnung nicht zu der Annahme, dass solche Namen im Sinne der Warenzeichen- und Markenschutzgesetzgebung als frei zu betrachten wären und daher von jedermann benutzt werden dürfen.

Planung: Renate Scheddin, Heidelberg
Projektmanagement: Axel Treiber, Heidelberg
Lektorat: Ursula Illig, Stockdorf
Layout und Umschlaggestaltung: deblik Berlin
Satz: Fotosatz-Service Köhler GmbH, Würzburg

SPIN 12441020

Gedruckt auf säurefreiem Papier   15/2117 – 5 4 3 2 1 0

Vorwort

Das vorliegende Buch wurde vor allem zur Prüfungsvorbereitung für das Fach Innere Medizin konzipiert. Es soll in komprimierter Form eine systematische Darstellung und Wiederholung klinisch relevanter Fakten ermöglichen.

In seinem Aufbau entspricht es dem 5-tägigen Repetitorium für Innere Medizin, das von uns für den Modellstudiengang Medizin der RWTH Aachen entwickelt wurde. »Innere Medizin…in 5 Tagen« ist daher nicht als Konkurrenz, sondern als Ergänzung zu umfassenden Standardwerken, Vorlesungen und Seminaren für die Aus- und Weiterbildung anzusehen.

Für die kritische Durchsicht der einzelnen Kapitel sind wir den folgenden Kolleginnen und Kollegen zu besonderem Dank verpflichtet:
Priv. Doz. Dr. med. Frank Eitner, Aachen (Nephrologie)
Priv. Doz. Dr. med. Oliver Galm, Aachen (Hämatologie)
Prof. Dr. med. Beate Karges, Aachen (Stoffwechsel, Endokrinologie)
Priv. Doz. Dr. med. Harald Kühl, Aachen (Kardiologie)
Priv. Doz. Dr. med. Stefan Krüger, Aachen (Pneumologie)
Priv. Doz. Dr. med. Thomas Lauer, Aachen (Angiologie)
Priv. Doz. Dr. med. Stefan Reuter, Düsseldorf (Infektiologie)
Prof. Dr. med. Jochen Riehl, Aachen (Rheumatologie)
Priv. Doz. Dr. med. Hermann Wasmuth, Aachen (Gastroenterologie)

Für die redaktionelle Bearbeitung und die Erstellung der Verzeichnisse möchten wir Frau Kerstin Paus, Aachen, und den Mitarbeitern des Springer-Verlags herzlich danken.

Aachen, im Herbst 2008
W. Karges und S. Al Dahouk

Sagen Sie uns die Meinung!

Liebe Leserin und lieber Leser,

Sie wollen gute Lehrbücher lesen, wir wollen gute Lehrbücher machen: dabei können Sie uns helfen!

Lob und Kritik, Verbesserungsvorschläge und neue Ideen können Sie auf unserem Feedback-Fragebogen unter **www.lehrbuch-medizin.de** gleich online loswerden.

Als Dankeschön verlosen wir jedes Jahr Buchgutscheine für unsere Lehrbücher im Gesamtwert von 500 Euro.

Wir sind gespannt auf Ihre Antworten!

Ihr Lektorat Lehrbuch Medizin

Inhaltsverzeichnis

1	**Kardiologie**	1
1.1	Erkrankungen des Endokards	3
1.2	Erworbene Herzklappenfehler	7
1.3	Angeborene Herzfehler	14
1.4	Herzinsuffizienz	24
1.5	Erkrankungen des Myokards und Perikards	31
1.6	Koronare Herzerkrankung	38
1.7	Herzrhythmusstörungen	46
1.8	Herztumoren	59
2	**Angiologie**	61
2.1	Blutdruckstörungen	62
2.2	Erkrankungen der Arterien	67
2.3	Erkrankungen der Venen	80
2.4	Erkrankungen der Lymphgefäße	89
3	**Pneumologie**	93
3.1	Obstruktive Atemwegserkrankungen	94
3.2	Lungenparenchymerkrankungen	102
3.3	Erkrankungen des Lungenkreislaufs	113
3.4	Atemregulationsstörungen	119
3.5	Bronchialkarzinom	121
3.6	Pleuraerkrankungen	126
4	**Infektiologie**	129
4.1	Infektiöse Atemwegserkrankungen	130
4.2	Infektiöse Darmerkrankungen	140
4.3	Sexuell übertragbare Erkrankungen	150
4.4	Herpes-Virus-Infektionen	154
4.5	Andere Infektionskrankheiten	159
5	**Gastroenterologie**	169
5.1	Ösophaguserkrankungen	171
5.2	Magenerkrankungen	179
5.3	Darmerkrankungen	188
5.4	Pankreaserkrankungen	209
5.5	Neuroendokrine Tumoren (NET)	215
5.6	Erkrankungen der Leber	217
5.7	Gallenwegserkrankungen	236
6	**Stoffwechsel**	243
6.1	Erkrankungen des Intermediärstoffwechsels	244
6.2	Lipidstoffwechselstörungen (Dyslipidämien)	248
6.3	Adipositas	251
7	**Hämatologie**	255
7.1	Anämien	257
7.2	Akute Leukämien (inkl. myelodysplastische Syndrome)	271
7.3	Myeloproliferative Erkrankungen	277
7.4	Maligne Lymphome und multiples Myelom	281
7.5	Hämostaseologische Erkrankungen	292
7.6	Immundefizienzen	300
7.7	Amyloidose	301
8	**Rheumatologie**	303
8.1	Rheumatoide Arthritis (chronische Polyarthritis)	304
8.2	Seronegative Spondylarthropathien	307
8.3	Kollagenosen	311
8.4	Vaskulitiden	317
9	**Nephrologie**	327
9.1	Glomerulonephritis	328
9.2	Pyelonephritis und Harnwegsinfektionen	334
9.3	Tubulointerstitielle Nierenkrankheiten	336
9.4	Niereninsuffizienz	339
9.5	Nierentumoren und zystische Nierenerkrankungen	345
9.6	Nephro-/Urolithiasis	349
10	**Endokrinologie**	353
10.1	Diabetes mellitus	354
10.2	Schilddrüsenerkrankungen	363
10.3	Erkrankungen des Kalziumstoffwechsels	372
10.4	Erkrankungen der Nebenniere	379
10.5	Hypophysenerkrankungen	386
	Sachverzeichnis	395

Tag 1 – Kardiologie und Angiologie

1 Kardiologie

1.1	**Erkrankungen des Endokards** – 3	
1.1.1	Infektiöse Endokarditis – 3	
1.1.2	Nichtinfektiöse (abakterielle) Endokarditis – 5	
1.1.3	Rheumatisches Fieber – 5	

1.2 Erworbene Herzklappenfehler – 7
1.2.1 Mitralklappenstenose – 7
1.2.2 Mitralklappeninsuffizienz – 9
1.2.3 Mitralklappenprolaps (Barlow-Syndrom, Klick-Syndrom) – 10
1.2.4 Aortenklappenstenose – 11
1.2.5 Aortenklappeninsuffizienz – 13

1.3 Angeborene Herzfehler – 14
1.3.1 Pulmonalstenose – 15
1.3.2 Aortenisthmusstenose (Coarctatio aortae) – 16
1.3.3 Vorhofseptumdefekt – 17
1.3.4 Ventrikelseptumdefekt – 18
1.3.5 Atrioventrikulärer Septumdefekt (AV-Kanal, Endokardkissendefekt) – 20
1.3.6 Persistierender Ductus arteriosus Botalli (PDA) – 20
1.3.7 Zyanosen – 22
1.3.8 Fallot-Tetralogie – 22
1.3.9 Transposition der großen Arterien – 23

1.4 Herzinsuffizienz – 24
1.4.1 Herz-Kreislauf-Stillstand – 28
1.4.2 Schock – 29

1.5 Erkrankungen des Myokards und Perikards – 31
1.5.1 Dilatative Kardiomyopathie (DCM) – 31
1.5.2 Hypertrophe Kardiomyopathie (HCM) – 32
1.5.3 Restriktive Kardiomyopathie – 33
1.5.4 Arrhythmogene rechtsventrikuläre Kardiomyopathie – 34
1.5.5 Myokarditis – 35
1.5.6 Akute Perikarditis – 36
1.5.7 Chronisch konstriktive Perikarditis – 37

1.6 Koronare Herzerkrankung – 38
1.6.1 Akutes Koronarsyndrom – 38
1.6.2 Myokardinfarkt – 42

1.7	**Herzrhythmusstörungen** – 46	
1.7.1	Supraventrikuläre Extrasystolen (SVES)	– 46
1.7.2	Ventrikuläre Extrasystolen – 47	
1.7.3	Akzelerierter junktionaler oder idioventrikulärer Rhythmus	– 48
1.7.4	Sinuatrialer Block (SA-Block) – 48	
1.7.5	Sick-Sinus-Syndrom – 49	
1.7.6	Karotis-Sinus-Syndrom – 49	
1.7.7	Atrioventrikulärer Block (AV-Block) – 50	
1.7.8	Intraventrikulärer Block (Schenkelblock, faszikulärer Block)	– 51
1.7.9	AV-Knoten-Reentry-Tachykardie – 52	
1.7.10	Junktionale ektope Tachykardie – 53	
1.7.11	Fokal atriale Tachykardie – 53	
1.7.12	Präexzitationssyndrome (atrioventrikuläre Reentry-Tachykardie)	– 53
1.7.13	Vorhofflattern – 55	
1.7.14	Vorhofflimmern – 56	
1.7.15	Ventrikuläre Tachykardie (Kammertachykardie) – 57	
1.7.16	Kammerflattern/-flimmern – 58	
1.8	**Herztumoren** – 59	
1.8.1	Funktionelle Herzbeschwerden (Herzneurose/-phobie) – 60	

1.1 Erkrankungen des Endokards

1.1.1 Infektiöse Endokarditis

- meist bakterielle (selten mykotische) Entzündung der Herzinnenhaut unter Beteiligung der Herzklappen
- oft Vorbestehen einer prädisponierenden strukturellen Herzerkrankung, z. B. Klappenvitium oder kongenitaler Herzfehler
- Befall der Mitralklappe und Aortenklappe am häufigsten, bei i.v. Drogenabusus Befall der Herzklappen des rechten Herzens durch Staphylokokken
- Streptokokken (60–80% aller Fälle, davon >50% *S. viridans*), Staphylokokken (20–35%), Enterokokken, gramnegative Bakterien und andere seltene Erreger, z. B. Pilze (10%)
- akute Verlaufsform:
    - Destruktionen und Vegetationen an gesunden Herzklappen (Endocarditis ulcerosa et polyposa) durch hochvirulente Erreger
    - Erregerspektrum: β-hämolysierende Streptokokken, *Staphylococcus aureus*, Pneumokokken, Gonokokken, gramnegative Bakterien
- subakute Verlaufsform (Endocarditis lenta):
    - meist an vorgeschädigten Herzklappen, z. B. nach rheumatischer Endokarditis
    - Erregerspektrum: *Streptococcus viridans*, Enterokokken, gramnegative Bakterien der Darmflora, Staphylokokken, Pilze

Klinik

- Fieber, Schüttelfrost, Tachykardie, Schwäche, Appetitlosigkeit, Gewichtsverlust
- neues oder sich änderndes Herzgeräusch, Herzinsuffizienzzeichen
- bakterielle Mikroembolien, z. B. embolische Herdenzephalitis
- Hautbeteiligung: Petechien, Osler-Knötchen (stecknadelkopfgroße rötliche Knötchen als Zeichen einer immunkomplexbedingten Vaskulitis), subunguale Splinterhämorrhagien, Trommelschlegelfinger und Uhrglasnägel, Janeway-Läsionen (hämorrhagische Läsionen an Handflächen und Fußsohlen)
- Nierenbeteiligung: glomeruläre Herdnephritis (Löhlein-Herdnephritis), Niereninfarkte, diffuse Glomerulonephritis
- Splenomegalie
- Retinablutungen (Roth's spots)

Diagnostik

- BSG ↑, CRP ↑, Leukozytose, normochrome Anämie
- Hämaturie und Proteinurie
- Nachweis zirkulierender Immunkomplexe (antiendotheliale/antisarkolemmale Antikörper) und Rheumafaktoren
- Erregernachweis mittels Blutkultur
- echokardiographischer Nachweis (TEE!) von Klappenvegetationen, Abszessen und Perikarderguss

- EKG-Veränderungen fehlen oder sind unspezifisch
- Duke-Kriterien:
    - *Hauptkriterien:* mindestens zwei unabhängige positive Blutkulturen, positiver Echokardiographiebefund (oszillierende Vegetation, Abszess, neue Klappeninsuffizienz)
    - *Nebenkriterien:* kardiale Vorerkrankung, Fieber >38 °C, vaskuläre Befunde (Embolien, septische Infarkte), immunologische Befunde (Osler-Knötchen, Löhlein Herdnephritis), echokardiographischer Befund (nicht dem Hauptkriterium entsprechend!), mikrobiologischer Befund (nicht dem Hauptkriterium entsprechend!, z. B. indirekter serologischer Nachweis)
    - Diagnose der bakteriellen Endokarditis ist erfüllt beim Vorliegen der zwei Hauptkriterien, von einem Hauptkriterium und drei Nebenkriterien oder fünf Nebenkriterien

Therapie
- kalkulierte Initialtherapie
    - bei Nativklappen: Ampicillin, Gentamicin und Cefotaxim/Ceftriaxon
    - bei Klappenprothesen: Vancomycin, Gentamicin und Rifampicin
- später nach Antibiogramm
    - bei Streptokokkennachweis: Penicillin und Gentamicin
    - bei Enterokokkennachweis: Ampicillin/Mezlocillin und Gentamicin
      (**> Memo** Cephalosporine wirken generell nicht gegen Enterokokken – »Enterokokkenlücke«)
    - bei Staphylokokkennachweis: Isoxazolylpenicillin/Cephalosporin/Vancomycin und Aminoglykosid
- Klappenersatz bei persistierender Infektion unter Antibiose, rezidivierenden Thromboembolien oder bei vitiumbedingter Herzinsuffizienz
- gemäß Empfehlung der Deutschen Gesellschaft für Kardiologie und der Paul-Ehrlich-Gesellschaft für Chemotherapie (2007) medikamentöse Endokarditisprophylaxe nur noch für Patienten mit Hochrisikokonstellationen, d. h. Patienten mit der höchsten Wahrscheinlichkeit eines schweren oder letalen Verlaufs einer infektiösen Endokarditis
    - Patienten mit Klappenersatz (mechanische und biologische Prothesen)
    - Patienten mit rekonstruierten Klappen unter Verwendung von alloprothetischem Material in den ersten 6 Monaten nach Operation
    - Patienten mit überstandener Endokarditis
    - Patienten mit angeborenen Herzfehlern
        - zyanotische Herzfehler, die nicht oder palliativ mit systemisch-pulmonalem Shunt operiert sind
        - operierte Herzfehler mit Implantation von Conduits (mit oder ohne Klappe) oder residuellen Defekten, d. h. turbulenter Blutströmung im Bereich des prothetischen Materials
    - alle operativ oder interventionell unter Verwendung von prothetischem Material behandelten Herzfehler in den ersten 6 Monaten nach Operation

1.1 · Erkrankungen des Endokards

- herztransplantierte Patienten, die eine kardiale Valvulopathie entwickeln
- bei Eingriffen am Oropharynx oder Respirationstrakt:
  - *Standardprophylaxe:* Amoxicillin 2 g p.o oder Ampicillin 2 g i.v. 30–60 min vor dem Eingriff, alternativ Cefazolin/Ceftriaxon 1 g i.v.
  - *bei Penicillin- oder Ampicillinallergie:* Clindamycin 600 mg p.o., alternativ Cefalexin 2 g p.o. bzw. Clarithromycin 500 mg p.o., oder Clindamycin 600 mg i.v., alternativ Cefazolin/Ceftriaxon 1 g i.v.
- ❶ **Cave** Endokarditisprophylaxe bei Gastroskopien, Koloskopien oder Zystoskopien auch bei Biopsieentnahmen nicht mehr generell empfohlen
- Endokarditisprophylaxe für Patienten mit manifesten Infektionen:
  - bei Eingriffen am Respirationstrakt
    - Aminopenicillin und Betalaktamaseinhibitor (z. B. Augmentan®), Cefazolin oder Clindamycin
    - bei methicillinresistenten *Staph.-aureus*-Stämmen (MRSA) Vancomycin
  - bei Eingriffen am Gastrointestinal- oder Urogenitaltrakt
    - Ampicillin, Piperacillin oder Vancomycin (▶ **Memo** Antibiotikaregime sollte wirksam gegen Enterokokken sein)
  - bei Eingriffen an Haut, Hautanhangsgebilden oder muskuloskelettalem Gewebe
    - staphylokokkenwirksame Penicilline oder Cephalosporine
    - bei Betalaktamallergie Clindamycin
    - bei MRSA Vancomycin

1.1.2 Nichtinfektiöse (abakterielle) Endokarditis

- *Endokarditis Libman-Sacks:* Manifestation des systemischen Lupus erythematodes mit großen Fibrinthromben auf den Klappen und Begleitperikarditis und Pleuritis
- *Endomyocarditis eosinophilica* (Löffler-Syndrom): Infiltration des Wandendokards meist der rechten Herzkammer mit eosinophilen Granulozyten im Rahmen eines hypereosinophilen Syndroms, z. B. bei Asthma bronchiale, paraneoplastisch bei Lymphomen und Bronchialkarzinom, bei eosinophiler Leukämie

1.1.3 Rheumatisches Fieber

- Autoimmunreaktion nach einer Infektion mit β-hämolysierenden Streptokokken der Gruppe A (*S. pyogenes*), z. B. Angina tonsillaris, Pharyngitis
- Kreuzreaktion des M-Proteins der β-hämolysierenden A-Streptokokken mit sarkolemmalem Myosin und Tropomyosin sowie Antigenen des Nucleus caudatus und subthalamicus
- entzündliche Systemerkrankung mit Manifestationen an Herz, Gelenken, ZNS und Haut
- meist zwischen dem 5. und 15. Lebensjahr auftretend

Eigene Notizen

Klinik

- 2–3 Wochen nach einer Streptokokkeninfektion des oberen Respirationstraktes:
  - Fieber, Schweißneigung, Abgeschlagenheit, Kopfschmerzen
  - häufig asymptomatische Pankarditis, evtl. Dyspnoe, Tachykardie, Ödeme, retrosternale Schmerzen als Zeichen einer Herzinsuffizienz
  - wandernde Gelenkbeschwerden mit überwiegendem Befall der großen Gelenke
  - rheumatische subkutane Knötchen, Erythema anulare rheumaticum (marginatum), Erythema nodosum
  - selten Pleuritis
- Chorea minor (Sydenham): Spätmanifestation mit plötzlichen unkontrollierten Bewegungen der Hände mit begleitender Muskelschwäche

Diagnostik

- Jones-Kriterien (American Heart Association) (▶ Tabelle)

Jones-Kriterien (American Heart Association)	
Hauptkriterien	**Nebenkriterien**
Karditis	Fieber
Polyarthritis	Arthralgie
Chorea	BSG- und/oder CRP-Erhöhung
subkutane Knötchen	verlängerte PQ-Zeit
Erythema anulare (marginatum)	rheumatisches Fieber oder rheumatische Karditis in der Anamnese

Diagnose wahrscheinlich bei Vorhandensein zweier Hauptkriterien oder eines Hauptkriteriums und zweier Nebenkriterien

- positiver Rachenabstrich (Kultur oder Antigenschnelltest)
- Antistreptolysin-Titer (ASO, ASL) ↑ und Anti-Desoxyribonukleotidase-Titer (Anti-DNAase-B, ADB) ↑
- BSG ↑, CRP ↑
- Systolikum (bei relativer Mitralinsuffizienz) und Diastolikum (bei relativer Aorteninsuffizienz)
- echokardiographischer Nachweis von Klappenveränderungen (Aortenklappe 80%, Mitralklappe 20%), evtl. Ventrikeldilatation und Perikarderguss
- im Myokard Rundzellenansammlungen und Riesenzellen um nekrotisches Material (Aschoff Knötchen) und nekrotische Myokardfibrillen nachweisbar

Therapie

- Penicillin 3–4 Mio. IE/d i.v. über 10 Tage
- bei Penicillinallergie Erythromycin oder Cephalosporine
- ASS 2–3 g/d und Prednisolon initial 80 mg/d mit anschließender Dosisreduktion über 4–6 Wochen

- Tonsillektomie im freien Intervall
- Rezidivprophylaxe mit Benzyl-Penicillin 1,2 Mio. IE i.m. alle 4 Wochen über mindestens 10 Jahre/bis zum 25. Lebensjahr

1.2 Erworbene Herzklappenfehler

- Klassifikation des Schweregrades eines Klappenvitiums nach körperlicher Belastbarkeit (New York Heart Association) (▶ Tabelle)

Schweregrade eines Klappenvitiums (New York Heart Association)	
Schweregrad	Körperliche Belastbarkeit
I	keine Einschränkung der körperlichen Leistungsfähigkeit in Ruhe und bei Belastung
II	Beschwerden bei stärkerer körperlicher Belastung
III	Beschwerden bei leichter körperlicher Belastung
IV	Beschwerden in Ruhe

1.2.1 Mitralklappenstenose

- Einengung der Mitralklappe mit Verkleinerung der Klappenöffnungsfläche und Behinderung der linksventrikulären Füllung
- normale Klappenöffnungsfläche 4–6 cm^2
- meist Folge der rheumatischen Endokarditis, postentzündliche Prozesse führen zur Fusion der Kommissuren, Fibrosierung und Verkalkung der Klappensegel
- symptomatisch erst 10–20 Jahre nach rheumatischem Fieber
- Mitralstenose → Füllung des LV ↓ → HZV ↓ → Druck im LA ↑ → Lungenstauung → pulmonale Hypertonie → Rechtsherzbelastung/-hypertrophie → relative Trikuspidalinsuffizienz → Rechtsherzinsuffizienz → Rückstau in den Körperkreislauf

Klinik
- Klinik ist abhängig vom Schweregrad der Mitralstenose
- Leistungsminderung, evtl. pektanginöse Beschwerden und Palpitationen
- Belastungs-/Ruhedyspnoe, nächtlicher Husten (»Asthma cardiale«), Hämoptoe (hämosiderinhaltige Lungenmakrophagen, sog. Herzfehlerzellen), evtl. Lungenödem
- absolute Arrhythmie bei Vorhofflimmern, Thrombenbildung mit der Gefahr thromboembolischer Komplikationen, evtl. bakterielle Endokarditis
- Facies mitralis mit rötlich-zyanotischen Wangen
- sichtbare Stauung der Hals- und Zungenvenen, Stauungsleber, Stauungsniere, periphere Ödeme

Diagnostik
- auskultatorisch paukender 1. Herzton, Mitralklappenöffnungston, niederfrequentes daran anschließendes Diastolikum, präsystolisches Crescendogeräusch (nur bei Sinusrhythmus!)
- Decrescendodiastolikum (Graham-Steell-Geräusch) bei pulmonaler Hypertonie als Zeichen einer relativen Pulmonalklappeninsuffizienz
- im EKG Zeichen der Belastung des linken Vorhofs (P-mitrale, evtl. AA bei VHF) und später der Rechtsherzbelastung (Steil-/Rechtstyp, Sokolow-Lyon-Index $RV_1 + SV_{5/6} \geq 1{,}05$ mV)
- im Röntgenbild des Thorax mitralkonfiguriertes Herz (»stehende Eiform«) mit vergrößertem linkem Vorhof (Doppelkontur am rechten Herzrand, verstrichene Herztaille), erweiterter A. pulmonalis und vermehrter Lungengefäßzeichnung (Kerley-B-Linien in den Unterfeldern)
- transthorakale/-ösophageale Echokardiographie: Nachweis fibrotischer Verdickungen und Verkalkungen, »Doming« der Mitralsegel, Abnahme der frühdiastolischen Klappenschlussgeschwindigkeit (EF-Slope), Berechnung der Mitralklappenöffnungsfläche (Druckhalbwertszeit oder Planimetrie), Bestimmung des Druckgradienten über der Klappe mittels Doppler-Echokardiographie, evtl. Nachweis eines vergrößerten Vorhofs und von Vorhofthromben
- simultaner Rechts- und Linksherzkatheter: erhöhte pulmonalarterielle Drücke, Bestimmung des diastolischen Druckgradienten über der Klappe und der Klappenöffnungsfläche (nach Gorlin) (▶ Tabelle)

Schweregrade der Mitralstenose		
Schweregrad	Mittlerer Druckgradient (mmHg)	Klappenöffnungsfläche (cm²)
I	gering	>2,5
II	>5	1,5–2,5
III	>10	1,0–1,5
IV	>20	<1,0

Therapie
- körperliche Schonung
- Diuretika
- ❶ **Cave** keine ACE-Hemmer! (wie bei anderen Vasodilatatoren ist bei Patienten mit Aorten-/Mitralklappenstenose oder obstruktiver hypertropher Kardiomyopathie besondere Vorsicht angezeigt)
- bei Vorhofflimmern Digitalisglykoside, evtl. in Kombination mit Verapamil oder Betablockern
- Antikoagulation bei rezidivierendem Vorhofflimmern oder nach Embolisierung
- Endokarditisprophylaxe nur noch nach individueller Abwägung
- Mitralklappenvalvuloplastie bei reinen Stenosen mit wenigen Kalzifizierungen (bei linksatrialen Thromben kontraindiziert!)

- evtl. Kommissurotomie
- Klappenersatz bei Schweregrad III/IV und Mitralinsuffizien und/oder klinischen Symptomen

1.2.2 Mitralklappeninsuffizienz

- Schlussunfähigkeit der Mitralklappe mit Zurückströmen des Blutes in den linken Vorhof während der Systole
- meist Folge degenerativer Veränderungen, z. B. Chordafadenabriss oder myxomatöser Prolaps, seltener durch postrheumatische Veränderungen oder bakterielle Endokarditis bedingt
- relative Mitralinsuffizienz durch Dehnung des Klappenrings infolge starker Dilatation des linken Ventrikels
- Ruptur des Papillarmuskels, z. B. im Rahmen eines akuten Myokardinfarktes
- Mitralinsuffizienz → Reflux in LA → Vorhofdilatation → Ventrikeldilatation → linksventrikuläre Dekompensation → pulmonale Stauung → Rechtsherzinsuffizienz

Klinik
- erst im fortgeschrittenen Stadium Zeichen der Herzinsuffizienz: Belastungsdyspnoe, Leistungsminderung, Palpitationen, nächtliche Hustenanfälle, Orthopnoe
- bei akuter Mitralinsuffizienz infolge einer Papillarmuskelnekrose nach Infarkt rasche Linksherzdekompensation mit Lungenödem und evtl. kardiogenem Schock
- thromboembolische Komplikationen bei Vorhofflimmern
- bakterielle Endokarditis

Diagnostik
- Herzspitzenstoß ist abgeschwächt, häufig hebend, verbreitert und nach außen verlagert
- auskultatorisch abgeschwächter oder nicht hörbarer 1. Herzton, mittel- bis hochfrequentes holosystolisches, band- bis decrescendoförmiges Geräusch mit p.m. über der Herzspitze und Fortleitung in die Axilla (verstärkt in Linksseitenlage); bei großem Pendelvolumen 3. Herzton mit daran anschließendem kurzem diastolischem Geräusch als Ausdruck einer relativen Mitralstenose
- im EKG P-mitrale (sinistroatriale), evtl. Vorhofflimmern, Zeichen der Linksherzhypertrophie
- im Röntgenbild des Thorax mitralkonfiguriertes Herz mit verstrichener Herztaille; in der Seitaufnahme Einengung des Retrokardialraumes in Vorhof- und Ventrikelhöhe; evtl. Zeichen der Lungenstauung
- echokardiographischer Nachweis der vergrößerten Herzhöhlen und morphologisch veränderter Klappen sowie mittels Farbdoppler Quantifizierung des Regurgitationsstroms in den linken Vorhof zur Abschätzung des Ausmaßes der Insuffizienz

Eigene Notizen

- in der Herzkatheteruntersuchung veränderte Pulmonalkapillardruckkurve (hohe V-Welle als Zeichen einer starken Regurgitation); mittels Lävokardiogramm erfolgt die Schweregradbeurteilung anhand des Refluxes in den Vorhof (► Tabelle)

Schweregrade der Mitralklappeninsuffizienz		
Schweregrad der Mitralinsuffizienz	Kontrastmittelreflux im Lävokardiogramm	Regurgitationsfraktion (% des Schlagvolumens)
I	minimaler Reflux in der Klappenebene	<20
II	systolischer Reflux mit fast vollständiger Kontrastierung des linken Vorhofs nach mehreren Herzaktionen (Kontrastmitteldichte LA <LV)	20–40
III	schnelle vollständige Kontrastierung des linken Vorhofs (Kontrastmitteldichte LA = LV)	40–60
IV	vollständige Kontrastierung des linken Vorhofs mit der ersten Systole und Reflux in die Pulmonalvenen (Kontrastmitteldichte LA >LV)	>60

Therapie
- körperliche Schonung
- Herzinsuffizienztherapie: Digitalis, Diuretika, Nitrate, ACE-Hemmer
- Antikoagulation bei Vorhofflimmern
- Therapie der Wahl ist die frühzeitige (noch bei asymptomatischem Patienten) Klappenrekonstruktion mit Erhalt des Mitralklappenapparates
- Mitralklappenersatz als »Second-line«-Therapie bei schwerer Mitralinsuffizienz
- Endokarditisprophylaxe nur noch nach individueller Abwägung

1.2.3 Mitralklappenprolaps (Barlow-Syndrom, Klick-Syndrom)

- verstärkte systolische Vorwölbung einer oder beider Klappensegel in den linken Vorhof teilweise mit Mitralinsuffizienz
- häufigste Klappenanomalie im Erwachsenenalter, familiär gehäuft
- primärer (idiopathischer) Mitralklappenprolaps: myxomatöse Proliferation des Klappenstromas
- sekundärer Mitralklappenprolaps: Verlagerung des Ansatzes des vorderen Mitralsegels, z. B. bei Vorhofseptumdefekt oder hypertropher Kardiomyopathie

Klinik

- meist asymptomatisch (90%)
- Palpitationen, Herzstechen, Dyspnoe, Schwindel, Synkopen, Ermüdbarkeit, Angstzustände, pektanginöse Beschwerden
- seltene Komplikationen: Ruptur eines degenerierten Sehnenfadens, Endokarditis, Herzrhythmusstörungen, arterielle Embolien

Diagnostik

- häufig graziler Körperbau
- auskultatorisch meist meso- oder spätsystolischer Klick mit p.m. über der Herzspitze oder dem linken unteren Sternalrand, evtl. spätsystolisches hochfrequentes Mitralklappeninsuffizienzgeräusch (Auskultationsbefund ändert sich in Abhängigkeit von Körperposition, Belastung oder Valsalva-Manöver); stummer MKP in 25% aller Fälle
- unspezifische EKG-Befunde, z. B. gehäuft supraventrikuläre/ventrikuläre Arrhythmien, ST-Streckenveränderungen in II, III und aVF
- im Belastungs-EKG häufig falsch positive Ischämiezeichen
- echokardiographischer Nachweis der systolischen Posteriorbewegung (mindestens 2 mm) des vorderen oder hinteren Segels (»Hängematten-Phänomen« der C-D-Strecke), evtl. Reflux bei Mitralklappeninsuffizienz

Therapie

- keine spezifische Therapie
- bei symptomatischen Patienten Betablocker
- ggf. orale Antikoagulation bei Thrombusnachweis oder Embolien
- Klappenrekonstruktion/-ersatz nur bei symptomatischen Patienten mit höhergradiger Mitralklappeninsuffizienz

1.2.4 Aortenklappenstenose

- bei älteren Patienten infolge Aortensklerose, angeboren bikuspide Aortenklappe, erworbene Aortenstenose nach rheumatischer oder bakterieller Endokarditis
- normale Aortenklappenöffnungsfläche 3,5–5,0 cm^2
- Aortenklappenstenose → linksventrikuläre konzentrische Hypertrophie (O_2-Diffusionsstrecke ↑) → Koronarperfusion ↓ (niedriger poststenotischer Druck, erhöhter enddiastolischer Ventrikeldruck) → myokardialer O_2-Bedarf ↑

Klinik

- lange Zeit beschwerdefrei trotz hochgradiger Stenose
- Belastungsdyspnoe, Leistungsminderung
- Hypotonieneigung, Schwindel, belastungsabhängige Synkopen
- Angina pectoris
- Komplikationen: höhergradige Herzrhythmusstörungen, plötzlicher Herztod, Linksherzversagen, evtl. arterielle Mikroembolien

Eigene Notizen

Diagnostik

- niedrige Blutdruckamplitude, Pulsus parvus et tardus
- hebender und verbreiterter Herzspitzenstoß, Schwirren über Aorta (rechts parasternal) und Karotiden
- auskultatorisch raues spindelförmiges Systolikum mit p.m. im 2. ICR rechts parasternal mit Fortleitung in die Karotiden (Verstärkung im Sitzen); bei höhergradiger Stenose wird das Geräusch wieder leiser, paradoxe Spaltung des 2. Herztons
- im EKG Zeichen der Linksherzhypertrophie (Sokolow-Lyon-Index $SV_1 + RV_{5/6} > 3{,}5$ mV, Linkstyp), T-Negativierungen linkspräkordial (V_{4-6}) als Zeichen der Druckhypertrophie, bei gleichzeitiger Volumenbelastung kleine Q-Zacken, evtl. Rhythmusstörungen
- im Röntgenbild des Thorax erst bei fortgeschrittener Erkrankung Linksherzvergrößerung, poststenotische Dilatation der Aorta, Lungenstauung
- echokardiographischer Nachweis fibrotisch verdickter und verkalkter Klappen mit verminderter Beweglichkeit und Öffnungsfähigkeit (selten kuppelförmige »Domstellung« der Klappen), linksventrikuläre Hypertrophie, vergrößerter linksventrikulärer Durchmesser und eingeschränkte Kontraktilität, Bestimmung der Klappenöffnungsfläche und des Druckgradienten über der Klappe mittels Doppler-Echokardiographie
- mittels Linksherzkatheter Bestimmung der Druckgradienten über der Klappe, der Klappenöffnungsfläche und der linksventrikulären Pumpfunktion (indiziert bei symptomatischen Patienten und vor Operation) (▶ Tabelle)

Schweregrade der Aortenklappenstenose (American Heart Association, 2006)			
Schweregrad	Klappenöffnungsfläche (cm²)	Mittlerer Druckgradient (mmHg)	V_{max} (m/s)
leichte Aortenstenose	>1,5	<25	<3,0
mittelgradige Aortenstenose	1,0–1,5	25–50	3,0–4,0
schwere Aortenstenose	<1,0	>50	>4,0

Therapie

- körperliche Schonung bei symptomatischen Patienten
- Endokarditisprophylaxe nur noch nach individueller Abwägung
- Klappenersatz vor Auftreten von Linksherzinsuffizienzzeichen (Druckgradient >50 mmHg oder symptomatischer Patient)
- Aortenklappenvalvuloplastie und perkutane Implantation eines klappentragenden Stents bei nichtoperablen älteren Patienten

1.2.5 Aortenklappeninsuffizienz

- unvollständiger Aortenklappenschluss infolge von Veränderungen an den Klappen, am Klappenring oder an der Aortenwurzel
- zweithäufigster Klappenfehler
- meist durch rheumatisches Fieber, Dilatation des Aortenbogens, bakterielle Endokarditis oder bikuspide Aortenklappe bedingt; selten infolge eines Aneurysma dissecans, bei Lues oder Marfan-Syndrom
- Aortenklappeninsuffizienz → Volumenbelastung LV (diastolisches Pendelvolumen) → Schlagvolumen ↑ → Blutdruckamplitude ↑ → exzentrische Linksherzhypertrophie

Klinik
- bei akuter Aorteninsuffizienz Linksherzdekompensation mit Lungenödem
- chronische Aorteninsuffizienz lange asymptomatisch
- verminderte Leistungsfähigkeit, blasse Haut, Palpitationen, Dyspnoe, pektanginöse Beschwerden
- Pulsationen der Halsgefäße und pulssynchrones Kopfnicken (*Musset-Zeichen*), sichtbarer Kapillarpuls bei Druck auf den Fingernagel (*Quincke-Zeichen*), pulssynchrone Kopfschmerzen

Diagnostik
- große Blutdruckamplitude ($RR_{systolisch}$ ↑ durch Schlagvolumen und $RR_{diastolisch}$ ↓ durch Windkesseleffekt bei Blutreflux), Pulsus celer et altus (»Wasserhammerpuls«)
- auskultatorisch hauchendes oder gießendes diastolisches Decrescendogeräusch unmittelbar nach dem 2. Herzton, spindelförmiges Systolikum infolge der relativen Aortenstenose (Schlagvolumen ↑), evtl. spätdiastolisches Geräusch durch Behinderung des vorderen Mitralsegels (Austin-Flint-Geräusch)
- im EKG Zeichen der Linksherzhypertrophie (Sokolow-Lyon-Index SV_1 + $RV_{5/6}$ >3,5 mV, Linkstyp), als Zeichen der Volumenbelastung betonte Q-Zacken, T-Negativierungen erst spät im Verlauf
- im Röntgenbild des Thorax aortenkonfiguriertes Herz (»Holzschuhform«) mit Vergrößerung des linken Ventrikels und ausgeprägter Herztaille, prominenter Aortenknopf, Dilatation und Elongation der Aorta ascendens
- echokardiographischer Nachweis des vergrößerten linken Ventrikels, infolge des Refluxes Flatterbewegungen des vorderen Mitralsegels und vorzeitiger Mitralklappenschluss bei hohem LVEDP, Insuffizienzjet mittels Farbduplex, evtl. Vegetationen sichtbar
- mittels Herzkatheter Beurteilung des Schweregrades nach Kontrastmittelinjektion in die Aorta ascendens und Bestimmung des Regurgitationsvolumens sowie der Auswaschgeschwindigkeit (▶ Tabelle)

Eigene Notizen

Schweregrade der Aortenklappeninsuffizienz		
Schweregrad der Aorteninsuffizienz	Kontrastmittelreflux im Lävokardiogramm	Regurgitationsfraktion (% des Schlagvolumens)
I	minimaler Reflux im Klappenbereich	<15
II	mäßiger Reflux in den linken Ventrikel ohne völlige Ausschwemmung des Kontrastmittels während jeder Systole	15–30
III	völlige und homogene Kontrastierung des linken Ventrikels und der Aorta	30–50
IV	Einstrom des Kontrastmittels in den linken Ventrikel vorwiegend während der ersten Diastole, Kontrastmitteldichte im linken Ventrikel höher als in der Aorta ascendens	>50

Therapie
- bei asymptomatischen Patienten konservative Therapie:
    - normale körperliche Aktivität unter Meidung größerer Anstrengungen
    - Herzinsuffizienztherapie mit Digitalis, Diuretika, ACE-Hemmer
    - Endokarditisprophylaxe
- bei symptomatischen Patienten Klappenersatz vor irreversibler Myokardschädigung

1.3 Angeborene Herzfehler

- mögliche Ursachen angeborener Herzfehler
    - embryonale Entwicklungsstörung (14.–60. Tag der Schwangerschaft)
    - teratogene Schäden
        - Alkoholabusus
        - Medikamenteneinnahme
        - Infektionen, z. B. Röteln
        - Erkrankungen der Mutter, z. B. Diabetes mellitus
    - Chromosomenabberationen, z. B. Down-Syndrom, Ullrich-Turner-Syndrom
- Klassifikation angeborener Herzfehler
    - Herz-/Gefäßfehler ohne Shunt (20–30%)
        - Pulmonalklappenvitien
        - Aortenklappenvitien
        - Mitralklappenvitien
        - Aortenisthmusstenose
        - Ebstein-Anomalie (Trikuspidalklappenansatz in den rechten Ventrikel verlagert, RA ↑)

1.3 · Angeborene Herzfehler

- Herz-/Gefäßfehler mit Links-rechts-Shunt, azyanotisch (50%)
  - Ventrikelseptumdefekt
  - Vorhofseptumdefekt
  - persistierender Ductus arteriosus Botalli
  - aortopulmonales Fenster
- Herz-/Gefäßfehler mit Rechts-links-Shunt, häufig zyanotisch (20–30%)
  - mit verminderter Lungendurchblutung: Fallot-Tetralogie, Pulmonalstenose/-atresie
  - mit vermehrter Lungendurchblutung: Truncus arteriosus communis; andere Fehlbildungen mit ASD oder VSD

1.3.1 Pulmonalstenose

- Obstruktion des rechtsventrikulären Ausflusstraktes
  - valvulär
  - subvalvulär (infundibulär)
  - supravalvulär
- etwa 10% aller angeborenen Herzfehler, meist valvulär
- häufig zusammen mit anderen Herzfehlern auftretend, z. B. Fallot-Tetralogie
- Druckbelastung RV → konzentrische Hypertrophie → Rechtsherzinsuffizienz

Klinik
- leichte Pulmonalstenose häufig asymptomatisch
- mit zunehmendem Schweregrad der Stenose Leistungsabfall und periphere Zyanose als Zeichen des kleinen Herzzeitvolumens
- evtl. zentrale Zyanose bei Rechts-links-Shunt, z. B. infolge eines offenen Foramen ovale

Diagnostik
- palpatorisch links parasternal (2./3. ICR) systolisches Schwirren
- auskultatorisch raues spindelförmiges Systolikum mit p.m. im 2./3. ICR links parasternal, evtl. systolischer Ejektionsklick, gespaltener 2. Herzton mit verspätetem und abgeschwächtem Pulmonalissegment
- im EKG Zeichen der Rechtsherzbelastung (Rechtstyp, P-dextroatriale, inkompletter Rechtsschenkelblock, Sokolow-Lyon-Index $RV_1 + SV_{5/6}$ ≥1,05 mV)
- im Röntgenbild des Thorax abgerundete und angehobene Herzspitze, in der Seitaufnahme, Einengung des Retrosternalraumes, prominentes Pulmonalissegment bei poststenotischer Dilatation der A. pulmonalis, evtl. verminderte Lungengefäßzeichnung
- echokardiographische Beurteilung der Klappenbeweglichkeit, der rechtsventrikulären Hypertrophie und des transvalvulären Druckgradienten mittels Doppler

Eigene Notizen

- im Rechtsherzkatheter Bestimmung der Druckwerte im rechten Ventrikel und in der A. pulmonalis sowie Beurteilung der Pumpfunktion (▶ Tabelle)

Schweregrade der Pulmonalstenose	
Schweregrad	Systolischer Druckgradient (mmHg)
I	unbedeutend	<25
II	leicht	25–50
III	mäßig	50–80
IV	schwer	>80

Therapie
- medikamentöse Behandlung der Rechtsherzinsuffizienz
- interventionelle/operative Therapieindikation ab einem Druckgradienten >50 mmHg
    - Ballonvalvuloplastie
    - Valvulotomie
    - evtl. Klappenersatz
    - Resektion hypertrophischen Gewebes
    - Erweiterungsplastik

1.3.2 Aortenisthmusstenose (Coarctatio aortae)

- Stenose der Aorta thoracalis zwischen dem Abgang der A. subclavia sinistra und der aortalen Einmündung des Ductus arteriosus Botalli
- etwa 7% aller angeborenen Herzfehler, männliches Geschlecht doppelt so häufig betroffen wie das weibliche
- präduktale (infantile) Form (25%): in der Regel mit persistierendem Ductus arteriosus Botalli assoziiert → Rechts-links-Shunt → pulmonale Hypertonie → Rechtsherzinsuffizienz
- postduktale (Erwachsenen-)Form (75%), häufige Assoziation mit bikuspider Aortenklappe: Ductus arteriosus Botalli meist verschlossen → obere Körperhälfte hyperton, untere Körperhälfte hypoton → Perfusion der unteren Körperhälfte über Kollateralsystem (Aa. intercostales und mammariae)

Klinik
- warme Hände, kalte Füße
- arterielle Hypertonie mit Kopfschmerz, Schwindel, Tinnitus und Nasenbluten

Diagnostik
- abgeschwächte Femoralarterien- und Fußpulse
- tastbare Kollateralkreisläufe
- Blutdruckgradient zwischen oberer und unterer Extremität >20 mmHg

1.3 · Angeborene Herzfehler

- Blutdruckdifferenz zwischen rechtem und linkem Arm bei Abgang der linken A. subclavia jenseits der Stenose
- auskultatorisch systolischer Klick und im 3./4. ICR links parasternal Systolikum mit Fortleitung in den Rücken
- im EKG Zeichen der Linksherzbelastung (Linkslagetyp, Sokolow-Lyon-Index $SV_1 + RV_{5/6} > 3{,}5$ mV)
- im Röntgenbild des Thorax Rippenusuren infolge der Kollateralkreisläufe (erst ab Vorschulalter nachweisbar!), prominente Aorta ascendens, ggf. Einkerbung am Übergang zur Aorta descendens
- echokardiographischer Nachweis der linksventrikulären Hypertrophie, bei Kindern direkte Darstellung der Aortenisthmusregion einschl. Stenose, bei Erwachsenen nur eingeschränkt bei suprasternaler Anlotung möglich, Bestimmung des Druckgradienten über der Stenose mittels Doppler
- im Herzkatheter einschl. Aortographie Darstellung der Stenose und begleitender Fehlbildungen, Bestimmung des Druckgradienten

Therapie
- Operationsindikation ab einem systolischen Druckgradienten zwischen oberen und unteren Extremitäten von 20–30 mmHg oder bei konstanter arterieller Hypertonie
- End-zu-End-Anastomose oder Erweiterungsplastik bis spätestens zum 6. Lebensjahr
- evtl. Ballondilatation der Stenose

1.3.3 Vorhofseptumdefekt

- angeborene offene Verbindung zwischen linkem und rechtem Vorhof
- etwa 10% aller angeborenen Herzfehler
- *Sinus-venosus-Defekt:* hoher Vorhofseptumdefekt an der Grenze zur V. cava superior
- *Ostium-secundum-Defekt (ASD II):* häufigste Form (70% aller Vorhofseptumdefekte), im mittleren Teil des Vorhofseptums
- *Ostium-primum-Defekt (ASD I):* bis zur AV-Klappenebene reichender Vorhofseptumdefekt
- *persistierendes Foramen ovale:* offene Verbindung in der Fossa ovalis
- Links-rechts-Shunt → Minutenvolumen im kleinen Kreislauf ↑ → Volumenbelastung RA und RV → pulmonale Hypertonie → Rechtsherzinsuffizienz → evtl. Shuntumkehr (Eisenmenger-Reaktion)

Klinik
- bei kleinem ASD II (Links-rechts-Shunt <30% des Kleinkreislaufvolumens) lange Zeit asymptomatisch
- Belastungsdyspnoe, Palpitationen und Leistungsminderung
- rezidivierende pulmonale Infekte
- zerebrale Insulte
- Zeichen der Rechtsherzinsuffizienz

Diagnostik

- auskultatorisch fixiert gespaltener 2. Herzton, raues spindelförmiges Systolikum mit p.m. im 2. ICR links parasternal als Zeichen einer relativen Pulmonalstenose
- im EKG Steil-/Rechtstyp (beim ASD II) und überdrehter Linkstyp (beim ASD I), inkompletter/kompletter Rechtsschenkelblock, P-pulmonale und Rechtsherzhypertrophiezeichen, evtl. Vorhofarrhythmien
- im Röntgenbild des Thorax betontes Pulmonalissegment, erweiterte Hilusgefäße und vermehrte Lungengefäßzeichnung bis in die Peripherie, in der Seitaufnahme eingeengter Retrosternalraum
- bei Durchleuchtung »tanzende Hili«
- echokardiographisch vergrößerter rechter Vorhof und Ventrikel, paradoxe Bewegung des interventrikulären Septums infolge Volumenbelastung des rechten Ventrikels, Shuntdarstellung mittels Farbdoppler; Bestimmung von Größe und Lage des Defektes mittels TEE
- im Herzkatheter Bestimmung des Shuntvolumens durch stufenweise Sauerstoffsättigungsmessungen

Therapie

- Verschlussindikation bei symptomatischen Patienten bzw. bei einem Links-rechts-Shunt >50% des Minutenvolumens im kleinen Kreislauf (Herzzeitvolumen im Lungenkreislauf/Herzzeitvolumen im Systemkreislauf: Qp/Qs >1,5)
- interventioneller Katheterverschluss, Direktnaht oder Patchverschluss
- nach eingetretener Eisenmenger-Reaktion kombinierte Herz-/Lungentransplantation

1.3.4 Ventrikelseptumdefekt

- offene Verbindung zwischen linker und rechter Herzkammer
- Einteilung der Ventrikelseptumdefekte nach Lage
  - (peri-)membranös (70%)
  - infundibulär (8%)
  - muskulär (12%)
  - VSD vom AV-Kanaltyp (Inlet-VSD) mit Fehlbildung der linken AV-Klappe
- häufigster angeborener Herzfehler (25–30%)
- Links-rechts-Shunt → Volumenbelastung LV (bei kleinem und mittlerem VSD) → Druckbelastung RV (bei großem VSD) → pulmonale Hypertonie → Eisenmenger-Reaktion mit Shunt-Umkehr → sekundäre Zyanose

Klinik

- kleiner VSD meist asymptomatisch
- bei mittelgroßem VSD Belastungsdyspnoe und Neigung zu bronchopulmonalen Infekten
- bei großem VSD bereits im Säuglingsalter Herzinsuffizienz und Zyanose, Gedeihstörungen

- bei zunehmendem Rechts-links-Shunt (Eisenmenger-Reaktion) Zyanose, Trommelschlegelfinger und Uhrglasnägel

Diagnostik
- auskultatorisch
  - bei kleinem VSD Pressstrahlgeräusch mit p.m. im 3./4. ICR links parasternal (»viel Lärm um nichts«)
  - bei mittelgroßem VSD zusätzlich diastolisches Mitralströmungsgeräusch (bei relativer Mitralstenose)
  - bei großem VSD wieder leiser werdendes Systolikum, pulmonaler Ejektionsklick mit p.m. im 2./3. ICR links parasternal, frühdiastolisches Decrescendo über Pulmonalisklappe infolge einer Pulmonalisinsuffizienz
- EKG
  - bei kleinem VSD normal
  - bei mittelgroßem VSD Zeichen der Linksherzhypertrophie
  - bei pulmonaler Hypertonie Zeichen der Rechtsherzhypertrophie
- im Röntgenbild des Thorax vergrößerter linker Vorhof und Ventrikel (vergrößerter Transversaldurchmesser) mit Einengung des Retrokardialraumes in der Seitaufnahme, prominentes Pulmonalissegment, verbreiterte Lungengefäße, bei pulmonaler Hypertonie »Kalibersprung« der Gefäße zur Peripherie hin
- echokardiographischer Nachweis des VSD, der Shuntströmung/-größe und des Pulmonalarteriendrucks
- im Herzkatheter Beurteilung der intraventrikulären Druckverhältnisse, der Shuntvolumina, der Kreislaufwiderstände und Druckgradienten (▶ Tabelle)

Klassifizierung der Ventrikelseptumdefekte nach Defektgröße und Widerstandsverhältnissen (Canadian Consensus Conference, 2001)		
Defektgröße	Systolischer Pulmonalarteriendruck/systolischer Aortendruck (PAP/AoP)	Herzzeitvolumen im Lungenkreislauf/Herzzeitvolumen im Systemkreislauf (Qp/Qs)
klein	<0,3	<1,5
mittelgroß	>0,3	1,5–2,2
groß	>0,3	>2,2
Eisenmenger-Reaktion	>0,9	<1,5

Therapie
- bei kleinen Defekten Abwarten des Spontanverlaufes
- Indikation zum VSD-Verschluss bei Links-rechts-Shunt >40% des Minutenvolumens, Durchführung elektiv im Vorschulalter
- bei großem VSD mit pulmonaler Hypertonie palliative Verengung des Pulmonalarterienstammes (Banding-Operation) im Säuglingsalter
- bei eingetretener Shuntumkehr Herz-/Lungentransplantation
- Endokarditisprophylaxe

1.3.5 Atrioventrikulärer Septumdefekt (AV-Kanal, Endokardkissendefekt)

- Kombination aus ASD I, VSD und AV-Klappenanomalie
- gehäuft bei Patienten mit Trisomie 21 (Down-Syndrom)
- Links-rechts-Shunt → Volumenbelastung RA, RV und Lungengefäße → pulmonale Hypertonie → bei komplettem AVSD Volumenbelastung des linken Herzens durch VSD und Mitralklappeninsuffizienz

Klinik
- gehäuft pulmonale Infekte
- langsame Gewichtszunahme

Diagnostik
- niedriger Blutdruck und kleine Blutdruckamplitude
- auskultatorisch infolge der pulmonalen Hypertonie fixiert gespaltener 2. Herzton mit betontem Pulmonalissegment, Systolikum im 2./3. ICR links parasternal (bei ASD mit relativer Pulmonalstenose) und Holosystolikum im 4./5. ICR links parasternal (bei VSD)
- im EKG überdrehter Linkstyp, Rechtsschenkelblock, Zeichen der Rechts-/Links- oder biventrikulären Hypertrophie
- im Röntgenbild des Thorax allseits vergrößertes Herz und vermehrte pulmonale Gefäßfüllung
- echokardiographischer Nachweis der Defekte und Messung der Shuntvolumina sowie Abschätzung des Grades der Klappeninsuffizienzen
- im Herzkatheter Bestimmung der intraventrikulären Druckverhältnisse und Bestimmung der Shuntvolumina

Therapie
- operative Korrektur innerhalb der ersten 6 Lebensmonate
- falls keine primäre Korrektur möglich palliatives Pulmonalarterienbanding, um das Risiko einer pulmonalen Hypertonie zu vermindern
- Endokarditisprophylaxe

1.3.6 Persistierender Ductus arteriosus Botalli (PDA)

- normalerweise Verschluss des Ductus arteriosus bis zum 3. Tag nach der Geburt infolge des pO_2-Anstieges im Blut, vollständige Obliteration innerhalb der ersten Lebenswochen
- bei Frühgeburten oder Rötelnembryopathie Persistenz der fetalen Gefäßverbindung zwischen dem linken Pulmonalarterienstamm und der Aorta nach der Geburt
- etwa 10% aller Herzfehler
- kompensierender PDA kann bei verminderter Lungendurchblutung (im Rahmen einer Pulmonalatresie/-stenose) oder bei vermindertem Aortendurchfluss (infolge einer Aortenisthmusstenose) lebenswichtig sein

1.3 · Angeborene Herzfehler

Eigene Notizen

- PDA → Links-rechts-Shunt → Volumenbelastung LA, LV, Aorta ascendens und der Lungengefäße → pulmonale Hypertonie → Rechtsherzbelastung → Eisenmenger-Reaktion → Shuntumkehr

Klinik
- kleiner PDA meist asymptomatisch
- bei sehr großem PDA im Säuglingsalter Trinkschwäche, Gedeihstörungen, Herzinsuffizienzzeichen
- Belastungsdyspnoe, Leistungsschwäche, Palpitationen, pulmonale Infekte
- evtl. zentrale Zyanose bei Eisenmenger-Reaktion, Trommelschlegelzehen und Uhrglasnägel der Zehen

Diagnostik
- große Blutdruckamplitude, Pulsus celer et altus, systolisches Schwirren im 2. ICR links parasternal
- auskultatorisch mittel-/hochfrequentes kontinuierliches systolisch-diastolisches Crescendo-Decrescendo-Geräusch (»Maschinengeräusch«) mit p.m. im 2. ICR links medioklavikulär, bei großem Shunt mesodiastolisches Mitralströmungsgeräusch, bei pulmonaler Hypertonie hochfrequentes frühdiastolisches Decrescendogeräusch (Graham-Steell-Geräusch) als Ausdruck einer Pulmonalisinsuffizienz; kleiner PDA auskultatorisch stumm (»silent duct«)
- im EKG Zeichen der linksventrikulären Hypertrophie mit Volumenbelastung (große R-Zacken und Q-Zacken in $V_{5/6}$), bei pulmonaler Hypertonie Rechtsherzbelastungszeichen
- im Röntgenbild des Thorax vergrößerter Transversaldurchmesser, zentral und peripher weite Pulmonalgefäße, Abnahme der peripheren Lungengefäßzeichnung bei pulmonaler Hypertonie
- echokardiographische Darstellung des PDA, Abschätzung des Shuntvolumens mittels Doppler (retrograder diastolischer Fluss im Pulmonalarterienhauptstamm), vergrößerter linker Vorhof und Ventrikel
- im Herzkatheter Sondierung von der A. pulmonalis aus, Sättigungssprung in der linken A. pulmonalis, Bestimmung von Druck- und Widerstandsverhältnissen, Erfassung weiterer Herzfehler

Differenzialdiagnose
- systolisch-diastolisches »Maschinengeräusch« bei
  - aortopulmonalem Fenster
  - Koronarfisteln
  - perforierendem Sinus-Valsalvae-Aneurysma
  - Aortenstenose mit Aorteninsuffizienz

Therapie
- häufig Spontanverschlüsse, evtl. bei Neugeborenen Verschluss nach Gabe von Prostaglandinhemmern, z. B. Indometacin
- interventioneller Katheterverschluss zur Vermeidung einer symptomatischen Herzinsuffizienz und einer irreversiblen Erhöhung des Lungengefäßwiderstandes

Eigene Notizen

- Operation mit Ligatur oder Durchtrennung des Ductus bei erfolgloser Katheterintervention
- Endokarditisprophylaxe

1.3.7 Zyanosen

- bläuliche Verfärbung der Haut/Schleimhaut
- deoxygeniertes Hb in den Hautkapillaren >5 g/dl (❗ **Cave** bei Anämie tritt Zyanose erst spät oder gar nicht in Erscheinung!)
    - zentrale Zyanose
        - O_2-Sättigung des arteriellen Blutes ↓
        - kardiale Genese: Leitsymptom angeborener Herzfehler mit Rechts-links-Shunt
        - pulmonale Genese
        - zyanotische Haut und Zunge/Mundschleimhaut
        - beim Lewis-Test (Massage des Ohrläppchens) bleibt die zyanotische Verfärbung erhalten
    - periphere Zyanose
        - O_2-Ausschöpfung des Blutes ↑ (als Folge eines reduzierten Blutflusses oder bei Vasokonstriktion)
        - Schock, Herzinsuffizienz, Durchblutungsstörung
        - keine Zyanose der Zunge/Mundschleimhaut, Zyanose der Akren
        - beim Lewis-Test (Massage des Ohrläppchens) verschwindet die Blaufärbung
- Methämoglobinzyanose (Hämiglobinzyanose) ab Met-Hb >10%, symptomatisch >35% des Gesamthämoglobins
    - infolge festerer Bindung des O_2 an Eisen III (Hämiglobin) keine O_2-Abgabe ans Gewebe
    - angeborener Mangel an Met-Hb-Reduktase (bei Neugeborenen physiologische Aktivitätsminderung)
    - Medikamentenintoxikation, Vergiftung mit Nitro- und Aminoverbindungen
    - schiefergraue Haut
    - dunkelbraune Blutfarbe, Heinz-Innenkörper in Erythrozyten, spektroskopische Bestimmung des Met-Hb
    - Therapie mit Methylenblau und Ascorbinsäure
- Sulfhämoglobinämie nach Intoxikation mit Sulfonamiden oder Phenacetin
    - irreversible Bindung des O_2 an Hb
    - grünliches Blut

1.3.8 Fallot-Tetralogie

- Kombination aus großem VSD, meist infundibulärer Pulmonalstenose, rechtsventrikulärer Hypertrophie und einer über dem VSD reitenden Aorta

1.3 · Angeborene Herzfehler

Eigene Notizen

- Fallotsche Pentalogie bei zusätzlichem Vorhofseptumdefekt
- etwa 10 % aller angeborenen Herzfehler
- Pulmonalstenose → Lungendurchblutung ↓, Rechts-links-Shunt (druckangleichender VSD) → zentrale Zyanose → Rechtsherzbelastung

Klinik
- im Laufe des ersten Lebensjahres Dyspnoe, Tachypnoe, hypoxämische Anfälle bei Säuglingen und Kleinkindern, Krampfanfälle, Synkopen
- ausgeprägte zentrale Zyanose, Trommelschlegelfinger/-zehen, Uhrglasnägel
- Hockstellung verbessert Lungendurchblutung durch Widerstandserhöhung im großen Kreislauf

Diagnostik
- Polyglobulie (Hb ↑, Hkt ↑, Erythrozyten ↑)
- auskultatorisch raues Systolikum mit p.m. im 3./4. ICR links parasternal als Zeichen der Pulmonalstenose, abgeschwächter Pulmonalklappenschluss
- im EKG Zeichen der Rechtsherzbelastung (Rechtstyp, P-pulmonale, hohe R-Zacken in V_1 und tiefe S-Zacken in $V_{5/6}$)
- im Röntgenbild des Thorax »Holzschuhform« des Herzens (ausgeprägte Herztaille infolge Pulmonalishypoplasie und angehobene Herzspitze bei rechtsventrikulärer Hypertrophie), verminderte Lungengefäßzeichnung
- echokardiographische Darstellung der Herzfehlermorphologie, Beurteilung der Druckgradienten über der Pulmonalklappe und der Shuntgröße/-richtung
- im Herzkatheter morphologische und hämodynamische Beurteilung

Therapie
- frühe operative Korrektur mit Verschluss des VSD und Beseitigung der rechtsventrikulären Obstruktion
- falls frühe Korrektur nicht möglich, palliative Erweiterung des rechtsventrikulären Ausflusstraktes und Shuntanlage zwischen Aorta/A. subclavia und A. pulmonalis (Blalock-Taussig-Anastomose) mit dem Ziel der verbesserten Lungenperfusion
- Endokarditisprophylaxe!

1.3.9 Transposition der großen Arterien

- Aorta entspringt aus dem rechten Ventrikel und A. pulmonalis aus dem linken Ventrikel
- Parallelschaltung des Lungen- und Systemkreislaufes
- Lebensfähigkeit besteht nur bei weiterer Shuntverbindung mit Durchmischung von oxygeniertem und desoxygeniertem Blut (ASD, VSD, PDA)
- etwa 5 % aller angeborenen Herzfehler

Klinik

- Zyanose, Dyspnoe, Herzinsuffizienz
- Komplikationen: Hypoxie, Azidose, pulmonale Infekte, zerebrale Insulte oder Abszesse

Diagnostik

- auskultatorisch
  - ohne VSD kein Geräusch
  - mit VSD Systolikum über dem 3./4. ICR links parasternal
- im EKG Rechtstyp, kompletter/inkompletter Rechtsschenkelblock, P-dextroatriale, Rechtsherzhypertrophiezeichen
- im Röntgenbild des Thorax »liegende Eiform« infolge der beidseitigen Herzverbreiterung, vermehrte Lungengefäßfüllung
- echokardiographischer Nachweis des Abgangs der Aorta (nicht verzweigt) aus dem rechten Ventrikel und der Pulmonalarterie (verzweigt) aus dem linken Ventrikel
- im Herzkatheter Darstellung der morphologischen Veränderungen, Bestimmung der Shuntgröße, Beurteilung des Koronarstatus (vor Operation)

Therapie

- Applikation von Prostaglandin E soll zunächst den Verschluss des Ductus arteriosus Botalli verhindern
- in den ersten Lebenswochen palliative Ballonatrioseptostomie nach Rashkind (Shuntverbindung auf Vorhofebene)
- innerhalb der ersten drei Lebenswochen arterielle Switch-Operation

1.4 Herzinsuffizienz

- Funktionsstörung des Herzens mit herabgesetztem Herzzeitvolumen
  - Vorwärtsversagen: erniedrigter Blutdruck, periphere Minderperfusion
  - Rückwärtsversagen: Stauung des venösen Blutes (Lungenstauung/-ödem, periphere Ödeme, Stauungsleber, evtl. Aszites)
  - Links-/Rechts-/Globalherzinsuffizienz
- mit zunehmendem Alter steigende Prävalenz
- mögliche Ursachen einer Herzinsuffizienz:
  - direkte Myokardschädigung
    - koronare Herzerkrankung
    - Myokarditis
    - dilatative Kardiomyopathie
  - Druckbelastung
    - arterielle Hypertonie
    - Aortenstenose
    - Pulmonalstenose
    - Aortenisthmusstenose
    - pulmonale Hypertonie

- Volumenbelastung
  - Aorteninsuffizienz
  - Mitralinsuffizienz
  - Vorhofseptumdefekt
  - Ventrikelseptumdefekt
  - persistierender Ductus arteriosus Botalli
- linksventrikuläre Füllungsbehinderung
  - Mitralstenose
  - Pericarditis constrictiva
  - Herzbeuteltamponade
  - restriktive Kardiomyopathie
  - hypertrophe Kardiomyopathie
- Herzrhythmusstörungen
  - Bradykardien
  - Tachykardien
- die Pumpleistung eines gesunden Herzens ist abhängig von der Kontraktilität (über sympathoadrenerge Aktivierung), der Vorlast (über den Frank-Starling-Mechanismus), der Nachlast (peripherer Widerstand) und der Herzfrequenz (Bowditch-Effekt, Kraft-Frequenz-Beziehung)
- Kompensationsmechanismen zur Aufrechterhaltung der Pumpleistung bei Herzinsuffizienz:
  - Sympathikusaktivierung
  - ANP (»atrial natriuretic peptide«) und BNP (»brain natriuretic peptide«)
  - Aktivierung des Renin-Angiotensin-Aldosteron-Systems
  - ADH (Vasopressin)-Aktivierung
  - myokardiale Hypertrophie bei chronischer Herzinsuffizienz
    - exzentrische Hypertrophie (mit Dilatation) bei Volumenbelastung
    - konzentrische Hypertrophie (ohne Dilatation) bei Druckbelastung
  - Remodeling

Klinik

- Stadieneinteilung (New York Heart Association) nach subjektiver Beschwerdesymptomatik (▶ Tabelle)

Stadieneinteilung der Herzinsuffizienz (New York Heart Association)	
NYHA-Stadium	Subjektive Beschwerdesymptomatik
I	keine Beschwerden, normale körperliche Belastbarkeit
II	Beschwerden bei stärkerer körperlicher Belastung
III	Beschwerden bei leichter körperlicher Belastung
IV	Beschwerden in Ruhe

- Stadieneinteilung (American Heart Association) nach klinischer Symptomatik und strukturellen Veränderungen am Herzmuskel (▶ Tabelle)

Eigene Notizen

Stadieneinteilung der Herzinsuffizienz (American Heart Association)	
AHA-Stadium	Klinische Symptomatik und strukturelle Veränderungen
A	keine Symptome einer Herzinsuffizienz, aber Vorliegen von Risikofaktoren (Hypertonie, KHK, Kardiomyopathie, Alkohol etc.)
B	keine Symptome einer Herzinsuffizienz, aber Zeichen der strukturellen Herzschädigung (myokardiale Hypertrophie, Infarktnarbe etc.)
C	strukturelle Herzschäden und Symptome einer Herzinsuffizienz
D	terminale Herzinsuffizienz

- Nykturie (Rückresorption der Ödeme in der Nacht)
- Herzrasen, Palpitationen
- feucht-kalte, blasse Haut
- Pleuraergüsse (häufiger rechts als links)
- Linksherzinsuffizienz
    - Müdigkeit, Abgeschlagenheit, Leistungsabfall, zerebrale Funktionsstörungen
    - Dyspnoe, Orthopnoe und nächtlicher Husten (»Asthma cardiale«), evtl. blutig tingierter schaumiger Auswurf (»Herzfehlerzellen«), Lungenödem, Zyanose
- Rechtsherzinsuffizienz
    - Halsvenenstauung
    - adominelle Beschwerden, Dyspepsie, Inappetenz und Kachexie (Stauungsgastritis, ödematöse Darmschleimhaut, Stauungsleber, evtl. »cirrhose cardiaque«, Aszites)
    - Gewichtszunahme, periphere Ödeme (primär an Knöcheln und Unterschenkeln), Anasarka (Ödeme des Körperstammes)
    - Proteinurie (Stauungsniere)
- Komplikationen:
    - tachykarde Herzrhythmusstörungen (plötzlicher Herztod)
    - Lungenödem
    - kardiogener Schock
    - venöse Thromben, Lungenembolien, arterielle Embolien

Diagnostik

- auskultatorisch feinblasige Rasselgeräusche über den Lungenunterfeldern, evtl. grobblasig bei beginnendem Lungenödem, gelegentlich 3. Herzton (»Galopprhythmus«)
- im EKG Hypertrophiezeichen, Rhythmusstörungen, evtl. ST-Streckenveränderungen
- BNP >130 pg/ml, evtl. Bilirubin- und Transaminasenerhöhung bei Stauungsleber
- echokardiographischer Nachweis vergrößerter Herzhöhlen, einer Myokardverdickung, einer diastolischen Dysfunktion, Hinweise auf kausale Faktoren der Herzinsuffizienz, Bestimmung der prozentualen systolischen Verkürzungsfraktion (~Ejektionsfraktion!), Beurteilung des Herzminutenvolumens

1.4 · Herzinsuffizienz

- im Röntgenbild des Thorax (obligatorische Basisdiagnostik!) Dokumentation der pulmonalen Stauung (Kerley-B-Linien, gestaute Hilusgefäße, verbreiterte Lungenvenen, evtl. Milchglaszeichnung und Pleuraergüsse) und grobe Beurteilung der Herzgröße (Herz-Thorax-Quotient >0,5); bei vergrößertem linkem Ventrikel stumpfer Winkel (>90°) der Herzspitze mit dem Zwerchfell und Einengung des retrokardialen Raumes (in der Seitaufnahme); bei vergrößertem rechtem Ventrikel spitzer Winkel (<90°) zwischen linkem Herzrand und Zwerchfell durch Anhebung der Herzspitze sowie Einengung des retrosternalen Raumes (in der Seitaufnahme)
- Koronarangiographie im Rahmen der Ursachenabklärung (KHK und arterielle Hypertonie sind die häufigsten Ursachen der Herzinsuffizienz!), intrakardiale Druckmessung über Herzkatheter, im kleinen Kreislauf über Swan-Ganz-Katheter
- evtl. Myokardbiopsie

Therapie
- Reduktion kardiovaskulärer Risikofaktoren und Therapie der Grunderkrankung
- Therapie von Begleiterkrankungen
- kaliumreiche, kochsalzarme Diät, Flüssigkeitsrestriktion
- Bilanzierung des Flüssigkeits- und Elektrolythaushaltes (tägliche Gewichtskontrollen!)
- leichte Kost, kleine Mahlzeiten, Vermeidung von Übergewicht, Stuhlregulierung
- körperliche Schonung, evtl. Oberkörperhochlagerung
- Atemtraining, ggf. O_2-Gabe
- Thromboseprophylaxe
- Absetzen von Medikamenten, die möglicherweise zur Verschlechterung der Herzinsuffizienz führen können, z. B. Kalziumantagonisten, Beta-Sympathomimetika, NSAR
- medikamentöse Behandlung bei chronischer Herzinsuffizienz
  - mit Verbesserung der Prognose
    - ACE-Hemmer, z. B. Enalapril, Captopril, Ramipril, Lisinopril (Mittel der 1. Wahl ab NYHA I)
    - Angiotensin-II-Rezeptorantagonisten (AT-II-Blocker, Sartane), z. B. Losartan, Candesartan, Valsartan (Therapiealternative für ACE-Hemmer)
    - Betablocker, z. B. Metoprolol, Bisoprolol, Carvedilol (ab NYHA II bzw. unabhängig vom Stadium nach Herzinfarkt oder bei arterieller Hypertonie)
    - Aldosteronantagonisten, z. B. Spironolacton, Eplerenon (Inspra®) (ab NYHA III bzw. unabhängig vom Stadium nach Herzinfarkt)
  - ohne Einfluss auf die Prognose
    - Diuretika: Thiazide, z. B. Hydrochlorothiazid (Esidrix®), Xipamid (Aquaphor®); Schleifendiuretika, z. B. Furosemid (Lasix®), Torasemid (Unat®) (ab NYHA III oder bei Ödemen); kaliumsparende Diuretika (nur in Kombination mit anderen Diuretika), z. B. Triamteren, Amilorid

Eigene Notizen

- Herzglykoside, z. B. Digoxin, Digitoxin (❗ **Cave** kein Kalzium i.v. bei digitalisierten Patienten!) (Linksherzinsuffizienz ab NYHA III bzw. Tachyarrhythmie bei Vorhofflimmern)
- evtl. Kalzium-Sensitizer, z. B. Levosimendan (bei NYHA IV)
— kardiale Resynchronisation mittels vorhofgesteuerter biventrikulärer Elektrostimulation bei NYHA III/IV mit EF ≤35% bei erhaltenem Sinusrhythmus und asynchroner Aktion beider Ventrikel durch kompletten Linksschenkelblock
— implantierbarer Kardioverter-Defibrillator (ICD)
— bei akuter Dekompensation ggf. Hämofiltration zur Unterstützung des Wasserentzugs
— ggf. implantierbare Linksventrikelpumpe (LVAD: »left ventricular assist device«)
— ggf. Herztransplantation bei terminaler Herzinsuffizienz (NYHA IV), immunsuppressive Therapie mit Ciclosporin A, Mycophenolatmofetil, Kortikosteroiden, längerfristig auch Tacrolimus oder Azathioprin
— bei akuter Herzinsuffizienz sitzende Lagerung, Sedierung, O_2-Gabe, Nitroglyzerin, Furosemid, evtl. Dobutamin etc., ggf. apparative Unterstützung unter engmaschiger Kontrolle des RR, ZVD, linksventrikulären Füllungsdruckes und Herzzeitvolumens

1.4.1 Herz-Kreislauf-Stillstand

— Kammerflimmern/-flattern, pulslose ventrikuläre Tachykardie
— Asystolie
— elektromechanische Dissoziation
— kardial (KHK/MI, Kardiomyopathien), zirkulatorisch (Schock, Lungenembolie), respiratorisch (Atemwegsverlegung, Atemlähmung, Sauerstoffmangel in der Atemluft)

Klinik
— Bewusstlosigkeit innerhalb von 10–15 s
— Atemstillstand innerhalb von 30–60 s
— Kreislaufstillstand (Pulslosigkeit)
— weite, lichtstarre Pupillen nach 2 min
— evtl. plötzlicher Herztod

Diagnostik
— im EKG Kammerflimmern, Kammerflattern oder Kammertachykardie bzw. Nulllinie
— bei elektromechanischer Dissoziation pulslose elektrische Aktivität, d. h. Herzaktionen im EKG ohne Pumpleistung

Therapie
— kardiopulmonale Reanimation (CPR)
  — Basismaßnahmen: Atemwege freimachen, Herzdruckmassage und Beatmung (30:2)

1.4 · Herzinsuffizienz

- erweiterte Maßnahmen
  - bei Kammerflimmern/-flattern und pulsloser ventrikulärer Tachykardie Defibrillation mit 360 J im Wechsel mit CPR über 2 min, Adrenalin (1 mg in 9 ml NaCl 0,9%) alle 3–5 min i.v.; nach insgesamt drei erfolglosen Elektroschocks Amiodaron (Cordarex®) 300 mg i.v.; Intubation und Beatmung (FiO_2 0,8)
  - bei Asystolie und elektromechanischer Dissoziation CPR und Adrenalin (1 mg in 9 ml NaCl 0,9%) alle 3–5 min i.v.; evtl. 3 mg Atropin i.v., evtl. transthorakale Elektrostimulation, Natriumbikarbonat
  - Reanimation mindestens 30 min lang fortsetzen, bei Hypothermie über 1 h
  - nach erfolgreicher Reanimation umfassende klinische Untersuchung (Röntgen-Thorax, Abdomensonographie, Echokardiographie etc.) zum Ausschluss von Komplikationen (Rippenfrakturen, Pneumothorax, Herzruptur, Perikarderguss, Leber-/Milzverletzungen etc.) und Korrektur des Elektrolythaushaltes, Koronarangiographie, evtl. elektrophysiologische Stimulation

1.4.2 Schock

- kritische Gewebehypoxie und metabolische Störungen infolge einer verminderten Mikrozirkulation
  - Versagen der Pumpfunktion des Herzens (kardiogener Schock)
  - intravasaler Flüssigkeitsverlust (hypovolämischer Schock)
  - Versagen der Kreislaufregulation (septischer, anaphylaktischer, neurogener Schock, Intoxikationsschock)
- HZV ↓ → sympathoadrenerge Reaktion → Zentralisation → periphere Minderperfusion → Hypoxie, Nährstoffmangel → metabolische Azidose (Laktat ↑) → Zellfunktionsstörungen → Gefäßatonie und transkapillärer Verlust intravasaler Flüssigkeit → Volumenmangel ↑ → Schockmediatoren ↑ → Multiorganversagen

Klinik

- kardiogener Schock bei Linksherzversagen, meist infolge eines Myokardinfarktes mit Zerstörung von mindestens 40% der linksventrikulären Muskelmasse ($RR_{systolisch}$ <80 mmHg, CI <1,8 l/min/m² KOF, LVEDP >20 mmHg)
- hypovolämischer Schock, meist infolge gastrointestinaler Blutungen oder größerer Verletzungen
  - Stadium I: blasse kaltschweißige Haut, RR normal
  - Stadium II: Puls >100/min, $RR_{systolisch}$ <100 mmHg, Durst, Oligurie
  - Stadium III: kaum fühlbarer Puls, $RR_{systolisch}$ <60 mmHg, schnelle und flache Atmung, Bewusstseinstrübung, weite Pupillen, Anurie
- anaphylaktischer Schock infolge einer allergischen Reaktion vom Soforttyp (Typ I) (Flush, Urtikaria, Juckreiz, Bronchospasmus, evtl. inspiratorischer Stridor bei Larynxödem)

Eigene Notizen

- septischer Schock (SIRS + Bakteriämie) (❯ **Memo** SIRS = »septic inflammatory response syndrome« ist charakterisiert durch mindestens 2 der folgenden Kriterien: Körpertemperatur >38°C/<36°C, Tachykardie >90/min, Tachypnoe >20/min, pCO_2 <32 mmHg, Leukozyten >12.000/µl oder <3.800/µl), evtl. septische Hautmanifestationen oder -blutungen (❗ **Cave** hyperdyname Frühphase mit rosigem Aussehen und normalem Blutdruck, erst im Verlauf hypodynam)
  - Meningokokkensepsis (Waterhouse-Friderichsen-Syndrom)
  - »overwhelming postsplenectomy infection« (OPSI)
  - »toxic shock syndrome« (Staphylokokken-/Streptokokken-assoziiert)
- Multiorganversagen
  - Oligurie/Anurie bei Schockniere
  - ARDS (»adult respiratory distress syndrome«, Schocklunge)
  - erhöhte Infektanfälligkeit infolge der beeinträchtigten Funktion des retikulohistiozytären Systems
  - evtl. disseminierte intravasale Gerinnung

Diagnostik
- Schockindex = Puls/$RR_{systolisch}$ >1
- Puls, Blutdruck, zentralvenöser Venendruck (ZVD)
- EKG-Monitoring, Pulsoxymetrie
- Diurese
- mittels Pulmonaliskatheter (Swan-Ganz-Einschwemmkatheter) Messung des Pulmonalkapillardrucks (Wedge-Druck) und Bestimmung des Herzzeitvolumens durch Thermodilutionsmethode
- Blutgasanalyse
- Laboruntersuchungen (Blutbild, Gerinnung, Nieren-/Leberwerte, Serumelektrolyte etc.)

Therapie
- Therapie der Schockursache, Freihalten der Atemwege und Sauerstoffgabe, Lagerung
- Therapie des kardiogenen Schocks ▶ Kap. 1.6.2
- bei hypovolämischem Schock Volumensubstitution
  - kolloidale Plasmaersatzmittel (Plasmaexpander), z. B. Hydroxyethylstärke (HAES 6/10%) 500–1000 ml
  - isotone kristalline Lösungen, z. B. Ringer-Lösung (❗ **Cave** kein Ringer-Laktat bei Laktatazidose!)
  - Erythrozytenkonzentrate (bei Hb <7 g/dl) und Frischplasma (FFP = »fresh frozen plasma«)
- bei anaphylaktischem Schock zunächst weitere Antigenzufuhr verhindern
  - Adrenalin (Suprarenin®) 0,5 mg in 9 ml NaCl 0,9% langsam i.v.
  - Prednisolon 500 mg i.v.
  - Clemastin (Tavegil®) 4 mg i.v.
  - Cimetidin (Tagamet®) 400 mg i.v.
  - bei Bronchospasmus β_2-Sympathomimetika und Theophyllin
  - Volumensubstitution, evtl. Dopamin (3–15 µg/kg KG/min)

- bei septischem Schock
    - Breitbandantibiotika und evtl. Fokussanierung
    - Volumensubstitution, evtl. Noradrenalin
    - evtl. Drotrecogin alfa (Xigris®) 24 µg/kg KG/h i.v. für insg. 96 h (Aktiviertes Protein-C-Analogon)
    - niedrig dosiert Heparin zur Prophylaxe/Therapie einer DIC
- Bikarbonatpuffer bei metabolischer Azidose
- (Stress-)Ulkusprophylaxe
- bei Kreislaufstillstand kardiopulmonale Reanimation
- spezifische Therapie möglicher Organkomplikationen

1.5 Erkrankungen des Myokards und Perikards

1.5.1 Dilatative Kardiomyopathie (DCM)

- Ventrikelvergrößerung mit systolischer Funktionsstörung und eingeschränkter Ejektionsfraktion
- häufigste Form der idiopathischen Kardiomyopathien
- in 60% aller Fälle viraler Genese, durch Entero-Viren, Adeno-Viren, Parvo-Virus B19 etc.
- familiäre Häufung bei unterschiedlichen Erbgängen und Gendefekten

Klinik
- Initialsymptom meist Luftnot
- Zeichen der Linksherzinsuffizienz, später Globalherzinsuffizienz
- Palpitationen infolge kardialer Arrhythmien
- Komplikationen:
    - akute Linksherzinsuffizienz, Lungenödem
    - ventrikuläre Tachykardien
    - plötzlicher Herztod
    - kardiale Thrombenbildung in den erweiterten Herzhöhlen mit systemischen und pulmonalen Embolien

Diagnostik
- auskultatorisch 3. Herzton, systolisches Geräusch infolge einer Klappenringdilatation (Mitral- und Trikuspidalinsuffizienz)
- im EKG häufig Sinustachykardie, evtl. Linksschenkelblock, Vorhofflimmern
- BNP ↑
- im Röntgenbild des Thorax Kardiomegalie und Zeichen der Lungenstauung
- echokardiographisch Dilatation des linken Ventrikels und weiterer Herzkammern, Hypokinesie der Ventrikelwand, verminderte Ejektionsfraktion, evtl. Nachweis von Thromben
- im Herzkatheter LVEDP ↑, und konsekutiv PC- und PA-Druck ↑
- evtl. Myokardbiopsie: im Anfangsstadium Hypertrophie, später Degeneration der Herzmuskelzellen und interstitielle Fibrose, im Endstadium

Eigene Notizen

Abnahme der Dichte der kontraktilen Elemente (Gefügedilatation des Muskels)

Therapie
- bei Vorliegen einer Grunderkrankung Versuch der Kausaltherapie
- Herzinsuffizienztherapie (u. a. Diuretika, Digitalis, ACE-Hemmer, Betablocker)
- orale Antikoagulation zur Thromboembolieprophylaxe bei erhöhter Gefahr der intraventrikulären Thrombenbildung bzw. bei Vorhofflimmern, evtl. primär prophylaktisch bei einer Ejektionsfraktion <35%
- ggf. Amiodaron
- evtl. ICD bei anhaltenden ventrikulären Tachykardien oder nach Reanimation
- evtl. LVAD (»left ventricular assist device«)
- ggf. Herztransplantation

1.5.2 Hypertrophe Kardiomyopathie (HCM)

- vor allem asymmetrische linksventrikuläre Hypertrophie ohne entsprechende hämodynamische Belastung
    - hypertrophe nichtobstruktive Kardiomyopathie, HNCM
    - hypertrophe obstruktive Kardiomyopathie, HOCM (idiopathische hypertrophe Subaortenstenose)
- bei HOCM dynamische Obstruktion des linksventrikulären Ausflusstraktes am Ende der Systole und gestörte diastolische Relaxation
- familiäre Häufung bei etwa 50% der Fälle, autosomal-dominanter Erbgang mit inkompletter Penetranz

Klinik
- Ermüdungserscheinungen
- Dyspnoe
- Schwindel, Synkopen
- belastungsabhängige Angina pectoris
- Komplikationen: ventrikuläre Tachykardien, plötzlicher Herztod

Diagnostik
- HNCM auskultatorisch stumm, bei HOCM systolisches Pressstrahlgeräusch über dem 2. ICR rechts bzw. über Erb (verstärkt unter Valsalva-Manöver)
- im EKG Linksherzhypertrophiezeichen, evtl. linksanteriorer Hemiblock, Rhythmusstörungen, evtl. tiefe Q-Zacken und negative T links präkordial (»Pseudoinfarkt«), QT-Verlängerung
- echokardiographisch Nachweis der Hypertrophie (regional/global), meist unter Betonung des Septums, SAM (»systolic anterior movement«) des anterioren Mitralsegels (durch die erhöhte Flussgeschwindigkeit im linksventrikulären Ausflusstrakt wird das vordere Mitralsegel an das Septum angesaugt, Venturi-Effekt)

- evtl. Herzkatheter
- Myokardbiopsie zum Ausschluss einer sekundären Kardiomyopathie: Hypertrophie und Strukturverlust, interstitielle Fibrose

Differenzialdiagnose
- Hypertrophie durch Druckbelastung des linken Ventrikels
- subvalvuläre Aortenstenose (fibromuskulär/membranös)
- Speicherkrankheiten, z. B. Amyloidose, M. Fabry (α-Galaktosidase-Mangel)

Therapie
- keine schwere körperliche Belastung
- Betablocker oder Kalziumantagonisten vom Verapamil-Typ
- ❗ **Cave** Verstärkung der systolischen Stenose bei HOCM durch positiv-inotrope Substanzen (Digitalis, Sympathomimetika) und Nachlastsenker (Nitrate)!
- Antikoagulation bei Vorhofflimmern
- ggf. implantierbarer Kardioverter-Defibrillator (ICD)
- perkutane transluminale septale Myokard-Ablation (transkoronare Ablation der Septumhypertrophie): Alkoholinjektion in einen Septalast der LCA
- Vergrößerung des linksventrikulären Ausflusstraktes durch Myotomie/Myektomie
- evtl. Herztransplantation

1.5.3 Restriktive Kardiomyopathie

- verminderte Compliance beider Ventrikel bei normaler systolischer Funktion
- Endomyokardfibrose, Löfflersche Endokarditis (assoziiert mit Hypereosinophilie)

Klinik
- Symptome der Links- und/oder Rechtsherzinsuffizienz
- Halsvenenstauung
- Kussmaulsches Zeichen (paradoxer Anstieg des Venendruckes bei Inspiration)

Diagnostik
- auskultatorisch 3. und 4. Herzton
- echokardiographisch dilatierte Vorhöfe bei normal großen Ventrikeln und normaler systolischer Pumpfunktion, pathologisches Füllungsverhalten des Ventrikels (in der Mitralflusskurve charakteristische Erniedrigung der frühdiastolischen E-Welle im Vergleich zur spätdiastolischen A-Welle), »Square-root-Phänomen« der ventrikulären Druckkurve (tiefer Abfall zu Beginn der Diastole und kurz darauf schneller Anstieg auf ein Plateau; häufiger bei Konstriktion!)
- Endomyokardbiopsie

Eigene Notizen

Differenzialdiagnose
- konstriktive Perikarditis
- Speicherkrankheiten (Amyloidose, Hämochromatose)

Therapie
- Diuretika, Nachlastsenker (kein Digitalis)
- bei Löffler-Endokarditis Kortikosteroide
- Thromboembolieprophylaxe
- ggf. Herztransplantation

1.5.4 Arrhythmogene rechtsventrikuläre Kardiomyopathie

- fibrolipomatöse Degeneration des rechtsventrikulären Myokards mit Dilatation des rechten Ventrikels
- familiäre Häufung plötzlicher Herztodesfälle, meist junge Männer um das 30. Lebensjahr

Klinik
- Synkopen
- Kammertachykardien mit plötzlichem Herztod, häufig infolge körperlicher Anstrengung
- selten Herzinsuffizienz

Diagnostik
- im EKG evtl. Epsilonwelle am Ende eines verbreiterten QRS-Komplexes, evtl. T-Negativierung, evtl. Rechtsschenkelblock
- echokardiographisch lokale Wandbewegungsstörungen, Hypokinesie und Dilatation des rechten Ventrikels
- Kardio-MRT
- ggf. Rechtsherzkatheter
- evtl. Myokardbiopsie (❗ **Cave** aufgrund der dünnen Wand des RV riskanter Eingriff)

Differenzialdiagnose
- M. Uhl (rechtsventrikuläre Myokardaplasie)
- Brugada-Syndrom

Therapie
- körperliche Schonung
- Betablocker zur Arrhythmieprophylaxe
- Implantation eines ICD
- evtl. Herztransplantation

1.5.5 Myokarditis

- entzündliche Herzmuskelerkrankung (Myozyten, Interstitium und vaskuläre Anteile können betroffen sein)
  - infektiös
    - viral (meist Coxsackie-Viren, Typ B)
    - bakteriell (Staphylokokken, Enterokokken, β-hämolysierende Streptokokken der Gruppe A, Borrelia burgdorferi)
    - selten Pilze, Protozoen (Toxoplasmose, Chagas-Krankheit), Parasiten (Trichinen, Echinokokken)
  - nicht-infektiös
    - rheumatoide Arthritis
    - Kollagenosen
    - nach Bestrahlung des Mediastinums
    - Fiedler-Myokarditis (idiopathisch)

Klinik
- variabler klinischer Verlauf, häufig asymptomatisch
- Leistungsknick
- thorakale Schmerzen, Druckgefühl, Palpitationen
- Luftnot, Beinödeme als Zeichen einer progredienten Herzinsuffizienz
- chronischer Verlauf mit Entwicklung einer dilatativen Kardiomyopathie

Diagnostik
- auskultatorisch bei Ventrikeldilatation Systolikum als Zeichen einer Mitral-/Trikuspidalinsuffizienz, evtl. Perikardreiben
- Entzündungszeichen (CRP ↑, BSG ↑, Leukozytose)
- CK/CK-MB ↑, Troponin T und I ↑
- antimyolemmale Antikörper, antisarkolemmale Antikörper bei Virusmyokarditis
- mikrobiologische Diagnostik, z. B. Stuhluntersuchung auf Entero-Viren, Nachweis von Virusantikörpern/-antigenen im Blut, im Perikardpunktat oder in der Myokardbiopsie
- im EKG unspezifische Veränderungen, z. B. Sinustachykardie, Extrasystolie, passagere Veränderungen des ST-Segmentes und der T-Welle, evtl. Erregungsleitungsstörungen (z. B. bei Diphtherie oder Lyme-Erkrankung), evtl. Niedervoltage
- echokardiographisch häufig unauffällig, evtl. linksventrikuläre Dysfunktion, evtl. Perikarderguss, ggf. Herzdilatation
- im Röntgenbild des Thorax Herzvergrößerung und Lungenstauung bei Herzinsuffizienz
- Endomyokardbiopsie

Therapie
- kausale Therapie bei bekannter Ursache (z. B. antibiotische, antivirale, immunsuppressive Therapie)
- körperliche Schonung
- Thromboembolieprophylaxe

Eigene Notizen

Eigene Notizen

- ggf. Herzinsuffizienztherapie
- evtl. temporäre Entlastung durch LVAD (»left ventricular assist device«) bei schwerster Verlaufsform mit therapierefraktärem Schock
- ggf. Herztransplantation

1.5.6 Akute Perikarditis

- Entzündung des parietalen und viszeralen Blattes des Herzbeutels, evtl. Mitbefall subepikardialer Myokardschichten (Perimyokarditis)
    - infektiöse Erkrankung (viral, bakteriell, tuberkulös, mykotisch)
    - nicht-infektiöse Entzündung (Sarkoidose, Amyloidose)
    - Autoimmunprozesse/Überempfindlichkeitsreaktionen (rheumatisches Fieber, systemischer Lupus erythematodes, rheumatoide Arthritis, Myokardinfarkt (Dressler-Syndrom), Postkardiotomiesyndrom, Arzneimittel (Hydralazin, Procainamid))
    - Stoffwechselerkrankungen (Urämie, Myxödem)
    - Neoplasien (Lymphome, Leukämien, Bronchialkarzinom, Chemotherapie, Strahlentherapie)
    - Trauma

Klinik

- inspiratorisch zunehmende retrosternale Schmerzen (bei trockener/fibrinöser Perikarditis)
- körperliche Schwäche
- Dyspnoe, Tachypnoe
- Komplikation: Perikardtamponade (bei feuchter/exsudativer Perikarditis)
    - venöse Einflussstauung (prall gefüllte Zungengrund-/Jugularvenen, Oberbauchschmerzen infolge Leberkapselspannung, evtl. Aszites)
    - kardiogener Schock (»Low-cardiac-output«-Syndrom)

Diagnostik

- Pulsus paradoxus (inspiratorischer Abfall der Blutdruckamplitude um mehr als 15 mmHg)
- Kussmaul-Zeichen (paradoxer inspiratorischer Druckanstieg in den Jugularvenen!)
- auskultatorisch systolisches ohrnahes Reibegeräusch, bei größeren Ergüssen kein Reibegeräusch, aber leise Herztöne
- Entzündungszeichen (BSG ↑, CRP ↑, Leukozytose)
- mikrobiologische Diagnostik, z. B. Virusserologie, bakterielle Kulturen
- evtl. CK-MB ↑
- evtl. antimyokardiale Antikörper beim Postmyokardinfarktsyndrom
- im EKG Zeichen des Außenschichtschadens ohne eindeutige territoriale Zuordnung (im Akutstadium konkavbogige ST-Streckenhebung aus dem aufsteigenden Schenkel der S-Zacke, im Verlauf terminal negative T), evtl. Niedervoltage und elektrischer Alternans bei Perikarderguss
- im Röntgenbild des Thorax bei großem Perikarderguss vergrößerter Herzschatten (Zeltform oder Bocksbeutelform)

1.5 · Erkrankungen des Myokards und Perikards

- echokardiographischer Nachweis eines Perikardergusses, Abschätzung der Ergussmenge, evtl. Kompression des rechten Ventrikels und Vorhofs bei Perikardtamponade, »swinging heart« bei großer Ergussmenge (>400 ml)

Differenzialdiagnose
- Myokardinfarkt (❗ **Cave** nach oben konvex verlaufende ST-Strecken, reziproke ST-Senkungen in gegenüberliegenden Ableitungen, Q-Zacken und R-Verlust)
- myogene Herzdilatation, Herzinsuffizienz

Therapie
- Therapie eines Grundleidens
- antiphlogistische Therapie (NSAR, evtl. Kortikosteroide)
- ggf. Entlastungspunktion bei Herzbeuteltamponade
- evtl. Perikardfensterung bei chronisch-rezidivierenden Ergüssen

1.5.7 Chronisch konstriktive Perikarditis

- Behinderung der diastolischen Ventrikelfüllung durch Fibrose des Herzbeutels mit/ohne Kalkspangen
- häufig tuberkulöser Genese

Klinik
- Leistungsminderung
- Atemnot
- Zeichen der venösen Stauung (Halsvenenstauung, Lebervergrößerung, Aszites, periphere Ödeme, Stauungsproteinurie)

Diagnostik
- erhöhter zentraler Venendruck (>12 cm H_2O)
- Kussmaul-Zeichen (paradoxer inspiratorischer Druckanstieg in den Jugularvenen!)
- Pulsus paradoxus (inspiratorischer Abfall der Blutdruckamplitude um mehr als 15 mmHg)
- auskultatorisch Galopprhythmus mit diastolischem Zusatzton
- im EKG Niedervoltage, T-Negativierungen, evtl. Vorhofflimmern
- echokardiographische Darstellung der Perikardverdickung (>3 mm)/-verkalkungen, behinderte Ventrikelrelaxation mit plötzlichem Stopp der Ventrikelfüllung in der mittleren Diastole
- im Röntgenbild des Thorax Dilatation der V. cava superior und Perikardverkalkungen
- im Rechtsherzkatheter diastolischer Druckangleich zwischen rechtem Vorhof, rechtem Ventrikel und A. pulmonalis, doppelgipfelige Vorhofdruckkurven, Dip-Plateau-Phänomen (frühdiastolischer Druckabfall gefolgt von überhöhtem spätdiastolischen Druckniveau)

Eigene Notizen

Differenzialdiagnose
- restriktive Kardiomyopathie

Therapie
- Dekortikation oder Perikardektomie (vor Myokardatrophie!)

1.6 Koronare Herzerkrankung

- Missverhältnis zwischen Sauerstoffangebot und Sauerstoffbedarf des Herzmuskels infolge einer Arteriosklerose der Herzkranzgefäße (Koronarinsuffizienz)
- klinische Manifestationen der KHK
  - stabile Angina pectoris
  - akutes Koronarsyndrom
    - instabile Angina pectoris
    - NSTEMI (»non ST-segment-elevation myocardial infarction«)
    - STEMI (»ST-segment-elevation myocardial infarction«)
  - stumme Ischämien
  - ischämische Kardiomyopathie mit Linksherzinsuffizienz
  - Herzrhythmusstörungen
  - plötzlicher Herztod

1.6.1 Akutes Koronarsyndrom

- instabile Angina pectoris (Troponin I und T negativ)
- NSTEMI (»non ST-segment-elevation myocardial infarction«): instabile Angina pectoris/Myokardinfarkt mit Troponin-I-/-T-Anstieg, keine ST-Streckenhebung
- STEMI (»ST-segment-elevation myocardial infarction«): Myokardinfarkt mit Troponin-I-/-T- und Enzymanstieg sowie initialer ST-Streckenhebung
- häufigste Todesursache in den westlichen Industrienationen, Verhältnis betroffener Männer zu Frauen beträgt etwa 2:1
- grobe Risikoabschätzung mittels Risikokalkulatoren möglich (PROCAM, Framingham)
- beeinflussbare Risikofaktoren
  - Rauchen
  - Dyslipidämie (LDL ↑, HDL ↓)
  - Diabetes mellitus
  - Adipositas
  - körperliche Inaktivität
  - arterielle Hypertonie
- nicht-beeinflussbare Risikofaktoren
  - familiäre Disposition (KHK/MI bei erstgradigen Verwandten vor dem 55. Lebensjahr (♂) oder vor dem 65. Lebensjahr (♀))
  - männliches Geschlecht
  - Lebensalter (♂ ≥45 Jahre, ♀ ≥55 Jahre)

1.6 · Koronare Herzerkrankung

- weitere Risikofaktoren
    - Glukosetoleranzstörungen
    - CRP ↑, Homocystein ↑, Fibrinogen ↑, Lipoprotein (a) ↑
    - Thrombophilie

Klinik

- Angina pectoris (Stenokardie): retrosternaler Schmerz (Brennen, Druck- oder Engegefühl im Brustkorb) bei körperlicher und psychischer Belastung, häufig mit Ausstrahlung in den linken Arm, Hals, Unterkiefer, Oberbauch
- Ansprechen der Beschwerden auf Nitroglyzerin
- *stabile Angina pectoris:* unter körperlicher Belastung reproduzierbar, gleich bleibende Schmerzintensität/-qualität
- *instabile Angina pectoris* (Präinfarktsyndrom, Infarktrisiko 20–25%): jede Ruhe-Angina, jede Erstangina, bei Zunahme der Schmerzdauer, -intensität, -häufigkeit sowie bei zunehmendem Bedarf an antianginösen Medikamenten
- ❗ Cave stumme Ischämien bei Diabetes mellitus!

Diagnostik

- Klassifikation der Angina pectoris (Canadian Cardiovascular Society) anhand der klinischen Symptomatik unter körperlicher Belastung (▶ Tabelle)

CCS-Klassifikation der Angina pectoris (Canadian Cardiovascular Society)	
Klasse	Klinische Symptomatik in Abhängigkeit von der körperlichen Belastung
I	Angina pectoris nur bei schwerer körperlicher Anstrengung, nicht bei normaler körperlicher Belastung
II	Angina pectoris bei normaler körperlicher Belastung
III	Angina pectoris bei geringer körperlicher Belastung
IV	Angina pectoris in Ruhe

- Troponin I und T, falls negativ Kontrolle nach 6 h
- EKG bei 50% der KHK-Patienten unauffällig, evtl. T-Abflachung, T-Negativierung als Folge disseminierter kleinster Infarkte
- im Belastungs-EKG positiver Ischämienachweis (wenn möglich maximale Belastung bis HF = 220 – Lebensalter oder zumindest submaximal bis HF = 200 – Lebensalter):
    - horizontale oder deszendierende reversible ST-Streckensenkung ≥0,1 mV in den Extremitätenableitungen (≥0,2 mV in den Brustwandableitungen), gemessen 80 ms nach dem J-Punkt (Übergang QRS-Komplex/ST-Strecke)
    - ST-Hebung ≥0,1 mV (bei Prinzmetalangina)
- im Langzeit-EKG werden ST-Senkungen unter alltäglichen Belastungen erfasst

Eigene Notizen

- in der Stressechokardiographie systolische Wandbewegungsstörungen unter ergometrischer oder pharmakologischer Belastung (Dobutamin)
- in der Myokardperfusionsszintigraphie (Single-Photonen-Emissionscomputertomographie (SPECT)) mit ^{99m}Tc-markierten Perfusionsmarkern Aktivitätsverlust/-minderung
- in der Positronenemissionstomographie (PET) Nachweis metabolischer Aktivität mit ^{18}Fluor-Desoxyglukose (FDG) und regionaler Perfusion mit ^{13}N-Ammoniak möglich
- im Mehrschicht-Spiral-CT (MSCT) Nachweis von Koronarkalk
- in der MR-Angiographie mit Kontrastmittel (Gadomer-17) Nachweis regionaler Minderperfusion
- Koronarangiographie und linksventrikuläre Angiographie (Goldstandard in der KHK-Diagnostik!), evtl. intravaskulärer Ultraschall
- normaler koronarer Versorgungstyp (80%):
  - LCA → RIVA (Versorgung der Vorderwand des LV und die vorderen 2/3 des Kammerseptums) + RCX (Versorgung der Hinter-/Seitenwand des LV)
  - RCA (Versorgung des RV, Hinterwand des LV, hinteres Drittel des Septums)
- abhängig von der Zahl stenosierter Gefäße werden 1-, 2- und 3-Gefäßerkrankungen unterschieden
- Beurteilung von Koronarstenosen anhand der prozentualen Verminderung des Koronardurchmessers (▶ Tabelle)

Schweregrade der Koronarstenosen		
Grad	Verminderung des Koronardurchmessers (%)	Charakteristika
I	25–49	keine signifikante Stenose
II	50–74	signifikante Stenose: regionale Perfusionsstörungen in Abhängigkeit von Kollateralgefäßen
III	75–99	kritische Stenose: Erschöpfung der Koronarreserve (Angina pectoris)
IV	100	kompletter Verschluss

Differenzialdiagnose
- Perimyokarditis, Aortenvitien, hochgradige Tachykardien, hypertone Krise, Aortendissektion
- Lungenembolie, Pleuritis, (Spontan-)Pneumothorax
- Pankreatitis, Gallenkolik, Roemheld-Syndrom
- Refluxösophagitis, Ösophagusspasmus, Mallory-Weiss-Syndrom, Boerhaave-Syndrom, Gastritis, Magen-/Duodenalulkus
- orthopädische Erkrankungen

Therapie
- Beseitigung/Modifikation von Risikofaktoren einer KHK (Primär-/Sekundärprävention)
  - Nikotinkarenz
  - Gewichtsnormalisierung
  - fettarme, ballaststoffreiche, mediterrane Diät
  - körperliches Training
  - Blutdruckeinstellung bei hohem Risiko <130/80 mmHg
  - Einstellung des LDL-Cholesterins bei hohem Risiko <100 mg/dl bzw. bei sehr hohem Risiko <70 mg/dl, Nüchtern-Triglyzeride <150 mg/dl
  - optimierte Diabeteseinstellung (HbA_{1c} <6,5%)
- **Cave** bei instabiler Angina pectoris absolute Indikation zur Klinikeinweisung in Begleitung eines Notarztes!
- Erstbehandlung bei instabiler Angina pectoris: O_2-Gabe (4–8 l/min), 5000 IU Heparin als Bolus und 250–500 mg ASS i.v., Clopidogrel (»loading dose« vor Intervention: 600 mg), Nitroglyzerin über Perfusor (1–5 mg/h), Betablocker (HF <60/min), evtl. ACE-Hemmer, Morphin 5 mg i.v. bei starken Schmerzen, Antiemetika bei Übelkeit und Erbrechen
- antianginöse Therapie bei stabiler Angina pectoris:
  - ASS 100 mg/d, bei Unverträglichkeit Clopidogrel 75 mg/d
  - $β_1$-selektive Betablocker, z. B. Metoprolol (**Cave** bei obstruktiven Lungenerkrankungen, peripherer arterieller Verschlusskrankheit und AV-Block >I°)
  - Nitrate
    - Nitroglyzerin (Glyzeroltrinitrat), z. B. Nitrolingual® in der Anfallsbehandlung
    - Isosorbiddinitrat (ISDN), Isosorbidmononitrat (ISMN), Pentaerithrityltetranitrat (PETN)
    - zur Langzeitbehandlung alternativ Molsidomin 8 mg/d als Retardpräparat (keine Toleranzentwicklung!)
  - Kalziumantagonisten, ggf. zusätzlich zu Betablockern und bei spastischer Gefäßverengung (Prinzmetalangina)
    - Diltiazem (Benzothiazepin-Typ)
    - Verapamil (Phenylalkylamin-Typ)
    - Nifedipin (Dihydropyridin-Typ)
  - I_f-Kanalblocker der Schrittmacherzellen, Ivabradin (Procoralan®) anstelle von Betablockern
- perkutane transluminale Koronarangioplastie (PTCA) bei hämodynamisch signifikanter Koronarstenose, Ballonkatheterdilatation ggf. mit Stentimplantation (Verminderung der Restenoserate durch »drug eluting stents« mit Sirolimus oder Paclitaxel bzw. zeitlich begrenzte Gabe von Clopidogrel)
- Abfräsen verkalkter Plaques mittels Hochfrequenzrotablation, Sono-/Laserablation, Aspirationsthrombektomie, Atherektomie
- aortokoronare Bypass-Operation (RIMA-/LIMA-Bypass mittels A. thoracica (mammaria) interna; aortokoronarer Venenbypass, ACVB)

1.6.2 Myokardinfarkt

- Untergang von Herzmuskelgewebe infolge eines akuten Verschlusses eines Herzkranzgefäßes
- meist durch Ruptur eines intrakoronaren Plaques mit anschließender Thrombusbildung
- Ischämietoleranz des Herzmuskelgewebes liegt zwischen 2 und 4 h
- jährliche Inzidenz in Deutschland 300/100.000 Einwohner, Männer sind etwa doppelt so häufig betroffen wie Frauen

Klinik

- plötzlich einsetzender starker, ringförmiger Thoraxschmerz, evtl. mit Ausstrahlung (»Vernichtungsschmerz«) (> **Memo** Symptomatik ist nicht beeinflussbar durch Ruhe oder Nitrate)
- Todesangst
- vegetative Symptomatik (Übelkeit, Erbrechen, Hautblässe, Schweißausbrüche)
- Synkope
- Zeichen der akuten Linksherzinsuffizienz bei etwa einem Drittel der Patienten
- häufig in den Morgenstunden oder in Stresssituationen (körperlich/psychisch) (RR ↑)
- nach 1–2 Tagen evtl. Resorptionsfieber
- **Cave** in 70% aller Myokardinfarkte geht eine instabile Angina pectoris voraus (Infarktrisiko bei instabiler Angina pectoris etwa 20%)!
- atypische Schmerzereignisse bei Frauen und älteren Patienten (z. B. Oberbauchschmerzen), **Cave** knapp 20% aller Infarkte verlaufen »stumm«
- Frühkomplikationen
    - Herzrhythmusstörungen
        - ventrikuläre Tachykardien und Kammerflimmern (in der Prähospitalphase bei 20–30% der Infarktpatienten mit Todesfolge)
        - Vorhofflimmern (hervorgerufen durch atriale Ischämien oder vermehrte Vorhofdehnung)
        - Reizleitungsstörungen (AV-Block bei inferiorem Hinterwandinfarkt, Rechts-/Linksschenkelblock)
    - Herzwandruptur mit Perikardtamponade
    - Ventrikelseptumperforation
    - akute Mitralinsuffizienz infolge eines Papillarmuskelabrisses
- Spätkomplikationen
    - Herzwandaneurysma (meist im Bereich der Vorderwandspitze)
    - Thromboembolien (Thromben entstehen im Bereich von Myokardnekrosen und in akinetischen Arealen)
    - Perikarditis (etwa 3–5 Tage nach größeren Infarkten)
    - Postmyokardinfarktsyndrom/Dressler-Syndrom (Perikarditis, Pleuritis und Fieber infolge autoimmunologischer Prozesse 1–6 Wochen nach Myokardinfarkt)
    - Arrhythmien

- Herzinsuffizienz
- Postinfarktangina, Re-Infarkt

Diagnostik
- Blutduckabfall, Tachykardie
- auskultatorisch systolisches Geräusch bei Mitralinsuffizienz infolge eines Papillarmuskelabrisses oder bei Ventrikelseptumperforation, feinblasige Rasselgeräusche bei pulmonaler Stauung bzw. Brodeln bei Lungenödem (als Ausdruck der eingeschränkten linksventrikulären Funktion) (❯ **Memo** tägliche Auskultation!)
- Leukozytose, CRP ↑, BSG ↑, evtl. Hyperglykämie
- Enzymdiagnostik
    - Myoglobin ↑ (Anstieg 2 h nach Schmerzbeginn)
    - Troponin I und T ↑ (herzmuskelspezifisch, Anstieg 3 h nach Schmerzbeginn) (❗ **Cave** Troponin-Erhöhung nach schwerer Lungenembolie oder bei Niereninsuffizienz!)
    - Gesamt-CK ↑ (korreliert mit Infarktgröße, Anstieg 4 h nach Schmerzbeginn)
    - CK-MB Anteil ↑ (≥6% der Gesamt-CK); ❗ **Cave** vorgetäuschter CK-MB-Aktivitätsanstieg durch CK-BB-Erhöhung oder durch Makro-CK (Immunkomplex aus CK-BB und IgG ohne Krankheitswert bzw. mehrere assoziierte CK-MiMi-Moleküle bei Malignomen, Differenzialdiagnose über Bestimmung der CK-MB-Proteinkonzentration mittels ELISA)
    - Glutamat-Oxalacetat-Transferase (GOT) = Aspartat-Aminotransferase (AST) ↑ (Anstieg 4 h nach Schmerzbeginn)
    - Laktatdehydrogenase (LDH) ↑ (bis zu 14 Tage nach Schmerzbeginn noch nachweisbar, ermöglicht retrospektive Diagnose)
- im EKG direkte Infarktzeichen über der Infarktregion und indirekte Zeichen in den gegenüberliegenden Ableitungen:
    - STEMI (ST-Hebungsinfarkt) (▶ Tabelle)

Stadien des ST-Hebungsinfarktes	
Stadium	**EKG-Veränderungen**
0 (frischer Infarkt)	Erstickungs-T, Erhöhung der T-Welle, evtl. T-Negativierung, ST-Streckensenkung
I (akuter Infarkt)	monophasische Deformierung (Verschmelzung des QRS-Komplexes, der ST-Strecke und der T-Welle), Anhebung der ST-Strecke ≥0,1 mV
Zwischenstadium	Abnahme der ST-Hebung mit zunehmend sichtbarem R-Verlust
II (alter Infarkt)	Pardée-Q/pathologisches Q (mindestens 0,03 s Dauer und mindestens ¼ der folgenden R-Zacke tief), zunächst mit T-Negativierung
III (chronischer Infarkt)	evtl. Aufrichten der T-Welle, pathologisches Q, Persistenz des R-Verlusts oder Wiederaufbau einer kleinen R-Zacke

Eigene Notizen

Eigene Notizen

- NSTEMI (Nicht-ST-Hebungsinfarkt): terminal negatives T, evtl. R-Zackenreduktion, kein pathologisches Q
- Zuordnung der Infarktlokalisation zu bestimmten EKG-Ableitungen
    - großer Vorderwandinfarkt (proximale RIVA): V_{1-6}, I, aVL
    - anteroseptaler Infarkt (distale RIVA nach Abgang des R. diagonalis): V_{1-4}
    - anterolateraler Infarkt (R. diagonalis der RIVA): $V_{5/6}$, I, aVL
    - posterolateraler Infarkt (R. marginalis sinistra der RIVA): $V_{5/6}$, III, aVF
    - Hinterwandinfarkt (RCA, RCX): II, III, aVF
- Echokardiographie zur Beurteilung der Pumpleistung und zur Diagnostik bzw. Verlaufskontrolle typischer Komplikationen nach akutem Myokardinfarkt, z. B. Papillarmuskelabriss, Ventrikelseptumruptur, regionale Wandbewegungsstörungen, Aneurysma, intrakardiale Thromben
- Goldstandard in der Diagnostik des akuten Myokardinfarktes ist die Linksherzkatheteruntersuchung (Koronarangiographie, Lävokardiogramm, Druckmessungen)

Differenzialdiagnose

- Angina pectoris
- Gallenkolik, Ulkusperforation, akute Pankreatitis (DD Hinterwandinfarkt)
- Lungenembolie
- Aortendissektion
- ST-Streckenhebung bei akuter Perikarditis, Prinzmetalangina, Herzwandaneurysma
- tiefes Q bei HOCM und Lungenembolie

Therapie

- Akuttherapie durch Notarzt
    - sofortige Krankenhauseinweisung, Transport unter ärztlicher Überwachung
    - sitzende Lagerung, O_2-Gabe, i.v. Zugang (❗ **Cave** keine i.m. Injektionen!), Monitoring, Defibrillationsbereitschaft
    - 5000 IU Heparin als Bolus und 250–500 mg ASS i.v.
    - Betablocker
    - Nitroglyzerin (2 Sprühstöße, 0,8 mg), evtl. über Perfusor (1–5 mg/h)
    - ggf. Analgesie (Morphin 10 mg i.v.) und Sedierung (Diazepam 5–10 mg i.v.)
- Reperfusionstherapie
    - Akut-PTCA, ggf. mit Stentimplantation, temporärer Einsatz von Glykoprotein-IIb/IIIa-Antagonisten, z. B. Abciximab (ReoPro®), Tirofiban (Aggrastat®)
    - intravenöse Thrombolyse bei frischem STEMI innerhalb von 3 h (❗ **Cave** keine Lysetherapie vor geplanter PTCA!), evtl. mit begleitender Heparintherapie bei rt-PA
        - Streptokinase 1,5 Mio. IE i.v. über 1 h ohne begleitende Heparintherapie in den ersten 12–24 h

1.6 · Koronare Herzerkrankung

- rt-PA (»tissue plasminogen activator«), Alteplase (Actilyse®) 15 mg-Bolus i.v., 0,75 mg/kg KG über 30 min, 0,5 mg/kg KG über 1 h
- Reteplase (Rapilysin®) 10 IU-Bolus i.v., Wiederholung nach 30 min
- Tenecteplase (Metalyse®) i.v. Bolus gewichtsadaptiert (30–50 mg)
— Intensivtherapie und weiterführende Therapie
  - Bettruhe (24–48 h), psychische Abschirmung, O_2-Gabe, leichte Kost, Stuhlregulierung
  - Nitroglyzerin (Kapsel 0,8 mg s.l.), über Perfusor (1–5 mg/h) unter RR-Monitoring
  - Morphin 2–5 mg i.v.
  - ASS 100 mg/d und Clopidogrel 75 mg/d
  - Vollheparinisierung mittels Heparinperfusor 400 IE/kg KG/d (aPTT: 2-fache des oberen Normwertes)
  - ggf. im Verlauf Cumarine bei echokardiographischem Nachweis intrakardialer Thromben
  - Betablocker (Reduktion ventrikulärer Arrhythmien und Verminderung des myokardialen O_2-Verbrauchs)
  - ACE-Hemmer oder bei Unverträglichkeit Angiotensin-II-Rezeptorantagonisten (Sartane)
  - CSE-Hemmer (Statine) zur Plaquestabilisierung (LDL-Zielwert <100 mg/dl)
— Therapie möglicher Komplikationen
  - bei ventrikulärer Tachykardie Amiodaron 150 mg i.v., ggf. bei fehlendem Ansprechen auf Medikamente bzw. hämodynamischer Beeinträchtigung elektrische Kardioversion
  - bei Kammerflimmern Defibrillation
  - bei Vorhofflattern/-flimmern Betablocker oder Verapamil, evtl. elektrische Kardioversion
  - bei Reizleitungsstörungen evtl. temporärer Schrittmacher
  - bei Linksherzinsuffizienz mit kardiogenem Schock ($RR_{systolisch}$ <80 mmHg, cardiac index <1,8 l/min/m² KOF, LVEDP >20 mmHg, PCW-Druck >20 mmHg)
    - kausale Therapie
    - Furosemid, evtl. Hämofiltration, bei Lungenödem PEEP-Beatmung
    - ggf. Volumensubstitution
    - ACE-Hemmer, evtl. Nitroprussid-Natrium zur Nachlastsenkung
    - ggf. 5–10 µg/kg KG/min Dobutamin i.v., evtl. Noradrenalin
    - intraaortale Ballongegenpulsation (IABP) verbessert Koronarperfusion in der Diastole
— Rehabilitationsmaßnahmen (Frühmobilisation in den ersten 7 Tagen, Anschlussheilbehandlung, Koronarsportgruppen)
— prognostische Parameter: linksventrikuläre Dysfunktion, persistierende Ischämiezeichen, höhergradige ventrikuläre Rhythmusstörungen, Spätpotentiale, verminderte Herzfrequenzvariabilität, Koronarstatus, Risikofaktoren der Arteriosklerose

Eigene Notizen

1.7 Herzrhythmusstörungen

- myokardial: KHK, MI, Myokarditis, Kardiomyopathien
- hämodynamisch: Druck-/Volumenbelastung des Herzens (Vitien, Hypertonie)
- extrakardial: Elektrolytstörungen, Hypoxie, Medikamente/Drogen, Hyperthyreose

1.7.1 Supraventrikuläre Extrasystolen (SVES)

- vorzeitig einfallende Erregungen mit Entstehung oberhalb der Kammerebene
- mögliche Ursachen:
  - strukturelle Herzerkrankungen, z. B. KHK, hypertensive Herzerkrankung, Mitralklappenstenose
  - Hypokaliämie
  - emotionale Erregung, Übermüdung
  - Nikotin, Alkohol, Koffein
- Sinus-/Vorhof-/AV-Knoten-Extrasystole

Klinik
- evtl. Palpitationen, Schwindel

Diagnostik
- im Ruhe- oder Langzeit-EKG normal breiter, nicht deformierter, frühzeitiger QRS-Komplex (❗ Cave deformierter Kammerkomplex bei aberrierender ventrikulärer Leitung nach frühzeitigem Einfall einer SVES!), meist nicht-kompensatorische Pause (prä- + postextrasystolisches Intervall <2× Sinusgrundzyklus), Unterscheidung zwischen Sinus-, Vorhof- und AV-Knoten-Extrasystole anhand der P-Wellen-Morphologie und der zeitlichen Beziehung zu benachbarten P-Wellen und QRS-Komplexen
- evtl. Ergometrie
- Echokardiographie
- Pfropfungswelle im Venenpuls bei gleichzeitiger Kontraktion von Vorhof und Kammer gegen die geschlossene AV-Klappe infolge einer AV-Knoten-Extrasystole
- Kalium- und Digitalisspiegel

Therapie
- keine Therapie bei Herzgesunden
- Therapie einer kardialen Grunderkrankung
- Verapamil bzw. Betablocker bei paroxysmaler supraventrikulärer Tachykardie oder intermittierendem Vorhofflimmern infolge SVES
- evtl. Kaliumhaushalt ausgleichen und proarrhythmische Medikamente absetzen

1.7.2 Ventrikuläre Extrasystolen

- vorzeitig einfallende Erregungen mit Entstehung unterhalb der Bifurkation des His-Bündels

Klinik
- Herzstolpern, evtl. Schwindel

Diagnostik
- Pulsdefizit: vermindertes Schlagvolumen bei frühzeitig einfallender VES infolge verkürzter Diastole, erhöhtes Schlagvolumen nach postextrasystolischer Pause infolge der verlängerten Diastole
- im Ruhe- oder Langzeit-EKG verbreiterte und aufgesplitterte, vorzeitige QRS-Komplexe ohne vorausgehende P-Welle, meist kompensatorische postextrasystolische Pause (prä- + postextrasystolisches Intervall = 2× Sinusgrundzyklus), bei Bradykardie evtl. interponierte/interpolierte VES, bei rechtsventrikulärer VES Bild des kompletten Linksschenkelblocks, bei linksventrikulärer VES Bild des kompletten Rechtsschenkelblocks, bei Bündelstamm VES normal formierter QRS-Komplex
    - monomorphe VES: gleiche QRS-Konfiguration
    - polymorphe VES (sind meist auch polytop, d. h. unterschiedlicher Reizursprung): verschiedene QRS-Konfigurationen (❗ **Cave** aberrierende Leitung bei frühzeitig einfallenden VES gleichen Ursprungs!)
    - ventrikulärer Bigeminus: jedem Sinusschlag folgt eine VES
    - Trigeminus: jeder Normalaktion folgen zwei VES
    - 2:1-Extrasystolie: VES regelmäßig nach 2 Normalaktionen
    - Couplets: paarweise VES
    - Salven: ≥3 aufeinander folgende VES
    - R-auf-T-Phämomen: früh einfallende VES (VES in der vulnerablen Phase von T; Vorzeitigkeitsindex = Q_N bis Q_{VES}/Q_N bis T_{Ende} <1,0)
- evtl. Ergometrie
- Echokardiographie

Therapie
- keine Therapie bei Herzgesunden ohne Beschwerden, insbesondere bei Verschwinden der VES unter Belastung
- kausale Therapie einer Grunderkrankung
- Einstellung von Kalium und Magnesium im Serum auf hochnormale Werte
- Betablocker ohne intrinsische Aktivität
- Amiodaron oder Klasse-Ic-Antiarrhythmika (Propafenon, Flecainid) sofern keine strukturelle Herzkrankheit vorliegt
- Ablationstherapie

Eigene Notizen

1.7.3 Akzelerierter junktionaler oder idioventrikulärer Rhythmus

- Übernahme der Schrittmacherfunktion durch aktive Heterotopiezentren mit pathologisch gesteigerter Eigenfrequenz
- mögliche Ursachen: Digitalisintoxikation, organische Herzerkrankungen
- Therapie der Grunderkrankung

1.7.4 Sinuatrialer Block (SA-Block)

- Reizleitungsstörungen des Sinusknotens und des Vorhofs
    - bei Sick-Sinus-Syndrom, Myokarditis, KHK, MI
    - durch Digitalis, Antiarrhythmika

Klinik
- Schwindel, Synkope, Bewusstlosigkeit
- bei totalem SA-Block Adams-Stokes-Anfälle

Diagnostik
- Ruhe- oder Langzeit-EKG
- Ersatzsystole/Ersatzrhythmus (Einspringen eines heterotopen Schrittmachers nach Sinusknotenausfall oder infolge des Unterschreitens einer kritischen Herzfrequenz)
    - sekundäres Schrittmacherzentrum: junktionaler (Knoten-)Rhythmus (30–50/min)
    - tertiäres Schrittmacherzentrum: ventrikuläre Automatie (20–30/min)
    - »wandernder Schrittmacher«
- EKG-Veränderungen in Abhängigkeit vom Schweregrad des SA-Blocks (▶ Tabelle)

Schweregrade des SA-Blocks			
Grad	Definition		EKG
1	verzögerte Reizleitung		im EKG nicht erkennbar
2	intermittierende Leitungsunterbrechung	Typ 1 – Wenckebach nach zunehmender Leitungsverzögerung zwischen Sinusknoten und Vorhof fällt die Überleitung der Sinuserregung aus	zunehmende Verkürzung der PP-Intervalle bis zum Eintreten einer Pause (< zweifache Länge des vorangegangenen PP-Intervalls)
		Typ 2 – Mobitz plötzlicher Ausfall einer Vorhofaktion	PP-Intervalle bleiben konstant bis zum Auftreten einer Herzpause (≥ mehrfache Länge der PP-Intervalle bei Sinusrhythmus)
3	vollständige Leitungsunterbrechung	totaler SA-Block[a]	keine P-Welle nachweisbar

[a] kein Unterschied zum Sinusknotenstillstand (Sinusarrest)

Therapie

- evtl. Absetzen toxischer Medikamente
- Atropin
- Schrittmachertherapie

1.7.5 Sick-Sinus-Syndrom

- symptomatische Sinusbradykardie
- Sinusarrest oder SA-Blockierung
- Tachykardie-Bradykardie-Syndrom
- mögliche Ursachen: KHK, Myokarditis, Kardiomyopathien, M. Lenègre, M. Lev, Mutation der Natrium- und Funny-Ionenkanäle

Klinik

- Schwindel, Synkopen
- evtl. Adams-Stokes-Anfälle
- Herzinsuffizienz
- Palpitationen
- Dyspnoe
- Angina pectoris

Diagnostik

- Langzeit-EKG
- im Belastungs-EKG chronotrope Inkompetenz (altersabhängiger Frequenzanstieg unter Ergometerbelastung <70% des Normwertes)
- im Atropintest (1 mg i.v.) kein adäquater Frequenzanstieg (<80/min)
- nach schneller Vorhofstimulation verlängerte Sinusknotenerholzeit (>1500 ms)

Therapie

- bei symptomatischen Patienten Schrittmacherindikation
- evtl. in Kombination mit Antiarrhythmika oder bradykardisierenden Medikamenten bei Tachykardie-Bradykardie-Syndrom

1.7.6 Karotis-Sinus-Syndrom

- zerebrale Minderdurchblutung infolge einer Bradykardie (kardioinhibitorischer Typ) und/oder eines Blutdruckabfalls (vasodepressorischer Typ) bei hyperreagiblem Karotissinusreflex
- Sensibilitätserhöhung der Barorezeptoren im Karotissinus meist infolge arteriosklerotischer Veränderungen bei älteren Patienten

Klinik

- Schwindel, evtl. Synkopen bei Kopfdrehung oder einengendem Kragen

Diagnostik

- im EKG Pausen >3 s (Asystolie) bzw. Blutdruckabfall >50 mmHg nach Karotissinusmassage

Therapie
- bei symptomatischen Patienten evtl. Schrittmachertherapie

1.7.7 Atrioventrikulärer Block (AV-Block)

- Leitungsstörungen des AV-Knotens durch
  - erhöhten Vagotonus
  - KHK, MI, Myokarditis, Kardiomyopathien
  - Hyperkaliämie
  - Digitalis, Antiarrhythmika
  - idiopathische Degeneration des Reizleitungssystems (M. Lenègre)
  - idiopathische Sklerose des bindegewebigen Herzgerüstes (M. Lev)

Klinik
- AV-Block 1. Grades klinisch asymptomatisch
- Schwindel, Synkopen
- Adams-Stokes-Anfälle
- evtl. Herzinsuffizienz bei Bradykardie <40/min

Diagnostik
- Ruhe- oder Langzeit-EKG
- evtl. intrakardial abgeleitetes His-Bündel-EKG zur Differenzierung von intranodalem (AH-Intervall ↑, Ausfall H-Potenzial) und infranodalem (HV-Intervall ↑, Ausfall V-Potenzial) Block
- EKG-Veränderungen in Abhängigkeit vom Schweregrad der AV-Blockierung (▶ Tabelle)

Schweregrade der AV-Blockierung

Grad	Definition		EKG
1	verzögerte Erregungsleitung	verlängerte AH-Zeit im His-Bündel	PQ-Zeit > 0,2 sec, evtl. Verschwinden der P-Welle in der vorausgehenden Repolarisationsphase
2	intermittierende Leitungsunterbrechung	Typ 1 – Wenckebach (Mobitz I) Blockierung oberhalb des His-Bündels	mit jeder Herzaktion zunehmende Verlängerung der PQ-Zeit bis zum Ausfall einer AV-Überleitung
		Typ 2 – Mobitz (Mobitz II) Blockierung inner-/unterhalb des His-Bündels vereinzelte/regelmäßige AV-Blockierung, z. B. 2:1-Block	intermittierender Ausfall eines QRS-Komplexes nach vorangegangener P-Welle (Pause in der Länge eines doppelten PP-Intervalls)
3	vollständige Leitungsunterbrechung	komplette Dissoziation der Vorhof- und Kammeraktionen	normofrequente P-Wellen ohne Beziehung zu den langsameren QRS-Komplexen (sekundäre/tertiäre Schrittmacher)

Therapie

- kausale Therapie, insbesondere Absetzen bradykardisierender Medikamente
- bei Bradykardie evtl. Atropin oder Orciprenalin
- relative Schrittmacherindikation bei AV-Block 2. Grades vom Typ Mobitz
  (❶ **Cave** kein Atropin aufgrund der Gefahr eines totalen AV-Blocks)
- AV-sequenzieller Schrittmacher (DDD) bei AV-Block 3. Grades

1.7.8 Intraventrikulärer Block (Schenkelblock, faszikulärer Block)

- Verlangsamung bzw. Unterbrechung der Erregungsleitung in den Tawara-Schenkeln (unterhalb des His-Bündels)
- uni-/bi-/trifaszikulärer Block
- inkompletter, intermittierender, totaler Block
- Linksschenkelblock häufig bei KHK, MI, Linksherzhypertrophie, Aortenvitium, Myokarditis, Kardiomyopathie
- Rechtsschenkelblock bei Rechtsherzbelastung, z. B. infolge einer Lungenembolie
- linksanteriorer Hemiblock häufiger Befund bei älteren Patienten

Klinik

- evtl. Schwindel, Synkopen
- bei trifaszikulärem Block Adams-Stokes-Anfälle

Diagnostik

- im Ruhe-EKG
  - ab einer QRS-Breite ≥0,12 s kompletter Schenkelblock
  - bei inkomplettem Schenkelblock QRS-Breite 0,10–0,11 s
  - bei Rechtsschenkelblock verbreiterter und M-förmig aufgesplitterter QRS-Komplex in V_1 mit Verspätung der größten Negativitätsbewegung (>0,05 s), tiefes S in I und V_6, evtl. T-Negativierung und ST-Streckensenkungen in V_{1-3}
  - bei inkomplettem Rechtsschenkelblock rSr'- oder RSr'-Konfiguration in V_{1-2} und aVR
  - bei Linksschenkelblock gesplitterte M-Form der verbreiterten und positiven QRS-Komplexe in I, aVL und V_{5-6}, verspätete endgültige Negativitätsbewegung, Diskordanz der ST-Strecke bzw. der T-Welle zum QRS-Komplex, tiefes und breites S in $V_{1/2}$
  - bei linksanteriorem Hemiblock überdrehter Linkstyp ($R_I/S_{II}/S_{III}$-Typ), bei linksposteriorem Hemiblock (überdrehter) Rechtstyp

Therapie

- Therapie der Grunderkrankung
- bei symptomatischen Patienten mit bisfaszikulärem Block evtl. Schrittmacher
- bei trifaszikulärem Block großzügige Schrittmacherindikation

1.7.9 AV-Knoten-Reentry-Tachykardie

- kreisende Erregung im AV-Knoten bei funktioneller Längsdissoziation mit meist langsamer antegrader und schneller retrograder Leitung sowie unterschiedlichen Refraktärzeiten, seltener umgekehrt (ungewöhnliche AV-Knoten-Reentry-Tachykardie)
- häufig jüngere herzgesunde Patienten
- paroxysmale AV-Knoten-Reentry-Tachykardie mit plötzlichem Beginn und Ende, meist getriggert durch SVES, und Frequenzen von 150–220/min
- nicht-paroxysmale AV-Knoten-Reentry-Tachykardie mit längerer Dauer und niedriger Frequenz

Klinik

- plötzlich auftretendes Herzjagen, Palpitationen
- nach dem tachykarden Anfall Harnflut (atriales natriuretisches Peptid ↑)
- Angst, Nervosität
- evtl. »Pfropfungszeichen« an den Halsvenen als Ausdruck der gleichzeitigen Kontraktion von Vorhof und Kammer
- bei vorbestehender Herzerkrankung evtl. Herzinsuffizienz, Angina pectoris, Schwindel, Synkope, Schock

Diagnostik

- im EKG plötzlich einsetzende regelmäßige Tachykardie mit einer Frequenz von 150–220/min, schmale, normal konfigurierte Kammerkomplexe (❯ Memo bei aberrierender Überleitung schenkelblockartig verbreiterte Kammerkomplexe), P-Welle kann unmittelbar vor, im und nach dem QRS-Komplex liegen

Differenzialdiagnose

- atrioventrikuläre Reentry-Tachykardie
- Vorhoftachykardie mit langem PQ-Intervall
- ventrikuläre Tachykardie bei aberrierender Überleitung

Therapie

- Vagusreiz, z. B. Valsalva-Manöver, Karotissinusmassage
- Adenosin (Adrekar®) 6 mg im Bolus i.v., evtl. Wiederholung mit 12 mg (❯ Memo Mittel der 1. Wahl bei regelmäßigen Tachykardien mit schmalen QRS-Komplexen) (Antidot: Theophyllin)
- Verapamil 5 mg über 10 min i.v. unter EKG-Monitoring
- Ajmalin (❯ Memo Mittel der 1. Wahl bei Tachykardien mit breiten QRS-Komplexen)
- Overdrive-Pacing oder elektrische Kardioversion bei Versagen der medikamentösen Therapie oder bei Kreislaufinstabilität beginnend mit 100 J
- Hochfrequenz-Katheterablation, selektiv der langsamen AV-Knoten-Leitungsbahn

1.7.10 Junktionale ektope Tachykardie

- Automatie mit Fokus im Bereich des AV-Knotens
- meist bei organischen Herzerkrankungen

Diagnostik
- im (Langzeit-)EKG normal konfigurierte QRS-Komplexe, P-Wellen nicht erkennbar oder dissoziiert in Abhängigkeit von evtl. retrograder Vorhoferregung, Tachykardiefrequenz bis 250/min

Therapie
- kausale Therapie
- Propafenon, Flecainid oder Amiodaron
- Hochfrequenz-Katheterablation als ultima ratio

1.7.11 Fokal atriale Tachykardie

- ektoper atrialer Entstehungsort einer Vorhoftachykardie (unifokal/multifokal)
- bei etwa 30% der Fälle keine strukturelle Herzerkrankung
- häufige Ursachen sind Myokardinfarkte, Lungenerkrankungen mit Cor pulmonale, Herzinsuffizienz, Digitalisintoxikation

Klinik
- von Herzgesunden werden Vorhoftachykardien meist gut toleriert
- evtl. tachykardieinduzierte Kardiomyopathie
- selten embolische Ereignisse
- sehr selten plötzlicher Herztod

Diagnostik
- im (Langzeit-)EKG gegenüber dem Sinusrhythmus veränderte P-Wellen-Morphologie, schmale QRS-Komplexe, Vorhoffrequenz 160–250/min, bei multifokaler atrialer Tachykardie häufig wechselnde PP- und PQ-Intervalle

Therapie
- kausale Therapie
- symptomatisch Betablocker
- Hochfrequenz-Katheterablation

1.7.12 Präexzitationssyndrome (atrioventrikuläre Reentry-Tachykardie)

- neben dem spezifischen Reizleitungssystem zusätzliche elektrische Kopplung der Vorhöfe mit den Herzkammern über akzessorische atrioventrikuläre Leitungsbahnen

Eigene Notizen

Eigene Notizen

- kreisende Erregung durch antegrade atrioventrikuläre Leitung über das spezifische Reizleitungssystem und retrograde ventrikuloatriale Leitung über die akzessorische Leitungsbahn (orthodrome Tachykardie), bei kreisender Erregung in umgekehrter Richtung spricht man von antidromer Tachykardie
- meist herzgesunde Patienten
    - Wolff-Parkinson-White-(WPW-)Syndrom: akzessorische Leitungsbahn (Kent-Bündel) an beliebiger Stelle am Atrioventrikularklappenring
    - Mahaim-Fasern: nodoventrikuläre, faszikuloventrikuläre und atriofaszikuläre Fasern mit langsamen AV-Knoten ähnlichen Fasern, ausschließlich antegrade Leitungseigenschaften
    - verborgene akzessorische Leitungsbahn: ausschließlich retrograde Leitungseigenschaften
    - permanente junktionale Reentry-Tachykardie: ausschließlich retrograde, langsame und verzögernde Leitungseigenschaften
    - Lown-Ganong-Levine-(LGL-)Syndrom: atrionodale oder atriohisäre Fasern (James-Bündel) mit unklarer klinischer Bedeutung

Klinik

- gelegentlich paroxysmale supraventrikuläre Tachykardie
- bei kurzer antegrader Refraktärzeit der akzessorischen Leitungsbahn und Vorhofflimmern Gefahr ventrikulärer Tachykardien (plötzlicher Herztod!) (● Memo Verlust der Δ-Welle unter Ergometerbelastung spricht für lange Refraktärzeit!)
- bei permanenter junktionaler Reentry-Tachykardie evtl. tachykardie-induzierte Kardiomyopathie

Diagnostik

- im EKG, Langzeit-EKG (evtl. Event-Recorder)
    - bei WPW-Syndrom PQ-Zeit <0,12 s, Δ-Welle (träger R-Anstieg mit verbreitertem QRS-Komplex)
        - bei orthodromer Tachykardie schmale QRS-Komplexe
        - bei antidromer Tachykardie breite QRS-Komplexe
        - bei linksseitiger akzessorischer Leitungsbahn positive Polarität der Δ-Welle in V_1 und negative Polarität in I und aVL
        - bei rechtsseitiger akzessorischer Leitungsbahn negative Polarität der Δ-Welle in V_1 und positive Polarität in I und aVL
    - bei Mahaim-Fasern antidrome Reentry-Tachykardie mit linksschenkelblockartiger Konfiguration der QRS-Komplexe, bei Sinusrhythmus normale PQ-Zeit, evtl. kleine Δ-Welle
    - bei verborgener akzessorischer Leitungsbahn paroxysmale orthodrome Reentry-Tachykardie mit regelmäßigen, schmalen Kammerkomplexen und einer Frequenz von 180–200/min, keine P-Welle erkennbar
    - bei permanenter junktionaler Reentry-Tachykardie niedrigere Tachykardiefrequenz, schmale QRS-Komplexe, langes R-P-Intervall
    - bei LGL-Syndrom PQ-Zeit <0,12 s bei normaler QRS-Konfiguration (keine Δ-Welle)

- Ajmalin-Test (1 mg/kg KG i.v. unter kontinuierlicher EKG-Kontrolle) zur Bestimmung der Refraktärzeit der akzessorischen Leitungsbahn
- elektrophysiologische Untersuchung zur Lokalisation der akzessorischen Leitungsbahn

Therapie

- in der Akuttherapie Ajmalin (Gilurytmal®) 50 mg langsam i.v. unter EKG-Monitoring (❗ **Cave** Verapamil, Digitalis und Adenosin sind bei Präexzitation mit Vorhofflimmern kontraindiziert)
- elektrische Kardioversion bei drohender Kreislaufinstabilität
- prophylaktisch selektive Hochfrequenz-Katheterablation der akzessorischen Leitungsbahn

1.7.13 Vorhofflattern

- kreisende intraatriale Erregungsausbreitung im rechten Vorhof
- paroxysmal auch bei Herzgesunden durch emotionalen Stress, exzessiven Alkohol-/Kaffeekonsum
- chronisch bei organischer Herzerkrankung, z. B. rheumatische Klappenerkrankungen, KHK, hypertensive Kardiomyopathie
- Typ I (gewöhnlicher Typ): Makro-Reentry gegen den Uhrzeigersinn in einem muskulösen Areal zwischen der Mündung der unteren Hohlvene, dem Trikuspidalklappenanulus und den Koronarvenensinus
- Typ II (ungewöhnlicher Typ): Erregungsausbreitung entsprechend dem Uhrzeigersinn in exakt entgegengesetzter Richtung

Klinik

- bei niedriger Kammerfrequenz asymptomatische Patienten
- bei Herzkranken evtl. Herzinsuffizienz oder Angina pectoris
- Emboliegefahr gering

Diagnostik

- im EKG Flatterwellen (sägezahnartiges Muster), Vorhoffrequenzen von 250–350/min, Kammerfrequenz infolge eines AV-Blocks 2. Grades mit 2:1- oder 3:1-Überleitung meist reduziert, schmale QRS-Komplexe außer bei aberranter intraventrikulärer Erregungsausbreitung
  - beim Typ I negative Polarität der P-Wellen in II, III und aVF, rechtsschenkelblockartige Deformierung der QRS-Komplexe
  - beim Typ II Flatterwellen in II, III und aVF positiv
- echokardiographischer Ausschluss intrakardialer Thromben

Therapie

- Thromboembolieprophylaxe
- atriale Überstimulation mittels Elektrodenkatheter
- Elektrokardioversion mit 200 J beginnend
- evtl. Amiodaron zur Konversion und Rezidivprophylaxe
- elektrische Dissektion des kavo-trikuspidalen Isthmus durch Hochfrequenz-Ablation

Eigene Notizen

1.7.14 Vorhofflimmern

- ungeordnete Vorhofdepolarisationen ohne effektive Vorhofkontraktion (Mikro-Reentry) infolge ektoper atrialer Impulsbildung und multiplen kreisenden Erregungen
- Verminderung des Herzzeitvolumens um bis zu 20% infolge der fehlenden Vorhofkontraktion
- häufigste supraventrikuläre Tachyarrhythmie mit steigender Inzidenz/Prävalenz im Alter
- paroxysmales oder permanentes Vorhofflimmern
- etwa 10% der Fälle sind herzgesund, verstärkt durch Alkohol-, Nikotin- und Kaffeegenuss oder Stress
- gehäuftes Auftreten bei Herzinsuffizienz, KHK/MI, Mitralvitien, Kardiomyopathien, Myokarditis, Sick-Sinus-Syndrom, arterieller Hypertonie, Lungenembolie und Hyperthyreose, evtl. medikamentös ausgelöst

Klinik
- Herzstolpern
- Schwindel, evtl. Synkopen
- Luftnot
- Polyurie (ANP ↑)
- Komplikationen:
    - arterielle Embolien
    - akute Linksherzinsuffizienz

Diagnostik
- schwankender systolischer Blutdruck und unregelmäßiger Puls mit Pulsdefizit infolge der wechselnden Schlagvolumina bei unterschiedlicher Diastolendauer
- im EKG (evtl. Langzeit-EKG bei intermittierendem Vorhofflimmern) Fehlen der P-Wellen, Flimmerwellen v. a. in V_1 (Vorhofflimmerfrequenz von 350–600/min), unregelmäßige RR-Intervalle infolge absoluter Kammerarrhythmie mit einer Frequenz von 100–150/min (Tachyarrhythmia absoluta) bzw. <60/min (Bradyarrhythmia absoluta), Morphologie des QRS-Komplexes kann variieren
- echokardiographischer Nachweis (transösophageal) intrakardialer Thromben

Therapie
- kausale Therapie
- Thromboembolieprophylaxe vier Wochen vor und nach Rhythmisierungsversuch falls Vorhofflimmern länger als 48 h andauert bzw. als Dauertherapie bei chronischem Vorhofflimmern (low dose Marcumar® mit Ziel-INR 2,0–3,0; bei vorhandenen Risikofaktoren, z. B. Herzinsuffizienz, vergrößertes LA, Diabetes mellitus, KHK etc., evtl. ASS 300 mg/d)
- Normalisierung der Kammerfrequenz
    - Digitalis, evtl. in Kombination mit Betablockern bei Herzinsuffizienz
    - Verapamil (Isoptin®)

1.7 · Herzrhythmusstörungen

- Überführen in Sinusrhythmus (bei neu aufgetretenem Vorhofflimmern innerhalb von 12 Monaten, vorausgesetzt Durchmesser des LA <50 mm, keine fortgeschrittene kardiale Grunderkrankung, kein Sick-Sinus-Syndrom, therapierbare Ursachen beseitigt)
    - ohne kardiale Grunderkrankung Flecainid oder Propafenon
    - bei kardialer Grunderkrankung Amiodaron
    - EKG-getriggerte elektrische Kardioversion mit 200 J beginnend
    - Amiodaron oder Betablocker zur Rezidivprophylaxe
- evtl. Implantation eines VVI-Schrittmachers bei Bradyarrhythmia absoluta oder nach AV-Knoten-Ablation bei Tachyarrhythmie

1.7.15 Ventrikuläre Tachykardie (Kammertachykardie)

- meist bei KHK/MI, seltener bei nicht-ischämischen Kardiomyopathien, Medikamentenintoxikation (Digitalis, Antiarrhythmika), QT-Syndrom, sehr selten idiopathisch
- gesteigerte Automatie im Randgebiet einer Infarktnarbe und Reentry mit kreisender Erregung um die Myokardnarbe

Klinik
- Herzrasen
- Angina pectoris
- Dyspnoe
- Lungenödem
- kardiogener Schock, evtl. plötzlicher Herztod

Diagnostik
- im (Langzeit-)EKG (Event-Recorder) regelmäßige Tachykardie mit einer Frequenz von 100–200/min, verbreiterte und deformierte Kammerkomplexe (QRS-Komplex ≥0,14 s), AV-Dissoziation (❗ **Cave** beweisend für die VT, wird aber nur bei etwa 50% der Fälle beobachtet!) oder wechselnde retrograde Überleitung auf die Vorhöfe, vereinzeltes Auftreten von vorzeitigen schmaleren QRS-Komplexen (Fusionsschläge) oder schmalen QRS-Komplexen mit normaler Morphologie (»capture beats«)
- elektrophysiologische Untersuchung, Kathetermapping
- Kontrolle des Kalium- und evtl. des Digitalisspiegels

Differenzialdiagnose
- supraventrikuläre Tachykardie mit vorbestehendem Schenkelblock, bei aberrierender Leitung oder bei Präexzitationssyndrom

Therapie
- Behandlung der Grundkrankheit
- in der Akuttherapie
    - Ajmalin 50 mg langsam i.v. bei Patienten ohne Herzinsuffizienz
    - Amiodaron (Cordarex®) 300 mg langsam i.v. bei Patienten mit Herzinsuffizienz

Eigene Notizen

- elektrische Kardioversion mit 200 J beginnend bei drohender hämodynamischer Instabilität oder bei Versagen der medikamentösen Kardioversionsversuche
- Magnesium 2 g langsam i.v. bei Torsade-de-pointes-Tachykardie
- ggf. Amiodaron oder Betablocker zur Rezidivprophylaxe
- evtl. Implantation eines Kardioverter-Defibrillators (ICD)
- evtl. Hochfrequenzstromablation

1.7.16 Kammerflattern/-flimmern

- hochfrequente Kammertachykardien ohne erkennbar koordinierte De- und Repolarisation infolge eines Mikro-Reentry-Mechanismus
- häufig bei KHK/MI, Linksherzinsuffizienz, hypertropher Kardiomyopathie
- Elektrolytstörungen, z. B. Hypokaliämie
- Elektrounfälle
- Ionenkanalerkrankungen des Herzens
  - Long-QT-Syndrom
    - Hemmung transmembranöser Kaliumströme, z. B. durch Antiarrhythmika der Klasse I und III
    - angeborene Erkrankungen, z. B. Romano-Ward-Syndrom, Jervell/Lange-Nielsen-Syndrom, Andersen-Syndrom, Timothy-Syndrom
    - bereits im Kindesalter Torsade-de-pointes-Tachykardien
    - Risikoerhöhung ab einer frequenzkorrigierten QT-Zeit >440 ms
  - Short-QT-Syndrom
    - beschleunigte Repolarisation infolge einer Kaliumkanalmutation
    - frequenzkorrigierte QT-Zeit <320 ms (Frequenzadaptation meist eingeschränkt)
  - Brugada-Syndrom
    - autosomal-dominant vererbte Mutation des Natriumkanals
    - häufig in Südostasien, meist Männer <40. Lebensjahr
    - im EKG dachförmige/sattelförmige Hebung der ST-Strecke (≥0,2 mV), Übergang in negatives T in V_{1-3}, bei unauffälligem EKG evtl. Demaskierung der Veränderungen im Ajmalin-Test

Klinik

- Herz-Kreislauf-Stillstand mit Bewusstseinsverlust
- plötzlicher Herztod

Diagnostik

- im EKG
  - bei Kammerflattern regelmäßige, hochamplitudige Haarnadelkurve, Kammerfrequenz von 250–350/min
  - bei Kammerflimmern arrhythmische Flimmerwellen um die isoelektrische Linie undulierend, Kammerfrequenz >350/min
  - bei Torsade-de-pointes-Tachykardie periodisches An- und Abschwellen der QRS-Komplexe um die isoelektrische Linie (verknüpft mit Verlängerung der QT-Zeit)

- Linksherzkatheter und elektrophysiologische Untersuchung bei überlebtem Kammerflimmern ohne vorausgegangenen Myokardinfarkt

Therapie
- sofortige Reanimation mit Frühdefibrillation
- ICD in der Langzeittherapie
- bei Torsade-de-pointes-Tachykardie
    - Magnesium 2 g langsam i.v., anschließend 2–20 mg/min per infusionem
    - prophylaktisch Betablocker ohne intrinsische Aktivität und Magnesium p.o.

1.8 Herztumoren

- sekundär metastatische Tumoren treten 30- bis 40-mal häufiger auf als primäre Herztumoren
- primäre Herztumoren
    - meist benigne Herztumoren (80%): in absteigender Häufigkeit Myxome, Fibrome und Lipome, Rhabdomyome häufig bei Kindern
    - seltener maligne Herztumoren (20%): Sarkome

Klinik
- meist Zufallsbefund, z. B. im Rahmen der Emboliequellendiagnostik
- Symptomatik abhängig von Größe und Lage des Tumors
- Thoraxschmerzen, Dyspnoe
- Fieber, Gewichtsverlust
- Komplikationen
    - Herzrhythmusstörungen
    - evtl. Rechts-/Linksherzinsuffizienz bei großen intrakavitären Tumoren (Synkopen, Lungenödem)
    - Klappeninsuffizienzen/-stenosen bei klappennahen Tumoren
    - periphere Embolien
    - Metastasierung

Diagnostik
- BSG ↑
- evtl. Leukozytose, Anämie
- auskultatorisch unspezifische Herzgeräusche
- echokardiographische Beurteilung (transösophageal) der Tumorlokalisation und -ausdehnung (Myxome sind häufig gestielt am Septum des linken Vorhofs lokalisiert!)
- evtl. CT und MRT (besonders wertvoll bei intramuralen Tumoren)
- **Cave** angiographische Darstellung gelingt selten!

Differenzialdiagnose
- Klappenvitien, intrakardiale Thromben, sekundäre Herztumoren

Therapie
- Myxome sollten wegen des Auftretens möglicher Komplikationen (Embolie!) operativ entfernt werden
- sehr schlechte Prognose bei primär malignen Herztumoren

1.8.1 Funktionelle Herzbeschwerden (Herzneurose/-phobie)

- chronisch rezidivierende kardiale Symptomatik ohne klinisches (somatisches) Korrelat
- etwa 15% aller Patienten mit Herzbeschwerden
- psychosomatisch

Klinik
- belastungsunabhängiger Thoraxschmerz
- Herzattacken mit Tachykardie, Panik, Todesangst, Globusgefühl
- häufig begleitet von zahlreichen weiteren vegetativen Beschwerden
- ständige Angst vor Herzerkrankung

Diagnostik
- Ausschlussdiagnostik: (Belastungs-/Langzeit-)EKG, Röntgen-Thorax, Echokardiographie, evtl. Herzkatheter

Differenzialdiagnose
- siehe Differenzialdiagnose der KHK (▶ Kap. 1.6)

Therapie
- psychosomatische Therapie
- körperliches Training
- evtl. Betablocker

Tag 1 – Kardiologie und Angiologie

2 Angiologie

2.1	Blutdruckstörungen – 62	
2.1.1	Arterielle Hypertonie – 62	
2.1.2	Hypertensive Krise – 65	
2.1.3	Arterielle Hypotonie – 65	
2.2	Erkrankungen der Arterien – 67	
2.2.1	Periphere arterielle Verschlusskrankheit (pAVK) – 67	
2.2.2	Thrombangitis obliterans (M. Winiwarter-Buerger) – 69	
2.2.3	Akuter Arterienverschluss – 70	
2.2.4	Zerebrovaskuläre Insuffizienz und Apoplex (ischämischer Hirninfarkt, apoplektischer Insult) – 71	
2.2.5	Arterielle Verschlusskrankheit viszeraler Gefäße – 74	
2.2.6	Nierenarterienstenose – 75	
2.2.7	Abdominelles Aortenaneurysma – 76	
2.2.8	Thorakales Aortenaneurysma – 77	
2.2.9	Aortendissektion (Aneurysma dissecans, akutes Aortensyndrom) – 77	
2.2.10	Marfan-Syndrom – 78	
2.2.11	Raynaud-Syndrom – 79	
2.3	Erkrankungen der Venen – 80	
2.3.1	Varikosis (Krampfadern) – 80	
2.3.2	Chronisch-venöse Insuffizienz (chronische Veneninsuffizienz, chronisch venöses Stauungssyndrom) – 82	
2.3.3	Thrombophlebitis – 83	
2.3.4	Tiefe Venenthrombose (Phlebothrombose) – 84	
2.3.5	Armvenenthrombose (Paget-von-Schroetter-Syndrom) – 87	
2.3.6	Antiphospholipid-Syndrom (Hughes-Syndrom) – 88	
2.4	Erkrankungen der Lymphgefäße – 89	
2.4.1	Lymphangitis – 89	
2.4.2	Erysipel (Wundrose) – 89	
2.4.3	Lymphödem – 90	
2.4.4	Angioödem (Quincke-Ödem, angioneurotisches Ödem) – 91	

Eigene Notizen

2.1 Blutdruckstörungen

2.1.1 Arterielle Hypertonie

- Folge eines erhöhten Herzzeitvolumens und/oder eines erhöhten peripheren Widerstandes
- Hypertonie bei wiederholt gemessenen Werten über 140/90 mmHg
- Hypertonieklassifikation (▶ Tabelle)

Klassifikation des Blutdrucks (Deutsche Hochdruckliga)			
Blutdruck (RR)		$RR_{systolisch}$ (mmHg)	$RR_{diastolisch}$ (mmHg)
optimal		<120	<80
normal		120–129	80–84
hoch normal		130–139	85–89
Hypertonie	Stufe 1 (leicht)	140–159	90–99
	Stufe 2 (mittel)	160–179	100–109
	Stufe 3 (stark)	≥180	≥110

- isoliert systolische Hypertonie bei $RR_{systolisch} \geq 140$ mmHg und $RR_{diastolisch}$ <90 mmHg
- direkter Zusammenhang zwischen der Höhe des systolischen/diastolischen Blutdrucks bzw. der Höhe der Blutdruckamplitude und dem kardiovaskulären Risiko
- die Häufigkeit der arteriellen Hypertonie nimmt mit Alter und Übergewicht zu
- in Deutschland liegt die Prävalenz bei etwa 20%
- in 90% aller Fälle primäre/essenzielle Hypertonie ohne bekannte Ursache (multifaktoriell polygen, begünstigend wirken Übergewicht, Salz-, Kaffee-, Alkoholkonsum, Rauchen, Stress und endokrine Faktoren, z. B. Diabetes mellitus)
- sekundäre Hypertonie (<10%)
    - renale Hypertonie (renoparenchymatös/-vaskulär)
    - endokrine Hypertonie (primärer Hyperaldosteronismus, Phäochromozytom, Cushing-Syndrom, Hyperthyreose)
    - sonstige Hypertonieformen: Schlafapnoe-Syndrom mit nächtlicher Hypertonie, Aortenisthmusstenose, Hirndrucksteigerung, medikamentös-toxisch induzierte Hypertonie (Ovulationshemmer, Kortikosteroide, Erythropoetin, Kokain, Amphetamine), schwangerschaftsinduzierte Hypertonie (isolierte Gestationshypertonie, Präeklampsie zusammen mit Proteinurie und Ödemen, Eklampsie mit zusätzlich neurologischen Symptomen, evtl. HELLP-Syndrom)

Klinik

- meist asymptomatisch
- evtl. Schlafstörungen bei nächtlicher Hypertonie, frühmorgendlicher Kopfschmerz
- Schwindel, Herzklopfen, Belastungsdyspnoe, Schwitzen, Sehstörungen, Nasenbluten
- Komplikationen
  - hypertensive Krise/hypertensiver Notfall
  - frühzeitige Arteriosklerose
  - Aortenaneurysma, Aortendissektion
  - hypertensive Retinopathie
  - hypertensive Herzkrankheit (konzentrische linksventrikuläre Hypertrophie, hypertensive Kardiomyopathie, KHK)
  - zerebrale Ischämien (TIA, Apoplex), intrakranielle hypertone Massenblutung, akute Hochdruckenzephalopathie
  - hypertensive Nephropathie
  - maligne Hypertonie ($RR_{diastolisch}$ >120 mmHg, aufgehobene Tag-Nacht-Rhythmik, Fundus hypertonicus St. III/IV, Niereninsuffizienz)

Diagnostik

- wiederholte Blutdruckmessungen (indirekt nach Riva Rocci) im Liegen oder Sitzen, mindestens einmal an beiden Armen einschließlich Pulsstatus (❗ **Cave** Blutdruckdifferenzen >20 mmHg bei Aortenbogensyndrom, Stenose der A. subclavia, Aortendissektion, evtl. bei Aortenisthmusstenose)
- evtl. Blutdruckmessung am Oberschenkel bei Verdacht auf Aortenisthmusstenose (normal 30–40 mmHg über den RR-Werten am Arm) (❗ **Cave** Messung falsch hoher Werte bei Mönckeberg Mediasklerose mit Ablagerung von Hydroxyapatit-Kristallen in der Media von Arterien vom muskulären Typ!)
- Blutdruckselbstmessungen bei fraglichem »Weißkitteleffekt«
- in der 24-h-Langzeitblutdruckmessung bei arterieller Hypertonie
  - 24-h-Mittelwert >130/80 mmHg
  - Tagesmittelwert >135/85 mmHg
  - Nachtmittelwert >120/75 mmHg
  - RR-Werte >140/90 mmHg tagsüber >25% und nachts >20%
  - fehlende Nachtabsenkung (normalerweise 10–20% des Tagesmittelwertes) (❗ **Cave** bei fehlender Nachtabsenkung Verdacht auf sekundäre Hypertonie oder Schlaflosigkeit!)
- in der Ergometrie RR-Werte >200/100 mmHg bei 100 Watt
- auskultatorisch evtl. paraumbilikales Geräusch als Zeichen einer Nierenarterienstenose
- Abdomensonographie zur Beurteilung der Nieren, der Nebennieren und der Aorta, ggf. Farbduplexsonographie zum Ausschluss einer Nierenarterienstenose
- echokardiographischer Nachweis einer Linksherzhypertrophie (Septumdicke >11 mm) und einer diastolischen Relaxationsstörung

Eigene Notizen

- im EKG evtl. Linksherzhypertrophiezeichen (Sokolow-Lyon-Index SV_1 + $RV_{5/6}$ >3,5 mV) und im weiteren Verlauf Erregungsrückbildungsstörungen
- bei Verdacht auf sekundäre Hypertonie, evtl. Katecholamine im 24-h-Sammelurin zum Ausschluss eines Phäochromozytoms, Dexamethason-Test zum Ausschluss eines Cushing-Syndroms, Hypokaliämie bei Conn-Syndrom etc.
- Laboruntersuchungen zum Ausschluss von Hypertoniefolgen, z. B. Mikroalbumin im Harn, Serumkreatinin etc. und zur Abklärung weiterer Gefäßrisikofaktoren, z. B. Blutzucker, Blutfettwerte
- Funduskopie

Therapie

- Therapieziel RR-Werte <140/90 mmHg, bei Hochrisikopatienten (Niereninsuffizienz, Diabetes mellitus, KHK) <130/80 mmHg, bei signifikanter Proteinurie <125/75 mmHg
- bei sekundärer Hypertonie kausale Therapie
- Allgemeinmaßnahmen: Gewichtsnormalisierung, salzarme Kost (<6 g NaCl/d), mediterrane Diät, Nikotinkarenz, Kaffeeabstinenz, reduzierter Alkoholkonsum, Ausdauertraining, Entspannungsübungen, Kontrolle und ggf. Behandlung weiterer kardiovaskulärer Risikofaktoren
- medikamentöse Therapie
  - Medikamente der 1. Wahl
    - Thiazide
    - Betablocker
    - ACE-Hemmer (**Cave** bei stimuliertem Renin-Angiotensin-Aldosteron-System Gefahr des Blutdruckabfalls bei Therapiebeginn, deshalb initial niedrige Dosierung!), z. B. Captopril, Enalapril, Lisinopril, Perindopril (Coversum®), Ramipril (Delix®)
    - Angiotensin-Rezeptorblocker, z. B. Candesartan (Blopress®, Atacand®), Irbesartan (Karvea®, Aprovel®), Losartan (Lorzaar®), Telmisartan (Micardis®), Valsartan (Diovan®)
    - langwirksame Kalziumantagonisten (**Cave** keine Kombination von Kalziumantagonisten vom Diltiazem- oder Verapamil-Typ mit Betablockern), z. B. (Nifedipin-Typ) Amlodipin, Felodipin, Lercanidipin (Corifeo®, Carmen®)
  - Mono-/Kombinationstherapien in Abhängigkeit von der Blutdruckhöhe, der Grundkrankheit und weiteren Begleiterkrankungen sowie vom Alter des Patienten
  - bei Herzinsuffizienz ACE-Hemmer/Angiotensin-Rezeptorblocker, Betablocker (Metoprolol, Bisoprolol, Carvedilol), Diuretika
  - bei KHK kardioselektive Betablocker
  - bei Myokardinfarkt Betablocker und ACE-Hemmer
  - bei Diabetes mellitus ACE-Hemmer/Angiotensin-Rezeptorblocker
  - bei Niereninsuffizienz Schleifendiuretika, ACE-Hemmer/Angiotensin-Rezeptorblocker
  - bei Schwangerschaftshypertonie α-Methyldopa, Dihydralazin
  - Reserveantihypertensiva

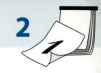

- α₁-Rezeptorenblocker (Doxazosin, Prazosin, Terazosin, Urapidil (Ebrantil®))
- zentral wirksame Antisympathotonika: Clonidin (α₂-Rezeptoragonist), α-Methyldopa (nur bei Schwangerschaftshypertonie)
- periphere Vasodilatatoren (Dihydralazin, Minoxidil)

2.1.2 Hypertensive Krise

- kritischer Blutdruckanstieg >240/120 mmHg
- bei gleichzeitiger zentral nervöser Symptomatik (durch Hochdruckenzephalopathie oder infolge intrakranieller Blutungen) und/oder kardiovaskulären Komplikationen (Linksherzinsuffizienz, Angina pectoris/Myokardinfarkt, Aortendissektion) spricht man vom hypertensiven Notfall

Klinik
- Schwindel, Kopfschmerz, Bewusstseinsstörungen
- Dyspnoe, Angina pectoris

Therapie
- bei hypertensivem Notfall (mit Organmanifestationen) Klinikeinweisung in notärztlicher Begleitung
- initiales Therapieziel RR <200/100 mmHg und Verschwinden evtl. Symptome (❗ **Cave** kein plötzliches massives Absenken des Blutdrucks, maximal 25% des Ausgangswertes innerhalb der ersten 2 h!)
- prästationäre/ambulante Therapie:
  - Nitroglyzerin-Kapsel 0,8–1,2 mg p.o.
  - Nifedipin/Nitrendipin 5 mg p.o. (❗ **Cave** bei Angina pectoris/Myokardinfarkt kontraindiziert!)
  - Urapidil (Ebrantil®) 25 mg langsam i.v.
  - Clonidin 0,075 mg langsam i.v. oder s.c.
  - bei Lungenödem zusätzlich Furosemid 20–40 mg i.v.
- stationäre Intensivtherapie:
  - Nitroglyzerin 1–5 mg/h per infusionem (alternativ Urapidil, Clonidin oder Dihydralazin)
  - bei therapierefraktärer hypertensiver Krise Nitroprussid-Natrium (Nipruss®) (❗ **Cave** bei hohen Dosen zusätzlich Natriumthiosulfat zur Prophylaxe einer Zyanidvergiftung!)
  - bei ursächlich terminaler Niereninsuffizienz hochdosiert Furosemid, evtl. Hämodialyse

2.1.3 Arterielle Hypotonie

- RR$_{systolisch}$ <100 mmHg (systolische Hypotonie) bzw. RR$_{diastolisch}$ <70 mmHg (diastolische Hypotonie)
- primäre/essenzielle Hypotonie (v. a. bei jungen, schlanken Frauen)
- sekundäre Hypotonie

Eigene Notizen

- kardial, z. B. Herzinsuffizienz, Aortenstenose, Herzrhythmusstörungen
- endokrin, z. B. NNR-Insuffizienz (M. Addison), HVL-Insuffizienz (M. Sheehan), Hypothyreose
- medikamentös-toxisch, z. B. Antihypertensiva, Diuretika, Vasodilatatoren, Hypnotika
- autonom-nervös, z. B. diabetische autonome Neuropathie, M. Parkinson, Baroreflexversagen, Shy-Drager-Syndrom (Multisystematrophie)
- Sonstiges: lange Immobilisation, Volumenmangel (Hypovolämie, Hyponatriämie), ausgeprägte Varikosis (»venous pooling«)
— orthostatische Hypotonie (innerhalb von 3 min nach dem Aufstehen RR-Abfall systolisch >20 mmHg oder diastolisch >10 mmHg)

Klinik
— leichte Ermüdbarkeit, vermindertes Leistungsvermögen, Konzentrationsschwäche
— Schwindel, Benommenheit, Kopfschmerzen, Sehstörungen, Ohrensausen, evtl. Kollapsneigung
— Tachykardie, Schweißausbruch, kalte Hände und Füße, evtl. Übelkeit

Diagnostik
— Schellong-Stehversuch (minütliche Messung des Blutdrucks und des Pulses während 10 min Liegen und 10 min Stehen, normalerweise RR-Abfall systolisch <20 mmHg und diastolisch <10 mmHg) (► Tabelle)
— 24-h-Langzeitblutdruckmessung
— evtl. Kipptischversuch zum Ausschluss einer vasovagalen Synkope

Schellong-Stehversuch	
Reaktionstypen	Befunde
sympathikotone orthostatische Hypotonie	$RR_{systolisch} \downarrow$ >20 mmHg, $RR_{diastolisch} \uparrow$, Puls $\uparrow$ >16/min
asympathikotone orthostatische Hypotonie	$RR_{systolisch} \downarrow$ >20 mmHg, $RR_{diastolisch} \downarrow$ >10 mmHg, Puls $\leftrightarrow \downarrow$
Orthostase-Intoleranz	Puls $\uparrow$ >30/min, Herzfrequenz $\uparrow$ >130/min, keine Hypotonie

Differenzialdiagnose
— vasovagale, orthostatische, postprandiale oder pressorische Synkope
— Vena-cava-Kompressionssyndrom
— Karotis-Sinus-Syndrom

Therapie
— kausale Therapie
— Allgemeinmaßnahmen: vermehrte Salz- und Flüssigkeitszufuhr, körperliche Aktivität, Hydrotherapie, Kompressionsstrümpfe, langsames Aufstehen

2.2 · Erkrankungen der Arterien

- medikamentöse Therapie selten erforderlich
  - Sympathomimetika, z. B. Etilefrin (Effortil®), Midodrin (Gutron®), Norfenefrin (Novadral®)
  - Dihydroergotamin
  - Mineralokortikosteroide, z. B. Fludrocortison (0,1 mg/d)
  - ggf. Erythropoetin

Eigene Notizen

2.2 Erkrankungen der Arterien

2.2.1 Periphere arterielle Verschlusskrankheit (pAVK)

- okkludierende und stenosierende Gefäßerkrankung
  - arteriosklerotisch (>95% der Fälle)
  - entzündlich (<5%), z. B. Thrombangitis obliterans, Takayasu-Arteriitis
- Risikofaktoren: Nikotinabusus (80–90% der Patienten), Diabetes mellitus, Hyperlipoproteinämie, arterielle Hypertonie
- ca. 3% der über 60-Jährigen, ♂:♀ = 4:1; in >90% der Fälle sind die Beinarterien betroffen, gleichzeitige koronare Herzkrankheit bei ca. 70% der Patienten

Klinik
- blasse, kühle Extremitäten
- belastungsabhängiger Ischämieschmerz, evtl. nächtlicher Ruheschmerz
- trophische Störungen, z. B. Nageldystrophien, Hyperkeratosen
- evtl. Interdigitalmykosen
- evtl. Nekrosen oder Gangrän an Akren und Druckstellen

Diagnostik
- palpatorisch im Seitenvergleich Pulsabschwächung (❯ **Memo** Pulslosigkeit distal der Stenose bei >90% Lumeneinengung)
- auskultatorisch hochfrequentes systolisches Strömungsgeräusch bei höhergradigen Stenosen (>70%)
- in der Lagerungsprobe nach Ratschow Provokation der belastungsabhängigen Ischämieschmerzen mit Projektion distal des Gefäßverschlusses (❯ **Memo** bei Diabetes mellitus kann infolge einer Polyneuropathie die Schmerzsymptomatik ausbleiben!)
- Stadieneinteilung der arteriellen Verschlusskrankheit anhand der Schmerzsymptomatik unter Belastung bzw. in Ruhe (▶ Tabelle)

Klinische Stadien der arteriellen Verschlusskrankheit (nach Fontaine)	
Stadium	**Symptome**
I	keine klinischen Symptome bei objektivierbaren Stenosen
II	Belastungsschmerz (Claudicatio intermittens)
— a	— mit einer schmerzfreien Gehstrecke >200 m
— b	— mit einer schmerzfreien Gehstrecke <200 m
III	Ruheschmerz
IV	Ruheschmerz und ischämischer Gewebsdefekt (Nekrosen, Gangrän)

Eigene Notizen

- klinische Lokalisationsdiagnostik bei Einetagenerkrankungen:
    - *Beckentyp* (Aorta/A. iliaca, 35%) mit Gesäß- und Oberschenkelschmerzen und ab inguinal fehlenden Pulsen
    - *Oberschenkeltyp* (A. femoralis/A. poplitea, 50%) mit Wadenschmerzen und ab popliteal fehlenden Pulsen
    - *peripherer Typ* (Unterschenkel-/Fußarterien, 15%) mit Schmerzen in der Fußsohle und fehlenden Fußpulsen
    - *Leriche-Syndrom:* Aortenbifurkationsverschluss mit ischialgiformen Beschwerden und Erektionsschwäche
- in der systolischen Dopplerdruckmessung in Ruhe verminderter Knöchel-Arm-Index (❗ **Cave** falsch hohe Messwerte bei Mönckeberg Mediasklerose des Typ-2-Diabetikers)
- in der CW-Dopplerdruckmessung nach Belastung Druckabfall >35% des Ausgangswertes und verlängerte Erholungszeit (>1 min)
- mittels Laufbandergometrie Bestimmung der standardisierten Gehstrecke
- in der transkutanen Sauerstoffpartialdruckmessung pO_2 ↓ (bei kritischer Ischämie <30 mmHg)
- Lokalisationsdiagnostik mittels Farbduplexsonographie, in der direktionalen Dopplersonographie erhöhte Flussgeschwindigkeiten in der Stenose (>180 cm/s) und reduzierte Amplitude des systolischen Vorflusses
- digitale Subtraktionsangiographie vor Angioplastie oder Gefäßoperation, evtl. MRT-Angiographie oder CT-Angiographie zur Stenoselokalisation
- laborchemische Diagnostik zur Erfassung des kardiovaskulären Risikoprofils (Blutfettwerte, HbA_{1c}, Blutzucker etc.)
- Aufnahme des allgemeinen Gefäßstatus (Ausschluss KHK, Arteriosklerose hirnversorgender Arterien)

Differenzialdiagnose

- Vaskulitiden
- Wurzelreizsyndrom
- Beckenschiefstand, Beinverkürzung
- Hüftgelenks- und Kniegelenksarthrose
- Spinalstenose
- diabetische Polyneuropathie

Therapie

- Therapie kardiovaskulärer Risikofaktoren (u. a. Nikotinkarenz)
- Acetylsalicylsäure 100–300 mg/d, ggf. Clopidogrel 75 mg/d, evtl. orale Antikoagulantien (Cumarine) bei femoro-kruralem Bypass oder akutem thromboembolischem Verschluss
- im *Stadium II* (bei ausreichender hämodynamischer Kompensation) Geh- und Gefäßtraining zur Bildung von Kollateralen, evtl. Cilostazol (Pletal®) 100–200 mg/d (Phosphodiesterase-III-Hemmer mit vasodilatierenden und antithrombotischen Effekten) oder andere vasoaktive Medikamente zur Verbesserung der Mikrozirkulation, z. B. Naftidrofuryl (Dusodril®), falls kein Gehtraining möglich

- im *Stadium III und IV* akut Tieflagerung der Beine, »Watteschuh«, sorgfältige Fußpflege, ggf. Wundbehandlung und systemische Antibiotikatherapie, interventionelle oder chirurgische Revaskularisation
- durchblutungsfördernde Medikamente (Prostanoide: Prostaglandin PGE_1 und Prostacyclinderivate → Vasodilatation, Hemmung der Thrombozytenaggregation, günstige Stoffwechseleffekte), falls Revaskularisierung nicht möglich, z. B. Buflomedil (Bufedil®), Alprostadil (Prostavasin®), Pentoxifyllin (Trental®) (❗ **Cave** Auslösen einer Angina pectoris!)
- konsequente Therapie einer Herzinsuffizienz sowie pulmonaler Erkrankungen (O_2-Angebot ↑)
- ❗ **Cave** keine Ergotamine!
- perkutane transluminale Angioplastie (PTA) mittels Ballonkatheter und Stenting bei kurzstreckigen Stenosen und Verschlüssen <10 cm, evtl. Rotations-, Laser- oder Ultraschallangioplastie bei längerstreckigen Stenosen
- evtl. intraarterielle Lysetherapie und Aspirationsthrombektomie bei Appositionsthromben und akuten thrombotischen Verschlüssen
- Thrombendarteriektomie
- im *Stadium III und IV* ggf. operative Therapiemaßnahmen
    - Bypass-Operation mittels autologer V. saphena zur Überbrückung bei längerstreckigen Ober- und Unterschenkelstenosen
    - aorto-bifemoraler Y-Bypass bei hohem infrarenalem Aortenverschluss unter Beteiligung der Aa. iliacae
- Amputation als ultima ratio im *Stadium IV*

2.2.2 Thrombangitis obliterans (M. Winiwarter-Buerger)

- schubweise verlaufende Panangiitis der kleinen und mittelgroßen Gefäße mit segmentalem Befall und sekundärer Thrombosierung
- ♂ > ♀, meist starke Raucher <40. Lebensjahr, assoziiert mit HLA-A9 und HLA-B5; ca. 2% der pAVK-Patienten

Klinik
- akrale Zyanose
- Schmerzen und Kältegefühl
- Phlebitis migrans et saltans
- Nekrosen und Gangräne der Finger- und Zehenendglieder

Diagnostik
- Farbduplexsonographie
- in der MR-Angiographie Darstellung multipler Finger- und Zehenarterienverschlüsse und typischer »Korkenzieher-Kollateralen«

Differenzialdiagnose
- periphere arterielle Embolien

Eigene Notizen

Therapie

- absolute Nikotinabstinenz
- Prostaglandin E_1, z. B. Alprostadil (Prostavasin®), Iloprost (Ilomedin®)
- ASS 100 mg/d
- evtl. Sympathikolyse

2.2.3 Akuter Arterienverschluss

- plötzlicher embolischer (80%) oder thrombotischer (20%) Verschluss eines arteriellen Gefäßes
  - Emboliequellen
    - kardial (80–90%), z. B. Myokardinfarkt, Herzwandaneurysma, Herzklappenvitien, Endokarditis, Herzklappenersatz, Herzrhythmusstörungen (Vorhofflimmern), Herztumoren
    - extrakardial (10–20%), z. B. arteriosklerotische Plaques, Aneurysmen, Cholesterinembolie, Fett- und Luftembolie nach Trauma, Fruchtwasserembolie, Tumorembolie, Katheterembolie, paradoxe Embolie
  - arterielle Thrombosen, z. B. bei peripherer arterieller Verschlusskrankheit, Arteriitis, durch Gefäßkompression, arterielle Punktion, Arterienprothesen
- häufigster Notfall in der Angiologie, untere:obere Extremität = 9:1 (Aortenbifurkation 10%, Femoralisgabel 45%, A. poplitea 15%, Unterschenkel- und Fußarterien 20%)

Klinik

- »sechs P« nach Pratt (❗ **Cave** inkomplettes Ischämiesyndrom ohne sensomotorische Ausfälle aufgrund noch vorhandener Kollateralen oder unterschiedlicher Ischämietoleranz der Gewebe)
  - *pain* (Schmerz)
  - *pulselessness* (Pulslosigkeit)
  - *paleness* (Blässe)
  - *paraesthesia* (Gefühlsstörung)
  - *paralysis* (Bewegungsunfähigkeit)
  - *prostration* (Schock)
- plötzlicher Beginn der klinischen Symptomatik bei embolischer Ursache, langsamer Beginn bei Thrombose
- Komplikationen: Schock, ischämische Nekrose, Tourniquet-Syndrom (Rhabdomyolyse bei Reperfusion nach 6- bis 12-stündiger kompletter Ischämie mit Myoglobinurie und akutem Nierenversagen)

Diagnostik

- CK ↑
- Lokalisation eines arteriellen Verschlusses mittels Dopplerdruckmessung, Farbduplexsonographie, ggf. intraarterielle digitale Subtraktionsangiographie

- im Rahmen der Ursachenabklärung Gerinnungsdiagnostik (Thrombinzeit, Fibrinogen, AT III, Protein C und S, APC-Resistenz etc.), EKG, Röntgen-Thoraxaufnahme, transthorakale, ggf. transösophageale Echokardiographie, Abdomensonographie
- zur Erfassung kardiovaskulärer Risikofaktoren Bestimmung des Blutzuckers, des Serumcholesterins, der Triglyzeride

Differenzialdiagnose
- Phlegmasia coerulea dolens

Therapie
- Tieflagerung der Extremität, Wattepackung
- analgetische Therapie, z. B. Opiate (❗ **Cave** keine i.m. Injektionen vor möglicher Lysetherapie)
- Volumensubstitution zur Kreislaufstabilisierung
- Heparin 10.000 IE als Bolus i.v.
- bei *kompletter Ischämie* operative Embolektomie mittels Ballonkatheter (nach Fogarty) oder mittels Ringstripper (nach Vollmar)
- bei *inkompletter Ischämie* (insbesondere bei Verschlüssen in distalen kleineren Gefäßen) lokale Fibrinolysetherapie, evtl. in Kombination mit perkutaner Aspirations-Thromboembolektomie
- ggf. Amputation

2.2.4 Zerebrovaskuläre Insuffizienz und Apoplex (ischämischer Hirninfarkt, apoplektischer Insult)

- akutes, fokal-neurologisches Defizit infolge einer regional begrenzten Durchblutungsstörung des Gehirns
  - Territorialinfarkte durch Verschluss der großen Hirnarterien (überwiegend Karotissiphon und Hauptstamm der A. cerebri media)
  - Extraterritorialinfarkte durch Verschluss extrakranieller Gefäße (überwiegend Embolien aus der A. carotis interna)
    - Grenzzoneninfarkte zwischen den Gefäßgebieten der Aa. cerebri anterior, media und posterior
    - Endstrominfarkte in nicht-kollateralisierten Markarterien (periventrikulär oder subkortikal)
  - kleine lakunäre Infarkte und subkortikale arteriosklerotische Enzephalopathie (M. Binswanger) durch zerebrale Mikroangiopathie
- ischämischer Insult (85% der Fälle)
  - arterielle Thrombosen infolge einer Arteriosklerose (70%)
  - arterielle Embolien, z. B. bei Vorhofflimmern, Mitral- und Aortenklappenvitien, Plaques der A. carotis
  - selten paradoxe Embolien bei Vorhofseptumdefekt oder persistierendem Foramen ovale, Dissektion extrakranieller Hirnarterien (❗ **Cave** Verletzung der A. vertebralis durch chiropraktische Manöver bei HWS-Syndrom), Vaskulitiden
- hämorrhagischer Insult (15%)

Eigene Notizen

Eigene Notizen

- Risikofaktoren: arterielle Hypertonie (75% der Patienten), positive Familienanamnese (Apoplex bei erstgradigen Verwandten <65. Lebensjahr), Lebensalter, Diabetes mellitus, Nikotinabusus, Hyperlipoproteinämie, östrogenhaltige Kontrazeptiva
- akute zerebrale Ischämie → Zusammenbruch der Autoregulation der Hirndurchblutung → Vasoparalyse → zerebrale Durchblutung abhängig vom arteriellen Blutdruck und von der Rheologie
- Lebenszeitprävalenz 15%, ♂ > ♀

Klinik

- plötzliche Bewusstseinsstörungen
- motorische Lähmungen
- sensible Ausfälle
- Sprachstörungen
- Leitsymptome nach Verschluss *extrakranieller* Gefäße
    - Durchblutungsstörungen der *A. carotis interna* (50% der Fälle): Amaurosis fugax, Aphasie, kontralaterale Hemiparesen und Hemihypästhesien, im Verlauf mit Spastik und Reflexsteigerung, Fazialisparesen, evtl. Blickwendung zum Infarktareal
    - Durchblutungsstörungen der *A. vertebralis* (15%): Sturzattacken, Drehschwindel, Nystagmus, Dysarthrie, Dysphagie, Hörstörungen, homonyme Hemianopsie, Ataxie, Tetraparese, evtl. dissoziierte Sensibilitätsstörungen für Temperatur und Schmerz
    - Durchblutungsstörungen der *A. subclavia*: belastungsabhängige Armschwäche, evtl. *Subclavian-steal-Phänomen* (Obstruktion der proximalen A. subclavia mit retrogradem Blutfluss in der A. vertebralis und vertebrobasilärer Insuffizienz)
- Leitsymptome nach Verschluss *intrakranieller* Gefäße
    - Durchblutungsstörungen der *A. cerebri media* (25% der Fälle): Symptomatik vergleichbar mit einem *A. carotis interna*-Verschluss bei ausbleibender Amaurosis fugax
    - Durchblutungsstörungen der *A. cerebri anterior*: beinbetonte kontralaterale Hemiparese
    - Durchblutungsstörungen der *A. cerebri posterior*: Hemianopsie
    - Durchblutungsstörungen der *A. basilaris*: progrediente Bewusstseinsstörung, gestörte Okulo- und Pupillomotorik, Sehstörungen, Hemiparese, Dysarthrie, Schwindel, Ataxie
- schlaganfallartige Symptome bei einer Abnahme des zerebralen Blutflusses >70%

Diagnostik

- in der ersten klinischen Untersuchung erfolgt der Ausschluss einer Fazialisparese, einer Arm- oder Beinparese, einer Hemihypästhesie, einer Blickparese, einer Visusstörung und einer Sprach- bzw. Sprechstörung
- auskultatorisch hochfrequentes systolisches Strömungsgeräusch bei höhergradigen Karotisstenosen, evtl. unregelmäßiger Puls bei Vorhofflimmern
- bei Verschluss der A. subclavia Blutdruckdifferenz zwischen beiden Armen >20 mmHg

- Stadieneinteilung der extrakraniellen Verschlusskrankheit anhand der Persistenz neurologischer Symptome (▶ Tabelle)

Eigene Notizen

Klinische Stadien der extrakraniellen Verschlusskrankheit	
Stadium	Symptome
I	asymptomatische Stenose
II	transitorische ischämische Attacke[a] (TIA) mit kompletter Rückbildung der neurologischen Symptomatik innerhalb von 24 h
III	prolongiertes reversibles ischämisches neurologisches Defizit (PRIND) mit kompletter Rückbildung der neurologischen Symptomatik nach mehr als 24 h
IV	Insult mit schweren neurologischen Ausfällen (partielle Rückbildung möglich)

[a] ❶ Cave TIA geht häufig dem Apoplex voraus!

- CCT mit Kontrastmittel (zur Differenzialdiagnose zwischen ischämischem Insult, Blutung, Trauma oder Tumor), evtl. MRT oder PET für die Frühdiagnostik und zur Beurteilung noch vitaler Areale im Infarktgebiet
- extrakranielle und transkranielle Farbduplex- und Dopplersonographie zum Nachweis höhergradiger Verschlüsse, evtl. MR-Angiographie
- intraarterielle digitale Subtraktionsangiographie vor geplanter invasiver Maßnahme
- Ausschluss einer kardialen Emboliequelle mittels transösophagealer Echokardiographie, Ausschluss von Rhythmusstörungen mittels 24-h-Langzeit-EKG

Differenzialdiagnose
- spontane intrazerebrale Blutung (meist hypertonische Massenblutung)
- hypertensive Enzephalopathie
- Subarachnoidalblutung (meist infolge einer Aneurysmaruptur), Schädel-Hirn-Trauma, Subduralhämatom
- Sinusvenenthrombose
- Meningoenzephalitis
- Hirntumor
- epileptischer Anfall
- Migräneanfall mit Aura
- hypoglykämischer Schock, Coma diabeticum
- Intoxikation

Therapie
- allgemeine intensivmedizinische Therapie zur Sicherung der Vitalfunktionen
- in der Akutphase Normoglykämie (❶ Cave intrakranielle Drucksteigerung durch Hyperglykämie!), Normothermie und leicht erhöhten Blutdruck (meist reaktive Hypertonie) anstreben (▶ Memo vorsichtige anti-

hypertensive Therapie nur bei RR >200/110 mmHg oder hypertensivem Notfall!)
- Dekubitus- und Thromboembolieprophylaxe in der Zeit der Immobilisation
- bei ischämischem Insult ASS 100–300 mg/d
- evtl. isovolämische Hämodilution bei pathologisch hohem Hkt
- bei Hirndrucksymptomatik Hochlagerung des Oberkörpers, Mannitol 50 g i.v. alle 6 h, evtl. Intubation und Beatmung, ggf. Dekompressionskraniotomie bei großen Mediainfarkten oder Ventrikeldrainage bei Kleinhirninfarkten mit drohendem Verschlusshydrozephalus
- bei akuten Verschlüssen der A. cerebri media und der A. basilaris i.v. Lysetherapie innerhalb von 3 h mit Alteplase (rt-PA, Actilyse®) 0,9 mg/kg KG i.v. (maximal 90 mg) über 1 h, davon 10% als Initialbolus (❗ **Cave** kein Heparin!), evtl. intraarterielle Lyse innerhalb eines Zeitfensters von 6 h
- Krankengymnastik, logopädische Therapie, Rehabilitation
- Sekundärprävention (▶ **Memo** 25% aller Schlaganfallpatienten erleiden innerhalb von 5 Jahren erneut einen Apoplex!)
  - Nikotinkarenz
  - antihypertensive Therapie
  - Statin (Ziel-LDL <100 mg/dl)
  - Optimierung einer Diabetestherapie
  - ASS 100–300 mg/d, ggf. bei Unverträglichkeit Clopidogrel 75 mg/d, evtl. bei hohem Rezidivrisiko Aggrenox® 2×1 Retardkapsel/d (200 mg Dipyridamol und 25 mg ASS)
  - bei Hirnembolien Antikoagulation initial mit Heparin und zur Rezidivprophylaxe mit Cumarinen (Ziel-INR 2–3)
- ggf. kausale Therapie, z. B. katheterinterventioneller Verschluss eines Vorhofseptumdefektes, Karotis-Thrombendarteriektomie mit Erweiterungsplastik oder Karotis-PTA und Stentimplantation bei hochgradiger A. carotis interna-Stenose

2.2.5 Arterielle Verschlusskrankheit viszeraler Gefäße

- thrombotischer oder embolischer Verschluss der Mesenterialarterien
- selten infolge einer Aortendissektion oder im Rahmen einer Aortitis (Takayasu-Arteriitis, Panarteriitis nodosa)
- bei sich chronisch entwickelnder arteriosklerotischer Stenose der A. mesenterica superior Kollateralisierung möglich über die Riolan-Anastomose (A. mesenterica inferior → A. colica sinistra → A. colica media) und die pankreatikoduodenale Arkade (aus dem Truncus coeliacus)
- ♂:♀ = 3:1, meist >50. Lebensjahr
- Letalität des Mesenterialinfarktes >80%

Klinik

- *Angina abdominalis* (❗ **Cave** Ergotamine und Digitalis führen auch zu Vasospasmen im Splanchnikusgebiet!) mit rezidivierenden postprandialen Bauchschmerzen und Malabsorptionssyndrom, evtl. ischämische Kolitis
- *akuter Mesenterialinfarkt*
  - Initialstadium (1–2 h) mit plötzlich einsetzenden sehr starken, kolikartigen Abdominalschmerzen, Übelkeit und Erbrechen
  - Intervallstadium (2–12 h) mit Rückgang der Beschwerden
  - Endstadium (>12 h) mit paralytischem Ileus, Meteorismus, akutem Abdomen infolge einer Durchwanderungsperitonitis, blutigen Durchfällen und Schocksymptomatik

Diagnostik

- evtl. auskultatorisch pulssynchrones Stenosegeräusch im Oberbauch
- bei Mesenterialinfarkt im Blutbild Leukozytose, im Serum Laktat ↑, LDH ↑, CK ↑, CRP ↑
- in der Abdomensonographie evtl. Nachweis freier Flüssigkeit und stehender Darmschlingen
- in der Abdomenübersichtsaufnahme Darstellung erweiterter Dünndarmschlingen mit Luftspiegeln
- Farbduplexsonographie, Angio-MRT oder intraarterielle Mesenterikographie zum Nachweis einer Gefäßstenose
- bei ischämischer Kolitis in der Koloskopie (❗ **Cave** Perforationsgefahr!) Schleimhautödem und Ulzera mit livide verfärbter Umgebung

Differenzialdiagnose

- Mesenterialvenenthrombose
- Darminfarkt bei Kreislaufschock
- Vaskulitiden
- Strahlenenteritis

Therapie

- bei leichter ischämischer Kolitis symptomatische Therapie
  - Thrombozytenaggregationshemmer
  - Minimierung des Arterioskleroserisikos
- bei akutem Mesenterialinfarkt
  - Embolektomie oder Bypass-Operation in den ersten 6–12 h
  - >12 h Resektion des infarzierten Darms

2.2.6 Nierenarterienstenose

- hoher Blutdruck infolge der Stenosierung einer/beider Nierenarterie(n)
  - etwa zwei Drittel durch arteriosklerotische Plaques
  - etwa ein Drittel durch fibromuskuläre Dysplasie (meist Frauen zwischen dem 20. und 40. Lebensjahr)

- Aktivierung des Renin-Angiotensin-Aldosteron-Systems (Goldblatt-Effekt)
- 1–2% der hypertensiven Patienten

Klinik
- renovaskuläre Hypertonie
- hypertensive Notfälle
- Komplikation: ischämische Nephropathie infolge bilateraler Nierenarterienstenose, glomeruläre Filtrationsrate ↓

Diagnostik
- $RR_{diastolisch}$ >110 mmHg
- meist schwer einstellbare Hypertonie
- in der 24-h-Langzeitblutdruckmessung fehlende Nachtabsenkung
- evtl. milde Hypokaliämie
- auskultatorisch evtl. paraumbilikale Stenosegeräusche
- Abdomensonographie und farbkodierte Duplexsonographie der A. renalis
- Spiral-CT oder MR-Angiographie
- Nierenangiographie (❶ Cave kontrastmittelinduziertes akutes Nierenversagen!)

Therapie
- perkutane transluminale Nierenarterienangioplastie
- operative Revaskularisation

2.2.7 Abdominelles Aortenaneurysma

- umschriebene Erweiterung der abdominellen Aorta, meist arteriosklerotischer Genese
- Hauptrisikofaktor: arterielle Hypertonie
- Prävalenz bei den über 50-Jährigen ca. 1%, Häufigkeitsgipfel 50.–70. Lebensjahr

Klinik
- klinisch meist asymptomatisch (❶ Cave bei einem Aortendurchmesser >5 cm liegt das jährliche Rupturrisiko bei 10%)

Diagnostik
- palpatorisch abdominell pulsierender Tumor
- in der Abdomensonographie erweiterte Bauchaorta (>3 cm), meist infrarenal, evtl. mit Ausdehnung auf die Beckenarterien
- ggf. Angio-MRT oder Angio-(Spiral-)CT

Therapie
- Minimierung kardiovaskulärer Risikofaktoren, insbesondere konsequente antihypertensive Therapie

2.2 · Erkrankungen der Arterien

- regelmäßige sonographische Kontrollen
- ab einem Aortendurchmesser von 5 cm operative Versorgung mit einer aorto-biiliacalen Y-Prothese (❗ **Cave** mögliche Operationskomplikation ist die spinale Ischämie!)
- endovaskuläre Therapie mittels Dacronprothese (Thrombose- und Embolierisiko)

2.2.8 Thorakales Aortenaneurysma

- umschriebene Erweiterung der thorakalen Aorta
  - erworben, z. B. Arteriosklerose, Takayasu-Arteriitis, Syphilis
  - selten angeboren, z. B. Ehlers-Danlos-Syndrom, Marfan-Syndrom
- überwiegend >60. Lebensjahr, ca. 3% aller Aortenaneurysmen

Klinik
- klinisch meist asymptomatisch (❗ **Cave** bei einem Aortendurchmesser >6 cm liegt das jährliche Ruptur- und Dissektionsrisiko bei 7%)
- bei Aorta ascendens-Aneurysma evtl. Aortenklappeninsuffizienz

Diagnostik
- in der transthorakalen oder transösophagealen Echokardiographie erweiterte Aorta ascendens, erweiterter Aortenbogen oder erweiterte Aorta descendens (>3,5 cm)
- evtl. Kardio-MRT

Therapie
- ab einem Aortendurchmesser von 5–6 cm operative Versorgung mit einer Dacronprothese, evtl. einschl. Aortenklappenersatz, bei Aorta descendens-Ersatz höchste Letalität bis ca. 15% und hohes Risiko für spinale Ischämie mit Paraparese/-plegie bis 5%
- bei Aorta descendens-Aneurysma ggf. endovaskuläre Therapie mittels Stent

2.2.9 Aortendissektion (Aneurysma dissecans, akutes Aortensyndrom)

- Intimaeinriss mit Einblutung in die Media und konsekutiver Ausweitung
- Risikofaktoren: arterielle Hypertonie, Marfan-Syndrom, Aortitis, zystische Medianekrose, nach Aortenklappenersatz
- überwiegend >50. Lebensjahr
- Letalität ca. 80%

Klinik
- Übelkeit
- evtl. Schocksymptomatik

Eigene Notizen

Eigene Notizen

- bei Dissektion der Aorta thoracalis heftigste, reißende, evtl. wandernde Thoraxschmerzen, Schmerzen hinter den Schulterblättern, Atemnot
- bei Dissektion der Aorta abdominalis Rückenschmerzen mit Ausstrahlung ins Abdomen
- Komplikationen: Organischämien infolge einer Gefäßverlegung (Myokardinfarkt, Apoplex, Darmnekrose, Niereninsuffizienz), Perikardtamponade, Hämatothorax, Aortenklappeninsuffizienz

Diagnostik

- palpatorisch evtl. wechselnde Pulsqualitäten
- evtl. leicht erhöhte D-Dimere
- in der Röntgenaufnahme des Thorax evtl. Doppelkontur der Aorta
- Darstellung einer Dissektionsmembran mittels Sonographie, CT oder MRT
- Einteilung disseziierter Aortenaneurysmen *nach DeBakey* (▶ Tabelle)

Einteilung disseziierter Aortenaneurysmen nach DeBakey		
Typ	**Häufigkeit**	**Dissektion**
I	60%	der Aorta ascendens, des Aortenbogens und der Aorta desendens
II	15%	auf Aorta ascendens und Aortenbogen begrenzt
III - a - b	25%	unmittelbar distal des Abgangs der linken A. subclavia - endet oberhalb des Zwerchfells - endet unterhalb des Zwerchfells

- Einteilung disseziierter Aortenaneurysmen *nach Stanford*
    - proximaler Typ A (60% der Fälle): Aortenbogen (einschließlich Aorta ascendens)
    - distaler Typ B (40%): Aorta descendens distal des Aortenbogens

Differenzialdiagnose

- Myokardinfarkt
- Lungenembolie

Therapie

- absolute Bettruhe
- Blutdrucksenkung auf systolische Werte zwischen 100 und 110 mmHg
- bei Typ A nach Stanford operative Versorgung mit einer Kunststoffprothese, beim Typ B konservative Therapie, ggf. Aortenstentimplantation oder Operation bei drohenden Komplikationen

2.2.10 Marfan-Syndrom

- Bindegewebserkrankung durch defekte Bindungsfähigkeit des Kollagenmoleküls C
- autosomal-dominanter Erbgang, etwa 25% Neumutationen

Klinik
- lange Extremitäten, lange Finger, überdehnbare Gelenke, Trichter-/Kielbrust, Skoliose
- leichte und spontane Verletzbarkeit der Haut
- Dislokation der Augenlinse, Netzhautablösungen
- Verschlussunfähigkeit der Aortenklappe, Ektasie der Aortenwurzel, Aortenaneurysmen, Aortendissektion/-ruptur, Mitralklappenprolaps mit Regurgitation

Diagnostik
- Hydroxyprolin und Polysaccharide im Urin ↑

Therapie
- Betablocker
- bei vorliegender Indikation Endokarditisprophylaxe
- bei einem Durchmesser >45 mm Ersatz der Aorta ascendens bzw. Ersatz der Aorta descendens bei einem Durchmesser >55–60 mm
- regelmäßige kardiologische, ophthalmologische und orthopädische Kontrollen

2.2.11 Raynaud-Syndrom

- Vasospasmen der Digitalarterien mit reversibler Ischämie, ausgelöst durch Kälte oder emotionalen Stress
    - pimär, idiopathisch (>50% der Fälle)
    - sekundär
        - Kollagenosen (Sklerodermie, Sharp-Syndrom)
        - Vaskulitiden (Thrombangitis obliterans)
        - arteriosklerotisch bedingte Gefäßverschlüsse (Thrombosen, Embolien)
        - Vibrationstrauma
        - Sudeck-Dystrophie
        - Karpaltunnelsyndrom, Polyneuropathie
        - Polyzythämie, Kälteagglutininsyndrom, multiples Myelom, M. Waldenström, M. Werlhoff
        - medikamentös-toxisch (Ergotamin, Betablocker, Nikotin, Amphetamine, Kokain)
- primäres Raynaud-Syndrom: Prävalenz ca. 3%, ♀:♂ = 5:1, Manifestationsalter 20.–40. Lebensjahr

Klinik
- ischämische Attacken mit symmetrischem Auftreten akraler Hautverfärbungen, Schmerzen und Parästhesien (▶ Memo keine trophischen Störungen beim primären Raynaud-Syndrom)
- Trikolore-Phänomen:
    - ausgeprägte Blässe infolge der Vasospasmen
    - akrale Zyanose durch Paralyse der Venolen
    - Hautrötung infolge reaktiver Hyperämie

Diagnostik

- in der Faustschlussprobe (wiederholter Faustschluss bei erhobener Hand unter Kompression des Handgelenks) Abblassen der Finger und nach Loslassen verzögerte Reperfusion
- mittels Allen-Test (wiederholter Faustschluss unter selektiver Kompression der A. radialis oder der A. ulnaris) Ausschluss eines isolierten Gefäßverschlusses
- im Kälteprovokationstest Auslösen eines vasospastischen Anfalls
- in der MR-Angiographie evtl. Nachweis von Vasospasmen, die durch die Gabe eines α-Blockers aufgehoben werden
- in der Kapillarmikroskopie Darstellung von Megakapillaren und avaskulären Feldern bei Sklerodermie und von Büschelkapillaren bei Lupus erythematodes (❯ Memo unauffällige Kapillarmikroskopie bei primärem Raynaud-Syndrom)
- Labordiagnostik zum Ausschluss eines sekundären Raynaud-Syndroms, z. B. BSG, CRP, Blutbild, Eiweiß- und Immunelektrophorese, Kälteagglutinine, Kryoglobuline, ANA, Anti-dsDNS, Anti-Scl70, Anti-U1-RNP

Therapie

- kausale Therapie bei sekundärem Raynaud-Syndrom
- keine Kälteexposition, Nikotinkarenz, keine vasokonstriktiven Medikamente, keine Vibrationstraumata
- medikamentöse Therapie
  - Nitroglyzerin-Salbe
  - Kalziumantagonisten, z. B. Nifedipin (Adalat®)
  - Angiotensin-II-Rezeptorblocker, z. B. Losartan (Lorzaar®)
  - bei trophischen Störungen PGE_1 i.v.

2.3 Erkrankungen der Venen

2.3.1 Varikosis (Krampfadern)

- erweiterte Gefäßschlängelungen epifaszialer Venen sowie der Perforansvenen mit Knoten- und Knäuelbildung infolge einer Venenwand- oder Venenklappenschwäche bzw. durch gesteigerten intravasalen Venendruck
  - primär, idiopathisch (95% der Fälle)
  - sekundär (5%) infolge einer Phlebothrombose (Kollateralisierung)
- Stamm-/Seitenastvarizen (V. saphena magna und V. saphena parva), Varikose der Vv. perforantes (»Blow-out«-Varizen im Bereich der Dodd-, Boyd- und Cockett-Gruppe), retikuläre Varizen (netzartige oberflächliche Venenektasien mit 2–4 mm Durchmesser), Besenreiservarizen (feines Netz kleinster intradermaler Venen mit einem Durchmesser <1 mm)
- prädisponierende Faktoren: genetische Anlage, Alter, vorwiegend stehende oder sitzende Tätigkeit, intraabdominelle Drucksteigerung, Adipositas, Gravidität, Venenthrombose
- 20–30% der Erwachsenen, ♀:♂ = 3:1

2.3 · Erkrankungen der Venen

– Rezidivrate nach operativer Therapie <5%, nach Sklerosierung >50% innerhalb von 5 Jahren

Eigene Notizen

Klinik
– Stadieneinteilung der Varikosis anhand klinischer Merkmale (▶ Tabelle)
– Komplikationen: Thrombophlebitis, Phlebothrombose, chronisch venöse Insuffizienz, Ulcus cruris venosum

Klinische Stadien der Varikosis (nach Marshall)	
Stadium	Klinische Merkmale
I	nur kosmetisch störend, klinisch beschwerdefrei
II	Müdigkeits-, Schwere- und Spannungsgefühl, nächtliche Wadenkrämpfe, Parästhesien, evtl. Juckreiz [a]
III	Knöchelödeme, Hautinduration, Pigmentierungsstörungen, abgeheiltes Ulcus cruris
IV	Ulcus cruris venosum
[a] ▶ **Memo** Zunahme der Beschwerden nach längerem Stehen oder Sitzen und Verschwinden der Symptomatik im Liegen und bei Bewegung!	

Diagnostik
– Stadieneinteilung der Stammvarikosis der V. saphena magna in Abhängigkeit von der distalen Ausdehnung (▶ Tabelle)

Stadieneinteilung der Stammvarikosis der V. saphena magna (nach Hach)	
Stadium	Distale Ausdehnung
I	Krosseinsuffizienz
II	Varize mit Reflux bis oberhalb des Kniegelenks
III	Varize mit Reflux bis unterhalb des Kniegelenks
IV	Varize mit Reflux bis zum Sprunggelenk

– evtl. *Trendelenburg-Test* zum Nachweis insuffizienter Venenklappen (Ausstreichen der Varizen, Beinhochlagerung und Kompression des Mündungsbereichs der V. saphena magna, im Stehen vor und nach Lösen des Staus Beobachtung der Wiederauffüllung der epifaszialen Stammvenen)
– evtl. *Perthes-Test* zur Beurteilung der Durchgängigkeit der tiefen Beinvenen und der Perforansvenen (Staubinde unterhalb des Knies, Aktivierung der Wadenmuskelpumpe durch Umhergehen und Beobachtung der Entleerung epifaszialer Unterschenkelvarizen)
– in der Duplexsonographie Ausschluss einer Phlebothrombose (Komprimierbarkeit der tiefen Beinvenen, atemvariable Strömungsgeräusche (S[spontaneus]-Sounds), beschleunigte Strömung nach Kompression (A[augmented]-Sounds) und ggf. Nachweis eines Refluxes in den Stammvenen beim Valsalva-Pressversuch (Bestimmung des distalen Insuffizienzpunktes)

- aszendierende Phlebographie zum sicheren Ausschluss einer tiefen Beinvenenthrombose vor Venenstripping

Therapie
- Beinhochlagerung, intermittierend Liegen, kalte Duschen (Kneippsche Anwendungen), Spaziergänge, Gewichtsreduktion; langes Sitzen oder Stehen, Wärme und Sonnenbäder vermeiden
- Kompressionsstrümpfe (Kompressionsklasse II)
- evtl. unterstützend sog. Venenmittel mit tonisierender oder antiödematöser Wirkung, z. B. Rosskastanienextrakt
- ggf. operative Therapie bei symptomatischer Varikosis
    - bei Besenreiservarizen, retikulären Varizen, evtl. auch bei kleinen Seitenastvarizen Sklerosierung oder Lasertherapie
    - bei primärer Stammvarikosis, größeren Seitenastvarizen und Insuffizienz der Vv. perforantes Krossektomie, Venenstripping nach Babcock und Venenligatur

2.3.2 Chronisch-venöse Insuffizienz (chronische Veneninsuffizienz, chronisch venöses Stauungssyndrom)

- klinische Spätfolgen einer länger bestehenden primären Varikosis oder einer Thrombose (postthrombotisches Syndrom)
    - infolge einer primären oder sekundären Venenklappeninsuffizienz (60–70% der Fälle)
    - infolge einer Stenose oder eines Verschlusses der tiefen Beinvenen mit unzureichender Kollateralisierung (20%)
    - selten bei angeborener venöser Angiodysplasie (fehlende/defekte Venenklappen)

Klinik
- Stadieneinteilung der chronisch-venösen Insuffizienz anhand klinischer Merkmale (▶ Tabelle)
- Komplikationen: Erysipel, eingeschränkte Beweglichkeit im Sprunggelenk (arthrogenes Stauungssyndrom)

Klinische Stadien der chronisch-venösen Insuffizienz (nach Widmer)	
Stadium	Klinische Merkmale
1	reversible Ödeme, Corona phlebectatica paraplantaris, evtl. perimalleoläre Kölbchenvenen[a]
2	persistierende Ödeme, Induration der Haut und Dermatosklerose, braune Hyperpigmentierung der Haut (Hämosiderinablagerungen), Atrophie blanche, Stauungsdermatitis, Stauungsekzem, Zyanose
3	florides oder abgeheiltes Ulcus cruris venosum (meist im Bereich der Cocett-Gruppe oberhalb des Innenknöchels)
[a] Memo das venös bedingte Unterschenkelödem findet sich meist asymmetrisch nur an einer Extremität (überwiegend am Fußrücken, perimalleolär oder prätibial)	

Diagnostik
- in der Duplex- und Farbduplexsonographie Beurteilung der Durchgängigkeit der tiefen Beinvenen und der Strömungsverhältnisse
- aszendierende Phlebographie vor operativer Therapie

Differenzialdiagnose
- Ulcus cruris arteriosum
- diabetisches Fußsyndrom
- Beinödem anderer Genese
  - Rechtsherzinsuffizienz
  - Niereninsuffizienz
  - Hypalbuminämie bei nephrotischem Syndrom, exsudativer Enteropathie oder Leberzirrhose
  - Lymphödem
  - posttraumatisches Ödem
  - allergisches Ödem
  - Ödeme durch Medikamente, z. B. Kalziumantagonisten

Therapie
- siehe Therapie der Varikosis (▶ Kap. 2.3.1)
- frühzeitige Kompressionstherapie mit nicht oder nur gering nachgiebigen Kompressionsverbänden (Kurzzug-, Pflaster-, Leimbinden) oder Zweizugkompressionsstrümpfen der Klasse II–III (❗ **Cave** bei peripherer arterieller Verschlusskrankheit und dekompensierter Herzinsuffizienz kontraindiziert!)
- ❱ **Memo** elastische Kompressionsverbände sind nur zur Prophylaxe geeignet!
- bei Hautekzemen evtl. steroidhaltige Salben
- bei Ulcus cruris venosum sorgfältige Wundbehandlung (Reinigung mit H_2O_2 oder enzymatisch und Hydrokolloidverband) einschließlich Kompression mittels Schaumgummikompressen, ggf. chirurgische Intervention

2.3.3 Thrombophlebitis

- Gefäßwandentzündung epifaszialer Venen mit thrombotischer Verlegung
  - 90% der Thrombophlebitiden an den Beinen sind Folge eines Mikrotraumas bei prädisponierender Varikosis
  - Thrombophlebitis an den Armen meist infolge eines infizierten Venenkatheters oder durch hyperosmolare und intimareizende Infusionslösungen
  - paraneoplastische *Thrombophlebitis saltans sive migrans*, ggf. auch im Frühstadium einer Thrombangitis obliterans
  - *M. Mondor:* idiopathische Thrombophlebitis an der lateralen Thoraxwand

Eigene Notizen

Klinik
- derber schmerzhafter Venenstrang mit lokaler Rötung, Überwärmung und Ödem
- Komplikationen: bakterielle Infizierung, Abszedierung, Sepsis, Ausbreitung der Thrombophlebitis bis ins tiefe Venensystem (20% der Fälle)

Diagnostik
- mittels Duplexsonographie Ausschluss einer übergreifenden Thrombosierung von der V. saphena magna über die Krossevenen in die V. femoralis superficialis

Differenzialdiagnose
- Phlebothrombose

Therapie
- evtl. Stichinzision und Entfernung des thrombotischen Materials (❗ **Cave** nicht bei älterer Thrombophlebitis!)
- Mobilisation (zur Prävention appositioneller Thromben bis ins tiefe Venensystem)
- Kompressionsverband
- evtl. Heparinisierung bei bettlägerigen Patienten und Thrombophlebitis der V. saphena magna
- ggf. Umschläge mit antiseptischer Lösung, z. B. Rivanol
- evtl. Antiphlogistika, z. B. Diclofenac
- bei Fieber antibiotische Therapie mit Staphylokokken-wirksamen Antibiotika

2.3.4 Tiefe Venenthrombose (Phlebothrombose)

- akuter oder chronischer Verschluss subfaszialer Beinvenen infolge von Endothelalterationen (Abscheidungs-/Plättchenthrombus, sog. weißer Thrombus), einer Strömungsverlangsamung (Gerinnungsthrombus, sog. roter Thrombus) oder bei veränderter Konsistenz des Blutes (*Virchow-Trias*)
    - V. iliaca (10% der Fälle)
    - V. femoralis (50%)
    - V. poplitea (20%)
    - Unterschenkelvenen (20%)
    - *Sonderform:* Phlegmasia coerulea dolens (perakute Thrombosierung aller Venen einer Extremität mit massivem Ödem und konsekutiver Kompression der Arterien)
- *prädisponierende Faktoren:* Immobilisation, schwere Verletzungen, Frakturen, operative Eingriffe, Schwangerschaft, Ovulationshemmer, Rauchen, Adipositas, Apoplex, Myokardinfarkt, Herzinsuffizienz, Kreislaufschock, Sepsis, Tumorleiden, Polycythaemia vera, Dehydrierung, Varikosis, Antiphospholipid-Syndrom, Leberzirrhose mit Protein-C-/-S- und Antithrombin-III-Mangel, heparininduzierte Thrombozytopenie (HIT) Typ II

2.3 · Erkrankungen der Venen

Eigene Notizen

- *hereditäre Thrombophilien* (autosomal-dominanter Erbgang; bis 50% aller Thrombosen!)
  - *APC-Resistenz (Faktor V-Leiden-Mutation)* mit gestörter Inaktivierung des Faktor Va durch aktiviertes Protein C (APC) (30% aller Thrombosen)
  - *Prothrombin (F II)-Mutation* mit erhöhtem Prothrombin-Spiegel
  - *Protein-C- oder -S-Mangel* (Protein S ist Cofaktor von Protein C) mit verminderter Inaktivierung der Faktoren Va und VIIIa
  - *Antithrombin-III-Mangel* mit vermindertem AT-III-Spiegel (Typ I) oder geringerer AT-III-Aktivität (Typ II)
  - *Homocystein-Erhöhung* mit unklarem Pathomechanismus
- *Sonderform:* »economy class syndrome« durch Abknicken der V. poplitea bei längerem Sitzen im Flugzeug oder im Rahmen von Auto- und Busfahrten
- ♀:♂ = 2–3:1, altersabhängig zunehmendes Thromboserisiko, in ca. 70% der Fälle ist das linke Bein betroffen infolge eines »Venensporns« an der Kreuzungsstelle der rechten Beckenarterie mit der linken Beckenvene (sog. *May-Thurner-Syndrom* bei ca. 20% aller Erwachsenen)

Klinik
- Schmerzen, Spannungsgefühl
- Schwellung
- Zyanose
- evtl. Überwärmung
- evtl. Fieber
- bei *Phlegmasia coerulea dolens* massive Schwellung, kalte Extremität, starke Schmerzen, ausgeprägte Zyanose, Pulslosigkeit, evtl. hypovolämischer Schock mit akutem Nierenversagen, Verbrauchskoagulopathie, Gangrän
- Komplikationen: Lungenembolie (bei bis zu 50% der proximalen tiefen Beinvenenthrombosen), postthrombotisches Syndrom (häufig nach Mehretagenthrombose), Thromboserezidiv

Diagnostik
- in der körperlichen Untersuchung ggf.
  - prätibiale Venenkollateralen (*Pratt-Warnvenen*)
  - Waden-Ballottement schmerzhaft
  - Wadenschmerz bei Dorsalflexion des Fußes (*Homan-Zeichen*)
  - Wadenkompressionsschmerz (*Meyer-Zeichen*)
  - Wadenschmerz durch Aufpumpen einer Blutdruckmanschette >100 mmHg (*Lowenberg-Zeichen*)
  - Plantarschmerz auf Druck (*Peyer-Zeichen*)
  - Druckempfindlichkeit im Verlauf der tiefen Beinvenen, z. B. druckschmerzhafte Kniekehle (*Krieg-Zeichen*)
- evtl. BSG ↑, Leukozytose
- D-Dimere ↑ (❗ **Cave** erhöhte D-Dimere finden sich auch postoperativ, bei Malignomen, Entzündungen, Schwangerschaft und im Rahmen einer disseminierten intravasalen Gerinnung)

Eigene Notizen

- in der (Farb-)Duplexsonographie fehlende Komprimierbarkeit des Venenlumens, verminderte S- und A-Sounds, ggf. bei komplettem Verschluss kein Strömungssignal mittels Dopplersonographie nachweisbar
- in der aszendierenden Phlebographie (❯ **Memo** nur bei duplexsonographisch unklarem Befund!) Darstellung der Ausdehnung einer subfaszialen Venenthrombose
- ggf. Ursachenabklärung bei jungen Patienten, rezidivierenden Thrombosen, ungewöhnlicher Thromboselokalisation oder verstärktem Ausmaß, sowie bei positiver Familienanamnese
  - mittels Blutbild Ausschluss einer Polyglobulie, Polyzythämie oder Thrombozytose
  - erweiterte Gerinnungsdiagnostik zum Ausschluss einer Hyperkoagulabilität (frühestens 3 Monate nach tiefer Beinvenenthrombose)
    - Thrombozytenaggregation, Thromboelastogramm
    - Thromboplastinzeit (TPZ) und partielle Thromboplastinzeit (PTT)
    - APC-Resistenz
    - Antithrombin-III-, Protein-C- und -S- sowie Faktor-VIII-Aktivität
    - Homocystein
  - ggf. CT und MRT zum Ausschluss extravasaler venenkomprimierender Prozesse

Differenzialdiagnose

- postthrombotisches Syndrom
- akuter Arterienverschluss
- Lymphödem
- Ischialgie
- Muskelfaserriss
- Baker-Zyste

Therapie

- Antikoagulation mittels Heparin in therapeutischer Dosis
  - unfraktioniertes Heparin (z. B. Liquemin N®) 5000 IE als Bolus i.v., anschließend 300–600 IE/kg KG/d (Dosisanpassung nach PTT, Zielwert 1,5–2,5× Norm)
  - niedermolekulares Heparin (gewichtsadaptiert), z. B. Enoxaparin (Clexane®) 2×10 mg/10 kg KG s.c., Nadroparin (Fraxiparin®) 2×0,1 ml/10 kg KG, Certoparin (Mono-Embolex®) 2×8000 IE, ggf. Fondaparinux (Arixtra®, Faktor Xa-Hemmer), Kontrolle des Anti-Faktor-Xa-Spiegels bei Niereninsuffizienz, rezidivierenden Thrombosen oder Blutungen unter Therapie
  - bei heparininduzierter Thrombozytopenie Danaparoid (Orgaran®) oder rekombinantes Hirudin (Refludan®)
- Kompressionstherapie initial mit elastischen Binden, im weiteren Verlauf Kompressionsstrümpfe
- Mobilisierung (❯ **Memo** unter adäquater Antikoagulation und Kompression kein erhöhtes Lungenembolierisiko!)

- Stuhlregulierung
- evtl. Thrombektomie bei frischen Thromben der V. cava und V. iliaca
- zur Rezidivprophylaxe orale Antikoagulation mit Cumarinen für 3–12 Monate bzw. bei TVT-Rezidiv oder Malignomen lebenslang (mit dem zweiten Tag der Heparintherapie überlappende Einleitung, Absetzen des Heparins ab einem INR >2) (**Cave** bei überlappender Einleitung Gefahr einer passageren Hyperkoagulabilität in der Einstellungsphase mit Cumarinen durch die kürzere Halbwertszeit des Vitamin-K-abhängigen Protein C gegenüber den Faktoren des Prothrombinkomplexes!)
- ggf. Thrombektomie mittels Fogarty-Katheter bei Phlegmasia coerulea dolens (**Memo** bei *Phlegmasia coerulea dolens* Thrombektomie und rasche Fasziotomie) oder V. cava-Thrombose, ggf. einschließlich Anlage einer arteriovenösen Fistel
- Thromboseprophylaxe
    - mit unfraktioniertem Heparin s.c. 2×7500 IE/d oder 3×5000 IE/d
    - mit niedermolekularem Heparin in niedriger Dosierung, z. B. Nadroparin (Fraxiparin®) 1× tgl. 2850 IE, Certoparin (Mono-Embolex®) 1× tgl. 3000 IE

2.3.5 Armvenenthrombose (Paget-von-Schroetter-Syndrom)

- tiefe Armvenenthrombose (V. axillaris oder V. subclavia)
    - infolge einer Kompression des Gefäß-Nervenbündels (*Thoracic-outlet-Syndrom*) bei ossär oder muskulär bedingten Engen im Bereich der oberen Thoraxapertur, z. B. durch eine Halsrippe oder eine Exostose nach Klavikulafraktur
    - durch länger liegende zentrale Venenkatheter, evtl. nach hyperosmolaren oder intimareizenden Infusionen
    - Thrombose »par effort« nach längerem Bodybuilding-Training, Rucksacktragen etc.

Klinik
- bei *Thoracic-outlet-Syndrom* neurologische, arterielle und venöse Symptome in Arm und Hand
    - Parästhesien, teilweise belastungsabhängige Schmerzen, Kraftlosigkeit
    - Pulsverlust, evtl. Fingernekrosen durch Vasospasmen und Thromboembolien
    - Armödem, blaulivide Hautverfärbung, evtl. oberflächliche Kollateralvenen, evtl. Thrombosen

Diagnostik
- Provokation der Beschwerdesymptomatik, evtl. Verschwinden des Radialispulses im Adson-Test (maximale Rotation des Kopfes zur kontralateralen Seite), im Eden-Test (Zug der Schultern nach dorsal und der Arme nach kaudal) oder im Hyperabduktionstest nach Wright (maximale Abduktion mit Außenrotation)

Eigene Notizen

- Farbduplexsonographie und Phlebographie, evtl. in Armelevation und Außenrotation zur Darstellung einer Kompression der Venen
- in der Röntgenaufnahme des Thorax und der Halswirbelsäule Diagnose ossärer Ursachen eines Thoracic-outlet-Syndroms, ggf. CT

Differenzialdiagnose
- Mediastinaltumoren
- Mammakarzinom

Therapie
- bei *Paget-von-Schroetter-Syndrom*
    - Hochlagerung und Ruhigstellung des Armes
    - initial Heparintherapie, im weiteren Verlauf Umstellung auf Cumarine für mindestens 6 Monate
    - ggf. Fibrinolysetherapie bei ausgeprägter Thrombose
- bei *Thoracic-outlet-Syndrom* transaxilläre Resektion der 1. Rippe

2.3.6 Antiphospholipid-Syndrom (Hughes-Syndrom)

- Immunkoagulopathie mit venösen und arteriellen Thromboembolien, hervorgerufen durch Antikörper gegen Phospholipide, z. B. in Gerinnungsfaktoren oder thrombozytären Rezeptoren
- ♀:♂ = 2:1, Nachweis von Anti-Phospholipid-Antikörpern bei 2–5% der Bevölkerung (● Memo nur wenige werden symptomatisch, aber ca. 20–30% der Patienten mit Myokardinfarkt und Apoplex <45. Lebensjahr leiden an einem Antiphospholipid-Syndrom!)

Klinik
- Thromboembolien, Blutungen
- Hautulzera und Nekrosen, Livedo reticularis
- Raynaud-Symptomatik
- Myokardinfarkte, Kardiomyopathie, Herzklappenverdickungen
- Proteinurie, renaler Hypertonus
- Apoplex, Krampfanfälle, Migräne
- Hör- und Sehverlust
- Frühaborte, Gestose

Diagnostik
- im Blutbild Thrombozytopenie (meist <50.000/µl), evtl. hämolytische Anämie
- PTT ↑
- immunologischer Nachweis von Anti-Cardiolipin-Antikörpern
- *Lupus-antikoagulans-Phänomen* bei positiver Kaolin-Clotting-Time und positivem Plättchen-Neutralisationstest

Therapie
- bei asymptomatischen Patienten Langzeit-ASS
- bei Thrombosen orale Langzeitantikoagulation mit Cumarinen (Ziel-INR 2,5–3,0)
- bei relevanter Thrombozytopenie Steroide, Azathioprin, Cyclophosphamid, ggf. Plasmapherese bei mehr als drei betroffenen Organsystemen
- evtl. niedrig dosiert ASS und Heparin bei habituellen Aborten
- Therapie von Komplikationen (▶ Kap. 1.6.2 und 2.2.4)

2.4 Erkrankungen der Lymphgefäße

2.4.1 Lymphangitis

- Lymphgefäßentzündung durch meist bakterielle Erreger (z. B. Streptokokken, Staphylokokken) oder sehr selten aus den Tropen importiert durch Filariose (z. B. *Wuchereria bancrofti*)

Klinik
- strangförmige Rötung, ausgehend von einer infizierten Wunde
- evtl. Fieber
- Müdigkeit, Abgeschlagenheit
- Komplikationen: Lymphknotenabszess, Sepsis, evtl. sekundäres Lymphödem

Diagnostik
- palpatorisch nachweisbare Lymphknotenschwellung im Abflussgebiet

Therapie
- Ruhigstellung der betroffenen Extremität
- kühlende und desinfizierende Umschläge, z. B. Rivanol-Umschläge
- Sanierung des Infektionsherdes
- Betalaktamase-resistente, Staphylokokken-wirksame Penicilline, z. B. Oxacillin, Dicloxacillin (Infectostaph®), Flucloxacillin (Staphylex®)
- bei Filariose Dietyhlcarbamazin

2.4.2 Erysipel (Wundrose)

- bakterielle Entzündung der Haut und des subkutanen Fettgewebes (flächige Lymphangitis) durch β-hämolysierende Streptokokken der Gruppe A, seltener auch durch *Staphylococcus aureus*
- prädisponierend sind kleine Hautwunden, Hautkrankheiten, Tinea pedis, chronisch venöse Insuffizienz, Lymphödem, Adipositas permagna

Klinik
- schmerzhafte, scharf begrenzte flächige Hautrötung, evtl. mit zentralen Bläschen (meist am Unterschenkel)

Eigene Notizen

- Überwärmung, Schwellung, evtl. Juckreiz
- Fieber, schweres Krankheitsgefühl
- evtl. regionale Lymphangitis und Lymphadenitis
- evtl. Ekzem, Stauungsdermatitis, Interdigitalmykose oder kleine Hautverletzungen als Eintrittspforte
- Komplikationen: Rezidivneigung, Nekrose, Gangrän, sekundäres Lymphödem, Streptokokken-allergische Nacherkrankungen (Arthritis, rheumatisches Fieber, Endokarditis, Glomerulonephritis)

Diagnostik
- im Blutbild Leukozytose, BSG ↑ und CRP ↑
- Anti-DNAase-B-Titer ↑

Differenzialdiagnose
- Phlegmone
- nekrotisierende Fasziitis

Therapie
- Ruhigstellung der betroffenen Extremität
- kühlende und desinfizierende Umschläge
- Herdsanierung
- ggf. nichtsteroidale Antiphlogistika
- bei leichten Verläufen 3×1–1,5 Mega Penicillin V oral täglich, bei schwerem Verlauf 3×5–10 Mega Penicillin G i.v.
- ggf. Erythromycin bei Penicillinunverträglichkeit
- evtl. Betalaktamase-resistente Penicilline oder Cephalosporine bei Verdacht auf Staphylokokkeninfektion

2.4.3 Lymphödem

- Schwellung infolge gestauter Lymphflüssigkeit im subkutanen Gewebe
  - *primäres* Lymphödem infolge einer Hypo- oder Aplasie der Lymphgefäße, z. B. *Nonne-Milroy-Syndrom*, *Meige-Syndrom*
  - *sekundäres* Lymphödem (90% der Fälle) infolge bakterieller oder parasitärer Infektionen, durch Tumoren, nach Operationen oder Trauma, bei Thrombosen, und nach Radiatio
- primäres Lymphödem betrifft meist Frauen, <35. Lebensjahr

Klinik
- *Stadium 1* (reversible weiche Schwellung): weiches Lymphödem mit Rückbildung nach Hochlagerung der betroffenen Extremität
- *Stadium 2* (beginnende Fibrose): nur inkomplettes Abschwellen der Extremität durch Hochlagerung, teilweise Rückbildung der Fibrose durch intensive Therapie möglich
- *Stadium 3* (irreversible lymphostatische Elephantiasis): fibrotisch verdickte, derbe Haut bei nicht eindrückbarem Ödem

2.4 · Erkrankungen der Lymphgefäße

Diagnostik
- in der körperlichen Untersuchung
  - dorsales Fußrückenödem mit tief einschneidenden Hautfalten an den Zehen und am ventralen oberen Sprunggelenk (❯ **Memo** das primäre Lymphödem breitet sich von distal nach proximal aus, während sich das sekundäre Lymphödem von proximal nach distal ausbreitet!)
  - quaderförmig angeschwollene »Kastenzehen«, beim venösen Ödem sind die Zehen nicht mitbetroffen, evtl. Papillomatosis cutis
  - positives *Stemmer-Zeichen* (an der Dorsalseite der Grundphalanx der Zehen lässt sich keine Hautfalte abheben)
- indirekte Lymphangiographie mit wasserlöslichem Kontrastmittel
- Isotopenlymphangiographie zur Differenzierung primärer und sekundärer Lymphödeme (beim sekundären Lymphödem verlängerter Lymphtransport und erniedrigte Lymphknoten-Uptake-Werte), ggf. CT oder MRT zum Ausschluss eines Tumors

Differenzialdiagnose
- Lipoidosis
- Herzinsuffizienz
- renale und hepatische Ödeme
- Phlebothrombose

Therapie
- Hochlagerung der Extremität
- Hautpflege
- manuelle Lymphdrainage
- Kompressionsbehandlung
- entstauende Bewegungstherapie
- ggf. autologe Lymphgefäßtransplantation

2.4.4 Angioödem (Quincke-Ödem, angioneurotisches Ödem)

- akutes lokalisiertes Ödem, zumeist an Lippen, Augenlidern, Zunge und Rachen
  - Histamin-vermittelt, z. B. idiopathische, allergische oder physikalische Angioödeme, Intoleranz-Angioödeme durch ASS oder ACE-Hemmer
  - bei C_1-Esterase-Inhibitor-Mangel
    - hereditär (autosomal-dominanter Erbgang) mit verminderter C_1-Inhibitor-Synthese oder Synthese eines funktionell inaktiven C_1-Inhibitors
    - erworben bei malignen Lymphomen, chronischen Infektionen (*Helicobacter pylori*, Yersiniose) oder durch Anti-C_1-Inhibitor-Autoantikörper
  - Sonderform: »Capillary-leak«-Syndrom mit generalisierten Ödemen

Eigene Notizen

Eigene Notizen

- Manifestationsalter hereditärer Angioödeme <20. Lebensjahr, Histamin-vermittelte Angioödeme meist im Erwachsenenalter

Klinik
- Histamin-vermitteltes Angioödem
  - meist periorbital und an den Lippen
  - häufig mit Urtikaria
- hereditäres Angioödem
  - im Gesicht, an Stamm und Extremitäten
  - abdominelle Schmerzattacken

Diagnostik
- bei Histamin-vermitteltem Angioödem keine spezifischen Laborbefunde
- bei hereditärem Angioödem C_1-Esterase-Inhibitor ↓ oder funktionell inaktiv, Komplementfaktor C4 ↓

Therapie
- bei Glottisödem mit Erstickungsgefahr Sicherung der Atemwege
- bei Histamin-vermitteltem Angioödem Kortikosteroide und Antihistaminika i.v.
- bei hereditärem Angioödem im Notfall Substitution von C_1-Esterase-Inhibitor (Berinert P®), ggf. FFP (»fresh frozen plasma«), prophylaktisch Danazol
- kausale Therapie bei erworbenem C_1-Esterase-Inhibitor-Mangel, z. B. Allergenkarenz, *H.-p.*-Eradikation

Tag 2 – Pneumologie und Infektiologie

3 Pneumologie

3.1 Obstruktive Atemwegserkrankungen – 94
3.1.1 Asthma bronchiale – 94
3.1.2 Akute (Tracheo-)Bronchitis – 97
3.1.3 Chronische Bronchitis und COPD (»chronic obstructive pulmonary disease«) – 99
3.1.4 Bronchiektasen – 101

3.2 Lungenparenchymerkrankungen – 102
3.2.1 Lungenemphysem – 102
3.2.2 Atelektasen – 104
3.2.3 ARDS (»adult respiratory distress syndrome«) – 105
3.2.4 Lungenfibrose – 106
3.2.5 Silikose (Quarzstaub-/Bergarbeiterlunge) – 107
3.2.6 Asbestose – 108
3.2.7 Exogen allergische Alveolitis – 109
3.2.8 Sarkoidose (M. Boeck) – 111

3.3 Erkrankungen des Lungenkreislaufs – 113
3.3.1 Lungenembolie – 113
3.3.2 Lungenblutung – 115
3.3.3 Lungenödem – 116
3.3.4 Pulmonale Hypertonie und Cor pulmonale – 117

3.4 Atemregulationsstörungen – 119
3.4.1 Schlafapnoe-Syndrom – 119
3.4.2 Hyperventilationssyndrom – 120

3.5 Bronchialkarzinom – 121

3.6 Pleuraerkrankungen – 126
3.6.1 Pneumothorax – 126
3.6.2 Pleuritis und Pleuraerguss – 127

3.1 Obstruktive Atemwegserkrankungen

3.1.1 Asthma bronchiale

- anfallsartige Atemnot durch eine reversible Atemwegsobstruktion infolge einer chronisch entzündlichen Erkrankung des Bronchialsystems mit Hyperreagibilität
  - allergisches Asthma (»extrinsic asthma«): IgE-vermittelte Sofortreaktion vom Typ I auf Inhalationsallergene
  - nicht-allergisches Asthma (»intrinsic asthma«)
    - Analgetikaasthma: pseudoallergische Reaktion bei erhöhter Aktivität der LTC_4-Synthetase in Mastzellen und eosinophilen Granulozyten, ausgelöst durch ASS oder andere NSAR, meist auch Intoleranz gegenüber Sulfit (Wein), Tyramin (Käse), Glutamat
    - Infektasthma
    - durch Exposition gegenüber chemisch-toxischen Stoffen
    - infolge gastroösophagealen Refluxes
- unspezifische Stimuli: kalte Luft, körperliche Belastung, Aerosole, Rauche, Gase und Stäube
- Prävalenz 5–10%; <30. Lebensjahr meist allergisches Asthma, >40. Lebensjahr überwiegend nicht-allergisches Asthma
- bei allergischem Asthma polygene Anlage auch für andere atopische Erkrankungen, z. B. allergische Rhinitis, Neurodermitis
- bei 25% der Patienten »Etagenwechsel« nach allergischer Rhinitis
- Allergenexposition/Infektion → Degranulation bzw. Aktivierung von Mastzellen, eosinophilen Granulozyten, T-Lymphozyten → Entzündung der Bronchialschleimhaut → Freisetzung von Mediatoren (Histamin, Leukotriene, Bradykinin) → bronchiale Hyperreaktivität → Bronchokonstriktion (Sofortreaktion) → Schleimhautödem (Spätreaktion) → Hyperkrinie/Dyskrinie (chronische Entzündungsreaktion)

Klinik
- oft saisonale Beschwerdesymptomatik, vorwiegend nachts oder morgens verstärkt
- Anfälle von Luftnot mit pfeifendem Atemgeräusch und Hustenattacken (spärlich zäher, glasiger Auswurf)
- **Cave** bei Analgetikaasthma pseudoallergische Reaktion bereits bei Erstgabe; keine Sensibilisierung!
- Komplikationen
  - *akut*: Status asthmaticus (resistent gegenüber $β_2$-Sympathomimetika)
  - *chronisch*: Lungenemphysem, respiratorische Insuffizienz, pulmonale Hypertonie und Cor pulmonale

Diagnostik
- Tachykardie, evtl. Pulsus paradoxus
- perkutorisch hypersonorer Klopfschall und Zwerchfelltiefstand
- auskultatorisch Giemen und Brummen, verlängertes Exspirium, exspiratorischer Stridor, evtl. »silent chest«

3.1 · Obstruktive Atemwegserkrankungen

- im EKG evtl. Zeichen der Rechtsherzbelastung (P-pulmonale, Rechtsschenkelblock, Steil-/Rechtslagetyp, evtl. S_I/Q_{III}- oder $S_I/S_{II}/S_{III}$-Typ)
- im Blutbild evtl. Eosinophilie, ggf. Gesamt- und spezifisches IgE ↑, bei Infektasthma Leukozytose, CRP ↑
- im Thoraxröntgen überblähte Lunge, Zwerchfelltiefstand und schmale Herzsilhouette
- in der Lungenfunktionsdiagnostik FEV_1 ↓, PEF ↓ (»peak expiratory flow rate«) und $MEF_{50\%}$ ↓, VC ↓ und RV ↑ (»air trapping«), R_{AW} ↑, Atemmittellage zur Inspiration verschoben
- Reversibilität der Obstruktion im Broncholysetest nach Inhalation kurzwirksamer Bronchodilatatoren, z. B. 400 µg Salbutamol, FEV_1-Anstieg >200 ml bzw. Abfall des R_{AW} >15% (alternativ inhalative Glukokortikoide über 3 Monate)
- in der seriellen Peak flow-Messung über 4 Wochen Peak flow-Variabilität >20%
- Provokationstest mit Methacholin bei Asthmaverdacht aber normaler FEV_1 und R_{AW} (bei hyperreagiblem Bronchialsystem 20%-iger Abfall der FEV_1 und/oder Anstieg des R_{AW} >150% nach Gabe einer Methacholindosis <0,30 mg)
- im Asthmaanfall arterielle Blutgasanalyse
- Allergiediagnostik
    - Allergenkarenz/Reexposition
    - Prick-/Intrakutantest
        - bei saisonaler Symptomatik im Frühjahr Baumpollen, im Frühsommer Gräser und Getreidepollen, im Spätsommer Korbblütler
        (❗ **Cave** Kreuzallergien: Birkenpollen und Äpfel/Karotten, Beifuß und Sellerie/Gewürze)
        - bei perennialer Symptomatik Hausstaubmilben, Schimmelpilze, Tierhaare, berufliche Allergene
    - immunologische Diagnostik (Gesamt-IgE, spezifische IgE-Antikörper mittels RAST (»radio-allergo-sorbent-test«))
    - Provokationstest (Allergeninhalation)

Differenzialdiagnose

- chronisch obstruktive Bronchitis
- Asthma cardiale
- rezidivierende Lungenembolien
- Fremdkörperaspiration, Glottisödem
- Spannungspneumothorax
- Hyperventilation
- eosinophile Bronchitis
- Stimmbanddysfunktion (»vocal cord dysfunction«)

Therapie

- kausale Therapie, z. B. Allergenkarenz
- Medikamente in der Asthmatherapie (antiinflammatorisch und bronchodilatativ)

Eigene Notizen

Eigene Notizen

- inhalative Glukokortikoide (Dosieraerosol/Turbohaler), z. B. Beclometason, Budesonid (Pulmicort®), Fluticason (Flutide®), Mometason (Asmanex®) (**! Cave** bei Dosen >1 mg/d über längeren Zeitraum systemische Nebenwirkungen!)
- orale Kortikosteroide (initial 25–50 mg/d Prednisolon; bei klinischer Besserung tägliche Dosisreduktion um 5 mg; ab einer Gesamtdosis von 10 mg Umstellung auf inhalatives Glukokortikoid) (**▶ Memo** betapermissiver Effekt der Glukokortikoide!)
- β_2-Sympathomimetika
  - inhalativ-kurzwirksam, z. B. Fenoterol (Berotec®), Salbutamol, Terbutalin (Bricanyl®)
  - inhalativ-langwirksam, z. B. Formoterol (Oxis®), Salmeterol (Serevent®)
  - systemisch, z. B. Reproterol (Bronchospasmin®), Terbutalin (Bricanyl®), Orciprenalin (Alupent®)
- ggf. Kombinationspräparate, z. B. Viani® (Salmeterol und Fluticason), Symbicort® (Formoterol und Budesonid)
- Anticholinergika, z. B. Tiotropium (Spiriva®), Ipratropiumbromid (Atrovent®), ggf. in Kombination mit Fenoterol (Berodual®)
- Theophyllin Retardtabletten (400–800 mg/d) oder i.v. (**! Cave** geringe therapeutische Breite, Plasmaspiegel 5–15 mg/l), z. B. Bronchoretard®, Euphylong®
- Leukotrienrezeptorantagonisten, z. B. Montelukast (Singulair®)
- Mastzellstabilisatoren, z. B. Nedocromil (Tilade®), Ketotifen, Cromoglicinsäure (DNCG Stada®), ggf. in Kombination mit Reproterol (Allergospasmin®)
- Stufentherapie des Asthma bronchiale in Abhängigkeit von der klinischen Symptomatik und von Lungenfunktionsparametern (▶ Tabelle)
- konsequente Antibiotikatherapie bei Infektasthma
- ggf. Sekretolytika (Bromhexin, Ambroxol) oder Mukolytika (N-Acetylcystein), ausreichend Flüssigkeitszufuhr
- bei schwerem Asthmaanfall: sitzende Lagerung, O_2-Gabe 2–4 l/min, Glukokortikosteroide i.v. (initial 100 mg Prednisolon, anschließend 50 mg alle 4 h), kurzwirksame β_2-Sympathomimetika (initial alle 30 min, später alle 2–4 h), evtl. Reproterol (Bronchospasmin®) i.v., ggf. Theophyllin-Kurzinfusion (initial 5 mg/kg KG), bei muskulärer Erschöpfung Beatmung (wenn möglich nicht-invasiv)
- prophylaktisch Nikotinkarenz, Pneumokokken- und Influenza-Schutzimpfung, Hyposensibilisierung, keine Kaltluft-/Nebelexposition, keine körperliche Überanstrengung, ggf. Therapie eines gastroösophagealen Refluxes, keine auslösenden Medikamente (Betablocker, NSAR), Atopieprävention beim Säugling durch verlängerte Stillzeit

3.1 · Obstruktive Atemwegserkrankungen

Stufentherapie des Asthma bronchiale (Deutsche Atemwegsliga, 2007)

Schweregrad	Kriterien	Therapie
intermittierendes Asthma	Symptome selten (<3–4×/Woche), PEF% Soll >80%	**Stufe 1** *Bedarfstherapie*: kurzwirksame inhalative β$_2$-Sympathomimetika (vor Belastung oder vor Allergenexposition)
geringgradig persistierendes Asthma	Symptome >3×/Woche bis täglich, PEF% Soll 60–80%	**Stufe 2** — *Dauertherapie*: inhalatives Glukokortikoid in niedriger Dosis — bei Kindern alternativ Cromoglicinsäure/Nedocromil — *Bedarfstherapie*: kurzwirksame inhalative β$_2$-Sympathomimetika
mittelgradig persistierendes Asthma	Symptome mehrfach täglich und häufig auch nachts, PEF% Soll <60%	**Stufe 3** — *Dauertherapie*: inhalatives Glukokortikoid in niedriger/mittlerer Dosis und inhalatives langwirksames β$_2$-Sympathomimetikum — ggf. zusätzliche Optionen: Steigerung der Dosis des inhalativen Glukokortikoids, Leukotrieninhibitor, retardiertes Theophyllin, retardiertes orales β$_2$-Sympathomimetikum — *Bedarfstherapie*: kurzwirksame inhalative β$_2$-Sympathomimetika (ggf. kombiniert mit Anticholinergikum)
schwergradig persistierendes Asthma	ständig intensive Symptomatik, eingeschränkte körperliche Aktivität, PEF% Soll <50%, PEF-Variabilität >30%	**Stufe 4** — *Dauertherapie*: inhalatives Glukokortikoid in hoher Dosis und inhalatives langwirksames β$_2$-Sympathomimetikum — und eine oder mehrere der zusätzlichen Optionen: retardiertes Theophyllin, systemisches Glukokortikoid, ggf. Omalizumab bei allergischem Asthma — *Bedarfstherapie*: kurzwirksame inhalative β$_2$-Sympathomimetika (ggf. kombiniert mit Anticholinergikum)

Eigene Notizen

3.1.2 Akute (Tracheo-)Bronchitis

— akute Entzündung der Trachea und/oder der Bronchien, gelegentlich unter Mitbeteiligung des Kehlkopfes (Laryngotracheobronchitis)
— virale Genese in 90–95% der Fälle, etwa 5–10% sind primär bakteriell bedingt, selten infolge einer Reizgasinhalation
— virale Erreger: RS-, Adeno-, Coxsackie-, ECHO- (überwiegend bei Kindern), Influenza-, Parainfluenza-, Rhino- und Corona-Viren (bei Erwachsenen)
— bakterielle Erreger: *Streptococcus pneumoniae, Haemophilus influenzae,* β-hämolysierende Streptokokken, *Staphylococcus aureus, Moraxella catarrhalis,* Mykoplasmen, Chlamydien
— Übertragung durch Tröpfcheninfektion

Klinik

- »bellender«, zunächst unproduktiver, schmerzhafter Husten
- im Verlauf zäher, glasiger, später evtl. eitrig-gelblicher Auswurf
- retrosternales Brennen
- Fieber, Kopf- und Gliederschmerzen
- evtl. Schnupfen, Halsschmerzen, Schluckbeschwerden, Heiserkeit
- Komplikationen: Bronchopneumonie, sekundäre bakterielle Infektion, spastische Bronchitis bei hyperreagiblem Bronchialsystem, evtl. Bronchiolitis obliterans (❗ Cave RS-Virus-Infektion bei Säuglingen oder nach Reizgasinhalation!), respiratorische Insuffizienz

Diagnostik

- auskultatorisch Giemen und Brummen, evtl. feinblasige klingende Rasselgeräusche
- mikrobiologische Diagnostik: kultureller Erregernachweis, Antigen- und/oder Antikörpernachweis
- ❗ Cave bei länger als drei Wochen bestehendem, therapierefraktärem Husten Röntgen-Thorax zum Ausschluss eines Bronchialkarzinoms!

Differenzialdiagnose

- Pneumonie
- Tuberkulose
- (Pseudo)Krupp-Syndrom
- Fremdkörperaspiration
- Tumoren der Atemwege
- beginnendes Asthma bronchiale

Therapie

- Inhalationstherapie, evtl. Brustumschläge
- Sekretolytika, z. B. Ambroxol
- Mukolytika, z. B. N-Acetylcystein (NAC); ausreichende Flüssigkeitszufuhr
- ggf. bei quälendem, v. a. nächtlichem Husten Antitussiva, z. B. Codein (❗ Cave Kombination mit Expektoranzien nicht sinnvoll!)
- ggf. Antibiose bei bakterieller Bronchitis (insbesondere bei schwerer kardialer, respiratorischer oder renaler Grunderkrankung, bei Leberzirrhose, bei älteren und immunsupprimierten Patienten, im Krankenhaus)
    - Makrolide, z. B. Clarithromycin, Roxithromycin, Erythromycin
    - Cephalosporine
    - Aminopenicillin und Betalaktamaseinhibitor, z. B. Augmentan® (Amoxicillin und Clavulansäure)
    - ggf. neuere Fluorochinolone (Gyrasehemmer), z. B. Moxifloxacin (Avalox®), Levofloxacin (Tavanic®)
- ggf. Bronchospasmolyse bei spastischer Bronchitis
- bei Bronchiolitis Inhalationen, Steroide, Antibiotika, bronchoalveoläre Lavage
- bei Reizgasinhalation inhalative Kortikosteroide, z. B. Budesonid, ggf. auch intravenös

3.1.3 Chronische Bronchitis und COPD (»chronic obstructive pulmonary disease«)

Eigene Notizen

- Husten und Auswurf während jeweils ≥3 aufeinander folgenden Monaten in 2 aufeinander folgenden Jahren (WHO)
    - exogene Faktoren, z. B. Zigarettenrauch, Luftverschmutzung und berufliche Noxen (wie Feinstaub), feucht-kaltes Klima, rezidivierende Atemwegsinfekte (führen zur Exazerbation)
    - endogene Faktoren, z. B. α_1-Proteaseinhibitormangel, primäre ziliäre Dyskinesien, Antikörpermangelsyndrome
- chronische Irritation → Aktivierung der Fibroblasten → Proteasen-Aktivität ↑ → Bronchialsekretion ↑ → mukoziliäre Clearance ↓ → ödematöse Verdickung der Bronchialschleimhaut → Sekretretention → bronchiale Hyperreagibilität mit Bronchokonstriktion → Atrophie der Bronchialschleimhaut → Bronchiolenkollaps → Zerstörung der Alveolen → Emphysem
- bei etwa 15% der Männer und 8% der Frauen in Deutschland, zunehmende Prävalenz mit dem Lebensalter, jeder 2. Raucher >40. Lebensjahr ist betroffen (»Raucherhusten«)
- ❯ Memo COPD ist die häufigste Ursache einer chronischen respiratorischen Insuffizienz

Klinik
- initial chronischer Husten mit Auswurf (morgendliches Abhusten), evtl. eitrig bei bakterieller Infektion
- zunehmend Atemnot unter Belastung, später auch in Ruhe, Leistungsabfall
- bei akuter infektbedingter Exazerbation Brustenge, zentrale Zyanose, Orthopnoe, evtl. hämodynamische Instabilität, Bewusstseinstrübung
- Komplikationen: Bronchopneumonien, Lungenabszesse, respiratorische Insuffizienz, obstruktives Emphysem, pulmonale Hypertonie und Cor pulmonale

Diagnostik
- auskultatorisch mittel- bis grobblasige, nicht-klingende Rasselgeräusche, Giemen und Brummen, verlängertes Exspirium
- Kultur von Sputum oder endobronchialem Sekret, einschließlich Antibiogramm (meist *Haemophilus influenzae*, Pneumokokken; im weiteren Verlauf Enterobakterien, *Proteus*, Klebsiellen und *Pseudomonas*) (❗ Cave bakterielle Superinfektion häufig getriggert durch Viren und Mykoplasmen!)
- Röntgen-Thorax bei einfacher Bronchitis unauffällig, evtl. entzündliche Infiltrate
- in der Spirometrie FEV_1/FVC <70%, im Fluss-Volumen-Diagramm exspiratorische Knickbildung bei obstruktivem Emphysem, $MEF_{25\%}$ ↓ (bei Rauchern)
- im Bronchospasmolysetest nicht reversible Atemwegsobstruktion (nach Inhalation eines kurzwirksamen β_2-Sympathomimetikums Anstieg der FEV_1 <200 ml)

Eigene Notizen

- Stadieneinteilung der COPD nach GOLD anhand der klinischen Symptomatik und der Lungenfunktionsparameter (▶ Tabelle)

Stadien der COPD nach GOLD (Global Initiative for Chronic Obstructive Lung Disease)

Stadium	Symptomatik	Lungenfunktion
0 gefährdet	chronischer Husten mit Sputumproduktion	- normal
I leicht	mit oder ohne chronischer Symptomatik	- leichte Behinderung der Ventilation - $FEV_1/FVC < 70\%$ - $FEV_1 \geq 80\%$ vom Soll
II moderat	Fortschreiten der Symptomatik, Kurzatmigkeit nach körperlicher Anstrengung	- Verschlechterung der Ventilation - $FEV_1/FVC < 70\%$ - $50\% \leq FEV_1 < 80\%$ vom Soll
III schwer	gesteigerte Kurzatmigkeit und wiederholte Exazerbationen, die die Lebensqualität des Patienten stark beeinflussen	- fortschreitende Ventilationsstörung - $FEV_1/FVC < 70\%$ - $30\% \leq FEV_1 < 50\%$ vom Soll
IV sehr schwer	schwere chronische respiratorische Ausfälle; Lebensqualität weiter eingeschränkt und lebensbedrohliche Exazerbationen	- schwerste Ventilationsstörung - $FEV_1/FVC < 70\%$ - $FEV_1 < 30\%$ vom Soll

- in der Bodyplethysmographie genauere Beurteilung der Atemwegsobstruktion ($R_{AW}\uparrow$) und der Lungenüberblähung (ITGV, RV $\uparrow$)
- arterielle Blutgasanalyse zur Beurteilung einer respiratorischen Insuffizienz
- Bestimmung der Immunglobuline quantitativ und des α_1-Antitrypsins

Differenzialdiagnose
- Bronchialkarzinom
- Asthma bronchiale
- sinubronchiales Syndrom
- Tuberkulose
- Bronchiektasen

Therapie
- Nikotinkarenz, Sanierung möglicher Infektquellen, z. B. Nasennebenhöhlen
- ausreichend Flüssigkeitszufuhr, Inhalationstherapie, evtl. mit Salbutamol (Sultanol®), evtl. Sekretolytika, Atemgymnastik, Klopfmassage
- Pneumokokken- und Influenza-Schutzimpfung
- Stufentherapie der COPD
    - bei leichtgradiger COPD bedarfsweise kurzwirksame β_2-Sympathomimetika und/oder Anticholinergika

- bei mittelgradiger COPD Dauertherapie mit langwirksamen β_2-Sympathomimetika und/oder Anticholinergika, bei fehlender Wirksamkeit zusätzlich retardiertes Theophyllin, evtl. inhalative Kortikosteroide
- bei schwerer COPD O_2-Langzeittherapie (❗ **Cave** Hyperkapnie!), kurzfristiger Einsatz oraler Kortikosteroide bei hochgradiger Atemwegsobstruktion, Prüfung chirurgischer Maßnahmen (Lungenvolumenreduktion, LTX), Heim-/Selbstbeatmung bei schwerer chronischer respiratorischer Insuffizienz
- ungezielte Antibiotikatherapie bei Infektexazerbation
  - Aminopenicillin und Betalaktamaseinhibitor, z. B. Augmentan® (Amoxicillin und Clavulansäure)
  - neuere Fluorochinolone (Gyrasehemmer), z. B. Moxifloxacin (Avalox®), Levofloxacin (Tavanic®)
  - evtl. Makrolide
- ungezielte Antibiotikatherapie bei Risikofaktoren für *Pseudomonas*-Infektion, z. B. Patient auf Intensivstation
  - Levofloxacin (Tavanic®)
  - neuere Cephalosporine der 3./4. Generation, z. B. Cefepim (Maxipime®)
  - Carbapenem, z. B. Imipenem und Cilastatin (Zienam®), Meropenem
  - Acylureidopenicillin und Betalaktamaseinhibitor, z. B. Tazobac® (Piperacillin und Tazobactam)
- bei schwerer respiratorischer Insuffizienz möglichst nicht-invasive Beatmung

3.1.4 Bronchiektasen

- irreversible zylindrische, sackförmige oder variköse Erweiterungen der Bronchien
- Ursachen: Mukoviszidose, primäre ziliäre Dyskinesie, Immundefekte (Antikörpermangel), schwere rezidivierende broncho-pulmonale Infekte, chronisch-obstruktive Bronchitis, Lungentuberkulose, Bronchusstenose (Fremdkörperaspiration, Tumore)
- *Kartagener-Syndrom*: Situs inversus, Bronchiektasen (infolge einer Motilitätsstörung der Zilien), Fehlanlage der Stirnhöhlen mit chronischer Sinusitis, Infertilität männlicher Patienten

Klinik

- Husten mit reichlich, meist gelblich-grünem Auswurf (»maulvolle Expektoration«), dreischichtiges Sputum (Schaum, Schleim, Eiter)
- Foetor ex ore
- häufig Hämoptysen
- im fortgeschrittenen Stadium Belastungsdyspnoe, Zyanose, Trommelschlegelfinger und Uhrglasnägel
- Komplikationen: rezidivierende eitrige Bronchitiden, Bronchopneumonien, obstruktive Ventilationsstörung, respiratorische Insuffizienz, Lungenabszesse, Pleuraempyem, Hirnabszesse, Amyloidose, Wachstumsretardierung bei Kindern

Eigene Notizen

Diagnostik

- auskultatorisch grobblasige Rasselgeräusche
- mikrobiologische Sputumdiagnostik (Antibiogramm)
- im Röntgen-Thorax evtl. zystische oder wabige Ringfiguren mit kleinen Sekretspiegeln, gelegentlich infolge der Verdickung der Bronchialwandungen sog. »tramlines«
- hochauflösende Computertomographie
- Bronchoskopie

Therapie

- Sekretelimination (»Bronchialtoilette«) mittels Lagerungsdrainage, Atemgymnastik, Klopf-/Vibrationsmassage, Inhalationstherapie und Mukolytika/Sekretolytika
- ggf. β_2-Sympathomimetika
- gezielte Antibiotikatherapie
- bei umschriebenen Bronchiektasen operative Therapie
- Influenza- und Pneumokokken-Impfung

3.2 Lungenparenchymerkrankungen

3.2.1 Lungenemphysem

- irreversible Erweiterung der Lufträume distal der terminalen Bronchiolen
    - primär atrophisches Altersemphysem
    - sekundäre Formen des Lungenemphysems:
        - zentrilobuläres (zentroazinäres) Emphysem, überwiegend bei Rauchern
        - panlobuläres (panazinäres) Emphysem, überwiegend bei α_1-Antitrypsinmangel
        - Überdehnungsemphysem nach Lungenteilresektionen oder bei Thoraxdeformitäten
        - Narbenemphysem
- Proteasenaktivität ↑ bei bronchopulmonalen Infekten, Asthma bronchiale
- Oxidanzien aus Zigarettenrauch → Inaktivierung des α_1-Antitrypsins → Ungleichgewicht zwischen Proteasen/Antiproteasen → Destruktion der Alveolarwände → elastische Retraktionskraft der Lunge ↓ → Bronchialkollaps in der Exspiration → Luftretention in der Lunge (»air trapping«) → Anhebung der Atemmittellage → obstruktives Emphysem
- angeborener α_1-Antitrypsinmangel
    - ❗ **Cave** gleichzeitige Bestimmung des Akutphaseproteins α_1-Antitrypsin und des CRP, da pseudonormale Werte bei Infekten!
    - homozygote schwere Form (α_1-Antitrypsin im Plasma <50 mg/dl): Leberzirrhose bei 25% der Kinder, Emphysem bei den meisten Erwachsenen
    - heterozygote leichte Form (α_1-Antitrypsin im Plasma 50–250 mg/dl): Lungenemphysem wird durch Noxen (Infekte, Rauchen, Staub) ausgelöst

Klinik

- »blue bloater« (bronchitischer Typ)
  - Übergewicht
  - ausgeprägte Zyanose, kaum Dyspnoe
  - produktiver Husten, häufige Schübe der chronischen Bronchitis
  - ausgeprägte respiratorische Insuffizienz (Globalinsuffizienz)
  - Polyglobulie, frühzeitige Rechtsherzinsuffizienz bei pulmonaler Hypertonie
- »pink puffer« (emphysematöser Typ)
  - Untergewicht
  - erhebliche Dyspnoe, kaum Zyanose
  - evtl. trockener Reizhusten
  - geringe respiratorische Insuffizienz (Partialinsuffizienz)

Diagnostik

- inspektorisch Fassthorax, geblähte Schlüsselbeingruben, Presslippenatmung, paradoxe Bewegung der unteren Thoraxapertur, »Sahlischer Venenkranz« am Rippenbogen
- perkutorisch hypersonorer Klopfschall und tiefstehende, wenig verschiebliche Lungengrenzen
- auskultatorisch abgeschwächtes Atemgeräusch, evtl. trockene Rasselgeräusche
- im Röntgen-Thorax strahlentransparente Lungen mit Rarefizierung der peripheren Lungenstruktur, Abflachung der Zwerchfelle, horizontal verlaufende Rippen mit weiten Interkostalräumen, evtl. Emphysembullae; bei Cor pulmonale Dilatation der zentralen Pulmonalarterienäste und Kalibersprung zu den eng gestellten peripheren Ästen, Rechtsherzvergrößerung mit Einengung des Retrosternalraumes
- hochauflösende CT (HRCT)
- in der Lungenfunktionsdiagnostik
  - »Air-trapping«-Phänomen: intrathorakales Gasvolumen (ITGV) ↑, totale Lungenkapazität (TLC) ↑, Residualvolumen (RV) ↑
  - obstruktive Ventilationsstörung (exobronchiale Obstruktion): absolute und relative FEV_1 ↓
  - Emphysemknick der exspiratorischen Fluss-Volumen-Kurve
  - Keulenform der Resistance-Schleife (R_{AW} ↑)
  - Diffusionskapazität ↓
- Schweregradbeurteilung eines Emphysems nach Residualvolumen und intrathorakalem Gasvolumen (▶ Tabelle)

Schweregrade des Emphysems		
Schweregrad	RV in% TLC	ITGV% Soll
Normwerte	30	<120
leichtgradig	40–50	120–135
mittelgradig	51–60	136–150
schwer	>60	>150

Eigene Notizen

– arterielle Blutgasanalyse bei respiratorischer Insuffizienz
  – respiratorische Partialinsuffizienz pO_2 <70 mmHg, pCO_2 mit 35–45 mmHg im Normbereich oder ↓ (▸ **Memo** CO_2-Abatmung ↑ durch Hyperventilation)
  – respiratorische Globalinsuffizienz pO_2 <70 mmHg, pCO_2 >45 mmHg, Hypoxämie und Hyperkapnie (▸ **Memo** CO_2-Abatmung ↓ durch alveoläre Hypoventilation), stets bei Versagen der Atempumpe
– Bestimmung des α_1-Antitrypsins

Therapie

– Nikotinkarenz, staubfreier Arbeitsplatz
– Pneumokokken- und Influenza-Schutzimpfung
– konsequente antibiotische Therapie bronchopulmonaler bakterieller Infekte
– Substitution von α_1-Antitrypsin bei nachgewiesenem Mangel und eingeschränkter Lungenfunktion
– Broncholyse (Stufenschema ▸ Kap. 3.1.3)
– Atemgymnastik (»Lippenbremse« verhindert exspiratorischen Kollaps der Bronchien)
– evtl. Aderlass bei Polyglobulie (Hkt >60%)
– Therapie einer pulmonalen Hypertension und eines Cor pulmonale
– kontrollierte O_2-Langzeittherapie (❗ **Cave** bei respiratorischer Globalinsuffizienz erfolgt Atemantrieb nur noch über den Sauerstoffmangel, da bei chronischer Hyperkapnie (pCO_2 >60 mmHg) der CO_2-getriggerte Atemantrieb zuerst ausfällt)
– bei chronischer respiratorischer Insuffizienz
  – nicht-invasive intermittierende Beatmung (z. B. nachts) mit positivem endexspiratorischem Druck
  – ggf. invasive Beatmung bei respiratorischer Dekompensation mit Hyperkapnie
– ggf. Bullektomie, Lungenvolumenreduktionsoperation
– Lungentransplantation (in Einzelfällen)

3.2.2 Atelektasen

– nicht-entzündliches, luftleeres Lungengewebe
– primär bei Früh- und Neugeborenen
– sekundär durch Bronchialverschluss, Kompression oder Entspannung des Lungengewebes

Klinik

– evtl. respiratorische Insuffizienz
– Pneumonie, Lungenabszess

Diagnostik

– perkutorisch gedämpfter Klopfschall, abgeschwächter Stimmfremitus
– auskultatorisch abgeschwächtes Atemgeräusch mit Bronchophonie

3.2 · Lungenparenchymerkrankungen

- im Röntgen-Thorax Transparenzminderung mit bikonkaver Begrenzung, basale Streifenatelektase, verlagertes Interlobärseptum, evtl. Zwerchfellhochstand, Hilus- oder Mediastinalverlagerung
- Computertomographie
- Bronchoskopie

Therapie
- kausale Therapie
- ggf. antibiotische Behandlung
- evtl. Segment-/Lappenresektion bei chronischer Atelektase
- prophylaktisch Atemgymnastik und frühe Mobilisierung

3.2.3 ARDS (»adult respiratory distress syndrome«)

- akute respiratorische Insuffizienz infolge einer akuten diffusen Lungenschädigung
- 15–30% aller langzeitbeatmeten erwachsenen Intensivpatienten
- indirekte Lungenschädigung, z. B. durch Sepsis, Polytrauma, Verbrennungen, Schock, Verbrauchskoagulopathie, Pankreatitis, Massentransfusionen, Intoxikation (z. B. mit Paraquat)
- direkte Lungenschädigung, z. B. durch schwere Pneumonien, Magensaftaspiration, Lungenkontusion, infolge Beinaheertrinkens oder durch Inhalation toxischer Gase
- Schädigung der Lungenkapillaren → Kapillarpermeabilität ↑ → interstitielles Lungenödem, Schädigung der Pneumozyten II → Surfactant-Faktor ↓ → alveoläres Lungenödem → Mikroatelektasen → Bildung hyaliner Membranen, Mikrozirkulationsstörung durch intrapulmonale Shunts → Hypoxie → Endothelproliferation und Lungenfibrose

Klinik
- Latenzphase (einige Stunden nach der Schädigung): evtl. leichtgradige arterielle Hypoxämie und respiratorische Alkalose infolge einer Hyperventilation
- exsudative Phase (etwa 1–3 Tage nach der Schädigung): Dyspnoe, Tachypnoe, progrediente Hypoxämie und verminderte Lungencompliance als Folge des interstitiellen und alveolären Lungenödems
- proliferative/fibrosierende Phase (etwa 2–10 Tage nach der Schädigung): respiratorische Globalinsuffizienz, respiratorische Azidose, zunehmende beidseitige Verschattungen der Lungen als Folge der entzündlichen interstitiellen und alveolären Lungeninfiltration mit Diffusionsverschlechterung

Diagnostik
- Diagnosekriterien des ARDS
  - Anamnese und Klinik: Auslösefaktor, akuter Beginn
  - Röntgen-Thorax: bilaterale diffuse Lungeninfiltrationen (initial interstitielles oder alveoläres Ödem, im fortgeschrittenen Stadium streifig-retikuläre Verschattungsmuster)

Eigene Notizen

- Lungenfunktionsparameter: PaO_2/FiO_2 <200, PaO_2 <50 mmHg bei FiO_2 ≥0,6
- Ausschluss anderer Ursachen der respiratorischen Insuffizienz, z. B. einer Linksherzinsuffizienz (PCWP <18 mmHg)
- evtl. zur Ausschlussdiagnostik Einschwemmkatheter zur Messung des pulmonalkapillaren Drucks, Pleurasonographie, Echokardiographie, CT des Thorax, Bronchoskopie

Differenzialdiagnose
- Linksherzinsuffizienz mit Lungenödem
- Lungenembolie
- »fluid lung« bei Niereninsuffizienz

Therapie
- gezielte kausale Therapie
- symptomatische Therapie
  - Intensivmonitoring und Behandlung von Komplikationen
  - invasive lungenprotektive Beatmung (pO_2 >60 mmHg, SaO_2 >90%)
    - kontinuierlich positiver Atemwegsdruck (PEEP 9–12 mbar)
    - **❶ Cave** Barotrauma durch erhöhten Beatmungsdruck!)
    - Vermeidung hoher Beatmungsdrücke (Spitzendruck <30 mbar)
    - niedriges Tidalvolumen
    - evtl. »Inverse-ratio«-Beatmung (Inspirationszeit >Exspirationszeit)
  - intermittierende Bauchlagerung
  - evtl. extrakorporaler Membranoxygenator (EKMO) zur CO_2-Elimination
  - sobald wie möglich assistierte Spontanatmungsverfahren

3.2.4 Lungenfibrose

- disseminierte Bindegewebsvermehrung infolge chronisch verlaufender Entzündungen des Lungeninterstitiums
  - idiopathische interstitielle Pneumonitis, z. B. Hamman-Rich-Syndrom, idiopathische COP (»cryptogenic organizing pneumonia«)
  - infektiöse Lungenerkrankungen, z. B. Pneumocystis-Pneumonie
  - inhalative Noxen, z. B. Pneumokoniosen, exogen allergische Alveolitis, Byssinose
  - Systemerkrankungen, z. B. Kollagenosen (systemischer Lupus erythematodes, Polymyositis), Granulomatosen (Sarkoidose), Vaskulitiden (Wegener-Granulomatose)
  - sonstige Ursachen, z. B. Bleomycin-Lunge, Paraquat-Lunge, Amiodaron-Lunge, Strahlenpneumonitis, Stauungsfibrose, »fluid lung«, ARDS
  - *Sonderform:* pulmonale Histiozytosis X (granulomatöse Entzündung des Lungeninterstitiums mit Ausbildung von Lungenzysten bei jungen starken Rauchern)

Klinik
- zunehmende Belastungsdyspnoe, im weiteren Verlauf auch Ruhedyspnoe
- unproduktiver Husten
- schnelle oberflächliche Atmung
- ggf. Zyanose
- evtl. Trommelschlegelfinger, Uhrglasnägel
- Komplikationen: pulmonale Hypertonie mit Cor pulmonale, respiratorische Insuffizienz

Diagnostik
- Atemstop bei tiefer Inspiration
- evtl. perkutorisch hochstehende Lungengrenzen
- auskultatorisch ohrnahe knisternde Rasselgeräusche (»Sklerophonie«) über den basalen Lungenabschnitten, in fortgeschrittenen Stadien evtl. Knarren (»Korkenreiben«)
- im Röntgenbild des Thorax retikuläre (streifig-netzförmige) und noduläre (feinfleckige) interstitielle Verdichtungen, evtl. milchglasartige Trübungen, im fortgeschrittenen Stadium »Honigwabenstruktur«
- hochauflösende CT
- in der Lungenfunktionsdiagnostik restriktive Ventilationsstörung (TLC ↓, VC ↓), Diffusionskapazität ↓, Compliance ↓, einschließlich Blutgasanalysen (pO_2 ↓ initial nur unter Belastung)
- in der bronchoalveolären Lavage häufig vermehrt neutrophile Granulozyten, bei pulmonaler Histiozytosis X >5% Histiozyten ($CD1^+$-Lymphozyten)
- ggf. histologische Sicherung der Diagnose durch transbronchiale Biopsie
- serologische Diagnostik (Rheumafaktor, Typ-III-Allergien, antinukleäre Antikörper, ENA, DNA-Antikörper), Differenzialblutbild, Entzündungsparameter (CRP, BSG), ACE (»angiotensin converting enzyme«)

Differenzialdiagnose
- Pneumonien, Lungentuberkulose, Lungenmykosen
- Alveolarzellkarzinom

Therapie
- kausale Therapie, v. a. Elimination einer auslösenden Noxe
- Glukokortikoide
- evtl. immunsuppressive Therapie, z. B. mit Azathioprin und Cortison
- O_2-Langzeittherapie bei respiratorischer Insuffizienz
- im Terminalstadium (Herz-)Lungentransplantation

3.2.5 Silikose (Quarzstaub-/Bergarbeiterlunge)

- Pneumokoniose: Lungenerkrankung durch die Inhalation von Quarzstaub (Kieselsäure in kristalliner Form) (❗ **Cave** aufgrund der Persistenz der Quarzpartikel im Gewebe Fortschreiten der Erkrankung auch nach Beendigung der Exposition)

Eigene Notizen

- häufig Mischstaubpneumokoniosen bei Bergwerksarbeitern (❗ Cave meldepflichtige Berufskrankheit!), z. B. durch Beimischung von Kohlenstaub
- Metallhütten (Formsand), Bergwerk/Steinbruch, Porzellan-/Keramikherstellung, Sandstrahlarbeiten → kristalliner Quarz (Feinstaub <7 μm Korngröße) → Phagozytose durch Alveolarmakrophagen → Makrophagenzerfall → Freisetzung fibrogener Faktoren → Entstehung bindegewebiger, hyalinisierender Knötchen und Schwielen → Schrumpfung der Knötchen → perifokales Emphysem (▶ Memo Latenz von mindestens 15 Jahren!)

Klinik
- initial symptomlos
- Belastungsdyspnoe
- Husten mit gräulichem Auswurf
- Sonderform: Silikoanthrakose mit chronischer Polyarthritis (Caplan-Syndrom)
- Komplikationen: erhöhte Infektanfälligkeit (Siliko-Tbc), chronisch obstruktive Bronchitis, Lungenemphysem, respiratorische Insuffizienz, pulmonale Hypertonie mit Cor pulmonale, erhöhtes Lungenkrebsrisiko

Diagnostik
- im Röntgenbild des Thorax initial disseminierte kleine rundliche Herdschatten, in fortgeschrittenen Stadien gröbere Schwielen mit perifokalem Emphysem infolge narbiger Verziehungen, Vergrößerung der Lungenhili mit Verkalkung der Randsinus der Hiluslymphknoten (»Eierschalenhilus«) (▶ Memo Bestimmung des Schweregrades mit Hilfe eines Standard-Filmsatzes des International Labour Office (ILO)!)
- in der Lungenfunktionsdiagnostik in fortgeschrittenen Stadien obstruktive Ventilationsstörung (»Bergmannsasthma«) mit Lungenüberblähung, nur selten restriktive Ventilationsstörung
- in der Blutgasanalyse Hypoxämie, evtl. Hyperkapnie

Therapie
- konsequente Antibiotikatherapie bei bakteriellen Infekten
- bei Atemwegsobstruktion Therapie wie bei chronisch obstruktiver Bronchitis (Bronchodilatatoren, ggf. inhalative Glukokortikoide)

3.2.6 Asbestose

- Pneumokoniose: Lungenfibrose durch Asbeststaub (▶ Memo meldepflichtige Berufskrankheit, Asbest-induzierte Neoplasien sind die häufigsten durch berufliche Exposition hervorgerufenen Malignome in Deutschland!)
- Asbestzement, Textilien, Isolationsmaterial, Bremsbeläge → Asbestfasern (Länge >5 μm, Durchmesser <3 μm) → Akkumulation subpleural → chronische Reizung → Entzündungsreaktion → Lungenfibrose (fibrosierende

Alveolitis) und entzündliche bzw. fibrotische Pleuraveränderungen (Pleuraplaques) → Bronchialkarzinom, pleurales, peritoneales oder perikardiales Mesotheliom (Signaltumor), evtl. Larynxkarzinom (❗ **Cave** Latenz von bis zu 50 Jahren!)
- Tumorrisiko hängt von der Faserkonzentration in der Atemluft und der Zahl der Expositionsjahre ab (Abschätzung über Asbest-Faserjahre)

Klinik
- Belastungsdyspnoe
- Husten
- gelegentlich thorakale Schmerzen
- Komplikationen: respiratorische Insuffizienz, pulmonale Hypertonie und Cor pulmonale, maligne Entartung

Diagnostik
- auskultatorisch Knisterrasseln über den basalen Lungenabschnitten
- im Röntgenbild des Thorax streifig-retikuläre Zeichnungsvermehrung, v. a. über den Lungenunter- und -mittelfeldern, ggf. umschriebene Pleuraverdickungen und flächige Verkalkungen, Pleuraergüsse bei Asbestpleuritis oder malignem Pleuramesotheliom
- in der Lungenfunktionsdiagnostik restriktive Ventilationsstörung und Diffusionsstörung sowie arterielle Hypoxämie in der Blutgasanalyse in fortgeschrittenen Stadien
- in der hochauflösenden CT evtl. Nachweis einer Pleurafibrose bzw. von Pleuraplaques
- in der bronchoalveolären Lavage Nachweis von Asbestkörperchen (Asbestfasern mit kolbenförmig aufgetriebenen Enden und positiver Eisenreaktion)
- evtl. Thorakoskopie und Biopsie bei Verdacht auf pleurale Neoplasien oder unklarem Pleuraerguss

Therapie
- rein symptomatische Therapie (z. B. O_2-Langzeittherapie) bzw. Therapie der Komplikationen (▶ Kap. 3.5)
- bei Mesotheliom Tumorchirurgie und palliative Chemotherapie mit Cisplatin und Pemetrexed (Alimta®, Folsäure-Analogon)
- prophylaktisch Arbeitsschutzmaßnahmen
- ❗ **Cave** multiplikative Wirkung von Rauchen und Asbestexposition für das Risiko eines Bronchialkarzinoms!

3.2.7 Exogen allergische Alveolitis

- entzündlich-fibrosierende, diffus interstitielle Lungenparenchymerkrankung (Hypersensitivitätspneumonitis) infolge einer Allergie nach langdauernder Exposition gegenüber meist organischen Allergenen (❗ **Cave** meldepflichtige Berufskrankheit!)

Eigene Notizen

– Tierproteine (Vogelkot- und -serumproteine), z. B. Vogelzüchterlunge, Tierhändlerlunge
– Mikroorganismen (thermophile Aktinomyzeten, Schimmelpilze, Amöben), z. B. Farmerlunge, Befeuchterlunge, Käsewäscherlunge, Pilzzüchterlunge
– Chemikalien, z. B. Isocyanate, Anyhdride
— Allergie vom Typ III (Immunkomplexreaktion) und vom Typ IV (zelluläre Hypersensitivitätsreaktion) bei genetischer Disposition

Klinik

— akut (5–8 h nach massiver Allergenexposition, abklingende Symptomatik innerhalb von 24 h): grippeähnliches Krankheitsbild mit Fieber, schwerem Krankheitsgefühl, Kopfschmerzen, Dyspnoe und Husten, evtl. mit thorakalem Engegefühl
— chronisch (bei langjähriger Exposition): Belastungsdyspnoe, Husten, evtl. Müdigkeit und Abgeschlagenheit, evtl. Zyanose
— Komplikationen: Lungenfibrose, respiratorische Insuffizienz, pulmonale Hypertonie und Cor pulmonale

Diagnostik

— auskultatorisch ohrnahes Knisterrasseln über den basalen Lungenabschnitten
— in der Lungenfunktionsdiagnostik restriktive Ventilationsstörung (VC ↓, TLC ↓), Compliance ↓ und Diffusionsstörung
— in der Blutgasanalyse pO_2 ↓ (initial nur unter Belastung)
— serologischer Nachweis spezifischer, präzipitierender IgG-Antikörper, evtl. Leukozytose, BSG ↑
— im Röntgenbild des Thorax disseminierte, retikulo-noduläre Lungenverdichtungen
— im hochauflösenden CT früher Nachweis interstitieller Veränderungen und in fortgeschrittenen Stadien Zeichen der Lungenfibrose
— in der bronchoalveolären Lavage Lymphozytose mit erhöhtem Anteil an $CD8^+$ (Suppressor-)Zellen (CD4/CD8-Quotient ↓, <1), ggf. transbronchiale Biopsie

Differenzialdiagnose

— akut: bronchopulmonale Infektionen, Asthma bronchiale
— chronisch: Lungenfibrose anderer Genese

Therapie

— Expositionsprophylaxe
— Kortikosteroide

3.2.8 Sarkoidose (M. Boeck)

- Systemerkrankung unklarer Genese mit histologisch nachweisbaren nichtverkäsenden epitheloidzelligen Granulomen (Langhans-Riesenzellen enthalten teilweise Schaumann- (laminare Kalzium-Protein-Körper) und Asteroid-Körper (sternförmige Einschlüsse))
- gestörte T-Zellfunktion (negativer Tuberkulintest), erhöhte B-Zellaktivität (Hypergammaglobulinämie in 50% der Fälle)
- weltweit verbreitet, aber gehäuftes Vorkommen in bestimmten Regionen, z. B. Skandinavien; Altersgipfel 20.–40. Lebensjahr; familiäre Häufung
- chronisch-progressive Verläufe 20%, Letalität 5–10%

Klinik
- akute Verlaufsform:
  - *Löfgren-Syndrom:* bihiläre Lymphadenopathie, Erythema nodosum, Arthritis (Sprunggelenke)
  - Fieber, Husten
- chronische Verlaufsform:
  - initial häufig symptomlos (Zufallsbefund)
  - evtl. Müdigkeit
  - im weiteren Verlauf Reizhusten, Belastungsdyspnoe (pulmonale Manifestation in 95% aller Fälle)
  - Komplikationen: Bronchiektasen, respiratorische Insuffizienz, pulmonale Hypertonie und Cor pulmonale
- extrapulmonale Sarkoidose:
  - Hautmanifestationen (20%): Lupus pernio (livide, flächige Infiltration der Wangen und der Nase), Plaques, Erythema nodosum, disseminierte rotbräunliche Papeln (klein- bis großknotig)
  - Skelettsystem (10–15%), z. B. Jüngling-Syndrom (Osteitis multiplex cystoides): zystische Veränderungen der Fingerphalangen
  - kardiale Sarkoidose (25%) mit Herzrhythmusstörungen, Perikarderguss, Herzinsuffizienz
  - Nervensystem (5%), z. B. Fazialisparese, Hypophysenvorderlappeninsuffizienz, Diabetes insipidus, granulomatöse Meningitis
  - Augenbeteiligung (20%), z. B. Uveitis, Iridozyklitis
  - *Heerfordt-Syndrom:* Parotitis, Uveitis, Fazialisparese
  - Manifestationen an Leber, Milz, Lymphknoten etc.

Diagnostik
- Thoraxröntgen, (hochauflösende) CT
- Klassifikation der Sarkoidose nach radiologischen Veränderungen im Thoraxröntgenbild (▶ Tabelle)
- BSG ↑
- Hypergammaglobulinämie, IgG ↑
- evtl. Hyperkalzämie/-urie (infolge vermehrter Vitamin-D_3-Bildung in Epitheloidzellen)
- im Blutbild evtl. Leuko-/Lymphozytopenie, evtl. Eosinophilie
- Tuberkulin-Hauttest meist negativ

Eigene Notizen

Eigene Notizen

Radiologische Klassifikation der Sarkoidose	
Stadium	Veränderungen im Thoraxröntgenbild
0	keine
I	beidseitige Hiluslymphknotenvergrößerungen (polyzyklisch begrenzt), keine erkennbaren Lungenveränderungen
II	beidseitige Hiluslymphknotenvergrößerungen mit Lungeninfiltrationen (retikulo-noduläre Lungenzeichnung)
III	Lungeninfiltrationen ohne erkennbare Hilusvergrößerungen
IV	Lungenfibrose

- »angiotensin converting enzyme« (ACE) als Aktivitätsparameter, evtl. s-IL2-R, Neopterin
- evtl. ^{67}Gallium-Szintigraphie (Anreicherung in pulmonalen und extrapulmonalen Granulomen)
- transbronchiale Biopsie und Histologie (Nachweis epitheloidzelliger, nichtverkäsender Granulome)
- in der bronchoalveolären Lavage vermehrt T-Helferzellen infolge einer lymphozytären Alveolitis (CD4/CD8-Quotient >5, normalerweise bei etwa 2)
- evtl. Mediastinoskopie und Lymphknotenbiopsie
- Ausschluss einer Infektion, Lungenfunktionsprüfung (Diffusionskapazität ↓, Compliance ↓), EKG, Echokardiographie, Abdomensonographie, ophthalmologische Untersuchung, evtl. Liquordiagnostik (Lymphozytose, Proteinerhöhung, CD4/CD8-Quotient ↑)

Differenzialdiagnose
- Tuberkulose
- Bronchialkarzinom, karzinomatöse Lymphangitis
- M. Hodgkin, Leukosen
- Berylliose, Silikose, Asbestose
- allergische Alveolitis
- Ornithose
- rheumatisches Fieber
- Lungenfibrosen unterschiedlicher Ätiologie

Therapie
- häufig Spontanremissionen
- Kortikosteroide ab Stadium II und sich verschlechternder Lungenfunktion bzw. bei extrapulmonaler Manifestation (Prednisolon 20–40 mg/d für etwa einen Monat, dann stufenweise Reduktion, Absetzen nach 6–12 Monaten)
- evtl. Immunsuppressiva
- bei Löfgren-Syndrom symptomatisch NSAR
- bei Lupus pernio Allopurinol
- sehr selten Lungentransplantation

3.3 Erkrankungen des Lungenkreislaufs

3.3.1 Lungenembolie

- Lungenarterienverschluss infolge eingeschwemmter venöser Thromben (in 90% der Fälle ausgehend von tiefen Thrombosen der Becken- und Oberschenkeletage)
- gehäuftes Auftreten nach körperlicher Anstrengung, morgendlichem Aufstehen oder Defäkation
- Pulmonalarterienverschluss → Nachlast ↑ → akutes Cor pulmonale; funktioneller Totraum ↑ → arterielle Hypoxämie; Vorwärtsversagen → HZV ↓ → RR ↓ → Puls ↑ → Kreislaufschock
- 1–2% aller stationär behandelten Patienten, Letalität ca. 8% (❗ **Cave** letale Lungenembolien verlaufen häufig in Schüben!), Rezidivrate 30%

Klinik
- Dyspnoe, Tachypnoe, atemabhängige Thoraxschmerzen
- Husten, evtl. Hämoptoe
- Angst
- evtl. Fieber
- obere Einflussstauung
- Zyanose
- Tachykardie, Blutdruckabfall
- Synkope, Schocksymptomatik
- Komplikationen: Pleuritis, hämorrhagischer Lungeninfarkt (❗ **Cave** insbesondere bei Embolien in kleineren Segmentarterien distal der Anastomosen zwischen Bronchial- und Pulmonalarterien!), Infarktpneumonie, evtl. Abszedierung, Rechtsherzversagen, chronisches Cor pulmonale

Diagnostik
- auskultatorisch fixierte Spaltung des 2. Herztons, evtl. Pleurareiben
- im Elektrokardiogramm Sinustachykardie, Rhythmusstörungen und evtl. Zeichen der Rechtsherzbelastung (P-pulmonale, Rechtsschenkelblock, ST-Streckenhebung mit terminal negativem T in III, T-Negativierung V_{1-3}, S_I/Q_{III}- oder $S_I/S_{II}/S_{III}$-Typ)
- in der Blutgasanalyse pO_2 und pCO_2 ↓ (durch Hyperventilation), nur in schweren Fällen Hyperkapnie
- im Blutbild evtl. Leukozytose, BSG ↑
- evtl. LDH ↑
- D-Dimere ↑ (❗ **Cave** erhöhte D-Dimere auch nach Trauma oder Operation, bei Aortendissektion, Sepsis, disseminierter intravasaler Gerinnung, Malignomen, Pneumonie, Erysipel, Schwangerschaft etc.)
- bei schweren Lungenembolien Troponin I/T positiv und BNP ↑ (prognostische Parameter)
- Schweregradbeurteilung einer Lungenembolie anhand des systolischen und des pulmonalarteriellen Drucks sowie der arteriellen Blutgase (▶ Tabelle)

Eigene Notizen

Schweregrade der akuten Lungenembolie					
Schweregrad	Klinische Symptomatik	Gefäßverlegung	RR$_{systolisch}$	Mittlerer RR$_{pulmonal}$ (mmHg)	pO$_2$ arteriell (mmHg)
I	klinisch stumm	periphere Pulmonalarterienäste	normal	normal (<20)	normal (>75)
II	Angst, Tachykardie, Hyperventilation	Segmentarterien oder eine Lappenarterie	normal – ↓	normal – ↑	↓ (<75)
III	Dyspnoe, Kollaps	Hauptast einer Pulmonalarterie oder ≥2 Lappenarterien	↓	↑ (25–30)	↓↓ (<65)
IV	Schock (Kreislaufstillstand)	Pulmonalarterienstamm oder beide Hauptäste	↓↓	↑↑ (>30)	↓↓↓ (<55)

– in der Echokardiographie häufig Dilatation des rechten Ventrikels, paradoxe oder hypokinetische Ventrikelseptumbewegung, evtl. erweiterte Pulmonalarterien, in der Doppler-Echokardiographie Nachweis einer Trikuspidalinsuffizienz (ermöglicht die Berechnung des systolischen Pulmonalarteriendruckes über die maximale Regurgitationsgeschwindigkeit), evtl. direkter Thrombusnachweis in der A. pulmonalis
– ZVD ↑, im Rechtsherzkatheter erhöhter Pulmonalarteriendruck
– im Thoraxröntgenbild verminderte Hilus- oder Lungengefäßzeichnung, dilatierte Hilusarterien, vergrößerter rechter Ventrikel, evtl. passagere lokale Aufhellung (*Westmark-Zeichen*), nach einigen Tagen Plattenatelektasen, evtl. Zwerchfellhochstand, bei Lungeninfarkt umschriebene periphere Verschattung (❗ **Cave** ein normales Röntgenbild schließt eine Lungenembolie nicht aus – insbesondere im Akutstadium meist unauffällig!)
– Methode der Wahl in der Akutdiagnostik einer Lungenembolie ist das Angio-CT, evtl. MR-Angio
– evtl. mittels Pulmonalisangiographie Darstellung von Füllungsdefekten und Gefäßabbrüchen in der pulmonalen Strombahn (▶ **Memo** bevorzugt in der rechten A. pulmonalis)
– evtl. in der Lungenperfusions- und Ventilationsszintigraphie Speicherdefekte in den betroffenen Arealen (diagnostische Bedeutung bei rezidivierenden kleineren und subklinischen Lungenembolien)
– Ausschluss einer tiefen Beinvenenthrombose (▶ Kap. 2.3.4)

3.3 · Erkrankungen des Lungenkreislaufs

Differenzialdiagnose
- Myokardinfarkt, Angina pectoris, Perikarditis
- Aortendissektion
- akut dekompensierte Herzinsuffizienz mit Lungenödem
- Asthmaanfall
- Spontanpneumothorax
- Pneumonie, Pleuritis

Therapie
- Lagerung mit erhöhtem Oberkörper, Sauerstoffgabe 5–10 l/min, evtl. Intubation und Beatmung, Sedierung (z. B. Diazepam 5 mg i.v.), evtl. analgetische Therapie (z. B. Pethidin, Dolantin® 25–50 mg i.v.), ggf. Schocktherapie (intravenöse Flüssigkeitszufuhr, Katecholamine, evtl. Azidosekorrektur) und Reanimationsbehandlung (❯ **Memo** Reanimation über einen längeren Zeitraum kann den Embolus fragmentieren!)
- initial Heparin 5000–10.000 IE i.v. als Bolus, bei leichten Lungenembolien (*Stadium I und II*) im weiteren Verlauf 25.000–40.000 IE/d über 7–10 d (Dosisanpassung nach PTT, 2,0–2,5× Normwert) oder niedermolekulares Heparin (z. B. Enoxaparin, Clexane®); überlappende Einleitung einer oralen Antikoagulation (z. B. Phenprocoumon (Marcumar®) für 6–12 Monate)
- bei schweren Lungenembolien (*Stadium III und IV*) Fibrinolysetherapie mit Streptokinase, Urokinase oder rt-PA (z. B. Alteplase (Actilyse®) 10 mg i.v. als Bolus und 90 mg über 2 h)
- evtl. Fragmentierung des Embolus mittels Rechtsherzkatheter, ggf. lokale Fibrinolyse
- ggf. bei schweren Lungenembolien Thorakotomie und Embolektomie aus den zentralen Pulmonalarterien (Trendelenburg-Operation)

3.3.2 Lungenblutung

- Hämoptoe (Hämoptyse): Bluthusten (Aushusten von Blut/blutigem Sekret aus dem unteren Respirationstrakt)
- häufige Ursachen: akute/chronische Bronchitis, Pneumonien, Bronchiektasen, Bronchialkarzinom, Lungentuberkulose, Lungeninfarkt
- seltene Ursachen: Lungenabszess, hämorrhagische Diathese, Goodpasture-Syndrom, Wegener-Granulomatose, M. Osler, invasive Aspergillose, Lungenegel, bronchopulmonale Metastasen

Diagnostik
- Blutbild, Gerinnungsanalyse
- Blutgasanalyse
- Röntgen-Thorax
- Bronchoskopie

Eigene Notizen

Differenzialdiagnose
- obere gastrointestinale Blutungen
- Blutungen aus dem Oropharynx

Therapie
- sitzende/halbsitzende Position, ggf. Seitlagerung auf die Seite der Blutungsquelle
- Sauerstoffgabe 5–10 l/min
- ggf. Intubation mit doppellumigem Tubus und Beatmung mit erhöhten endexspiratorischen Drücken
- bronchoskopische Blutstillung mit kalter 0,9%-iger Kochsalzlösung, lokaler Applikation von Noradrenalin, Elektro-/Laserkoagulation, Fibrinklebung
- ggf. Okklusion des blutenden Bronchus mittels Fogarty-Katheter oder Tamponade
- evtl. Bronchialarterienembolisation

3.3.3 Lungenödem

- massive extravasale Flüssigkeitsansammlung in der Lunge (interstitiell oder alveolär) infolge eines erhöhten mikrovaskulären Drucks oder erhöhter Kapillarpermeabilität
    - kardiales Lungenödem bei Linksherzversagen
    - nicht-kardiales Lungenödem, z. B. ARDS, toxisches Lungenödem, Lungenödem nach Beinaheertrinken, Höhenlungenödem, Postexpansionsödem nach Abpunktion eines großen Pleuraergusses, Lungenödem bei Niereninsuffizienz, neurogenes Lungenödem nach Schädel-Hirn-Trauma (Sympathikusaktivierung mit generalisierter Vasokonstriktion)
- interstitielles Lungenödem → alveoläres Lungenödem → Schaumbildung (Ausdehnung der Flüssigkeit) → Asphyxie

Klinik
- Dyspnoe, Tachypnoe, Orthopnoe
- Husten (Asthma cardiale)
- evtl. schaumiges Sputum
- Zyanose
- Angst
- »Kochen« über der Brust

Diagnostik
- auskultatorisch
    - bei interstitiellem Lungenödem verschärftes Atemgeräusch, evtl. Giemen
    - bei alveolärem Lungenödem feuchte Rasselgeräusche
- im Röntgenbild des Thorax
    - bei interstitiellem Ödem beidseitige streifige Verdichtungen und vermehrte peribronchiale Zeichnung (schmetterlingsförmige Verschattung perihilär), Kerley B-Linien
    - bei alveolärem Ödem grobfleckige, konfluierende Verschattungen

- Echokardiographie, evtl. Einschwemmkatheter-Untersuchung (bei kardialem Ödem PCWP >15 mmHg)

Differenzialdiagnose
- Pneumonie
- Asthma bronchiale

Therapie
- sitzende Lagerung
- ggf. Sedierung mit Diazepam 5–10 mg oder Morphin 5 mg langsam i.v. (❗ **Cave** Atemdepression!)
- Absaugen der Atemwege, O_2-Gabe, ggf. CPAP-Beatmung (»continuous positive airway pressure«) bzw. Intubation und PEEP-Beatmung (positiver endexspiratorischer Druck) mit 100% O_2, evtl. EKMO (extrakorporale Membranoxygenierung) als ultima ratio
- beim kardialen Lungenödem Vorlastsenkung mit Nitroglyzerin und Furosemid
- bei toxischem Lungenödem inhalative Kortikosteroide
- kausale Therapie

3.3.4 Pulmonale Hypertonie und Cor pulmonale

- Druckbelastung des rechten Herzens mit Hypertrophie und/oder Dilatation des rechten Ventrikels infolge einer primären Erhöhung des pulmonalen Widerstandes (pulmonalarterieller Mitteldruck in Ruhe >25 mmHg bzw. unter Belastung >30 mmHg)
- Vasokonstriktion, Thrombosen und Remodelling der Lungengefäße führen zur pulmonalen Hypertonie
- präkapillär
  - Vasokonstriktion, z. B. COPD, Schlafapnoe-Syndrom, alveoläre Hypoventilation, Aufenthalt in großen Höhen ($O_2 \downarrow$ → Euler-Liljestrand-Reflex)
  - Gefäßobstruktion, z. B. rezidivierende Lungenembolien, idiopathische pulmonale Hypertonie, Arteriitis der Pulmonalarterien
  - Gefäßobliteration/Verlust eines Teils der Lungenstrombahn, z. B. interstitielle Lungenfibrose, nach Lungenresektion
  - kongenitale Vitien mit Links-rechts-Shunt
- postkapillär
  - kardiale Erkrankungen, z. B. Linksherzinsuffizienz, Mitralvitien
  - Veränderungen der Lungenvenen, z. B. pulmonale Venenverschlusskrankheit

Klinik
- leichte Ermüdbarkeit
- Belastungsdyspnoe
- pektanginöse Thoraxschmerzen
- Schwindelanfälle, evtl. Synkopen

Eigene Notizen

Eigene Notizen

- diskrete Zyanose
- ggf. Halsvenenstauung, Ödeme etc. bei Rechtsherzdekompensation

Diagnostik

- auskultatorisch betonter Pulmonalklappenschlusston, fixierte atemunabhängige Spaltung des zweiten Herztones, evtl. diastolisches Graham-Steell-Geräusch (relative Pulmonalklappeninsuffizienz) und Systolikum über der Trikuspidalklappe (relative Trikuspidalklappeninsuffizienz)
- im EKG Zeichen der Rechtsherzhypertrophie, Steil- bis Rechtslagetyp, evtl. S_I/Q_{III}- oder $S_I/S_{II}/S_{III}$-Typ bei Sagittalstellung der Herzachse, P-pulmonale (in II ≥0,25 mV), positiver Sokolow-Lyon-Index $R_{V1} + S_{V5/6}$ ≥1,05 mV, Repolarisationsstörungen (T-Negativierungen, ST-Senkungen) in V_{1-3}, ggf. Rechtsschenkelblock, Sinustachykardie
- in der Echokardiographie Hypertrophie und Dilatation RV, paradoxe systolische Septumbewegung zum LV, mittels Doppler-Echokardiographie Bestimmung des pulmonalarteriellen Mitteldrucks anhand des Druckgradienten über der Trikuspidalklappe bei bestehender Insuffizienz
- im Thoraxröntgenbild prominenter Pulmonalisbogen, dilatierte zentrale Pulmonalarterien, Kalibersprung zur gefäßarmen Lungenperipherie (amputierte Hilusgefäße), in der Seitaufnahme ausgefüllter Retrosternalraum infolge der Rechtsherzvergrößerung
- evtl. Ventilations-/Perfusionsszintigraphie, Pulmonalisangiographie oder CT-Thorax
- ggf. Messung des pulmonalarteriellen Verschlussdruckes (= pulmonalkapillärer Druck) mittels Einschwemmkatheter-Untersuchung

Therapie

- kausale Therapie
- O_2-Langzeittherapie (Pulmonalisdruck ↓)
- Herzinsuffizienztherapie: körperliche Schonung, Thromboembolieprophylaxe, Diuretika, ggf. ACE-Hemmer/AT-II-Blocker und Herzglykoside bei gleichzeitiger Linksherzinsuffizienz
- bei idiopathischer pulmonaler Hypertonie, ggf. auch bei chronisch thromboembolischer pulmonaler Hypertension (CTEPH)
    - Antikoagulation (Cumarine)
    - Prostacyclinderivate, z. B. Iloprost (Ilomedin®) inhalativ
    - Endothelin-Rezeptorantagonisten, z. B. Bosentan (Tracleer®)
    - Phosphodiesterase-5-Inhibitoren, z. B. Sildenafil (Revatio®)
    - evtl. hochdosiert Kalziumantagonisten
- Herz-Lungen-Transplantation bei idiopathischer pulmonaler Hypertonie als ultima ratio; ggf. Ballonatrioseptostomie zur Überbrückung der Zeit bis zur Lungentransplantation
- pulmonale Thrombendarteriektomie bei CTEPH

3.4 Atemregulationsstörungen

3.4.1 Schlafapnoe-Syndrom

- Atemstillstände >10 s im Schlaf werden als Schlafapnoe bezeichnet
- Verminderung des nasalen/oralen Atemstroms um 50% oder Abfall der Sauerstoffsättigung ≥4% bzw. Weckreaktionen (»arousals«) bei geringerer Abnahme des Atemstromes werden als Hypopnoe bezeichnet
- mit Obstruktion der oberen Atemwege
  - obstruktives Schlafapnoe-Syndrom (größte klinische Bedeutung)
  - obstruktives Schnarchen
- ohne Obstruktion der oberen Atemwege
  - zentrale Schlafapnoe
  - alveoläre Hypoventilation
    - primär (zentral)
    - sekundär (pulmonal, kardiovaskulär, neuromuskulär, muskulär, zerebral)
- obstruktiv: Tonus der Schlundmuskulatur ↓, frustrane Atemexkursionen (begünstigt durch Nasenpolypen, Nasenseptumdeviation, Tonsillenhyperplasie, Makroglossie bei Akromegalie etc.); häufig assoziiert mit Adipositas, arterieller Hypertonie und obstruktiven Atemwegserkrankungen
- zentral: Stimulierbarkeit der Chemorezeptoren ↓, intermittierender Atemstillstand infolge fehlender Innervation der Atemmuskulatur

Klinik

- fremdanamnestisch lautes Schnarchen (bei obstruktivem Schlafapnoe) mit Atemstillständen
- periodische Atmung (Hypopnoe, Apnoe, reaktive Hyperventilation), meist bei Herzinsuffizienz-Patienten (Cheyne-Stokes-Atmung)
- Tagesmüdigkeit, Abnahme der allgemeinen Leistungsfähigkeit
- evtl. morgendliche Mundtrockenheit, morgendliche Kopfschmerzen, depressive Grundstimmung, Potenzstörungen
- Komplikationen:
  - Herzinfarkt- und Schlaganfallrisiko ↑
  - Unfallrisiko ↑ (Sekundenschlaf)
  - Verschlechterung einer Herzinsuffizienz
  - respiratorische Globalinsuffizienz, Polyglobulie, pulmonale Hypertonie

Diagnostik

- ambulante kardiorespiratorische Polygraphie
- Schlaflabor (Polysomnographie)
  - O_2-Entsättigungsindex mittels Pulsoxymetrie (rezidivierende nächtliche Hypoxie)
  - reaktive arterielle Hypertonie (evtl. fehlende Nachtabsenkung des Blutdrucks) und Tachykardie (apnoeassoziierte Sinusarrhythmie)
  - Bestimmung der Körperlage

Eigene Notizen

  - Atemfluss, Thoraxbewegungen
  - Atemgeräusche, z. B. Schnarchgeräusche
  - Elektroenzephalogramm
- Apnoe-Hypopnoe-Index: pathologisch sind >5 Apnoen oder Hypopnoen pro Stunde Schlafzeit
- neurologische und HNO-ärztliche Untersuchung, Lungenfunktionsdiagnostik, Langzeit-EKG, Schilddrüsendiagnostik, ggf. Ausschluss einer Akromegalie

Differenzialdiagnose
- Schlaflosigkeit
- Narkolepsie
- »Restless-legs«-Syndrom
- demenzielle Erkrankungen
- Alkohol-/Drogenabusus

Therapie
- Gewichtsreduktion, Alkohol- und Nikotinkarenz, keine Sedativa oder Hypnotika
- ggf. Korrektur einer Nasenseptumdeviation, Tonsillektomie, Polypektomie etc.
- ggf. progenierende Gebissschienen
- nCPAP-Beatmung (»nasal continuous positive airway pressure«) (Offenhalten des Pharynx durch einen positiven Druck von 3–20 mbar während der In- und Exspiration)
- ggf. BiPAP (»bilevel positive airway pressure«) vermindert die Druckbelastung bei Herzinsuffizienz (Druck während der Inspiration höher als während der Exspiration)
- evtl. IPPV (»intermittent positive pressure ventilation«) nächtliche Selbstbeatmung über Atemmaske (Heimbeatmung)

3.4.2 Hyperventilationssyndrom

- Ventilationssteigerung mit Hypokapnie (pCO_2 <35 mmHg)
  - psychische Faktoren, z. B. Angst, emotionale Erregung
  - organische Ursachen, z. B. Lungenerkrankungen, Hypoxie, metabolische Azidose, Fieber, Enzephalitis
- ohne Grunderkrankung häufig bei Frauen zwischen dem 20. und 30. Lebensjahr

Klinik
- akut: Hyperventilation, Parästhesien, Pfötchenstellung (normokalzämische Tetanie)
- chronisch: Parästhesien, Hypästhesien (akral, perioral), Müdigkeit, Konzentrationsschwäche, Kopfschmerzen, Schwindel, Schweißneigung, Luftnot, funktionelle Herzbeschwerden, Nervosität, Angst, Depression, Meteorismus

Diagnostik
- typische Anamnese und Klinik
- Provokationstest
- in der Blutgasanalyse respiratorische Alkalose (pCO_2 und Bikarbonat ↓, pH ↔↑)

Differenzialdiagnose
- hypokalzämische Tetanie
- Asthma bronchiale
- Lungenembolie
- Pneumothorax
- KHK

Therapie
- bei somatischer Ursache Therapie der Grunderkrankung
- bei psychogener Ursache Beruhigung des Patienten, ggf. Rückatmung (in Tüte), evtl. Atemschule, Entspannungsübungen, psychosomatische Therapie

3.5 Bronchialkarzinom

- 25% aller Karzinome; häufigster maligner Tumor des Mannes, ♂:♀ = 3:1; Altersgipfel 65.–70. Lebensjahr
- Risikofaktoren:
  - Inhalation von Zigarettenrauch ist die Hauptursache (85% aller Fälle) des Bronchialkarzinoms (insbesondere für kleinzellige und Plattenepithelkarzinome) (▶ **Memo** Dauer und Menge – »pack-years« – bestimmen das Risiko!)
  - berufliche Exposition gegenüber Karzinogenen (8% aller Fälle), z. B. Radionuklide (Uran, Radon), Asbest, polyzyklische aromatische Kohlenwasserstoffe, Chrom- und Arsenverbindungen, Nickel, Beryllium, Haloether
  - genetische Prädisposition
  - evtl. Lungennarben
- bei Erstdiagnose mitunter CUP-Syndrom (»cancer of unknown primary site«)
- sehr schlechte Prognose (5-Jahresüberlebensrate aller Patienten beträgt 5%)
- Formen: zentrales, peripheres, diffus wachsendes Bronchialkarzinom und Pancoast-Tumor (▶ Tabelle)

Eigene Notizen

Eigene Notizen

Formen des Bronchialkarzinoms			
Form	Lokalisation	Histologie	Häufigkeit
zentrales Bronchialkarzinom	hilusnah	meist kleinzelliges oder Plattenepithelkarzinom	70%
peripheres Bronchialkarzinom	hilusfern, in äußeren Lungenabschnitten	häufig großzelliges oder Adenokarzinom	25%
diffus wachsendes Bronchialkarzinom	diffus lokalisiert (Vortäuschung einer Pneumonie)	Alveolarzellkarzinom	3%
Pancoast-Tumor	in der Pleurakuppel mit Infiltration der Thoraxwand		2%

- histopathologische Klassifikation: kleinzelliges Bronchialkarzinom, nicht-kleinzelliges Bronchialkarzinom, Plattenepithelkarzinom, Adenokarzinom, großzelliges Bronchialkarzinom (▶ Tabelle)

Histologische Formen des Bronchialkarzinoms		
Form	Anmerkungen	Häufigkeit
kleinzelliges Bronchialkarzinom, »Oat-cell«-Karzinom (»Haferzell-Karzinom«)	»small cell lung cancer«; schlechteste Prognose, paraneoplastische Endokrinopathien	20–25%
nicht-kleinzelliges Bronchialkarzinom	»non-small cell lung cancer«	75–80%
– Plattenepithelkarzinom		35–40%
– Adenokarzinom	häufigste Form bei Nichtrauchern	25–30%
– großzelliges Bronchialkarzinom		5–10%

Klinik
- Husten (❗ **Cave** jeder länger als 3 Wochen andauernde Husten muss abgeklärt werden!), Dyspnoe, Thoraxschmerz, Hämoptysen
- Fieber, Appetitlosigkeit, Gewichtsverlust, Schwächegefühl
- evtl. Heiserkeit bei Rekurrensparese, obere Einflussstauung (Vena cava superior-Syndrom), Dysphagie, paradoxe Zwerchfellbewegung bei Phrenikuslähmung
- infolge einer Metastasierung ggf. neurologische Störungen, Ikterus, Knochenschmerzen

3.5 · Bronchialkarzinom

- bei Pancoast-Tumor Miosis, Ptosis, Enophthalmus (Horner-Syndrom), Knochendestruktionen an der 1. Rippe und am 1. BWK, Plexus-/Interkostalneuralgien, Schwellung des Armes infolge eines gestörten venösen und Lymphabflusses
- paraneoplastische Syndrome, v. a. beim kleinzelligen Bronchialkarzinom:
  - hypertrophische Osteoarthropathie (Pierre-Marie-Bamberger-Syndrom), z. B. Trommelschlegelfinger, Uhrglasnägel
  - endokrine Syndrome, z. B. Cushing-Syndrom (ektope ACTH-Bildung), Hyperkalzämie (ektope Bildung parathormonverwandter Peptide), Verdünnungshyponatriämie (Syndrom der inadäquaten ADH-Sekretion), Gynäkomastie
  - neurologische Syndrome, z. B. myasthenisches Lambert-Eaton-Syndrom (Antikörper gegen den »voltage-gated calcium channel«), periphere Neuropathien, zentralnervöse Syndrome
  - Dermatomyositis
  - Thrombozytose

Diagnostik
- im Röntgenbild des Thorax häufig einseitig vergrößerter und unscharf begrenzter Hilus, ansonsten alle Arten von Lungenverschattungen (**Cave** Spiculae, die von einem Rundherd ins umgebende Lungenparenchym ausstrahlen, sind besonders karzinomverdächtig!), evtl. Verbreiterung des Mediastinums, Pleuraerguss, Zwerchfellhochstand bei Phrenikusparese
- CT-Thorax, ggf. CT-gesteuerte Punktion
- evtl. FDG-PET/-CT
- evtl. endobronchialer Ultraschall und Punktion
- Bronchoskopie mit Zytologie, Lavage und Biopsie
- ggf. Thorakoskopie oder Mediastinoskopie
- in Einzelfällen Probethorakotomie zur histologischen Diagnosesicherung
- evtl. Bestimmung von Tumormarkern zur Verlaufskontrolle (**Memo** nicht zur Diagnosesicherung!)
  - beim kleinzelligen Karzinom NSE
  - beim nicht-kleinzelligen Karzinom CEA, CYFRA 21-1
- Abdomensonographie, CT des Gehirns, Knochenszintigraphie, PET etc. zum Ausschluss von Fernmetastasen
- Lungenfunktionsdiagnostik und ggf. Perfusionsszintigraphie präoperativ
- Stadieneinteilung nach TNM-System (▶ Tabelle)
- Stadieneinteilung nach Union International Contre le Cancer (UICC, 2002) (▶ Tabelle)

Eigene Notizen

Eigene Notizen

TNM-Klassifikation des Bronchialkarzinoms	
T	*Primärtumor*
T_{is}	Carcinoma in situ
T1	Tumor ≤3 cm ohne Beteiligung des Hauptbronchus
T2	Tumor >3 cm oder Beteiligung des Hauptbronchus ≥2 cm distal der Carina/Invasion der viszeralen Pleura/partielle Atelektase/obstruktive Pneumonitis
T3	direkte Invasion der Brustwand/des Zwerchfells/der mediastinalen Pleura/des parietalen Perikards oder Beteiligung des Hauptbronchus <2cm distal der Carina (ohne Befall der Carina) oder Totalatelektase einer Lunge
T4	direkte Invasion des Mediastinums/des Herzens/der großen Gefäße/der Trachea/des Ösophagus/der Wirbelkörper/der Carina, Tumormetastase im gleichen Lungenlappen oder maligner Pleura- bzw. Perikarderguss
N	*Lymphknotenbefall*
N1	ipsilaterale peribronchiale und/oder hiläre Lymphknoten
N2	ipsilaterale mediastinale und/oder subcarinale Lymphknoten
N3	kontralaterale mediastinale oder hiläre Lymphknoten bzw. Skalenus- und supraclavikuläre Lymphknoten
M	*Metastasierung*
M1	Fernmetastasen ❗ Cave auch Metastasen im nicht primär befallenen Lungenlappen!)
Tx, Nx, Mx: Primärtumor (bei positiver Zytologie), regionale Lymphknoten, Fernmetastasen nicht beurteilbar T0, N0, M0: kein Tumornachweis, kein Lymphknotenbefall bzw. keine Fernmetastasen	

UICC-Stadieneinteilung des Bronchialkarzinoms			
Stadium	T	N	M
0	T_{is}	N0	M0
IA	T1	N0	M0
IB	T2	N0	M0
IIA	T1	N1	M0
IIB	T2	N1	M0
	T3	N0	M0
IIIA	T3	N1	M0
	T1–3	N2	M0
IIIB	T1–3	N3	M0
	T4	N0–3	M0
IV	T1–4	N0–3	M1

3.5 · Bronchialkarzinom

- frühzeitiger regionärer Lymphknotenbefall
- Fernmetastasen beim kleinzelligen Bronchialkarzinom meist schon zum Zeitpunkt der Diagnose, v. a. in Leber, Gehirn, Nebennieren, Wirbelsäule (deshalb vereinfachte Stadieneinteilung)
- Stadieneinteilung bei kleinzelligem Bronchialkarzinom (▶ Tabelle)

Stadien des kleinzelligen Bronchialkarzinoms	
Stadium	**Merkmale**
limited disease	- Primärtumor begrenzt auf einen Hemithorax - ± ipsilaterale hiläre und/oder ipsilaterale supraklavikuläre Lymphknoten - ± ipsilaterale mediastinale Lymphknoten - ± ipsilaterale Atelektase - ± ipsilateraler kleiner Pleuraerguss ohne Nachweis maligner Zellen
extensive disease	- jedes über die Definition von »limited disease« hinausgehende Merkmal

Differenzialdiagnose
- andere primäre Lungentumoren
    - epithelialen Ursprungs: Bronchialadenom, Karzinoid, adenoid-zystisches Karzinom (Zylindrom)
    - mesenchymalen Ursprungs: häufig Chondrome, selten Sarkome
- sekundäre Lungentumoren infolge hämatogener oder lymphogener (Lymphangiosis carcinomatosa) Metastasierung
- Lungentuberkulose

Therapie
- beim kleinzelligen Bronchialkarzinom
    - »limited disease«: Tumorresektion, Polychemotherapie nach dem PE-Schema (Cisplatin und Etoposid), Radiatio des Mediastinums und des Primärtumors (40 Gy, ggf. hyperfraktioniert), prophylaktische Schädelbestrahlung bei (Voll-)Remission
    - »extensive disease«: palliative Chemotherapie nach dem ACO- (Adriamycin und Cyclophosphamid und Vincristin), CEV- (Carboplatin und Etoposid und Vincristin) oder PE-Schema; ggf. Radiatio bei Skelett- oder Hirnmetastasen
- beim nicht-kleinzelligen Bronchialkarzinom steht die Operation im Vordergrund
    - im Stadium I und II: Tumorresektion
    - bei lokoregionär begrenztem Stadium I–IIIa und Inoperabilität alternativ Strahlentherapie (60–70 Gy)
    - ggf. neoadjuvant, kombinierte Chemo-/Strahlentherapie vor Operation
    - im Stadium IV palliative Radiatio, Chemotherapie (z. B. Cisplatin und Gemcitabin/Taxan/Pemetrexed/Vinorelbin), ggf. bronchoskopisches Stenting, Lasertherapie, evtl. Chemoembolisation
- bei Knochenmetastasen Bisphosphonate (z. B. Aredia®)
- Schmerztherapie und andere symptomatische Therapie

Eigene Notizen

3.6 Pleuraerkrankungen

3.6.1 Pneumothorax

- Luftansammlung in der Pleurahöhle mit/ohne Verbindung zur Außenluft (offener/geschlossener Pneumothorax)
- Formen und Definitionen des Pneumothorax, Einteilung nach Ätiologie
  - Spontanpneumothorax
    - primär (idiopathisch) durch Platzen einer subpleuralen Emphysemblase (betroffen sind meist junge asthenische Männer) ohne erkennbare Grundkrankheit
    - sekundär, d. h. ohne äußere Einwirkung bei erkennbarer Lungenvorerkrankung, z. B. COPD, Lungenemphysem, Tuberkulose, Lungenfibrose, Bronchialkarzinom, Mukoviszidose
  - traumatischer Pneumothorax, z. B. bei Rippenfrakturen
  - iatrogener Pneumothorax, z. B. infolge einer Pleurapunktion, als Komplikation eines Subklaviakatheters, durch Überdruckbeatmung
- Luft im Pleuraraum → Verlust des physiologischen Unterdrucks → Lungenkollaps

Klinik
- einseitiger, stechender Thoraxschmerz
- Dyspnoe, Tachypnoe
- Hustenreiz
- evtl. Hautemphysem bei traumatischem/iatrogenem Pneumothorax
- asymmetrische Thoraxbewegungen
- Zyanose
- evtl. obere Einflussstauung
- Komplikationen: Spannungspneumothorax (Druckanstieg im Pleuraraum durch einen Ventilmechanismus mit Verdrängung des Mediastinums und Behinderung des venösen Rückstromes zum Herzen), Sero-/Pyo-/Hämatopneumothorax, Pneumomediastinum, Rezidiv bei idiopathischem Pneumothorax (30–50% aller Fälle)

Diagnostik
- Tachykardie, Blutdruckabfall
- perkutorisch hypersonorer Klopfschall
- auskultatorisch abgeschwächtes/aufgehobenes Atemgeräusch über der betroffenen Seite
- Röntgen-Thorax, evtl. in maximaler Exspiration
- ggf. CT-Thorax zur Abgrenzung einer großen Emphysembulla

Differenzialdiagnose
- Lungenembolie
- Myokardinfarkt
- dissezierendes Aortenaneurysma
- Pleuritis
- Perikarditis

Therapie
- bei kleinem Mantelpneumothorax meist spontane Luftresorption
- bei Spannungspneumothorax sofortige Entlastungspunktion mit einer großlumigen Kanüle im 2. ICR in der Medioklavikularlinie
- Anlage einer Pleurasaugdrainage über den 2. ICR in der Medioklavikularlinie oder über den 4. ICR in der hinteren Axillarlinie (ca. 10 cm H_2O Dauersog)
- ggf. thorakoskopische Versorgung
- zur Rezidivprophylaxe evtl. Pleurodese oder Pleurektomie und Bullaresektion

3.6.2 Pleuritis und Pleuraerguss

- Pleuritis mit oder ohne Ergussbildung (Pleuritis sicca bzw. exsudativa)
- Pleuraerguss: Flüssigkeitsansammlung in der Pleurahöhle (Transsudat, Exsudat, Empyem, Hämatothorax, Chylothorax)
  - Transsudat, z. B. bei Herzinsuffizienz (Stauungstranssudat, häufig re >li), Lungenembolie, Leberzirrhose, nephrotischem Syndrom, Urämie, exsudativer Enteropathie
  - Exsudat
    - Tuberkulose, bronchopulmonale Infekte, Pneumonien
    - Bronchialkarzinom, Pleurametastasen, maligne Lymphome, Pleuramesotheliom
    - Lungenembolie, Lungeninfarkt
    - gastrointestinale Erkrankungen, z. B. Pankreatitis, subphrenische Abszesse
    - Kollagenosen, z. B. rheumatische Pleuritis, systemischer Lupus erythematodes
    - Dressler-Syndrom (Postmyokardinfarkt- bzw. Postkardiotomie-Syndrom)
    - Meigs-Syndrom (Ovarialtumor mit Aszites und Pleuraerguss)

Klinik
- bei Pleuritis sicca atemabhängige Schmerzen, Reizhusten ohne Auswurf
- bei Pleuritis exsudativa und Pleuraerguss Dyspnoe, Nachschleppen der betroffenen Thoraxhälfte beim Atmen, evtl. vorgewölbte Interkostalräume, evtl. Fieber
- Komplikationen: Pleuraempyem und Pleuraschwarten

Diagnostik
- perkutorisch absolute Klopfschalldämpfung mit nach lateral ansteigender Begrenzung (Ellis-Demoiseau-Linie) (❗ Cave Nachweisgrenze >300 ml Ergussmenge), aufgehobener Stimmfremitus
- auskultatorisch
  - bei Pleuritis sicca Pleurareiben (»Lederknarren«)
  - bei Pleuraergüssen abgeschwächtes Atemgeräusch und Bronchialatmen am oberen Rand der Dämpfung (Kompressionsatmen)

Eigene Notizen

- sonographischer Nachweis ab etwa 20 ml Ergussportion
- im Thoraxröntgenbild in der p.a.-Aufnahme im Stehen Nachweis ab etwa 200 ml Ergussportion (▶ **Memo** Liegendaufnahme im lateralen Strahlengang empfindlicher!)
- Pleurapunktion
    - Differenzierung von Pleuraergüssen unter Berücksichtigung makro- und mikroskopischer Charakteristika sowie laborchemischer Parameter (▶ Tabelle)
    - bei Pankreatitis α-Amylase und Lipase im Erguss ↑
    - bakteriologische und zytologische Untersuchung
- evtl. CT-Thorax
- Thorakoskopie mit Biopsie und histologischer Untersuchung bei unklarem Erguss

Differenzierung von Pleuraergüssen	
Flüssigkeit	**Charakteristika**
Transsudat	- Gesamteiweiß <3 g/dl - Proteingehalt des Pleuraergusses <50% des Serumproteins - LDH des Pleuraergusses <200 U/l - LDH des Pleuraergusses <60% der Serum-LDH - spezifisches Gewicht <1016 g/l → alle Kriterien müssen erfüllt sein
Exsudat	mindestens eines der oben angeführten Kriterien ist nicht erfüllt
Empyem	- eitrig-trüber Erguss - mikroskopisch massenhaft neutrophile Granulozyten
Hämatothorax	- blutiger Erguss - Hb der Pleuraflüssigkeit ~ Blut-Hb - Hkt im Pleuraerguss >50% des Blut-Hkt
Chylothorax	- milchig-trüber Erguss - Triglyzeride >110 mg/dl

Therapie
- kausale Therapie abhängig von der Grunderkrankung
- symptomatisch:
    - einmalige Abpunktion bei einmaligem Pleuraerguss und kleiner Ergussportion
    - bei rezidivierendem Pleuraerguss Pleuradrainage, evtl. Pleurodese mit Tetracyclin oder Talkum-Puder
    - bei Pleuraempyem regelmäßige Spülung und gezielte Antibiose

Tag 2 – Pneumologie und Infektiologie

4 Infektiologie

4.1	Infektiöse Atemwegserkrankungen	– 130
4.1.1	Pneumonien – 130	
4.1.2	Tuberkulose (Tbc) – 135	
4.1.3	Nichttuberkulöse Mykobakteriosen – 138	
4.1.4	Influenza – 139	
4.2	Infektiöse Darmerkrankungen	– 140
4.2.1	Infektionen mit enterohämorrhagischen *Escherichia coli* (EHEC, Shigatoxin-produzierende *E. coli*) – 141	
4.2.2	Salmonellosen (Typhus-Paratyphus-Enteritis Gruppe) – 142	
4.2.3	Campylobacter-Enterokolitis – 144	
4.2.4	Lebensmittelvergiftungen durch enterotoxinbildende Bakterien – 144	
4.2.5	Noro-Virus-Infektion – 145	
4.2.6	Shigellose (Shigellen-Ruhr, bakterielle Ruhr) – 146	
4.2.7	Amöbiasis (Amöbenruhr) – 146	
4.2.8	Cholera – 147	
4.2.9	Yersiniose – 148	
4.2.10	Kryptosporidiose – 149	
4.3	Sexuell übertragbare Erkrankungen	– 150
4.3.1	HIV-Infektion und AIDS – 150	
4.4	Herpes-Virus-Infektionen – 154	
4.4.1	Varizella-Zoster-Virus-Infektion – 154	
4.4.2	Herpes-simplex-Virus-Infektionen – 155	
4.4.3	Epstein-Barr-Virus-Infektion (infektiöse Mononukleose) – 157	
4.4.4	Zytomegalie-Virus-Infektion – 158	
4.5	Andere Infektionskrankheiten – 159	
4.5.1	Candidiasis (Candidosis) – 159	
4.5.2	Aspergillose – 160	
4.5.3	Kryptokokkose – 160	
4.5.4	Toxoplasmose – 161	
4.5.5	Lyme-Borreliose – 162	
4.5.6	Frühsommer-Meningoenzephalitis (FSME) – 163	
4.5.7	Bakterielle (eitrige) Meningitis – 164	
4.5.8	Malaria – 166	

Eigene Notizen

4.1 Infektiöse Atemwegserkrankungen

4.1.1 Pneumonien

- akute oder chronische Entzündung des Alveolarraumes und/oder des Interstitiums der Lunge
- häufigste infektionsbedingte Todesursache
- Einteilung der Pneumonien nach Pathologie (lobär, interstitiell), Ätiologie (bakteriell, viral, mykotisch, parasitär, physikalisch- oder chemisch-toxisch, allergisch) und Klinik (typisch, atypisch) möglich
- Erregerspektrum
    - ambulant erworbene Pneumonien (»community-acquired«)
        - bei Neugeborenen/Säuglingen Pneumokokken, *Haemophilus influenzae, Staphylococcus aureus, Chlamydia pneumoniae, Mycoplasma pneumoniae*, Respiratory-syncytial-Viren
        - im Erwachsenenalter zusätzlich Legionellen, Influenza-Virus, Parainfluenza-Virus, Adeno-Virus, Corona-Viren, z. B. SARS (»severe acute respiratory syndrome«); bei älteren Patienten vermehrt gramnegative Erreger (Klebsiellen, Enterobacter, *Escherichia coli*)
    - nosokomial erworbene Pneumonien (»hospital-acquired«) >48 h nach stationärer Aufnahme
        - bis zum 5. Tag der Hospitalisierung Keimspektrum der ambulant erworbenen Pneumonien
        - nach dem 5. Tag der Hospitalisierung gehäuft *Staphylococcus aureus, Pseudomonas aeruginosa*, Klebsiellen, Enterobacter, *Escherichia coli*
        - nach Aspiration Anaerobierinfektionen
        - Problemkeime, z. B. methicillinresistenter *Staphylococcus aureus* (MRSA), penicillinresistente Pneumokokken, vancomycinresistente Enterokokken, ESBL (»extended spectrum beta-lactamase«)-Bildner
    - bei Immunsuppression *Pneumocystis jirovecii*, Zytomegalie-, Herpessimplex-, Varizella-Zoster-Virus, *Mycobacterium tuberculosis*, atypische Mykobakterien (*M. avium, M. intracellulare, M. xenopi* u. a.), Pilze
- Stadien der Lobärpneumonie
    - Anschoppung am 1. Tag (Hyperämie und alveoläres Ödem)
    - rote Hepatisation am 2./3. Tag (Konsolidierung durch alveoläre Infiltration mit Erythrozyten und durch fibrinreiches Exsudat)
    - gelbe Hepatisation am 4.–8. Tag (Leukozyten-/Makrophageninfiltration)
    - Lyse nach dem 8. Tag (enzymatische Auflösung und Resorption des Exsudats)
    - bei fehlender Lyse chronisch karnifizierende Pneumonie durch Granulationsgewebe
- bei Lobulärpneumonie »buntes Bild« (alle Stadien der Lobärpneumonie) mit initial einzelnen, verstreuten alveolär-pneumonischen Herden, die im Verlauf konfluieren

- bei interstitieller Pneumonie interlobuläre, peribronchioläre und selten alveoläre Formen

Klinik
- schweres, allgemeines Krankheitsgefühl und ausgeprägtes Schwächegefühl
- bei bakterieller Lobärpneumonie (typische Pneumonie); am häufigsten durch Pneumokokken ausgelöst
    - plötzlicher Beginn
    - hohes Fieber (Fieberkontinua über eine Woche, anschließend kritischer Fieberabfall) und Schüttelfrost
    - Dyspnoe, Tachypnoe und Thoraxschmerzen
    - Husten mit eitrigem, ggf. rostbraunem oder blutig tingiertem Auswurf
    - evtl. Zyanose
- bei atypischer (von der Pneumokokken-Pneumonie abweichende Klinik) Pneumonie; überwiegendes Erregerspektrum: Chlamydien, Mykoplasmen, Legionellen, Viren
    - langsamer Beginn
    - mäßiges Fieber
    - Zephalgien, Arthralgien und Myalgien
    - leichter Husten mit geringen Sputummengen
    - evtl. Schnupfen und Halsschmerzen
- Komplikationen: Lungenabszesse, Pleurabeteiligung (Pleuritis, Ergüsse, Empyem), chronisch karnifizierende Pneumonie, respiratorische Insuffizienz, septische Streuung, thromboembolische Komplikationen
- Beispiele und Sonderformen
    - Pneumokokken-Pneumonie: meist endogene Infektion infolge einer Resistenzminderung, häufig hämatogene Streuung mit Meningitis (bei Jugendlichen/Erwachsenen), Otitis media oder Sinusitis (v. a. bei Kindern), septische Arthritis und Osteomyelitis; bei Asplenie OPSI-Syndrom
    - *Haemophilus-influenzae*-Pneumonie: häufiger Erreger bei Nasopharyngitis, außerdem Epiglottitis und Meningitis (bei Kleinkindern)
    - *Mycoplasma-pneumoniae*-Pneumonie: 80% der Infektionen verlaufen als Tracheobronchitis, nur in etwa 10% atypische Pneumonie; komplizierend bakterielle Superinfektionen und autoimmunhämolytische Anämie (Kälteagglutinine)
    - *Legionella-pneumophila*-Pneumonie: etwa 5% aller Pneumonien, Übertragung durch Aerosole aus kontaminierten Wasseranlagen, Legionellose (Pontiac-Fieber mit grippeähnlicher Symptomatik (90% der Infektionen) oder Legionärskrankheit mit Pneumonie), häufig gastrointestinale Beschwerden, Hyponatriämie (Schwarz-Bartter-Syndrom), komplizierend akutes Nierenversagen; Antigennachweis gelingt vor allem aus Urin (Diagnostik der Wahl!)
    - Chlamydien-Pneumonie: *Chlamydia pneumoniae* verursacht etwa 10% aller ambulant erworbenen Pneumonien, hoher Durchseuchungsgrad, meist nur leichter klinischer Verlauf mit Pharyngolaryn-

Eigene Notizen

gitis; Ornithose (Psittakose/Papageienkrankheit) infolge einer Infektion mit *Chlamydia psittaci*, Übertragung durch Kot-/Federstaub verschiedener Vogelarten, grippeartiger oder pneumonischer Verlauf (Fieberkontinua über 2 Wochen, evtl. Nasenbluten)
- Q-Fieber (*Coxiella burnetii*): aerogene Übertragung von infizierten Tieren (Zoonose) bzw. durch Heu, Wolle etc., häufig asymptomatische Infektion (50%), grippeähnlicher Verlauf oder atypische Pneumonie mit plötzlichem hohem Fieber und retrobulbären Kopfschmerzen, komplizierend granulomatöse Hepatitis oder Endokarditis infolge persistierender Infektion (Antikörper gegen Phase-I-Antigen), selten Meningoenzephalitis, Myokarditis, evtl. Aborte oder Frühgeburten
- Anthrax-Pneumonie (*Bacillus anthracis*): Lungen-, Haut- oder Darmmilzbrand, komplizierend Milzbrandsepsis; Übertragung durch sporenhaltige Stäube, schwere Bronchopneumonie mit Hämoptoe (häufig letal)
- *Pneumocystis*-Pneumonie (*Pneumocystis jirovecii*): bei AIDS häufigste opportunistische Infektion, plasmazelluläre interstitielle Pneumonie mit Alveolitis (meist endogene Infektion), perakuter oder langsamer Verlauf, komplizierend ARDS und Rezidivneigung
- Aspirationspneumonitis (Mendelson-Syndrom): nach mehrstündiger Latenzzeit Bronchospasmus mit Hypersekretion, subfebrile Temperaturen, Tachykardie, Blutdruckabfall, Dyspnoe, Zyanose, evtl. Glottiskrampf, komplizierend Lungenödem, ARDS

Diagnostik
- bei typischer Pneumonie
  - perkutorisch gedämpfter Klopfschall, positiver Stimmfremitus
  - auskultatorisch initial feinblasiges Knisterrasseln (Crepitatio indux), mit Beginn der Lyse Crepitatio redux, Bronchialatmen, positive Bronchophonie, evtl. Pleurareiben
  - im Blutbild Leukozytose mit Linksverschiebung, Lymphopenie, CRP ↑ und BSG ↑, Prokalzitonin ↑
  - im Röntgenbild des Thorax großflächige, grobfleckige, unregelmäßige Verschattungen bzw. segmentale/lobäre Infiltrationen mit positivem Bronchopneumogramm, evtl. Pleuraergüsse
  - Pulsoxymetrie, ggf. Blutgasanalyse
- bei atypischer Pneumonie
  - auskultatorisch diskreter Befund mit wenigen feuchten Rasselgeräuschen (❗ **Cave** bei zentraler Pneumonie negativer Auskultationsbefund!)
  - im Röntgenbild des Thorax streifige interstitielle oder fleckförmige peribronchiale Infiltration
  - unauffälliges Blutbild, evtl. Leukopenie und relative Lymphozytose
- mikrobiologische Diagnostik, z. B. mikroskopischer, kultureller Erregernachweis aus Sputum, bronchoalveolärer Lavage oder evtl. Lungengewebe, ggf. aus Blutkulturen oder Pleuraerguss; Antigen- oder Antikörpernachweis

Differenzialdiagnose
- Bronchialkarzinom
- Lungentuberkulose
- Sarkoidose
- exogen-allergische Alveolitis
- akute idiopathische eosinophile Pneumonie (in der bronchoalveolären Lavage Eosinophilie >25%)

Therapie
- körperliche Schonung, Thromboembolieprophylaxe, Atemgymnastik, Inhalationstherapie, Sekretolytika, Flüssigkeitszufuhr, ggf. Sauerstoffgabe
- ungezielte Antibiotikatherapie (❗ Cave vor Antibiotikatherapie Gewinnung von Bronchialsekret und Blutkulturen!)
    - ambulant erworbene Pneumonien
        - ohne Risikofaktoren: Aminopenicilline, z. B. Amoxicillin, alternativ Makrolide oder Doxycyclin
        - mit Risikofaktoren (>65. Lebensjahr, schwere Begleiterkrankungen, klinisch instabil, antibiotische Vorbehandlung, vorangegangener Krankenhausaufenthalt): Aminopenicillin und Betalaktamaseinhibitor (z. B. Augmentan®) oder Sultamicillin (Unacid®), alternativ neuere Fluorchinolone oder Cephalosporine (Cefuroxim, Cefpodoxim)
        - bei schwerer Pneumonie Makrolid und Cephalosporin der 3. Generation (Ceftriaxon, Cefotaxim)
    - nosokomial erworbene Pneumonien
        - mit geringem Risiko für *Pseudomonas aeruginosa*: Aminopenicillin und Betalaktamaseinhibitor (z. B. Augmentan®), Cephalosporin der 2. und 3(a). Generation (Cefuroxim, Cefotaxim), neuere Fluorchinolone (Levofloxacin, Moxifloxacin)
        - mit mittlerem Risiko für *Pseudomonas aeruginosa*: Acylaminopenicillin und Betalaktamaseinhibitor (z. B. Tazobac®), Cephalosporin der 3(b). Generation (Ceftazidim), Fluorchinolon (Ciprofloxacin, Ofloxacin, Levofloxacin), Carbapenem (Imipenem, Meropenem)
        - mit hohem Risiko für *Pseudomonas aeruginosa*: Acylaminopenicillin und Betalaktamaseinhibitor (z. B. Tazobac®), Cephalosporin der 3(b). Generation (Ceftazidim), Carbapenem (Imipenem, Meropenem) in Kombination mit einem Fluorchinolon (Ciprofloxacin, Ofloxacin, Levofloxacin) oder Aminoglykosid (Amikacin, Gentamicin, Netilmicin)
        - Risikofaktoren für *Pseudomonas aeruginosa*: >65. Lebensjahr, Krankenhausaufenthalt ≥5. Tag, antibiotische Vorbehandlung, Steroidtherapie, strukturelle Lungenerkrankungen (z. B. COPD, Bronchiektasen, Mukoviszidose), respiratorische Insuffizienz, Malnutrition, Organversagen
- ungezielte Antibiotikatherapie bei Risikofaktoren für *Pseudomonas*-Infektion, z. B. Patient auf Intensivstation

Eigene Notizen

Eigene Notizen

- Ceftriaxon und Ciprofloxacin
- Cephalosporine, z. B. Cefepim (Maxipime®)
- Carbapenem, z. B. Imipenem und Cilastatin (Zienam®), Meropenem (Meronem®)
- Acylaminopenicillin und Betalaktamaseinhibitor, z. B. Piperacillin und Tazobactam (Tazobac®)
- **Cave** fehlende Entfieberung (innerhalb von 48 h) und CRP-Anstieg sprechen für Therapieversagen!
- gezielte Therapie nach Antibiogramm
    - *Pneumokokken-Pneumonie:* Aminopenicillin und Betalaktamaseinhibitor (z. B. Augmentan®, Tazobac®) (**Cave** zunehmende Penicillinresistenzen!), evtl. Cephalosporine der 3. Generation (Cefotaxim, Ceftriaxon, Ceftazidim), neue Fluorchinolone (Sparfloxacin) bei penicillinresistenten Pneumokokken, prophylaktisch bei Kleinkindern und ab dem 60. Lebensjahr bzw. bei Risikopatienten aktive Immunisierung (z. B. mit Pneumovax®, Pneumopur® (Polysaccharidimpfstoffe), Prevenar® (Konjugatimpfstoff, <2. Lebensjahr))
    - *Haemophilus-influenzae-Pneumonie:* bei Erwachsenen Makrolide, Cephalosporine, Aminopenicillin und Betalaktamaseinhibitor; bei Kleinkindern Cefotaxim, prophylaktisch aktive Immunisierung mit *Haemophilus-influenzae*-Typ-b-(HIB-)Impfstoff
    - *Mycoplasma-pneumoniae-Pneumonie:* Makrolide, z. B. Azithromycin (Zithromax®), Clarithromycin (Klacid®), Roxithromycin (Rulid®), Erythromycin, alternativ Doxycyclin, Antibiotikatherapie über mindestens 14 Tage
    - *Legionella-pneumophila-Pneumonie:* Makrolide oder neuere Fluorchinolone, z. B. Levofloxacin (Tavanic®), Moxifloxacin (Avalox®), Antibiotikatherapie über mindestens 21 Tage, prophylaktische Maßnahmen, z. B. regelmäßige Wartung von Wasseranlagen und thermische Desinfektion (>70°C)
    - *Chlamydia-pneumoniae-Pneumonie:* Doxycyclin, Makrolide, Antibiotikatherapie über mindestens 21 Tage (**Cave** hohe Rezidivneigung!)
    - Q-Fieber (*Coxiella burnetii*): Doxycyclin (2×100 mg/d), Antibiotikatherapie über mindestens 14–21 Tage, bei Endokarditis in Kombination mit Rifampicin und Ciprofloxacin (häufig jahrelange Therapie notwendig), prophylaktisch aktive Immunisierung (**Memo** keine Zulassung des Impfstoffs für Deutschland!)
    - Anthrax-Pneumonie (*Bacillus anthracis*): Therapie bereits bei Verdacht mit Ciprofloxacin (2×500 mg/d) oder Doxycyclin (2×100 mg/d)
    - *Pneumocystis*-Pneumonie (*Pneumocystis jirovecii*): Cotrimoxazol 3×40 mg/kg KG über mindestens 21 Tage (auch als Rezidivprophylaxe; 480 mg/d), evtl. Atovaquon oder Pentamidin-Infusionen (inhalativ auch als Rezidivprophylaxe) (**Memo** Primärprophylaxe bei $T_H \leq 200/\mu l$)
    - MRSA-Infektion (**Cave** Antibiogramm!): Linezolid (Zyvoxid®), Tigecyclin (Tygacil®), Quinupristin und Dalfopristin (Synercid®) oder Daptomycin (Cubicin®)

4.1 · Infektiöse Atemwegserkrankungen

Eigene Notizen

– Aspirationspneumonie (Anaerobier und gramnegative Bakterien): bronchoskopisches Absaugen des Aspirats, Broncholytika, Clindamycin und Cephalosporine parenteral, ggf. invasive Beatmung

4.1.2 Tuberkulose (Tbc)

- chronische, generalisierte oder auf ein Organ beschränkte Infektionskrankheit durch *Mycobacterium tuberculosis*, seltener durch *M. bovis* oder *M. africanum*
  - exsudative Form der Entzündung (bei Erstkontakt): Exsudation und Nekrose (Verkäsung), sekundär käsige Pneumonie, Kavernenbildung etc.
  - produktive Form der Entzündung: Tuberkulom mit Epitheloidzellsaum (Langhans-Riesenzellen) um zentrale Nekrose und äußerem Lymphozytensaum sowie umgebendem Granulationsgewebe, sekundär Vernarbung und Verkalkung
- weltweit etwa 30 Mio. Fälle aktiver Tbc überwiegend in Entwicklungsländern, in Europa Rückgang von Inzidenz und Prävalenz, jährliche Tuberkulose-Inzidenz in Deutschland ca. 15/100.000 Einwohner, besonders häufig betroffen sind Immunsupprimierte
- Risikofaktoren: Mangelernährung, Stress, Alter, Diabetes mellitus, Kortikosteroidtherapie, Therapie mit Immunsuppressiva, Alkoholkrankheit, Drogenabusus, HIV-Infektion, Silikose, Lymphome, Leukosen
- Zunahme multiresistenter Tuberkulosen (»multidrug resistant tuberculosis«, MDR-TB), zumindest resistent gegen Isoniazid und Rifampicin
- Mykobakterien sind säurefeste Stäbchen (Zellwand aus Glykolipiden und Wachsen), die in mononukleären Phagozyten persistieren können
- Tröpfcheninfektion, durchschnittliche Inkubationszeit 6–8 Wochen
- Stadieneinteilung
  - latente tuberkulöse Infektion (positive Tuberkulinreaktion ohne Nachweis eines Organbefundes bei Erstinfektion nach erfolgreicher Eindämmung)
  - Primärtuberkulose (Symptomatik infolge einer ersten Organmanifestation)
  - postprimäre Tuberkulose (Organtuberkulose durch endogene Reaktivierung mit zeitlicher Latenz nach durchgemachter Primärtuberkulose, seltener durch Reinfektion)

Klinik
- Primärkomplex (spezifischer, meist intrapulmonaler Herd (Ghon-Herd) einschließlich lokaler Lymphknotenreaktion) meist symptomlos, evtl. Entstehung einer Primärkaverne mit bronchogener oder hämatogener Streuung mit »minimal lesions« in der Lunge (Simon-Spitzenherd) und anderen Organen
- evtl. B-Symptomatik mit subfebrilen Temperaturen, Nachtschweiß, Husten, Appetitlosigkeit und Gewichtsabnahme, Müdigkeit und Schwächegefühl

- Dyspnoe, Hämoptysen und Thoraxschmerzen
- selten Erythema nodosum
- Komplikationen der Primärtuberkulose:
  - Hiluslymphknoten-Tbc, evtl. mit Atelektase durch Bronchuskompression (z. B. »Mittellappensyndrom«)
  - Pleuritis tuberculosa (juxtaprimäre Pleuritis) als Begleitpleuritis oder durch Einbruch eines subpleuralen Herdes, entweder in Form einer Pleuritis sicca mit atemabhängigen Schmerzen oder als Pleuritis exsudativa mit Pleuraerguss
  - Miliar-Tbc (hämatogene Streuung, v. a. in Lungen, Meningen, Leber/Milz, Nieren, Nebennieren, Knochen)
  - käsige Pneumonie (»galoppierende Schwindsucht«)
  - Sepsis Landouzy
- postprimäre Tuberkulose:
  - pulmonale Tbc (80%) durch Reaktivierung eines infra-/retroklavikulär gelegenen alten Spitzenherdes (Assmann Frühinfiltrat), evtl. Frühkaverne durch Einschmelzung, nach Anschluss an einen Bronchus »offene Lungentuberkulose«
  - extrapulmonale Tbc (20%), z. B. extrathorakale Lymphknoten, Pleura, Urogenitaltrakt, Knochen, zentrales Nervensystem
- Komplikationen der postprimären Tuberkulose:
  - Streuungsgefahr, evtl. käsige Pneumonie, Miliar-Tbc, Sepsis
  - Lungenblutung
  - Spontanpneumothorax
  - Kavernenwandkarzinom
  - respiratorische Insuffizienz
  - Amyloidose

Diagnostik
- klinisch und diagnostisch vielseitiges und variables Bild
- auskultatorisch evtl. feuchte Rasselgeräusche über den Lungenoberfeldern, amphorisches Atemgeräusch über Kavernen
- im Thoraxröntgenbild unscharf begrenzte, grobfleckige Verschattungen mit kavernöser Einschmelzung, tuberkulöse Rundherde (Tuberkulome), evtl. narbige Lungenveränderungen, ggf. Pleuraerguss; ubiquitär feinfleckige Infiltrate bei Miliar-Tbc
- CT-Thorax
- in den Laboruntersuchungen evtl. unspezifische Entzündungszeichen
- Tuberkulin-Hauttest (Intrakutantest nach Mendel-Mantoux) (❶ **Cave** als Screeningtest nicht geeignet; gutes diagnostisches Mittel bei Personen mit hohem Infektionsrisiko; eingeschränkte Beurteilbarkeit nach BCG-Impfung und Kreuzreaktionen bei Infektionen mit atypischen Mykobakterien; häufig falsch negatives Testergebnis bei systemischer Tuberkulose und bei AIDS)
- Interferon-γ-Test (Alternative zum Tuberkulin-Hauttest; in vitro-Stimulation sensibilisierter T-Lymphozyten mit *M.-tuberculosis*-spezifischem Antigen; ELISA oder ELISpot)

4.1 · Infektiöse Atemwegserkrankungen

Eigene Notizen

- Sputum- oder Magensaftuntersuchungen (bei fehlendem Auswurf) auf Mykobakterien (mikroskopisch, kulturell, evtl. PCR) an mindestens drei aufeinanderfolgenden Tagen
- mikroskopischer Nachweis säurefester Stäbchen nach Ziehl-Neelsen-Färbung
- ggf. mikrobiologische Untersuchung des Urins, einer bronchoalveolären Lavage, von Abstrichen der Haut und Schleimhäute, evtl. auch von Gewebsproben (z. B. Lymphknoten oder Knochenbiopsat)
- bei Erstinfektionspleuritis im Pleurapunktat hoher Lymphozytenanteil und niedriger Glukosegehalt, kultureller Erregernachweis gelingt nur selten, evtl. Thorakoskopie mit Pleurabiopsie
- evtl. Bronchoskopie mit transbronchialer Biopsie
- evtl. perkutane Lungenbiopsie
- bei tuberkulöser Meningitis im Liquor Eiweißvermehrung und Pleozytose (meist ≤100/3 Zellen), mikroskopischer und kultureller Nachweis der Mykobakterien, zur Frühdiagnose Nachweis der Tuberkulostearinsäure und erregerspezifischer Nukleinsäuresequenzen mittels PCR
  (**Memo** zur Diagnostik einer Tbc sind ≥10 ml Liquor erforderlich)

Differenzialdiagnose
- Pneumonien
- nichttuberkulöse Mykobakteriosen
- Aspergillom
- Sarkoidose
- Wegener-Granulomatose
- Bronchialkarzinom, Metastasen
- M. Hodgkin, Non-Hodgkin-Lymphome
- Emphysembullae, Lungenzysten
- Lungeninfarkt

Therapie
- Behandlungsindikation besteht bei jeder aktiven Tuberkulose
- bei offener Tuberkulose Isolation, evtl. Antitussiva; Aufheben der Isolation nach drei mikroskopisch negativen Sputumuntersuchungen
  (**Memo** an unterschiedlichen Tagen gewonnenes Material; ≥14 Tage antibiotische Therapie)
- Antituberkulotika der 1. Wahl:
  - Isoniazid (z. B. Isozid®) 5 mg/kg KG/d, maximal 300 mg/d und Vitamin B_6 (40–80 mg/d) zur Prophylaxe einer Polyneuropathie (z. B. Isozid comp®)
  - Rifampicin (z. B. Rifa®) 10 mg/kg KG/d, maximal 750 mg/d
    (**Cave** Enzyminduktion, Mittel der Wahl bei Niereninsuffizienz!)
  - Pyrazinamid (z. B. Pyrafat®) 30–40 mg/kg KG/d, maximal 2500 mg/d (Nebenwirkung: Hyperurikämie)
  - Ethambutol (z. B. Myambutol®) initial 25 mg/kg KG/d, nach 2–3 Monaten 20 mg/kg KG/d, maximal 2500 mg/d (**Cave** Retrobulbärneuritis mit Störung des Gesichtsfeldes und des Farbsehens!)

Eigene Notizen

- Streptomycin als Reservesubstanz (z. B. Strepto-Hefa®) 0,75–1 g/d i.m. (❗ **Cave** ototoxisch und nephrotoxisch; maximale Therapiedauer 4 Wochen!)
- initial Vierfachkombination mit Isoniazid, Rifampicin, Pyrazinamid und Ethambutol (über 2 Monate), in der Stabilisierungsphase Isoniazid und Rifampicin (weitere 4 Monate), längere Therapiedauer bei komplizierten Tuberkulosen (ZNS-Beteiligung, Knochen-Tbc, Urogenital-Tbc, Miliar-Tbc etc.)
- bei nachgewiesener Antibiotikaempfindlichkeit Umstellung auf Dreifachkombination unter Verzicht auf Ethambutol
- evtl. Gabe von Kombinationspräparaten zur Verbesserung der Compliance
- regelmäßige Kontrollen des Blutbildes, der Leber- und Nierenwerte unter Therapie
- evtl. Kortikosteroide bei tuberkulöser Meningitis und Nebenniereninsuffizienz
- ggf. Resektion eines Lungenherdes bei Nichtansprechen auf antituberkulotische Therapie
- Chemoprävention mit Isoniazid über 9 Monate bei gezielt getesteten Risikopatienten mit positivem Tuberkulin-Hauttest oder Interferon-γ-Test bzw. mit nachgewiesener Tuberkulinkonversion
- evtl. Chemoprophylaxe mit Isoniazid bei Kontaktpersonen mit negativem Tuberkulin-Hauttest (Kontrolle nach 3 Monaten)

4.1.3 Nichttuberkulöse Mykobakteriosen

- atypische Mykobakterien/MOTT (»mycobacteria other than tuberculosis«) (Umweltkeime, die v. a. in Wasser und Böden vorkommen)
- meist opportunistische Infektionen bei Immunsuppression, Kleinkindern und vorbestehenden Lungenerkrankungen

Klinik
- abhängig vom Immunstatus und der Mykobakterien-Spezies
- bei AIDS-Patienten (T_H <50/μl) disseminierte Infektionen meist durch *Mycobacterium-avium*-Komplex mit Fieber, Nachtschweiß, chronischer Diarrhö, Abdominalschmerzen und Gewichtsverlust
- *M. avium intracellulare, M. kansasii*: tuberkuloseähnliche Lungenerkrankungen (bei Mukoviszidose-kranken Kindern auch *M. chelonae/abscessus*)
- *M. avium intracellulare, M. scrofulaceum*: Lymphadenitis
- *M. marinum*: Schwimmbadgranulom der Haut
- *M. fortuitum, M. chelonae*: Hautabszesse
- *M. ulcerans*: Buruli-Geschwür

Diagnostik
- Erregernachweis aus Sputum, Blut, Urin, Stuhl oder Gewebsproben
- im Thoraxröntgenbild multiple noduläre Herde, evtl. Kavernen
- CT-Thorax

Differenzialdiagnose
- siehe Differenzialdiagnosen der Tuberkulose (▶ Kap. 4.1.2)

Therapie
- Drei-/Vierfachkombination verschiedener Antibiotika über einen Zeitraum von bis zu 24 Monaten
- klassische Antituberkulotika, Protionamid, Makrolide (z. B. Clarithromycin), Chinolone (z. B. Ciprofloxacin), Amikacin, Linezolid, Doxycyclin, Cefoxitin, Imipenem, Tigecyclin (❗ **Cave** in vitro-Resistenztestungsergebnisse nicht immer übertragbar!)
- aufgrund häufig vorliegender Multiresistenzen chirurgische Therapie bei lokalen Prozessen

4.1.4 Influenza

- Influenza-Viren Typ A, seltener Typ B (überwiegend bei Kindern und Jugendlichen) verursachen die »echte Grippe«
- *Myxovirus influenzae* wird aufgrund verschiedener Nukleoprotein- und Matrix-Antigene in Typ A, B und C unterteilt; die Differenzierung von Subtypen des Influenza-A-Virus erfolgt mit Hilfe der Virushüllantigene Hämagglutinin (H) und Neuraminidase (N)
- Hämagglutinin wird durch bakterielle Proteasen gespalten und ermöglicht somit dem Virus das Eindringen in die Wirtszelle (❗ **Cave** Staphylokokken- und Streptokokken-Infektionen können eine Influenza-Pneumonie triggern!)
- Übertragung durch Tröpfcheninfektion von Mensch-zu-Mensch
- Epidemien durch Antigendrift (infolge von Punktmutationen) und Pandemien durch Antigenshift (infolge von genetischem Reassortment)
- aviäre Influenza ist nur für Vögel hochkontagiös, humane Fälle treten nur sporadisch auf
- Häufigkeitsgipfel auf der Nordhalbkugel in den Winter- und auf der Südhalbkugel in den Sommermonaten
- Inkubationszeit: 1–3 d

Klinik
- häufig klinisch asymptomatisch oder leichte Erkältung (ca. 80% der Infektionen)
- schlagartiger Krankheitsbeginn mit hohem Fieber und Schüttelfrost, in der Regel über 2–3 Tage anhaltendes Fieber (ansonsten bakterieller Sekundärinfekt wahrscheinlich)
- schweres Krankheitsgefühl, lang anhaltende Müdigkeit und Abgeschlagenheit infolge typischer verzögerter Rekonvaleszenz
- Kopf- und Gliederschmerzen
- trockener Husten infolge einer Laryngo-Tracheobronchitis, zähschleimiges, blutig tingiertes Sputum
- Rhinitis
- Pharyngitis

- Konjunktivitis und erhöhte Lichtempfindlichkeit
- evtl. gastrointestinale Symptome
- Komplikationen: primär hämorrhagische Influenza-Pneumonie, atypische Viruspneumonie, Sekundärpneumonien durch bakterielle Superinfektionen, Sinusitis, Otitis media, Purpura Schoenlein-Henoch, Myoperikarditis, Meningoenzephalitis

Diagnostik

- auskultatorisch feuchte Rasselgeräusche über den Lungen
- bei bakterieller Superinfektion Leukozytose, CRP ↑ und BSG ↑
- Erregernachweis mittels Influenza-A-/-B-Schnelltest
- Virusisolation aus Rachenspülwasser oder Nasen-Rachenabstrichen, evtl. Antigen- oder Nukleinsäurenachweis
- serologischer Nachweis eines vierfachen Titeranstieges spezifischer Antikörper

Differenzialdiagnose

- Erkältungskrankheiten (»common cold«) durch Rhino-Viren, Adeno-Viren, Parainfluenza-Viren und Respiratory-syncytial-Viren (❯ Memo häufigster Erreger der Viruspneumonie)
- Pneumonien anderer Genese

Therapie

- symptomatische Therapie
    - fiebersenkende Maßnahmen
    - Flüssigkeitssubstitution
    - Thromboembolieprophylaxe
- antivirale Therapie mit Neuraminidasehemmern (❯ Memo nur wirksam bei Therapiebeginn innerhalb der ersten 48 h!), z. B. Zanamivir (Relenza®) 2×10 mg/d inhalativ, Oseltamivir (Tamiflu®) 2×75 mg/d p.o. über 5 d (beide Substanzen wirken gegen Influenza Typ A und B)
- evtl. Immunglobuline bei schweren Verläufen
- ggf. antibiotische Therapie bei bakterieller Sekundärpneumonie, z. B. Makrolide
- prophylaktisch jährliche aktive Immunisierung mit Totimpfstoff von Personen mit erhöhtem Risiko (chronisch Kranke, Immunsupprimierte, über 60-Jährige, Beschäftigte im Gesundheitswesen)

4.2 Infektiöse Darmerkrankungen

- Differenzierung nach *Pathomechanismus*
    - *sekretorische Diarrhö* infolge einer Stimulierung der membranständigen Adenylatzyklase durch Enterotoxine oder Viren
    - *exsudative entzündliche Diarrhö* mit Schleimhautläsionen
        - durch *Bakterien*, z. B. enteropathogene (Säuglingsdyspepsie), enterotoxinbildende (40% aller Reisediarrhöen), enteroinvasive (Dysenterie) und enterohämorrhagische *Escherichia coli*, Salmonellen,

4.2 · Infektiöse Darmerkrankungen

Shigellen und *Campylobacter jejuni* (jeweils 5–10% aller Reisediarrhöen), *Vibrio cholerae*, *Yersinia enterocolitica*, *Clostridium difficile* (Antibiotika-assoziierte pseudomembranöse Kolitis), *Staphyloccous aureus*, *Bacillus cereus* und *Clostridium perfringens* (als Toxinbildner Auslöser von Lebensmittelvergiftungen)
- durch *Viren*, z. B. Noro-Viren (beim Erwachsenen bis zu 50% der nicht-bakteriellen infektiösen Diarrhöen), Rota-Viren (beim Kind >70% der infektiösen Diarrhöen)
- durch *Protozoen*, z. B. *Giardia lamblia*, *Entamoeba histolytica*, Kryptosporidien
- Differenzierung nach *klinischem Erscheinungsbild*
  - *dysenterische Diarrhö* mit Beimengungen von Blut, Schleim, Eiter und kolikartigen Schmerzen (Amöbenruhr, bakterielle Ruhr)
  - *nicht-dysenterische Diarrhö* mit unverdauten Speiseresten und Schleim, mildere Symptomatik (enterotoxisch oder bei Resorptionsstörungen, z. B. durch *Giardia lamblia*)

Eigene Notizen

4.2.1 Infektionen mit enterohämorrhagischen *Escherichia coli* (EHEC, Shigatoxin-produzierende *E. coli*)

- fäkal-orale Übertragung durch Ausscheider oder durch den Genuss kontaminierter tierischer Lebensmittel, z. B. nichtpasteurisierte Milch, rohes Fleisch
- gehäuft bei Kleinkindern und älteren Menschen
- Inkubationszeit: 1–7 d

Klinik
- bei immunkompetenten Erwachsenen meist klinisch asymptomatisch
- bei Kindern und älteren Menschen (blutig-)wässrige Durchfälle
- Komplikationen: hämorrhagische Kolitis, postinfektiös hämolytisch-urämisches Syndrom mit hämolytischer Anämie, Thrombozytopenie und akutem Nierenversagen (häufigste Ursache des akuten Nierenversagens bei Kindern), thrombotisch-thrombozytopenische Purpura (*Moschcowitz-Syndrom*) mit HUS und zerebraler Symptomatik (Krampfanfälle)

Diagnostik
- Erregerisolierung aus Stuhlkulturen, Serotypisierung (häufig *E. coli* O157: H7) und Nachweis von Shigatoxin
- mindestens 3 negative Stuhlproben zum Ausschluss weiterer Ansteckungsfähigkeit

Differenzialdiagnose
- Colitis ulcerosa

Therapie

- symptomatische Therapie mit Flüssigkeits- und Elektrolytsubstitution, z. B. Elotrans®-Pulver (❶ **Cave** keine Antibiotikatherapie, keine Motilitätshemmer!)
- bei *hämolytisch-urämischem Syndrom* Dialyse (Dialysepflicht bei 50% der betroffenen Kinder)
- bei *Moschcowitz-Syndrom* evtl. Plasmapherese

4.2.2 Salmonellosen (Typhus-Paratyphus-Enteritis Gruppe)

- zyklische oder septische Allgemeininfektion, Gastroenteritis, Ausscheidertum
    - Typhuserreger: *Salmonella enterica* Serovar *typhi*, *S. typhi* (ausschließlich humanpathogen)
    - Paratyphuserreger: meist *S. paratyphi* B (ausschließlich humanpathogen)
    - Enteritiserreger: meist *S. enteritidis*, *S. typhimurium* (Zooanthroponosen)
- fäkal-orale Übertragung
    - *Typhuserreger* meist durch Dauerausscheider, aber auch indirekt durch kontaminierte Lebensmittel und Trinkwasser
    - *Enteritiserreger* meist über Tiere oder tierische Lebensmittel (z. B. rohe Eier, rohes Geflügel, Muscheln, Mettwurst), nur selten durch temporäre Ausscheider
- *Typhus abdominalis* meist aus (sub-)tropischen Ländern importiert, in Deutschland <100 Fälle/Jahr, Letalität des unbehandelten Typhus ca. 20%
- *Salmonellen-Enteritis* gehäuft während der Sommermonate
- Inkubationszeit für *Typhus und Paratyphus:* 7–21 d; Inkubationszeit der *Salmonellen-Enteritis:* wenige h bis 3 d

Klinik

- *Typhus abdominalis* (»typhoid fever«)
    - langsam steigendes Fieber (❷ **Memo** septische Fieberkontinua, kein Schüttelfrost!)
    - Roseolen (septische Absiedlungen) an der Bauchhaut
    - graugelb belegte »Typhuszunge« mit freien Rändern
    - Splenomegalie
    - Somnolenz
    - Kopfschmerzen
    - Husten
    - relative Bradykardie
    - initial häufig Obstipation, ab der zweiten Woche »Erbsbreistühle«
    - Komplikationen: intestinale Blutungen, Darmperforation mit Peritonitis, Kreislaufversagen, Nierenversagen, Myokarditis, Thrombosen, Sepsis mit metastatischen Abszessen in Knochen und Gelenken, reaktive Arthritis, Dauerausscheider (ca. 4% der Fälle) (❷ **Memo**

4.2 · Infektiöse Darmerkrankungen

erhöhtes Risiko für ein Gallenblasenkarzinom bei Galleausscheidern!)
- *Paratyphus* verläuft typhusähnlich
- *Salmonellen-Gastroenteritis*
  - Brechdurchfall
  - abdominelle Krämpfe
  - Fieber
  - Kopfschmerzen
  - Komplikationen: Dehydratation, Kreislaufkollaps, evtl. bei Immunschwäche Salmonellensepsis mit metastatischen Absiedlungen (Endokarditis, Meningitis, Arthritis), temporärer Dauerausscheider

Diagnostik
- bei *Typhus abdominalis*
  - im Differenzialblutbild Leukopenie und absolute Eosinopenie, häufig normale BSG
  - evtl. Transaminasen ↑
  - mittels Blutkulturen Isolation des Typhuserregers, im späteren Verlauf auch aus Stuhlkulturen (▶ **Memo** bei Salmonellen-Enteritis Isolation primär aus Stuhlkulturen!), Serotypisierung nach Kaufmann-White-Schema mittels Antiseren gegen Oberflächen- und Geißelantigene (O- und H-Ag), evtl. Lysotypie, Antibiotikaresistenztestung
  - serologischer Nachweis signifikant hoher Antikörpertiter oder eines vierfachen Titeranstieges (❗ **Cave** keine Antikörperbildung bei Enteritiserregern, nur Lokalinfektion des Dünndarms!)
- bei *Salmonellen-Enteritis* evtl. Erregernachweis in kontaminierten Speisen
- mindestens 3 negative Stuhlproben zum Ausschluss weiterer Ansteckungsfähigkeit

Differenzialdiagnose
- für *Typhus abdominalis*
  - infektiöse Darmerkrankungen anderer Genese
  - Colitis ulcerosa
  - Pneumonie, Miliartuberkulose, Influenza
  - Endokarditis
  - Malaria
- für *Salmonellen-Enteritis*
  - Lebensmittelvergiftungen (durch Enterotoxine)

Therapie
- bei *Typhus abdominalis*
  - Ciprofloxacin über mindestens 14 d
  - evtl. Cephalosporine der 3. Generation, z. B. Cefotaxim
  - bei Dauerausscheidern Ciprofloxacin für 28 d, evtl. Lactulose bei Dünndarmausscheidern
  - prophylaktisch oraler Lebendimpfstoff (z. B. Typhoral L®) oder Totimpfstoff aus dem Vi-Polysaccharid (Virulenzantigen) parenteral i.m. oder s.c. (z. B. Typherix®)

Eigene Notizen

Eigene Notizen

- bei *Salmonellen-Enteritis*
  - Flüssigkeits- und Elektrolytsubstitution, z. B. Elotrans®
  - vorübergehend Nahrungskarenz, mit Rückgang der Beschwerdesymptomatik langsamer Kostaufbau
  - bei schweren Krankheitsverläufen oder Immunschwäche Ciprofloxacin, evtl. Cotrimoxazol oder Ampicillin i.v. (❗ Cave durch Antibiotikagabe steigt die Wahrscheinlichkeit für Dauerausscheider ≥6 Monate!)

4.2.3 Campylobacter-Enterokolitis

- fieberhafte Enteritis, ausgelöst durch Enterotoxine
- orale Übertragung durch Tierkontakte oder kontaminierte Lebensmittel
- Häufigkeitsgipfel im Sommer
- Inkubationszeit: 2–7 d

Klinik

- kurze unspezifische Prodromi mit Kopf- und Gliederschmerzen, Fieber
- wässrige, häufig auch blutig-schleimige Diarrhö (fast immer innerhalb von 7 d selbstlimitierend)
- kolikartige Abdominalschmerzen
- Komplikationen: postinfektiöse reaktive Arthritis, selten Guillan-Barré-Syndrom

Diagnostik

- Isolation des Erregers (meist *Campylobacter jejuni*) aus Stuhlkulturen

Differenzialdiagnose

- infektiöse Darmerkrankungen anderer Genese
- Colitis ulcerosa

Therapie

- Flüssigkeits- und Elektrolytsubstitution
- bei schweren Verläufen Makrolid-Antibiotika

4.2.4 Lebensmittelvergiftungen durch enterotoxinbildende Bakterien

- Lebensmittelintoxikationen meist durch *Staphylococcus aureus*, seltener durch *Bacillus cereus* oder *Clostridium perfringens*
- Übertragung durch kontaminierte Lebensmittel (❗ Cave *Staph.-aureus*-Toxine sind hitzestabil!), Infektionsquelle ist meist der Mensch, häufig kleine Ausbrüche mit ≥2 betroffenen Personen
- Inkubationszeit: wenige Stunden

Klinik
- akuter Krankheitsbeginn mit Übelkeit, Erbrechen und Diarrhö, kein Fieber, meist nur kurze Krankheitsdauer von maximal 2 Tagen
- evtl. Bauchkrämpfe
- Komplikationen: Dehydratation, Kollaps

Diagnostik
- evtl. Enterotoxinnachweis aus Speiseresten

Differenzialdiagnose
- infektiöse Durchfallerkrankungen, z. B. Salmonellen-Enteritis
- Botulismusintoxikation (gleichzeitig neurologische Symptomatik)
- Pilzvergiftung
- Schwermetallvergiftung

Therapie
- Flüssigkeits- und Elektrolytsubstitution

4.2.5 Noro-Virus-Infektion

- häufigste nicht-bakterielle Gastroenteritis des Erwachsenen, meist ältere Menschen, oft Ausbrüche in Gemeinschaftseinrichtungen
- Häufigkeitsgipfel in den Winter- und Frühjahrsmonaten
- aerogene oder fäkal-orale Übertragung
- Inkubationszeit: wenige h bis zu 2 d

Klinik
- Übelkeit und schwallartiges Erbrechen
- wässrige Diarrhö und Bauchkrämpfe
- schweres Krankheitsgefühl mit Glieder- und Muskelschmerzen
- evtl. Fieber
- Komplikationen: Dehydratation, prolongierte oder chronische Verläufe

Diagnostik
- im Blutbild Leukozytose
- RNA- oder Antigennachweis im Stuhl

Differenzialdiagnose
- Lebensmittelintoxikationen
- Salmonellen-Gastroenteritis

Therapie
- Flüssigkeits- und Elektrolytsubstitution

Eigene Notizen

4.2.6 Shigellose (Shigellen-Ruhr, bakterielle Ruhr)

- *Shigella dysenteria* (Endotoxin- und Exotoxinbildner), *Shigella boydii*, *Shigella flexneri* und *Shigella sonnei*
- Mensch ist einziges Erregerreservoir
- meist importierte Fälle
- fäkal-orale Übertragung durch kontaminiertes Wasser und Lebensmittel
- Inkubationszeit: 1–5 d

Klinik
- wässrige Durchfälle, bei schweren Verläufen mit Beimengungen von Blut und Schleim
- abdominelle Schmerzen, Tenesmen
- evtl. Fieber
- Komplikationen: starke Wasser- und Elektrolytverluste (Endotoxin verursacht Schleimhautulzera im Kolon), Kreislaufkollaps (Exotoxin), intestinale Blutungen, Darmperforation, reaktive Arthritis, evtl. hämolytisch-urämisches Syndrom

Diagnostik
- Isolation des Erregers aus Rektalabstrichen oder Stuhlkulturen auf Spezialnährböden (kurze Transportwege erforderlich!)

Therapie
- symptomatisch Flüssigkeits- und Elektrolytsubstitution
- Gyrasehemmer oder Ampicillin i.v., ggf. Therapieanpassung nach Antibiogramm (❶ Cave keine Motilitätshemmer!)

4.2.7 Amöbiasis (Amöbenruhr)

- *Entamoeba-histolytica*-Infektionen können sich intestinal und extraintestinal manifestieren
- Mensch ist einziges Erregerreservoir, ca. 10% der in den (Sub-)Tropen lebenden Bevölkerung scheiden Amöbenzysten mit dem Stuhl aus (❯ Memo Zysten sind umweltresistent und resistent gegen sauren Magensaft!), in Deutschland importierte Reisekrankheit
- fäkal-orale Übertragung durch kontaminiertes Trinkwasser, rohes Gemüse und ungeschältes Obst
- Inkubationszeit der Amöbenruhr: 7–28 d; Inkubationszeit des Amöbenabszesses: mehrere Monate bis Jahre

Klinik
- klinisch meist asymptomatisch
- akute Amöbenruhr
  - himbergeleeartige Durchfälle
  - abdominelle Schmerzen, Tenesmen
  - evtl. Fieber

4.2 · Infektiöse Darmerkrankungen

Eigene Notizen

- Komplikationen: chronisch rezidivierende Kolitis, Darmwandamöbom (tumoröse granulomatöse Entzündungsreaktion), toxisches Megakolon, intestinale Blutungen, Kolonperforation mit Peritonitis
- Amöbenleberabszess
  - Schmerzen im rechten Oberbauch
  - subfebrile Temperaturen
  - Komplikationen: Perforation in Pleuraraum, Perikard oder Bauchhöhle

Diagnostik
- im Blutbild Leukozytose
- BSG ↑ und CRP ↑
- bei Leberabszess evtl. Transaminasen ↑
- mikroskopischer Nachweis vegetativer Magnaformen im Stuhl (Trophozoiten, sog. *Minutaformen*, werden nach Phagozytose von Erythrozyten während der Schleimhautinvasion als *Magnaformen* bezeichnet), Differenzierung zwischen *E. histolytica* und den apathogenen Spezies *E. dispar* und *E. moshkovskii* nur mittels PCR möglich
- bei extraintestinaler Manifestation serologischer Nachweis spezifischer Antikörper
- in der Abdomensonographie evtl. Darstellung eines singulären oder multipler Leberabszesse, überwiegend im rechten Leberlappen, ggf. CT

Differenzialdiagnose
- infektiöse Durchfallerkrankungen anderer Genese
- Colitis ulcerosa
- bakterieller Leberabszess
- Echinokokkuszyste

Therapie
- bei Amöbenruhr Imidazolderivate (z. B. Metronidazol, Clont®) über 10 d, evtl. bei Persistenz Darmdekontamination mit Paromomycin (Humatin®) 15–25 mg/kg KG/d p.o. für 5 d
- bei Amöbenleberabszess Imidazolderivate und Diloxanid, ggf. Abszesspunktion und Injektion eines Kontaktamöbizids bei drohender Perforation

4.2.8 Cholera

- lokale Dünndarminfektion mit *Vibrio cholerae*
- Mensch ist einziges derzeit bekanntes Erregerreservoir
- orale Übertragung durch kontaminiertes Trinkwasser, evtl. Meeresfrüchte und andere Lebensmittel; direkte fäkal-orale Übertragung von Mensch-zu-Mensch
- Inkubationszeit: wenige h bis 5 d
- Letalität 1–5 %

Klinik

- häufig klinisch asymptomatische Verläufe oder nur leichte Diarrhö
- massive Durchfälle (»Reiswasserstühle«) mit hohem Flüssigkeitsverlust, Aktivierung der Adenylatzyklase durch Enterotoxin mit konsekutiver Hypersekretion und intestinaler Hypermobilität
- Erbrechen
- Wadenkrämpfe
- evtl. Hypothermie (bis 20°C)
- Komplikationen: Exsikkose, hypovolämischer Schock, akutes Nierenversagen, Enterotoxinvergiftung mit letalem Ausgang innerhalb weniger Stunden

Diagnostik

- in der mikroskopischen Untersuchung eines Stuhlausstrichs Nachweis beweglicher kommaförmiger Stäbchen (Transport des Rektal- oder Stuhlabstrichs in Peptonlösung wegen der Gefahr der Austrocknung)
- Isolation des Erregers mittels Stuhlkultur und Typisierung

Therapie

- bereits bei Verdacht Patientenisolation
- Flüssigkeits- und Elektrolytsubstitution (bei oraler Rehydratation 3,5 g Kochsalz und 2,5 g Natriumbikarbonat und 1,5 g Kaliumchlorid und 20 g Glukose pro Liter Wasser)
- unterstützende antibiotische Therapie mit Chinolonen oder Makrolid
- prophylaktisch aktive Immunisierung mit oralem Lebend- oder Totimpfstoff (> Memo keine Zulassung dieser Impfstoffe für Deutschland!)

4.2.9 Yersiniose

- *Yersinia enterocolitica* und seltener *Y. pseudotuberculosis* verursachen beim Menschen eine Durchfallerkrankung
- orale Übertragung durch Tierkontakte (Anthropozoonose) oder kontaminierte tierische Lebensmittel (z. B. Milch, rohes Schweinefleisch)
- Häufigkeitsgipfel in den Wintermonaten
- Inkubationszeit: ca. 10 d

Klinik

- bei Kleinkindern häufig Gastroenteritis
- bei älteren Kindern und Jugendlichen evtl. akute Lymphadenitis mesenterica (»Pseudoappendizitis«)
- Diarrhö
- kolikartige abdominelle Schmerzen
- evtl. Fieber
- Komplikationen: chronische Diarrhö, selten Sepsis, postinfektiöse Arthritis, Erythema nodosum

Diagnostik

- Isolierung des Erregers aus Stuhl, Darmbiopsien, mesenterialen Lymphknoten, evtl. auch aus Blut
- serologischer Nachweis von Antikörpern meist gegen *Y. enterocolitica* O:9 bzw. O:3 oder gegen *Y. pseudotuberculosis*

Therapie

- Flüssigkeits- und Elektrolytsubstitution
- bei schwerem Verlauf Fluorchinolone, ggf. Cephalosporine der 3. Generation

4.2.10 Kryptosporidiose

- *Cryptosporidium parvum* (obligat intrazelluläres Protozoon)
- orale Übertragung durch kontaminierte Nahrungsmittel und Trinkwasser, seltener von Mensch-zu-Mensch, übliche Händedesinfektion tötet den Erreger nicht ab, deshalb gründliches Händewaschen; Erregerreservoir sind Haus- und Nutztiere
- gehäuft bei HIV-Patienten und bei beruflichem Umgang mit Nutztieren, z. B. Tierpfleger, Veterinäre
- Inkubationszeit: 1–12 d

Klinik

- wässrige Diarrhö (> **Memo** bei immunkompetenten Personen häufig asymptomatische oder selbstlimitierende Infektion; bei Immunschwäche schwere und lange Verläufe!)
- evtl. abdominelle Schmerzen
- leichtes Fieber
- Komplikationen: Dehydratation, Malabsorptionssyndrom, bronchopulmonale Infektion

Diagnostik

- evtl. γGT ↑ und AP ↑ bei Gallengangsbefall
- im Stuhl mikroskopischer Nachweis der Oozysten
- evtl. Antigennachweis aus Stuhlproben

Differenzialdiagnose

- bei HIV-Patienten atypische Mykobakteriosen, Zytomegalie-Virus-Infektionen, Mikrosporidiose

Therapie

- Behandlung beschränkt auf Flüssigkeits- und Elektrolytsubstitution in Ermangelung einer wirksamen antiparasitären Therapie
- bei HIV-Patienten optimale antivirale Therapie

Eigene Notizen

4.3 Sexuell übertragbare Erkrankungen

4.3.1 HIV-Infektion und AIDS

- erworbenes Immundefektsyndrom
- AIDS (»acquired immunodeficiency syndrome«) ist das Endstadium einer Infektion mit HIV (»human immunodeficiency virus«) 1 oder 2
- das RNA-haltige Retro-Virus bindet an den Antigenrezeptor CD4 (T-Helferlymphozyten, Monozyten, Makrophagen, epidermale Langerhans-Zellen, Zellen der Mikroglia) und ist somit vor allem lymphozytotrop und neurotrop, für das Eindringen in die Zielzelle ist außerdem noch ein Korezeptor (CXCR4 oder CCR5) notwendig
- im Verlauf der HIV-Infektion Virusmutation *in vivo* mit konsekutiv verschiedenen Mutanten in einem Individuum
- seit 1980 von Zentralafrika sich ausbreitende Pandemie; in Deutschland sind überwiegend homosexuelle Männer (ca. 50% der Infektionen) und i.v.-Drogenabhängige (ca. 10%) betroffen, mit steigender Häufigkeit auch Heterosexuelle; weltweit eine der häufigsten infektiösen Todesursachen
- sexuelle Übertragung (Promiskuität und ungeschützter Geschlechtsverkehr sind Hauptrisikofaktoren), Übertragung von kontaminiertem Blut oder Blutbestandteilen; Infektionsgefährdung des medizinischen Personals ist sehr gering, Infektionsrate bei Nadelstichverletzungen maximal 1,5%; Infektionen in utero, peripartal oder via Muttermilch
- Inkubationszeit (bis zum Auftreten von Anti-HIV-Antikörpern): 1–3 Monate; mittlere Inkubationszeit für AIDS ca. 10 Jahre (bei perinataler Infektion ca. 5 Jahre)

Klinik
- Stadieneinteilung der HIV-Infektionen nach CDC (Centers for Disease Control) (▶ Tabelle) (❗ **Cave** Rückstufungen in der Kategorie sind nicht vorgesehen!)

CDC-Stadieneinteilung der HIV-Infektionen				
Stadium	T-Helfer-lympho-zyten/µl	Klinische Kategorien		
		A asymptomatisch, akute HIV-Krankheit, Lymphadeno-pathie-Syndrom	B symptomatisch (nicht Kategorie A oder C)	C AIDS-Indikator-krank-heiten
1	>500	A1	B1	C1
2	200–500	A2	B2	C2
3	<200	A3	B3	C3

- Symptomatik der klinischen Kategorie A
    - akute HIV-Krankheit oder akutes retrovirales Syndrom (30% aller Infizierten, 1–6 Wochen nach der Infektion) mit unspezifischen All-

gemeinsymptomen, z. B. Fieber, Lymphknotenschwellung, Splenomegalie, Angina, evtl. makulopapulöses Exanthem, Myalgien
– Lymphadenopathie-Syndrom (40% aller Infizierten) mit persistierender generalisierter Lymphknotenschwellung (≥2 extrainguinale Lymphknotenstationen, >3 Monate lang), evtl. seborrhoische Dermatitis
– asymptomatische Latenzzeit (ca. 10 Jahre)
- Symptomatik der klinischen Kategorie B
  – subfebrile Temperaturen
  – chronische Diarrhöen
  – oropharyngeale oder vulvovaginale Candidose
  – orale Haarleukoplakie
  – bazilläre Angiomatose (durch *Bartonella henselae* hervorgerufene stecknadelkopfgroße rote Papeln)
  – periphere Neuropathie
  – idiopathische thrombozytopenische Purpura
- Symptomatik der klinischen Kategorie C (AIDS-definierende Krankheiten)
  – *Wasting-Syndrom* (ca. 15% der unbehandelten Patienten) mit ungewolltem Gewichtsverlust (>10%), chronischer Diarrhö, Fieber und Abgeschlagenheit
  – HIV-assoziierte Enzephalopathie (15–20% der unbehandelten Patienten) mit langsam progredienter Demenz (Konzentrationsschwäche, Gedächtnisstörungen, Depression, Gangstörungen, selten Miktionsstörungen)
  – opportunistische Infektionen
    * *Hirntoxoplasmose* mit Fieber, Kopfschmerzen, Verwirrtheit, Psychosyndromen und Krampfanfällen
    * *Kryptosporidiose* mit wässriger Diarrhö und Tenesmen
    * *Pneumocystis-jirovecii*-Pneumonie (mit 85% aller Patienten häufigste Pneumonie bei AIDS) mit Dyspnoe, trockenem Husten und subfebrilen Temperaturen
    * *Candida-Ösophagitis* mit Schluckbeschwerden, evtl. retrosternalem Brennen
    * *Kryptokokkose* mit Pneumonie und Meningoenzephalitis
    * *Aspergillose*, *Histoplasmose*
    * rezidivierende bakterielle *Pneumonien*
    * atypische Mykobakteriosen (v. a. *Mycobacterium avium intracellulare*) mit Fieber, Hepatosplenomegalie, abdominellen Schmerzen und Gewichtsverlust
    * *Tuberkulose* (ca. 30% aller Todesfälle unter AIDS-Patienten) mit gehäuft schwerem miliarem Verlauf
    * *Salmonellensepsis*
    * gastrointestinale, pulmonale, zerebrale und retinale *Zytomegalie-Virus-Infektionen* (verantwortlich für Erblindungen bei ca. 30% der unbehandelten Patienten)
    * *Herpes zoster* über mehrere Dermatome
    * *Herpes-simplex-Infektionen* mit persistierenden, ulzerierenden anorektalen oder oropharyngealen Bläschen
    * *progressive multifokale Leukenzephalopathie* (JC-Virus-Infektion)

Eigene Notizen

- Malignome
  - Kaposi-Sarkom (ausgelöst durch humanes Herpes-Virus HHV 8) mit multizentrischen bräunlich-violetten Tumoren überwiegend in den Spaltlinien der Haut und an den Beinen, evtl. auch am Gaumen
  - EBV-assoziierte Non-Hodgkin-Lymphome vom B-Zelltyp, ZNS-Lymphome
  - Zervixkarzinom
- bei konnataler HIV-Infektion Frühgeburt, Dystrophie, kraniofasziale Dysmorphie, kortikale Hirnatrophie und verkalkte Stammganglien, lymphoide interstitielle Pneumonie

Diagnostik
- absolute Zahl der T-Helferzellen ↓ (<400/µl), auch prognostischer Parameter (bei T_H <200/µl hohes Risiko für das Auftreten AIDS-definierender Erkrankungen); T-Helfer-/T-Suppressorzellen (CD4/CD8-Quotient) ↓ (<1,2 [Normwert ca. 2])
- Nachweis von HIV-DNA in Lymphozyten oder Virus-RNA mittels PCR in der Frühphase der Infektion (vor Einsetzen der Antikörperbildung), evtl. Bestimmung der Viruslast als prognostischer Parameter und zur Therapiekontrolle im Krankheitsverlauf
- Virusisolierung ist für die Routinediagnostik zu zeitaufwendig
- serologischer Nachweis von Antikörpern mittels HIV-ELISA (Suchtest) in der Regel 1–3 Monate nach der Infektion; bei positivem Ergebnis Verifizierung mittels Western blot (Bestätigungstest)
- in der histologischen Untersuchung einer Lymphknotenbiopsie bei generalisierter Lymphadenopathie Nachweis einer follikulären Hyperplasie
- im MRT bei HIV-assoziierter Enzephalopathie diffuse Hirnatrophie
- in der Röntgen-Thoraxaufnahme milchglasartige Infiltrate bilateral bei *Pneumocystis*-Pneumonie

Differenzialdiagnose
- bei akuter HIV-Krankheit infektiöse Mononukleose
- angeborene Immundefektsyndrome
- erworbene Immunschwächen anderer Genese

Therapie
- hochaktive antiretrovirale Therapie (HAART) bei klinischen oder laborchemischen Zeichen des Immundefekts (**Memo** bei erfolgreicher HAART Abfall der Virusreplikation unter die Nachweisgrenze innerhalb von maximal 6 Monaten!)
  - evtl. Auftreten entzündlicher Erkrankungen bei erfolgreicher antiretroviraler Therapie, sog. Immunrekonstitutionssyndrom; häufige Nebenwirkung der langjährigen HAART ist das Lipodystrophiesyndrom
  - Therapiemonitoring über Viruslast, CD4-Zellzahl, Medikamentenspiegel und Resistenztestungen
  - Kombinationstherapien aus mindestens drei antiretroviralen Substanzen (mindestens ein Medikament sollte liquorgängig sein, z. B. Zidovudin) (▶ Tabelle)

Hochaktive antiretrovirale Kombinationstherapie bei HIV-Infektion

Nukleosid-/Nukleotidanaloga	Non-nukleotidische Reverse-Transkriptase-Inhibitoren	Proteaseinhibitoren
Zidovudin (AZT, Retrovir®) und Lamivudin (3TC, Epivir®) = CBV, Combivir®		Lopinavir/Ritonavir (LPV/RTV, Kaletra®)
Zidovudin (AZT, Retrovir®) und Emtricitabin (FTC, Emtriva®)	Efavirenz (EFV, Sustiva®)	
Tenofovir (TDF, Viread®) und Lamivudin (3TC, Epivir®)	Nevirapin (NVP, Viramune®)	
Tenofovir (TDF, Viread®) und Emtricitabin (FTC, Emtriva®) = FTC/TDF, Truvada®		Saquinavir (SQV, Invirase®) und Ritonavir (RTV, Norvir®)
Abacavir (ABC, Ziagen®) und Lamivudin (3TC, Epivir®) = 3TC/ABC, Kivexa®		Fosamprenavir (FPV, Telzir®) und Ritonavir (RTV, Norvir®)
Abacavir (ABC, Ziagen®) und Emtricitabin (FTC, Emtriva®)		Indinavir (IDV, Crixivan®) und Ritonavir (RTV, Norvir®)

- Behandlung typischer Infektionskrankheiten bei AIDS (▶ Memo Primärprophylaxe bei T_H ≤200/µl)
    - bei *Toxoplasmose* Clindamycin (z. B. Sobelin®) 4×600 mg/d i.v. oder Sulfadiazin 2–4 g/d p.o. (in 3–6 Einzeldosen) und Pyrimethamin (Daraprim®) 100 mg/d p.o. und Folinsäure 15 mg/d p.o. bis zu 2 Monate; zur Primärprophylaxe Cotrimoxazol
    - bei *Pneumocystis-Pneumonie* Cotrimoxazol 3×40 mg/kg KG über mindestens 21 Tage (auch als Rezidivprophylaxe; 480 mg/d), evtl. Atovaquon oder Pentamidin-Infusionen (inhalativ auch als Rezidivprophylaxe)
    - bei *Soorösophagitis* Antimykotika, z. B. Fluconazol (Diflucan®) oder Itraconazol (Sempera®) systemisch
    - bei *Kryptokokkose* Flucytosin (Ancotil®) in Kombination mit Amphotericin B, bei Kryptokokkenmeningitis außerdem Fluconazol (z. B. Diflucan®) einmalig 400 mg, dann 200 mg/d über 3 Monate
    - bei *bazillärer Angiomatose* Erythromycin oder Doxycyclin
    - bei *atypischen Mykobakteriosen* Ethambutol 1200 mg/d und Clarithromycin 1000 mg/d und Rifabutin 300 mg/d
    - bei *Tuberkulose* tuberkulostatische Kombinationstherapie (▶ Memo Interaktion des Rifampicins mit antiretroviraler Therapie beachten, deshalb Rifabutin bevorzugen)
    - bei *Salmonellensepsis* Ciprofloxacin oder Ceftriaxon
    - bei *Zytomegalie-Virus-Infektionen* Ganciclovir (Cymeven®) 2×5 mg/kg KG/d i.v. für 14 d, dann 1×5 mg/kg KG/d (auch zur Rezidivprophylaxe bei AIDS), ggf. Cidofovir (Vistide®) oder Foscarnet (Foscavir®), evtl. Hyperimmunglobulin

Eigene Notizen

- bei *Zoster* Aciclovir (Zovirax®) 5×800 mg/d p.o. für 10 d, ggf. bei generalisiertem Krankheitsbild 3×10 mg/kg KG/d i.v. für 14 d, evtl. Hyperimmunglobulin und Interferon-β
- bei *Herpes-simplex-Infektionen* Aciclovir (Zovirax®) 5×200 mg/d p.o. für 10 d, ggf. Valaciclovir (Valtrex®) 2×500 mg/d p.o. für 10 d oder Famciclovir (Famvir®) 3×250 mg/d p.o. für 5 d
- bei akzidentieller Nadelstichverletzung Förderung der Blutung und Desinfektion und antivirale Postexpositionsprophylaxe mit Truvada® und Kaletra®

4.4 Herpes-Virus-Infektionen

4.4.1 Varizella-Zoster-Virus-Infektion

- Varizella-Zoster-Virus (VZV) verursacht zumeist im Kindesalter als Primärinfektion Windpocken (Varizellen) und infolge einer Reaktivierung intrazellulär persistierender Viren bei eingeschränkter Immunität die Gürtelrose (Zoster) im Erwachsenenalter
- Erkrankungsgipfel für Varizellen 3.–6. Lebensjahr, 90% der Fälle <20. Lebensjahr
- Zoster meist bei älteren Menschen oder infolge einer Immunschwäche, z. B. bei Malignomen, Lymphomen, Leukämien, AIDS oder unter immunsuppressiver Therapie
- hochkontagiöse Tröpfchen- oder Schmierinfektion (❯ **Memo** Infektiosität besteht bereits ein Tag vor dem Auftreten der Bläschen und hält bis zum Abfallen des Schorfs an!)
- Inkubationszeit der Varizellen: 10–25 d

Klinik

- Varizellen
  - Fieber
  - generalisiertes, rumpfbetontes Exanthem mit buntem Bild aus Makulae, Papeln, Vesikeln und Pusteln (»Sternenhimmel«)
  - starker Juckreiz
  - innerhalb einer Woche Eintrocknen der Pusteln und Abfallen der Krusten ohne Narbenbildung (❗ **Cave** Narben entstehen nur bei bakteriellen Superinfektionen!)
  - Komplikationen: kongenitales Varizellensyndrom, perinatal hämorrhagisches Exanthem, Otitis media, Meningitis, selten Enzephalitis, atypische Pneumonie, evtl. Beteiligung innerer Organe bei Immunsuppression
- Zoster
  - morphologisches Bild des Exanthems entspricht den Varizellen, evtl. mit Einblutung in die Bläschen; meist beschränkt auf ein oder zwei Dermatome (Viruspersistenz in den Spinalganglien)
  - in der Regel Ausheilung mit Narbenbildung
  - starke neuralgiforme Schmerzen

4.4 · Herpes-Virus-Infektionen

- evtl. Fieber
- Komplikationen: Postzoster-Neuralgien, Zoster ophthalmicus mit Hornhautläsionen, selten Erblindung, Zoster oticus, Fazialisparese, Meningoenzephalitis, Myelitis, evtl. Zoster generalisatus mit Beteiligung innerer Organe bei Immunsuppression (z. B. Pneumonie, Hepatitis)

Diagnostik
- serologischer Nachweis spezifischer Antikörper
  - bei Primärinfektion IgM oder >vierfacher IgG-Titeranstieg
  - bei Zoster aufgrund der hohen Durchseuchungsrate geringe Aussagekraft
- evtl. direkter Erregernachweis (Nukleinsäure- oder Antigennachweis)

Differenzialdiagnose
- Katzenpocken (Orthopox-Viren)
- Eczema herpeticatum
- Strophulus infantum

Therapie
- bei unkompliziertem Verlauf symptomatische Therapie, z. B. Antihistaminika
- bei immunsupprimierten oder abwehrgeschwächten Patienten Aciclovir (Zovirax®) 5×800 mg/d p.o., ggf. bei sehr schwerem Krankheitsbild 3×10 mg/kg KG/d i.v. für 5–7 d, evtl. Hyperimmunglobulin und Interferon-β
- bei immunkompetenten Patienten evtl. Brivudin (Zostex®) 125 mg/d p.o. oder Valaciclovir (Valtrex®) 3×1000 mg/d p.o. für 7 d
- bei Zoster ophthalmicus Famciclovir (Famvir®) 3×500 mg/d für 7–10 d
- bei bakterieller Superinfektion Antibiotikatherapie
- bei Postzoster-Neuralgie Amitriptylin (z. B. Saroten®) oder Desipramin (Petylyl®), ggf. analgetische Therapie
- prophylaktisch aktive Immunisierung oder bei Exposition passive Immunisierung mit Varizella-Zoster-Immunglobulin innerhalb von 3–4 d

4.4.2 Herpes-simplex-Virus-Infektionen

- Herpes-simplex-Viren (HSV) verursachen eine fieberhafte Infektion mit Bildung von Bläschen an Haut und Schleimhäuten im Kopfbereich (HSV 1) oder im Genitalbereich (HSV 2)
- Mensch ist einziges Erregerreservoir (Viruspersistenz in Ganglienzellen), Durchseuchung mit HSV 1 im Erwachsenenalter >95%, mit HSV 2 ca. 20%
- Tröpfchen- und Schmierinfektion (HSV 1 oral, HSV 2 sexuell oder perinatal)
- Inkubationszeit für HSV-1-Primärinfektion: 2–12 d

Eigene Notizen

Klinik

- Herpes simplex Typ 1 (HSV 1)
  - über 90% der Primärinfektionen verlaufen asymptomatisch
  - meist bei Kleinkindern schmerzhafte Stomatitis aphthosa (Gingivostomatitis herpetica), Lymphadenitis, Fieber
  - bei endogener Reaktivierung periorale Bläschenbildung (rezidivierender Herpes labialis bei 30% aller Menschen), ausgelöst durch Fieber (»Fieberbläschen«), Infektionen, Sonnenbestrahlung, Stress etc.
  - Komplikationen: Keratoconjunctivitis herpetica, Fazialisparese, Eczema herpeticatum bei atopischem Ekzem, benigne Meningitis, Herpesenzephalitis mit Temporallappensyndrom und Wernicke-Aphasie (häufigste virale Enzephalitis), evtl. schwerer generalisierter Verlauf bei Immunsuppression, HSV-Pneumonie
- Herpes simplex Typ 2 (HSV 2, Herpes genitalis)
  - konnatale Herpessepsis mit generalisierten Bläschen, Hautblutungen, Hepatosplenomegalie und Ikterus, Enzephalitis, Fieber (❗ **Cave** wegen hoher Letalität prophylaktische Schnittentbindung bei floridem Herpes genitalis Schwangerer!)
  - beim Erwachsenen in 50% der Fälle klinisch asymptomatisch, ansonsten schmerzhafte Bläschen mit Ulzerationen, regionale Lymphadenitis, evtl. Fieber
  - bei ♀ Vulvovaginitis herpetica, evtl. Dysurie, Fieber
  - bei ♂ Herpes progenitalis
  - Komplikation: Harnverhalt

Diagnostik

- direkter Nachweis von HSV-Antigen oder -DNA
- evtl. Virusisolierung aus Bläschen oder Ulzera
- serologischer Nachweis spezifischer IgM-Antikörper bei Erstinfektionen (Serokonversion)

Differenzialdiagnose

- Herpangina (Coxsackie-A-Virus-Infektion)
- Keratokonjunktivitis durch Adeno-Virus-Infektionen
- bei Herpes genitalis andere sexuell übertragbare Erkrankungen oder Urethritis

Therapie

- lokale Anwendung von Aciclovir-Salbe (auch als Augensalbe bei Keratoconjunctivitis herpetica)
- bei Herpes genitalis oder schwerem Krankheitsbild Aciclovir (Zovirax®) 5×200 mg/d p.o. für 10 d, ggf. Valaciclovir (Valtrex®) 2×500 mg/d p.o. für 10 d oder Famciclovir (Famvir®) 3×250 mg/d p.o. für 5 d
- bei Herpesenzephalitis Aciclovir (Zovirax®) 3×10 mg/kg KG/d i.v. für 14 d

4.4.3 Epstein-Barr-Virus-Infektion (infektiöse Mononukleose)

- Epstein-Barr-Virus (EBV) verursacht eine akute fieberhafte Infektion (»Pfeiffersches Drüsenfieber«)
- als EBV-Rezeptor dient CD21 auf naso- und oropharyngealen Epithelien und B-Lymphozyten
- Erkrankungsgipfel im Jugendalter, Durchseuchung mit EBV bis zum 30. Lebensjahr >95%
- Übertragung durch Speichelkontakt
- Inkubationszeit: 14–21 d

Klinik
- bei Kleinkindern meist klinisch asymptomatisch
- bei Erwachsenen
  - Pharyngitis, Angina tonsillaris mit weißlichen Belägen
  - Lymphadenopathie
  - Fieber
  - Kopf- und Gliederschmerzen
  - evtl. Hepatosplenomegalie, evtl. ikterische Hepatitis
  - evtl. petechiales Enanthem am Gaumen
- bei AIDS orale Haarleukoplakie
- Komplikationen: selten Milzruptur, Meningoenzephalitis, Myokarditis, TINU-Syndrom (tubulointerstitielle Nephritis und Uveitis), chronische Mononukleose, bei Immundefizienz polyklonale lymphoproliferative Erkrankung der B-Lymphozyten, EBV-assoziierte Malignome (B-Zell-Lymphome bei AIDS-Patienten, Nasopharynxkarzinom, Burkitt-Lymphom)

Diagnostik
- im Differenzialblutbild Leukozytose, Monozytose, Lymphozytenreizformen (»Pfeiffer-Zellen«), leichte Granulozytopenie und Thrombozytopenie, bei chronischer Verlaufsform evtl. hämolytische Anämie und CD4/CD8-Ratio ↓
- bei Leberbeteiligung Transaminasen ↑
- positive Paul-Bunnell-Reaktion (Agglutination von Hammelerythrozyten durch heterophile IgM-Antikörper)
- serologischer Nachweis von Anti-VCA(»viral capsid antigen«)- und Anti-EAD(»early antigen diffuse«)-IgM- und IgG-Antikörpern bei frischer Infektion, nach durchgemachter Infektion erhöhte Titer von Anti-VCA- und Anti-EBNA(»EBV nuclear antigen«)-IgG

Differenzialdiagnose
- Streptokokken-Angina, Angina Plaut-Vincenti, Diphtherie, CMV-Infektion
- akute HIV-Infektion
- Agranulozytose
- akute Leukämie, maligne Lymphome

Therapie
- symptomatische Therapie (❗ **Cave** Arzneimittelexantheme nach Gabe von Aminopenicillinen, z. B. Amoxicillin, Ampicillin)

4.4.4 Zytomegalie-Virus-Infektion

- Zytomegalie-Virus (CMV) verursacht intrauterine Missbildungen und postpartal eine akute fieberhafte Infektion mit Lymphknotenschwellungen
- Risikogruppen für eine postpartale CMV-Infektion: Patienten mit Abwehrschwäche im Rahmen maligner Erkrankungen (M. Hodgkin, Non-Hodgkin-Lymphome, Leukämien), mit AIDS oder angeborener Immunschwäche, unter immunsuppressiver Therapie nach Organtransplantation
- diaplazentare Übertragung bzw. Schmier- und Tröpfcheninfektion, durch Bluttransfusion und Organtransplantation
- häufigste konnatale Virusinfektion, lebenslange Persistenz in menschlichen Zellen, Durchseuchung der Bevölkerung mit CMV ca. 50%

Klinik
- bei konnataler CMV-Infektion Frühgeburt, Hydrozephalus, zerebrale Verkalkungen, Chorioretinitis, Hepatosplenomegalie, Hepatitis, Icterus prolongatus, hämolytische Anämie und Thrombozytopenie, häufig kindliche Spätschäden, z. B. Hörstörungen, geistige Retardierung
- bei immunkompetenten Erwachsenen
    - meist klinisch asymptomatisch (>90% der Fälle)
    - evtl. Fieber
    - zervikal betonte Lymphadenopathie
    - evtl. leichte Hepatitis
- bei immunsupprimierten Patienten außerdem Myalgien, Arthralgien, Retinitis, Enzephalitis, schwere interstitielle Pneumonien (häufig nach allogener Knochenmarktransplantation), CMV-Kolitis mit Ulzerationen

Diagnostik
- im Differenzialblutbild Leukopenie mit relativer Lymphozytose, atypischen Lymphozyten, evtl. Thrombozytopenie
- bei entsprechendem Verdacht auf Infektion während der Schwangerschaft Pränataldiagnostik mit Nachweis von Virus-DNA und spezifischen IgM-Antikörpern im Fruchtwasser bzw. beim Neugeborenen im Rachensekret und Urin
- bei postpartaler Infektion serologischer Nachweis spezifischer IgM-Antikörper bei Erstinfektion (Serokonversion), im Rahmen einer Reaktivierung IgG-Titer ↑, evtl. erneuter Nachweis von IgM (▶ **Memo** kein Titeranstieg bei ausgeprägter Immunschwäche!); direkter Nachweis von Virus-DNA bzw. -Antigen oder Virusisolierung aus Urin, Blut oder bronchoalveolärer Lavage

- in Biopsiematerial histologischer Nachweis einer interstitiellen lymphoplasmazellulären Entzündung mit Riesenzellen und »Eulenaugenzellen« (virale Einschlusskörperchen)
- in der Funduskopie »Cotton-wool«-Exsudate und retinale Blutungen

Differenzialdiagnose
- Mononukleose
- HIV-Infektion

Therapie
- bei immunkompetenten Erwachsenen keine Therapie notwendig
- bei Verdacht auf Infektion während der Schwangerschaft postexpositionelle Gabe von Hyperimmunglobulin
- bei immunsupprimierten Patienten Ganciclovir (Cymeven®) 2×5 mg/kg KG/d i.v. für 14 d, dann 1×5 mg/kg KG/d (auch zur Rezidivprophylaxe bei AIDS), ggf. Cidofovir (Vistide®) oder Foscarnet (Foscavir®), evtl. Hyperimmunglobulin
- bei CMV-Retinitis Valganciclovir (Valcyte®) 2×900 mg/d p.o. für 21 d

4.5 Andere Infektionskrankheiten

4.5.1 Candidiasis (Candidosis)

- meist *Candida albicans* (Hefepilz)
- häufig Kolonisation ohne Krankheitswert
- mit Krankheitswert gehäuft bei immunsupprimierten/-defizienten Patienten

Klinik
- mukokutan: Soor der Mundschleimhaut/Speiseröhre, interdigital, intertriginös, »Windeldermatitis«
- systemisch: Candidämie, Candidasepsis mit disseminierter viszeraler Candidiasis (Pneumonie, Endokarditis etc.)

Diagnostik
- kulturelle Anzucht oder Antigennachweis aus Blut, Bronchialsekret, Urin
- Antikörpernachweis mittels Hämagglutination oder Immunfluoreszenz

Therapie
- bei Mundsoor lokal Nystatin oder Amphotericin B (Ampho-Moronal®)
- systemisch Fluconazol 400 mg/d (z. B. Diflucan®), Itraconazol 200 mg/d (z. B. Sempera®), ggf. Amphotericin B

Eigene Notizen

4.5.2 Aspergillose

- meist *Aspergillus fumigatus* (Schimmelpilz)
- Inhalation der Pilzsporen (Vorkommen in Heu, Kompost, Blumenerde etc.)

Klinik

- allergische bronchopulmonale Aspergillose: Asthma bronchiale, exogen allergische Alveolitis
- Aspergillom
- invasive pulmonale Aspergillose
- Komplikationen: Otomykose, Keratitis, Endokarditis

Diagnostik

- bei allergischer bronchopulmonaler Aspergillose Eosinophilie, Gesamt-IgE ↑, spezifisches IgE ↑
- bei Aspergillom im Thoraxröntgenbild Rundherd, evtl. mit Kaverne
- bei Aspergillus-Pneumonie invasive Aspergillose in der histologischen Untersuchung von Lungengewebe
- mikrobiologische Diagnostik

Differenzialdiagnose

- eosinophile Pneumonie
- Churg-Strauss-Syndrom

Therapie

- Itraconazol (z. B. Sempera®), bei invasiver Aspergillose Voriconazol (VFEND®) oder Posaconazol (Noxafil®)
- Caspofungin (Cancidas®), 70 mg am ersten Tag, im weiteren Verlauf 50 mg/d

4.5.3 Kryptokokkose

- *Cryptococcus neoformans* (Hefepilz)
- Vorkommen in Erde und Vogelmist
- häufige opportunistische Infektion bei AIDS

Klinik

- Pneumonie
- Meningoenzephalitis

Diagnostik

- mikrobiologische Diagnostik

Therapie

- Flucytosin (Ancotil®) in Kombination mit Amphotericin B
- bei Kryptokokkenmeningitis Fluconazol (z. B. Diflucan®)

4.5 · Andere Infektionskrankheiten

4.5.4 Toxoplasmose

- Säugetiere (z. B. Maus, Schwein, Schaf, Rind) und der Mensch sind Zwischenwirte, die Katze ist Endwirt (Ausscheidung infektiöser Oozysten mit dem Stuhl) im Entwicklungszyklus von *Toxoplasma gondii* (intrazelluläres Protozoon)
- Durchseuchung der Bevölkerung ca. 70%, lebenslange Persistenz des Erregers in Form stoffwechselträger Bradyzoiten
- orale Übertragung meist durch zystenhaltiges rohes Schweinefleisch und durch oozystenhaltigen Katzenkot bzw. kontaminiertes Gemüse; diaplazentare Übertragung bei Primärinfektion während der Schwangerschaft
- Inkubationszeit: wenige Tage bis Wochen

Klinik

- bei immunkompetenten Erwachsenen verläuft die Infektion meist klinisch asymptomatisch
    - selten Lymphknotenschwellungen (1% der Fälle)
    - Fieber
    - Zephalgien und Myalgien
    - Abgeschlagenheit
    - sehr selten Uveitis oder Hepatitis
- bei immunsupprimierten Patienten oder AIDS häufig Reaktivierung der latenten Infektion
    - Hirntoxoplasmose (häufigste ZNS-Infektion bei AIDS-Patienten)
    - septische Streuung
    - interstitielle Pneumonie
    - Myokarditis
- nach transplazentarer Infektion
    - Hydrocephalus internus, Mikrozephalus, intrakranielle Verkalkungen
    - Chorioretinitis
    - Hepatosplenomegalie, Ikterus
    - interstitielle Pneumonie
    - Myokarditis
    - Abort, Totgeburt
    - evtl. Spätkomplikationen: geistige Retardierung, Epilepsie, Retinochorioiditis, Taubheit

Diagnostik

- serologischer Nachweis spezifischer IgM-Antikörper oder ein signifikanter IgG-Titeranstieg beweisen die frische Infektion; IgG-Antikörper persistieren als Beleg für die durchgemachte Infektion jahrelang (Sabin-Feldmann-Test, Agglutinationstest, indirekte Immunfluoreszenz) (**Memo** seronegative Schwangere sollten zum Ausschluss einer Erstinfektion alle 2 Monate serologisch untersucht werden!)
- bei immunsupprimierten Patienten Erregernachweis aus Liquor oder Blut, evtl. DNA-Nachweis (**Cave** IgM-Antikörper und signifikante IgG-Titeranstiege können bei Immunsuppression fehlen!)

Eigene Notizen

Eigene Notizen

- in der Lymphknotenhistologie Nachweis einer Lymphadenitis mit Epitheloidzellherden
- im CT oder MRT finden sich bei Hirntoxoplasmose intrazerebrale Abszesse mit ringförmiger Kontrastmittelanreicherung
- im Rahmen der Pränataldiagnostik Nachweis von Toxoplasmose-DNA, evtl. auch von IgM-Antikörpern, im Fruchtwasser oder fetalen Blut

Therapie

- bei immunkompetenten Personen mit chronisch latenter Toxoplasmose keine Therapie erforderlich
- bei immunsupprimierten Patienten und AIDS Kombinationstherapie mit Pyrimethamin und Folinsäure und Sulfadiazin über mindestens 4 Wochen, Erhaltungstherapie ≥6 Monate
- bei Erstinfektion in der Schwangerschaft bis zur 16. Schwangerschaftswoche (SSW) Spiramycin für 4 Wochen, ab der 16. SSW Pyrimethamin und Folinsäure und Sulfadiazin in vierwöchigen Intervallen
- bei AIDS-Patienten ab einer CD4-Zellzahl <200/µl prophylaktisch Cotrimoxazol

4.5.5 Lyme-Borreliose

- Übertragung von *Borrelia burgdorferi* durch Zeckenbiss (*Ixodes ricinus*, Holzbock)
- Häufigkeitsgipfel in den Sommermonaten; ubiquitäre Verbreitung in Mitteleuropa
- klinisch relevante Infektionen nach ca. 4% der Zeckenbisse

Klinik

- Stadieneinteilung der Lyme-Borreliose anhand der klinischen Symptomatik (► Tabelle) (❗ **Cave** Erstmanifestation einer Infektion in jedem Stadium möglich!)

Klinische Stadien der Lyme-Borreliose		
Stadium	Inkubationszeit	Klinische Symptomatik
I (lokalisierte Infektion)	<2 Monate	Erythema chronicum migrans mit zentraler Abblassung, Lymphadenitis, Fieber
II (disseminierte Infektion)	<1 Jahr	lymphozytäre Meningoradikulitis Bannwarth, evtl. Fazialisparese, Meningoenzephalitis, Myelitis, Myokarditis, evtl. AV-Block, Lyme-Arthritis (Oligo- oder Monarthritis der großen Gelenke)
III (chronische Infektion)	>1 Jahr	Polyneuropathie, Enzephalomyelitis, Acrodermatitis chronica atrophicans

Diagnostik
- im Frühstadium serologischer Nachweis spezifischer IgM-Antikörper nur in 50% der Fälle, ab Stadium II gelingt der Antikörpernachweis nahezu immer, im Stadium III hohe IgG-Antikörpertiter (Kreuzreaktionen mit *Treponema pallidum* möglich)
- bei neurologischer Symptomatik im Liquor Nachweis einer Pleozytose (Borrelien-DNA lässt sich aus Liquor nicht sicher nachweisen)
- Nachweis von Borrelien-DNA mittels PCR aus Hautbiopsien, Urin oder Synovia

Differenzialdiagnose
- Multiple Sklerose
- Arthritis, Polyneuropathie und Meningitis anderer Genese

Therapie
- im *Stadium I* Doxycyclin 200 mg/d für 14 d, alternativ Amoxicillin 3×1 g/d, bei Allergien Erythromycin 3×0,5 g (▶ **Memo** Kontrolle des Therapieerfolgs durch negativen Antigen- bzw. Erregernachweis im Urin!)
- ab *Stadium II* Ceftriaxon 1×2 g/d i.v. für 4 Wochen
- evtl. postexpositionelle Prophylaxe nach Zeckenbiss mit Doxycyclin einmalig 200 mg
- ggf. aktive Immunisierung von Personen mit hohem Expositionsrisiko

4.5.6 Frühsommer-Meningoenzephalitis (FSME)

- Übertragung des FSME-Virus durch Zeckenbiss (*Ixodes ricinus*, Holzbock)
- Mäuse sind natürliches Erregerreservoir
- Häufigkeitsgipfel in den Sommermonaten; Bayern, Baden-Württemberg und Kärnten sind Endemiegebiete
- Inkubationszeit: 7–28 d
- bei Meningoenzephalitis Letalität ca. 1%

Klinik
- in 70% der Fälle verläuft die Infektion klinisch asymptomatisch
- grippeähnliche Symptomatik bei ca. 30% der Infizierten
- nach mehrtägigem, fieberfreiem Intervall zweiter Fieberanstieg bei ca. 10% der Infizierten
  - Meningitis, Meningoenzephalitis
  - Meningomyelitis
  - sehr selten schlaffe Paresen
  - meist Restitutio ad integrum innerhalb von 2 Wochen

Diagnostik
- serologischer Nachweis spezifischer IgM-Antikörper
- im Liquor Nachweis einer Pleozytose, evtl. Virusisolierung oder DNA-Nachweis

Differenzialdiagnose
- Meningoenzephalitis anderer Genese

Therapie
- symptomatische Therapie
- bei erhöhtem Expositionsrisiko (z. B. Beschäftigte in der Land- und Forstwirtschaft) prophylaktisch aktive Immunisierung mit Totimpfstoff

4.5.7 Bakterielle (eitrige) Meningitis

- bakterielle Infektion der Hirnhäute, häufig unter Mitbeteiligung des Zentralnervensystems (Meningoenzephalitis)
- häufigste Erreger
    - bei *Säuglingen* Streptokokken, *Listeria monocytogenes, E. coli*
    - bei *Kleinkindern* Meningokokken (überwiegend Serogruppe B und C), Pneumokokken, *Haemophilus influenzae*
    - bei *Erwachsenen* Pneumokokken, Meningokokken, Staphylokokken, gramnegative Bakterien
- Erregerreservoir der Meningokokken und Pneumokokken ist der Mensch (Nasen-Rachenraum bzw. Lunge, Nasennebenhöhlen, Mittelohr), weltweites Vorkommen der Meningokokken-Meningitis mit häufigen Epidemien durch Serogruppe A (insbesondere im »Meningitisgürtel«), Erkrankungsgipfel im Kindes- und Jugendalter
- Übertragung durch Tröpfcheninfektion bei Meningokokken-Meningitis, hämatogen bei Pneumokokken-Pneumonie, evtl. per continuitatem bei Otitis oder Sinusitis, evtl. direkte Infektion bei offenem Schädel-Hirn-Trauma
- Inkubationszeit: wenige Tage
- Letalität der Meningokokken-Meningitis ca. 10%, der Pneumokokken-Meningitis ca. 25%

Klinik
- plötzlicher Krankheitsbeginn mit schwerem Krankheitsgefühl
- starke Kopfschmerzen
- Nackensteifigkeit
- Übelkeit, Erbrechen
- Lichtempfindlichkeit
- evtl. Fieber mit Schüttelfrost
- Apathie, Vigilanzstörungen
- evtl. fokale Krämpfe
- bei Meningokokken-Meningitis evtl. septische Streuung mit petechialen Hautläsionen (meist an den Unterschenkeln)
- Komplikationen: Hirnödem, Hydrozephalus, Hirnabszess, Sinusvenenthrombose, foudryant verlaufende Meningokokkensepsis (Waterhouse-Friderichsen-Syndrom) mit disseminierter intravasaler Gerinnung, Multiorganversagen und Nekrose der Nebennieren

Diagnostik

- in der körperlichen Untersuchung positive Meningismuszeichen
  - beim passiven Anheben des gestreckten Beines Schmerzausstrahlung in Gesäß und Bein (*Lasègue-Zeichen*)
  - beim passiven Anheben des gestreckten Beines aktives Anbeugen des Kniegelenkes (*Kernig-Zeichen*)
  - bei passiver Beugung des Kopfes reflektorische Beugung im Kniegelenk (*Brudzinski-Zeichen*)
- im Blutbild Leukozytose
- BSG ↑ und CRP ↑
- frühzeitige Lumbalpunktion nach Ausschluss erhöhten Hirndrucks (Spiegelung des Augenhintergrundes oder CT, ggf. MRT); bei neuropsychiatrischen Auffälligkeiten ggf. auch ohne Ausschlussdiagnostik
  - bei bakterieller Meningitis trüber Liquor
  - mikroskopischer Nachweis von Kokken im Liquorausstrich
  - kulturelle Erregerisolierung, Antigen- und DNA-Nachweis
  - in der Liquordiagnostik Granulozyten ↑ (Zellzahl >1000/µl), Liquorzucker ↓ (<30 mg/dl), Eiweißkonzentration ↑ (>120 mg/dl), Laktat ↑ (>3,5 mmol/l)
- evtl. Isolierung des Erregers aus Blutkulturen bei septischen Verläufen
- serologischer Nachweis spezifischer IgM-Antikörper oder signifikanter Titeranstiege
- Röntgen-Thorax, HNO-Konsil, Rachenabstrich zum Ausschluss eines Fokus

Differenzialdiagnose

- virale Meningoenzephalitis, z. B. durch HSV, VZV, CMV, HIV, FSME-, Masern-, Mumps-, Coxsackie- oder Echo-Viren
- tuberkulöse Meningitis
- Migräne
- Apoplex
- Tumoren

Therapie

- Patientenisolation bei Verdacht auf Meningokokken-Meningitis
- Cephalosporine der 3. Generation (z. B. Ceftriaxon, Cefotaxim) und Ampicillin, evtl. Ceftriaxon und Rifampicin bzw. Vancomycin bei Penicillinresistenz
- bei nosokomial erworbener Meningitis Vancomycin und Meropenem
- evtl. initial Kortikosteroide bei Pneumokokken-Meningitis
- bei Hirndrucksymptomatik Hochlagerung des Oberkörpers, Mannitol 50 g i.v. alle 6 h, evtl. Intubation und Beatmung
- bei Meningokokken-Meningitis Chemoprophylaxe für enge Kontaktpersonen mit Rifampicin 2×600 mg/d p.o. für 2 d, evtl. Ciprofloxacin 500 mg/d
- prophylaktisch aktive Immunisierung vor Reisen in den Meningitisgürtel mit konjugiertem Meningitis-C-Impfstoff und tetravalentem Polysaccharid-Impfstoff (❗ **Cave** kein Impfschutz gegen den überwiegend in Deutschland vorkommenden Typ B!)

Eigene Notizen

Eigene Notizen

– vor Splenektomie Pneumokokken-, *Haemophilus-influenzae*-Typ-b- und Meningokokken-Impfung

4.5.8 Malaria

– durch ein Protozoon hervorgerufene fieberhafte Infektionskrankheit
  – *Plasmodium falciparum* (Malaria tropica)
  – *Plasmodium vivax/ovale* (Malaria tertiana)
  – *Plasmodium malariae* (Malaria quartana)
– weltweit häufigste Infektionskrankheit; in Deutschland ca. 1000 gemeldete Fälle/Jahr, überwiegend aus Afrika importiert
– Übertragung erfolgt im Wesentlichen durch Stechmücken (weibliche Anophelesmücken) in den tropischen und subtropischen Endemiegebieten
– Sporozoiten im Speichel der Anophelesmücke → menschliche Blutbahn → Leberzelle → ungeschlechtliche Vermehrung → primäre Leberschizonten → Freisetzung von Merozoiten in die Blutbahn → Besiedlung von Erythrozyten → asexuelle Vermehrung → Untergang der Erythrozyten (nach 48 h bei *Pl. falciparum* und *Pl. vivax/ovale*, nach 72 h bei *Pl. malariae*) → Neubesiedlung weiterer Erythrozyten durch freigewordene Parasiten → Gametozyten → während des Insektenstichs Aufnahme in den Magen der Anophelesmücke → geschlechtliche Vermehrung → Sporozyste (Oozyste) → Speicheldrüse der Anophelesmücke
– Inkubationszeit: 7–21 d
– Letalität der M. tropica in Deutschland ca. 1–2%

Klinik

– klinische Symptomatik mit Beginn des parasitenbedingten Erythrozytenuntergangs
– initial grippeähnliche Allgemeinsymptome, z. B. Fieber mit Schüttelfrost, Kopf- und Gliederschmerzen, evtl. Husten
– Hepatomegalie mit Schmerzen im rechten Oberbauch, evtl. Ikterus
– Übelkeit und Erbrechen, Diarrhö
– evtl. hämolytische Krisen mit braunem Urin
– typische Fieberanfälle jeden 2. oder 3. Tag (bei M. tertiana bzw. M. quartana), foudryanter Verlauf bei M. tropica mit unregelmäßigem Fieber (❯ **Memo** keine Synchronisation der Parasitenvermehrung bei *Pl. falciparum*!)
– Komplikationen: bei M. tropica Multiorganversagen mit Somnolenz, Koma, Lungenödem, akutem Nierenversagen und Kreislaufschock (Mikrozirkulationsstörung infolge vermehrter Cytadhärenz parasitenbeladener Erythrozyten), Rekrudeszenzen (erneute Symptomatik innerhalb weniger Wochen bei M. tropica und M. quartana), Rezidive (nach Monaten und Jahren bei M. tertiana)

Diagnostik
- im Blutbild hämolytische Anämie, Thrombozytopenie, evtl. Leukozytopenie
- bei akuter M. tropica normale BSG
- LDH ↑, Haptoglobin ↓
- evtl. Transaminasen ↑, Bilirubin ↑
- Hypoglykämie
- evtl. Kreatinin ↑
- Hämoglobinurie
- im Blutausstrich oder im »dicken Tropfen« (einfaches Verfahren zur Anreicherung der Parasiten!) Nachweis intraerythrozytärer Plasmodien (❗ **Cave** wiederholte Untersuchungen in Abhängigkeit von der Parasitendichte notwendig!)
    - in den Erythrozyten junge ringförmige Parasiten
    - bei *Pl. vivax* Schüffnersche Tüpfelung der Erythrozyten
    - bei *Pl. malariae* dunkles Band im Erythrozyten (bei M. tertiana und quartana sind <2% der Erythrozyten befallen)
    - bei *Pl. falciparum* halbmondförmiger Makrogametozyt im Erythrozyten (bei M. tropica können alle Erythrozyten befallen sein)
- serologischer Nachweis von Anti-Plasmodien-Antikörpern belegt eine früher durchgemachte Infektion (geringe klinische Relevanz in der Diagnostik akuter Malariafälle, da Titeranstieg erst 7–10 d nach Krankheitsbeginn)

Therapie
- supportive Therapie, z. B. Flüssigkeits- und Elektrolytsubstitution
- spezifische Malariatherapie
    - bei *M. tertiana* und *M. quartana* erst Chloroquin (Resochin®), dann Primaquin (❗ **Cave** massive Hämolyse bei Glukose-6-Phosphat-Dehydrogenase-Mangel!); Primaquin wirkt im Gegensatz zu Chloroquin auch gegen Leberformen, ist aber nur über internationale Apotheken erhältlich
    - bei *unkomplizierter M. tropica* Proguanil und Atovaquon (Malarone®) oder Mefloquin (Lariam®), evtl. Artemether und Lumefantrin (Riamet®)
    - bei *komplizierter M. tropica* Chinin in Kombination mit Doxycyclin, evtl. Austauschtransfusionen bei hoher Parasitämie
- Malariaprophylaxe (❗ **Cave** kein vollständiger Schutz!) oder »Stand-by«-Medikation
    - Expositionsprophylaxe, z. B. Moskitonetze, insektenabweisende Repellents
    - Chemoprophylaxe
        - Chloroquin nur noch in Malariagebieten frei von *Pl. falciparum* oder ohne bekannte Resistenzen (1 Woche vor Einreise bis 4 Wochen nach Abreise aus dem Malariagebiet)
        - in Malariagebieten mit bekannter Chloroquinresistenz Mefloquin (3 Wochen vor Einreise bis 4 Wochen nach Abreise aus dem Malariagebiet) oder Proguanil und Atovaquon (1–2 Tage vor Einreise bis

Eigene Notizen

Eigene Notizen

1 Woche nach Abreise aus dem Malariagebiet), evtl. Doxycyclin (in Deutschland keine Zulassung für diese Indikation)
- aktuelle Angaben zur Chemoprophylaxe sind den Empfehlungen zur Malariavorbeugung der Gesellschaft für Tropenmedizin und Internationale Gesundheit (http://www.dtg.mwn.de) oder den Empfehlungen des Centrums für Reisemedizin, Düsseldorf (CRM-Handbuch Reisemedizin, http://www.crm.de) zu entnehmen

Tag 3 – Gastroenterologie und Stoffwechsel

5 Gastroenterologie

5.1	Ösophaguserkrankungen	– 171
5.1.1	Erbrechen	– 171
5.1.2	Achalasie	– 172
5.1.3	Gastroösophageale Refluxkrankheit (»gastroesophageal reflux disease«, GERD)	– 173
5.1.4	Hiatushernien	– 174
5.1.5	Ösophagitis	– 175
5.1.6	Ösophagusdivertikel	– 176
5.1.7	Ösophaguskarzinom	– 177
5.2	Magenerkrankungen	– 179
5.2.1	Akute Gastritis	– 179
5.2.2	Chronische Gastritis	– 179
5.2.3	Gastroduodenale Ulkuskrankheit	– 181
5.2.4	Gastrointestinale Blutung	– 183
5.2.5	Magenkarzinom	– 184
5.3	Darmerkrankungen	– 188
5.3.1	Diarrhö (Durchfall)	– 188
5.3.2	Obstipation	– 189
5.3.3	Meteorismus	– 191
5.3.4	Malassimilationssyndrom	– 192
5.3.5	Glutensensitive Enteropathie (Zöliakie, einheimische Sprue)	– 193
5.3.6	M. Whipple (Lipodystrophia intestinalis)	– 193
5.3.7	Laktoseintoleranz	– 194
5.3.8	Gallensäureverlust-Syndrom (Gallensäuremalabsorption)	– 195
5.3.9	Enterales Eiweißverlustsyndrom (exsudative Enteropathie)	– 196
5.3.10	Meckel-Divertikel	– 196
5.3.11	Dünndarmtumoren	– 197
5.3.12	M. Crohn (Enterokolitis regionalis Crohn)	– 197
5.3.13	Colitis ulcerosa	– 199
5.3.14	Reizdarmsyndrom (Colon irritabile)	– 202
5.3.15	Divertikulose, Divertikulitis	– 203
5.3.16	Kolonpolypen	– 204
5.3.17	Kolorektales Karzinom	– 205

5.4 Pankreaserkrankungen – 209
5.4.1 Akute Pankreatitis – 209
5.4.2 Chronische Pankreatitis – 211
5.4.3 Mukoviszidose (zystische Fibrose) – 212
5.4.4 Pankreaskarzinom – 213

5.5 Neuroendokrine Tumoren (NET) – 215
5.5.1 Neuroendokrine Tumoren des Dünndarms, Kolons und Rektums – 215
5.5.2 Insulinom – 216
5.5.3 Gastrinom (Zollinger-Ellison-Syndrom) – 216

5.6 Erkrankungen der Leber – 217
5.6.1 Hepatitis A – 217
5.6.2 Hepatitis B – 218
5.6.3 Hepatitis C – 220
5.6.4 Andere Formen der Virushepatitis (Hepatitis D und E) – 222
5.6.5 Autoimmunhepatitis – 223
5.6.6 Nichtalkoholische Fettlebererkrankung (NAFLD) und nichtalkoholische Steatohepatitis (NASH) – 224
5.6.7 Alkoholtoxische Leberschäden – 224
5.6.8 Toxische Hepatopathien – 225
5.6.9 Hämochromatose – 226
5.6.10 M. Wilson (hepatolentikuläre Degeneration) – 227
5.6.11 M. Gaucher – 228
5.6.12 $α_1$-Antitrypsinmangel ($α_1$-Proteaseinhibitormangel) – 228
5.6.13 Leberzirrhose – 229
5.6.14 Portale Hypertension – 231
5.6.15 Hepatische Enzephalopathie – 233
5.6.16 Akutes Leberversagen – 234
5.6.17 Hepatozelluläres Karzinom (HCC, primäres Leberzellkarzinom) – 235

5.7 Gallenwegserkrankungen – 236
5.7.1 Primär sklerosierende Cholangitis (PSC) – 236
5.7.2 Primär biliäre Zirrhose (PBC) – 237
5.7.3 Cholelithiasis (einschl. Cholezystitis und Cholangitis) – 238
5.7.4 Gallenblasenkarzinom – 240
5.7.5 Gallengangskarzinom (cholangiozelluläres Karzinom, CCC) – 241

5.1 Ösophaguserkrankungen

5.1.1 Erbrechen

- mögliche Ursachen
    - gastrointestinale Passagestörung, z. B. Magenausgangsstenose, Duodenalstenose, mechanischer Ileus
    - andere gastrointestinale Störungen, z. B. Gallenkolik, Gastroenteritis, Pankreatitis, Ulcus ventriculi/duodeni, Ileus, »Afferent-loop«-Syndrom nach Billroth-II-Magen, Achalasie, Zenker-Divertikel, obere GI-Blutung
    - zentralnervös, z. B. Meningitis, Enzephalitis, Hirntumor, Hirndrucksteigerung
    - vestibulär, z. B. M. Menière, Kinetosen
    - Stoffwechselentgleisungen, z. B. diabetische Ketoazidose, Urämie
    - schmerzbedingt, z. B. Nierenkolik, Myokardinfarkt
    - medikamentös-toxisch, z. B. Alkohol, Zytostatika
    - Schwangerschaft (β-HCG-assoziiert)
    - Essstörungen, z. B. Anorexia nervosa, Bulimie

Klinik
- Übelkeit (Nausea), Würgen und Erbrechen (Emesis)
- Komplikationen: Aspiration, Dehydratation, Elektrolytentgleisungen, evtl. metabolische Alkalose, ggf. Varizenblutung
- *Mallory-Weiss-Syndrom* (Schleimhauteinriss im Bereich des unteren Ösophagussphinkters) mit epigastrischen Schmerzen und Hämatemesis
- *Boerhaave-Syndrom* (Ruptur des unteren Ösophagus) mit retrosternalem Vernichtungsschmerz, evtl. Schocksymptomatik, Mediastinal-/Hautemphysem, bei Mediastinitis im Verlauf Fieber

Diagnostik
- detaillierte Anamnese
- Abdomensonographie
- Laboruntersuchungen
- Ösophago-Gastro-Duodenoskopie
- evtl. Röntgen des Thorax und Abdomens, ggf. Ösophagusdarstellung mit wasserlöslichem Kontrastmittel
- symptomorientiert im Rahmen der Ursachenabklärung evtl. MRT-Schädel, EKG etc.

Therapie
- kausale Therapie
- symptomatische Therapie
    - Antiemetika: Antihistaminika (Dimenhydrinat, z. B. Vomex®), Dopaminantagonisten (Metoclopramid, z. B. Paspertin®), Serotoninantagonisten (Ondansetron, z. B. Zofran®; Granisetron, z. B. Kevatril®)
    - Flüssigkeitssubstitution, einschließlich Elektrolyte

Eigene Notizen

Eigene Notizen

- bei Schleimhauteinrissen endoskopische Blutstillung (Clipversorgung), ggf. operativer Eingriff bei Ösophagusruptur
- bei Reisekinetosen prophylaktisch Scopolamin

5.1.2 Achalasie

- fehlende gerichtete Peristaltik des Ösophagus und fehlende koordinierte Erschlaffung des unteren Ösophagussphinkters (Kardiospasmus) nach dem Schluckakt infolge einer Innervationsstörung des Plexus myentericus Auerbach
    - primäre Achalasie mit unklarer Ätiologie
    - sekundäre Achalasie bei Chagas-Krankheit (*Trypanosoma cruzei*) und beim Kardiakarzinom
- jährliche Inzidenz ca. 1:100.000, Häufigkeitsgipfel 40.–50. Lebensjahr

Klinik
- Dysphagie (auch bei flüssiger Nahrung)
- Regurgitation unverdauter Speisen
- retrosternale Schmerzen bei hypermotiler Achalasie (»vigorous achalasia«)
- Komplikationen: nächtliche Aspiration, Megaösophagus mit Gewichtsverlust, evtl. maligne Entartung (Plattenepithelkarzinom)

Diagnostik
- in der Ösophago-Gastroskopie weite Speiseröhre mit segmentaler Kontraktion, Retentionsösophagitis, glatte Kardiapassage auf Druck (❗ **Cave** Biopsie zum Ausschluss eines Kardiakarzinoms!)
- in der Manometrie inkomplette oder fehlende Erschlaffung des unteren Ösophagussphinkters, erhöhter Ruhedruck im tubulären Ösophagus und erhöhter Sphinkterdruck, Überempfindlichkeit gegenüber Cholinergika
- in der Kontrastmitteldarstellung des Ösophagus trichterförmige Engstellung des Kardiasegments (»Sektglasform«) und verzögerter Übertritt des Kontrastmittels in den Magen

Differenzialdiagnose
- Ösophaguskarzinom
- Kardiakarzinom
- Ösophagusstrikturen

Therapie
- versuchsweise Nifedipin vor den Mahlzeiten
- pneumatische Dilatation mit Hilfe einer Ballonsonde oder Bougierung
- endoskopische Botulinustoxin-Injektionen (Botox®) alle 1–2 Jahre
- Myotomie (extramuköse Längsspaltung der Sphinktermuskulatur), meist in Kombination mit einer Fundoplicatio
- ❗ **Cave** endoskopische Kontrolluntersuchungen in drei- bis fünfjährigen Abständen wegen der Gefahr der malignen Entartung!

5.1.3 Gastroösophageale Refluxkrankheit (»gastroesophageal reflux disease«, GERD)

- pathologischer Rückfluss von Mageninhalt in die Speiseröhre
  - primär: Insuffizienz des unteren Ösophagussphinkters, meist bei axialer Hiatushernie
  - sekundär: Magenausgangsstenose, Sklerodermie, Schwangerschaft im letzten Trimenon
- knapp 10% der Bevölkerung leiden an einer manifesten Refluxkrankheit
  (**Memo** bei zwei Drittel der Betroffenen ohne Ösophagitis!)

Klinik
- Sodbrennen, v. a. im Liegen
- epigastrische Schmerzen, Druckgefühl
- Luftaufstoßen, Regurgitation, Übelkeit, Erbrechen
- evtl. Dysphagie
- evtl. Heiserkeit bei chronischer Laryngitis (laryngo-pharyngealer Reflux)
- evtl. Reizhusten bei Refluxbronchitis
- evtl. stenokardische Beschwerden (»heartburn«)
- begünstigende Faktoren: Rückenlage, Anstrengung, Adipositas, Alkohol, Kaffeegenuss, Nikotinkonsum, große und späte Mahlzeiten, Stress
- Komplikationen: Ulzerationen, Aspiration, Barrett-Syndrom mit bis zu 10% Entartungsrisiko (**Cave** Präkanzerose für Adenokarzinom!), peptische Striktur

Diagnostik
- Ösophago-Gastro-Duodenoskopie mit Probenentnahme
  - Ausschluss einer Magenausgangsstenose bei sekundärer Refluxkrankheit und ggf. Nachweis einer Hiatushernie
  - Stadieneinteilung der Refluxerkrankung nach Savary und Miller oder nach Los-Angeles-Klassifikation (▶ Tabellen)
  - MUSE-Klassifikation: Metaplasie, Ulkus, Striktur, Erosion
  - bei Barrett-Ösophagus (Endobrachyösophagus) unscharfe Z-Linie durch den Ersatz des Plattenepithels der terminalen Speiseröhre mit spezialisiertem Zylinderepithel vom intestinalen Typ (Becherzellen)
    - bei Short-Segment-Barrett Länge der intestinalen Metaplasie <3 cm
    - bei Long-Segment-Barrett Länge der intestinalen Metaplasie >3 cm

Klassifikation nach Savary und Miller	
Stadium	Schleimhautveränderungen
0	keine
I	isolierte Erosionen
II	longitudinal konfluierende Erosionen entlang der Schleimhautfalten
III	zirkulär konfluierende Erosionen
IV	Komplikationsstadium (Ulzerationen, Strikturen, Zylinderzellmetaplasie)

Eigene Notizen

Eigene Notizen

Los-Angeles-Klassifikation	
Stadium	Schleimhautveränderungen
A	Erosionen <5 mm
B	Erosionen ≥5 mm, die sich nicht über zwei Schleimhautfalten erstrecken
C	Erosionen erstrecken sich über zwei oder mehr Schleimhautfalten, <75% der Zirkumferenz
D	>75% der Zirkumferenz

— evtl. High-resolution-Endoskopie oder Chromoendoskopie (mit Methylenblau oder Essigsäure)
— in der Langzeit-pH-Metrie >8% des Tages und >3% der Nacht Reflux von saurem Mageninhalt (pH ≤4) bzw. Korrelation der Beschwerden mit den Refluxepisoden
— in der Manometrie Erschlaffung des unteren Ösophagussphinkters außerhalb des Schluckaktes, niedriger Verschlussdruck des unteren Ösophagussphinkters, Motilitätsstörungen mit verzögerter Säureclearance

Therapie
— kleine fett- und kohlenhydratarme Mahlzeiten, Verzicht auf Spätmahlzeiten, Gewichtsnormalisierung, Nikotin- und Alkoholkarenz, Reduktion des Kaffeekonsums, evtl. Schlafen mit erhöhtem Oberkörper, Verzicht auf sphinkterdrucksenkende Medikamente, z. B. Anticholinergika, Spasmolytika, Nitropräparate, Kalziumantagonisten
— Protonenpumpeninhibitoren als Bedarfstherapie oder Langzeit-Rezidivprophylaxe, z. B. Omeprazol (Antra®), Pantoprazol (Pantozol®), Esomeprazol (Nexium®)
— bei leichten Refluxbeschwerden ohne Ösophagitiszeichen evtl. H_2-Rezeptorantagonisten, z. B. Cimetidin, Famotidin, Ranitidin (Ranitic®, Zantic®), oder Antazida, z. B. Aluminium-/Magnesiumhydroxid (v. a. bei Gallereflux)
— bei Therapieresistenz (laparoskopische) Fundoplicatio nach Nissen
  (❶ **Cave** komplizierend nach Fundoplicatio »Gas-bloat«- und Roemheld-Syndrom)
— bei Barrett-Ösophagus regelmäßige endoskopische Kontrolluntersuchungen einschl. Quadrantenbiopsien
  — ohne Dysplasien alle 3–4 Jahre
  — bei »Low-grade«-Dysplasien jährlich
  — bei »High-grade«-Dysplasien Ösophagusresektion oder ablative Therapie

5.1.4 Hiatushernien

— axiale Hiatusgleithernie mit Verlagerung von Kardia und Fundusanteilen in den Thoraxraum (Kardia axial zum Ösophagus)

5.1 · Ösophaguserkrankungen

- selten paraösophageale Hiatushernie mit Verlagerung von Magenanteilen neben die Speiseröhre in den Thoraxraum, dadurch normale Lage der Kardia und funktionierender unterer Ösophagussphinkter (Extremvariante: »Upside-down-Stomach«, Thoraxmagen)
- zunehmende Häufigkeit mit zunehmendem Alter (nach dem 50. Lebensjahr etwa 50% der Bevölkerung)

Klinik
- axiale Gleithernie häufig klinisch asymptomatischer Zufallsbefund in der Gastroskopie
- bei paraösophagealer Hernie epigastrische Schmerzen, Eisenmangelanämie infolge blutender Schleimhauterosionen und Ulzera am Schnürring, evtl. Inkarzeration, Volvulus

Diagnostik
- Ösophago-Gastroskopie, ggf. mit Biopsie
- ggf. pH-Metrie bei Refluxbeschwerden
- ggf. CT bei Verdacht auf paraösophageale Hernie

Therapie
- bei axialer Gleithernie evtl. Therapie einer symptomatischen Refluxerkrankung
- bei paraösophagealer Hernie transabdominale Gastropexie (an die vordere Bauchwand)

5.1.5 Ösophagitis

- Schleimhautentzündung, meist der distalen Speiseröhre
  - säureassoziiert, z. B. Refluxösophagitis (häufigste Form der Ösophagitis)
  - infektiös, z. B. Soorösophagitis, Herpes-/Zytomegalie-Virus-Infektionen
  - chemisch, z. B. Verätzungen, Alkoholismus
  - medikamentös, z. B. Ulzera durch Kaliumkapseln oder Bisphosphonate
  - physikalisch, z. B. nach Strahlentherapie, durch Magensonden
  - prästenotisch, z. B. bei Ösophaguskarzinom
  - sonstige Ursachen, z. B. M. Crohn

Klinik
- Schmerzen und Dysphagie, retrosternales Brennen
- bei Herpes-/Zytomegalie-Virus-Infektionen evtl. Aphthen und Ulzera im Oropharynx

Diagnostik
- Ösophago-Gastro-Duodenoskopie einschließlich Biopsien
- evtl. Pilzkulturen

Therapie

- ggf. kausale Therapie einer Grundkrankheit
- bei Soorösophagitis Antimykotika, z. B. Amphotericin B (Ampho-Moronal®) lokal, ggf. Fluconazol (Diflucan®) oder Itraconazol (Sempera®) systemisch
- bei Herpes-Virus-Infektionen, z. B. Aciclovir (Zovirax®), Famciclovir (Famvir®)
- bei Zytomegalie-Virus-Infektionen, z. B. Ganciclovir (Cymeven®), Valganciclovir (Valcyte®)

5.1.6 Ösophagusdivertikel

- pharyngoösophageales/zervikales Pulsionsdivertikel (Zenkersches Divertikel) (70% der Fälle); Pseudodivertikel (Ausstülpungen der Schleimhaut durch eine Wandlücke)
- Bifurkationsdivertikel/parabronchiales Traktionsdivertikel (20% der Fälle); echtes Divertikel (umfasst alle Wandschichten durch Zug von außen)
- epiphrenales Pulsionsdivertikel (10%)

Klinik
- Dysphagie
- Regurgitation unverdauter Nahrung, evtl. nach dem morgendlichen Erwachen Nahrungsreste auf dem Kopfkissen
- Hustenreiz bei Nahrungsaufnahme
- Foetor ex ore
- rezidivierende Aspiration
- Komplikationen: Perforation, Fistelung, Blutung

Diagnostik
- Ösophago-Gastroskopie (endoskopisch können Divertikel übersehen werden)
- Divertikeldarstellung im Gastrografinschluck

Differenzialdiagnose
- Ösophaguskarzinom
- Bronchialkarzinom

Therapie
- bei großem Zenkerschen Divertikel endoskopische Spaltung; operative Abtragung und Längsmyotomie des M. cricopharyngeus selten erforderlich
- bei parabronchialem Divertikel Operationsindikation meist nur bei Fistelbildung zum Bronchialsystem
- bei großen symptomatischen epiphrenalen Divertikeln Resektion

5.1.7 Ösophaguskarzinom

- maligner epithelialer Tumor, ausgehend von der Speiseröhrenschleimhaut
  - Plattenepithelkarzinom (80–90%)
  - Adenokarzinom (10–20%)
- Risikofaktoren
  - für Plattenepithelkarzinome: hochprozentiger Alkohol, Nikotinabusus, heiße Getränke, Aflatoxine, Nitrosamine, Achalasie, Plummer-Vinson-Syndrom, Laugenverätzungen, Bestrahlung der Speiseröhrenregion, Tylosis palmaris et plantaris
  - für Adenokarzinome: Barrett-Syndrom infolge einer Refluxösophagitis
- Lokalisation:
  - oberes Ösophagusdrittel 15%
  - mittleres Ösophagusdrittel 45–50%
  - unteres Ösophagusdrittel 35–40%
- Altersgipfel 60.–70. Lebensjahr, ♂:♀ = 7:1, geographische Häufung in China, Iran und Südafrika
- insgesamt schlechte Prognose

Klinik
- häufig erst im fortgeschrittenen Stadium symptomatisch
- Dysphagie, Regurgitation
- retrosternale Schmerzen
- Appetitlosigkeit, Erbrechen, Gewichtsverlust
- evtl. Heiserkeit bei tumorbedingter Rekurrensparese

Diagnostik
- Endoskopie einschließlich Biopsien zur histologischen Sicherung der Diagnose
- ggf. orale Kontrastmitteldarstellung bei fortgeschrittenem Ösophaguskarzinom
- Endosonographie zur Erfassung der Tiefenausdehnung und regionaler Lymphknotenmetastasen
- Röntgen-Thorax, Abdomensonographie, CT-Thorax und CT-Abdomen zum Staging
- PET oder PET-CT zum Nachweis von Fernmetastasen
- frühzeitige Infiltration extraösophagealer Strukturen und lymphogene Metastasierung bei fehlender Serosa der zervikalen und thorakalen Speiseröhre
- ggf. Tumormarker CEA, SCC
- evtl. Laryngo-/Bronchoskopie
- Stadieneinteilung nach TNM-System (▶ Tabelle)
- Stadieneinteilung nach Union International Contre le Cancer (UICC, 2002) (▶ Tabelle)

TNM-Klassifikation des Ösophaguskarzinoms

T	*Primärtumor*
T$_{is}$	Carcinoma in situ (Lamina epithelialis mucosae)
T1	Tumor begrenzt auf Lamina propria mucosae und Submukosa
T2	Tumor infiltriert Muscularis propria
T3	Tumor infiltriert Adventitia
T4	Tumor infiltriert extraösophageale Strukturen
N	*Lymphknotenbefall*
N1	Befall regionärer Lymphknoten
M	*Metastasierung*
M1	Fernmetastasen in Leber, Lunge, Knochen (❗ **Cave** auch abdominelle oder zervikale Lymphknoten bei thorakalem Primärtumor!)

UICC-Stadieneinteilung des Ösophaguskarzinoms

Stadium	T	N	M
0	T$_{is}$	N0	M0
I	T1	N0	M0
IIA	T2–3	N0	M0
IIB	T1–2	N1	M0
III	T3 T4	N1 jedes N	M0
IV	jedes T	jedes N	M1

Differenzialdiagnose
- gutartige Ösophagustumoren, z. B. Papillom, Neurinom, Fibromyom, Leiomyom
- narbige Strikturen
- Achalasie

Therapie
- bei frühem Adenokarzinom (T1) evtl. endoskopische Mukosaresektion
- im *Stadium I und IIA* radikale subtotale Ösophagektomie mit kompletter Lymphadenektomie im Mediastinum und im Bereich des Truncus coeliacus und anschließender Magenhochzug
- im *Stadium IIB und III* evtl. neoadjuvante Radio-/Chemotherapie mit 5-FU, Folinsäure und Cisplatin
- palliative Radio-/Chemotherapie
- palliative endoskopische Therapie, z. B. Einlegen eines Überbrückungstubus, Lasertherapie, frühzeitige Anlage einer endoskopisch perkutanen Gastrostomie (PEG)

5.2 Magenerkrankungen

5.2.1 Akute Gastritis

- akute Magenschleimhautentzündung durch Zerstörung der Schleimhautbarriere
    - exogene Noxen: Alkohol, Medikamente (z. B. NSAR), toxinbildende Bakterien (z. B. Staphylokokken), Stress (z. B. Trauma, Schock), Radiatio, Verätzungen, evtl. Nahrungsmittelallergien
    - endogene Noxen: Urämie, portale Hypertension

Klinik
- epigastrische Schmerzen, Druckgefühl
- Inappetenz
- Übelkeit, Erbrechen
- Komplikationen: erosive Gastritis mit Magenblutung, Ulkus

Diagnostik
- Endoskopie bei Hämatemesis oder Teerstühlen obligat
- histologisch oberflächliche Infiltration der Schleimhaut mit Leukozyten, evtl. Epitheldefekte und Erosionen

Differenzialdiagnose
- Refluxkrankheit
- Ulkus, Magenkarzinom
- Cholezystitis, Cholelithiasis
- Hepatitis
- Pankreatitis, Pseudozysten, Pankreaskarzinom
- Aneurysma dissecans, Hinterwandinfarkt
- funktionelle Dyspepsie, Reizdarm-Syndrom

Therapie
- Ausschalten möglicher exogener Noxen
- Nahrungskarenz
- ggf. Antazida

5.2.2 Chronische Gastritis

- Typ A oder Autoimmungastritis (5%): atrophische Korpusgastritis mit Antikörperbildung gegen Beleg-(Parietal-)zellen (90%) und Intrinsic Factor (70%) mit konsekutiver Achlorhydrie (Anazidität) und perniziöser Anämie (Vitamin-B_{12}-Mangel)
- Typ B oder *Helicobacter-pylori*-Gastritis (80%): Antrumgastritis mit Atrophie des Drüsenkörpers (Haupt- und Belegzellen)
- Typ C oder chemisch-toxische Refluxgastritis (15%): Antrumgastritis bei Gallereflux oder durch NSAR
- Sonderformen: Crohn-Gastritis, eosinophile Gastritis, Riesenfaltengastritis (M. Ménétrier)

Eigene Notizen

Klinik

- häufig klinisch asymptomatisch
- evtl. Sodbrennen, postprandiales Völlegefühl, Aufstoßen, Nüchternschmerz
- »Non-ulcer-Dyspepsie«
- bei M. Ménétrier Eiweißverlust mit Ödembildung infolge einer exsudativen Gastropathie, Diarrhö, evtl. Anämie
- Komplikationen:
    - bei Autoimmungastritis: atrophische Gastritis, perniziöse Anämie, Magenkarzinom
    - bei H.-p.-Gastritis: Ulcus duodeni, Ulcus ventriculi, Magenkarzinom, MALT-Lymphom
    - bei chemisch-toxischer Gastritis: Ulzera, Magenblutung
    - bei M. Ménétrier maligne Entartung

Diagnostik

- in der Ösophago-Gastro-Duodenoskopie (einschl. Biopsien aus Antrum und Korpus) erythematöse Gastritis, evtl. flache/polypoide Erosionen, atrophische Gastritis (mit abgeflachten Schleimhautfalten), hämorrhagische Gastritis, Riesenfaltengastritis (M. Ménétrier)
- histologisch Infiltration der Lamina propria mit Lymphozyten, Plasmazellen und ggf. Granulozyten (Oberflächengastritis), Schwund des spezifischen Drüsenkörpers (atrophische Gastritis) und evtl. intestinale Metaplasie (Nachweis von Becherzellen), ggf. Nachweis von *Helicobacter pylori* (H.p.)
- Nachweis der Ureaseaktivität von *Helicobacter pylori* durch Inkubation von Schleimhautbiopsien in Harnstoffmedium (Urease-Schnelltest), alternativ ^{13}C-Atemtest durch Abatmen von $^{13}CO_2$ nach oraler Gabe von ^{13}C-Harnstoff
- Nachweis von H.-p.-Antigen im Stuhl
- bei Korpusgastritis (Typ A) Gastrin im Serum ↑, bei Antrumgastritis (Typ B) Gastrinspiegel ↓
- Nachweis von Autoantikörpern gegen Parietalzellen und Intrinsic Factor
- evtl. Vitamin-B_{12}-Spiegel i. S. ↓

Therapie

- bei *H.-p.*-Gastritis Eradikationstherapie (Triple-Therapie) über 7 Tage:
    - Amoxicillin 2×1000 mg/d oder Metronidazol 2×400 mg/d
    - Clarithromycin 2×500 mg/d
    - Protonenpumpeninhibitoren in zweifacher Standarddosierung
    - nach 6–8 Wochen Kontrolle des Eradikationserfolges
    - Reserveschema: Levofloxacin/Rifabutin und Tetracyclin und Metronidazol
- bei Autoimmungastritis ggf. Vitamin-B_{12}-Substitution, regelmäßige endoskopische Kontrollen wegen der Gefahr einer malignen Entartung
- bei chemisch-toxischer Gastritis Absetzen von NSAR, evtl. Protonenpumpeninhibitoren

- bei M. Ménétrier *H.-p.*-Eradikationstherapie (Rückbildung möglich), engmaschige endoskopische Kontrollen einschl. Biopsien, evtl. Gastrektomie

5.2.3 Gastroduodenale Ulkuskrankheit

- tief in die Muscularis mucosae reichender Gewebsdefekt, meist als Folge einer chronischen *H.-p.*-Infektion
- *H.-p.*-negatives Ulkus gehäuft bei Einnahme von NSAR (Prostaglandine ↓) und mit erhöhtem Risiko bei gleichzeitiger Therapie mit Kortikosteroiden, bei Zollinger-Ellison-Syndrom und Hyperparathyreoidismus, begünstigt durch Rauchen, evtl. in Form eines akuten Stressulkus, z. B. nach Polytrauma
- jährliche Inzidenz des Ulcus duodeni 0,1–0,2% (♂:♀ = 3:1); Ulcus duodeni:Ulcus ventriculi ≈ 3:1, Ulcus ventriculi ♂:♀ = 1:1, Duodenalgeschwüre gehäuft bei Menschen mit der Blutgruppe 0 (»non-secretors«) und HLA-B5

Klinik
- häufig epigastrischer Nacht- und Nüchternschmerz, Besserung der Symptomatik nach Nahrungsaufnahme
- Ulzera bei NSAR-Einnahme sind häufig symptomlos bis zur Blutung
- Komplikationen: obere gastrointestinale Blutung (Hämatemesis, Melaena) (20% aller Fälle), Ulkusrezidiv, Perforation mit akutem Abdomen, Penetration (gedeckte Perforation, z. B. in das Pankreas), Magenausgangsstenose (»Sanduhrmagen«), maligne Entartung bei chronischem Ulcus ventriculi

Diagnostik
- in der Ösophago-Gastro-Duodenoskopie findet sich das Ulcus ventriculi überwiegend an der kleinen Kurvatur proximal des Angulus (❗ **Cave** atypische Lage ist immer karzinomverdächtig!) und das Ulcus duodeni vorwiegend an der Vorderwand des Bulbus, gelegentlich zwei gegenüberliegende Ulzera (»kissing ulcers«), bei Zollinger-Ellison-Syndrom postbulbäre Ulzera
- beim Ulcus ventriculi multiple Schleimhautbiopsien (❗ **Cave** endoskopisch-bioptische Kontrollen eines Magenulkus vor und nach Therapie zum sicheren Ausschluss eines Magenkarzinoms stets erforderlich!)
- evtl. Nachweis von *Helicobacter pylori* in Biopsiematerial aus Antrum und Korpus (histologisch, kulturell, Urease-Schnelltest), ggf. ^{13}C-Atemtest
- *H.-p.*-negative Ulzera und Gastrin basal ↑↑↑ bei Zollinger-Ellison-Syndrom
- *H.-p.*-negative Ulzera und Serumkalzium ↑ bzw. Parathormon i. S. ↑ bei Hyperparathyreoidismus

Differenzialdiagnose
- Reizmagen (»Non-ulcer«-Dyspepsie)
- Refluxkrankheit
- Magenkarzinom
- Cholezystolithiasis
- Pankreatitis, Pankreaskarzinom
- Kolonerkrankungen

Therapie
- bei *H.-p.*-Gastritis Eradikationstherapie (Triple-Therapie) über 7 Tage:
    - Amoxicillin 2×1000 mg/d oder Metronidazol 2×400 mg/d
    - Clarithromycin 2×500 mg/d
    - Protonenpumpeninhibitoren in zweifacher Standarddosierung
    - nach 6–8 Wochen Kontrolle des Eradikationserfolges
    - Reserveschema: Levofloxacin/Rifabutin und Tetracyclin und Metronidazol
- bei *H.-p.*-negativem Ulkus
    - Reduktion evtl. Noxen, z. B. NSAR, Nikotin, Koffein, Alkohol, Stress
    - Protonenpumpeninhibitoren (PPI), z. B. Omeprazol (Antra®), Pantoprazol (Pantozol®), Esomeprazol (Nexium®)
    - bei Unverträglichkeit der PPI (sehr selten) evtl. H_2-Rezeptorantagonisten, z. B. Cimetidin, Famotidin, Ranitidin (Ranitic®, Zantic®)
    - evtl. Misoprostol, z. B. Cytotec® (zytoprotektives Prostaglandinanalogon) zur Ulkusprophylaxe
- endoskopische Therapie (▶ Kap. 5.2.4) oder operative Versorgung bei Komplikationen, z. B. arterielle Blutung, Perforation, Magenausgangsstenose
    - bei Blutung Ulkusumstechung und extraluminale Ligatur der A. gastroduodenalis
    - bei Perforation Ulkusexzision und Übernähung
    - chirurgische Ulkustherapie wegen effektiver medikamentöser Therapie weitgehend verlassen
    - Komplikation nach selektiver proximaler Vagotomie:
        - Postvagotomiesyndrom durch verzögerte Magenentleerung
    - Komplikationen nach $^2/_3$-Resektion des Magens mit Gastroduodenostomie (Billroth I) oder Gastrojejunostomie (Billroth II):
        - Früh-Dumping: 20 min nach dem Essen intestinale und kardiovaskuläre Symptomatik durch Sturzentleerung des Magenstumpfes mit Überdehnung der abführenden Schlinge (Vagusreiz) sowie durch passagere Hypovolämie bei hyperosmotisch wirksamen Kohlenhydraten; mögliche Therapie: kleine eiweißreiche, kohlenhydratarme Mahlzeiten; evtl. Guar zu den Mahlzeiten
        - Spät-Dumping: 2–3 h nach dem Essen Hypoglykämie durch überschießende Insulinsekretion bei kohlenhydrathaltigen Speisen
        - zu kleiner Restmagen
        - »Afferent-loop«-Syndrom: nach Billroth-II-Operation Gallestau in der blind verschlossenen Duodenalschlinge bzw. Rückfluss von Mageninhalt in die Duodenalschlinge

- »Efferent-loop«-Syndrom: Anastomosenstenose mit Abflussbehinderung
- Maldigestion mit Gewichtsverlust, Vitamin-B_{12}-Mangelanämie, Eisenmangelanämie
- Magenstumpf-/Anastomosenkarzinom

5.2.4 Gastrointestinale Blutung

- obere gastrointestinale (GI-)Blutung (proximal des Treitz-Bandes): Ulcus ventriculi, Ulcus duodeni, erosive Gastritis, Refluxösophagitis, Ösophagusvarizen, Mallory-Weiss-Syndrom, Magenkarzinom, Angiodysplasien
- untere gastrointestinale (GI-)Blutung (distal des Treitz-Bandes): M. Crohn, Colitis ulcerosa, infektiöse Kolitis, Proktitis, Hämorrhoiden, Divertikulose, Polypen, Karzinome, Angiodysplasien, Mesenterialinfarkt, ischämische Kolitis, Meckel-Divertikel, Endometriose

Klinik
- bei oberer GI-Blutung evtl. (kaffeesatzartiges) Bluterbrechen (Hämatemesis), Erbrechen von hellem Blut, Teerstühle (Melaena) oder rote Darmblutung (Hämatochezie) bei massiver Blutung
- bei unterer GI-Blutung Hämatochezie oder Teerstühle bei langsamer Darmpassage
    - bei Rektumblutungen Auflagerung hellroten Blutes auf dem Stuhl
    - bei Kolonblutungen evtl. dunkelrote, geleeartige Blutbeimischungen im Stuhl
- Blutungsanämie mit Blässe, Schwäche, Schwindel, Tachykardie
- Komplikation: hypovolämischer Schock (Blutverlust >1000 ml/24 h)

Diagnostik
- Hb ↓, Hkt ↓ (nicht bei perakuter Blutung)
- Puls ↑, RR ↓, ZVD ↓
- Hämoccult®-Test
- evtl. Blut am Fingerling bei rektal-digitaler Untersuchung
- evtl. Magensonde und Magenspülung zum Nachweis von Blut im Magen
- zur Lokalisation der Blutungsquelle endoskopische Diagnostik (Ösophago-Gastro-Duodenoskopie, Ileo-Koloskopie, evtl. Doppelballon-Enteroskopie oder Videokapselendoskopie)
- erhöhtes Blutungsrisiko bei Varizen >5 mm, »red colour signs«, Fundusvarizen
- Graduierung der Ösophagusvarizen anhand der endoskopisch nachweisbaren Lumeneinengung des Ösophagus (▶ Tabelle)
- Forrest-Klassifikation zur Beurteilung der Aktivität einer gastrointestinalen Blutung (▶ Tabelle)

Eigene Notizen

Eigene Notizen

Graduierung der Ösophagusvarizen	
Grad	Gastroskopiebefund
1	gerade sichtbar
2	durch Luftinsuffilation vollständig wegdrückbar
3	ohne Einengung des Lumens
4	mit Einengung des Lumens

Klassifikation der Blutungsaktivität bei gastrointestinaler Blutung	
Forrest-Stadium	Blutungsaktivität
Ia	spritzende arterielle Blutung
Ib	Sickerblutung
IIa	Läsion mit Gefäßstumpf
IIb	koagelbedeckte Läsion
IIc	hämatinbelegte Läsion
III	Läsion ohne Blutungszeichen

— *Exulceratio simplex Dieulafoy:* arterielle Blutung infolge der Arrosion einer submukösen Arterie durch ein solitäres kleines Ulkus
— ggf. selektive Arteriographie
— evtl. explorative Laparotomie mit intraoperativer Endoskopie (sehr selten notwendig!)

Differenzialdiagnose
— nahrungsabhängige (z. B. Heidelbeeren, rote Beete) oder medikamentöse (z. B. Kohle, Eisen) Verfärbung des Stuhls

Therapie
— intensivmedizinische Überwachung und Therapie
— Kreislaufstabilisierung: Volumenersatztherapie, ggf. Bluttransfusionen und ab 5 Erythrozytenkonzentraten zusätzlich Frischplasma (FFP)
— gezielte endoskopische Blutstillung, z. B. durch Unterspritzung mit verdünnter Adrenalinlösung/Fibrinkleber (❶ **Cave** Rezidivblutungen sind häufig!), mit Hämoclip
— hochdosiert Protonenpumpeninhibitoren, ggf. *H.-p.*-Eradikationstherapie
— ggf. radiologisch interventionelle Embolisation oder intraoperative Gefäßligatur bei erfolgloser Endoskopie

5.2.5 Magenkarzinom

— endogene Risikofaktoren
  = *Helicobacter-pylori*-positive Gastritis (Typ-B-Gastritis)
  = chronisch-atrophische Autoimmungastritis (Typ-A-Gastritis)
  = adenomatöse Magenpolypen

5.2 · Magenerkrankungen

- M. Ménétrier
- nach Magenteilresektion
- genetische Faktoren, z. B. Mutation des E-cadherin-Gens
- exogene Risikofaktoren
  - Alkohol- und Nikotinabusus
  - geräucherte und gesalzene Speisen mit hohem Nitratgehalt (bakterielle Umwandlung zu Nitrit → karzinogenes Nitrosamin)
- Altersgipfel 55.–65. Lebensjahr, ♂:♀ = 2:1, hohe Inzidenzen in Südostasien, Finnland, Chile, Kolumbien
- 5-Jahresüberlebensrate des Frühkarzinoms 95%, aller Patienten etwa 10%

Klinik
- häufig erst im fortgeschrittenen Stadium symptomatisch (❗ **Cave** bei Magenbeschwerden nur zeitlich begrenzter Therapieversuch, nach 2–3 Wochen endoskopische Diagnostik!)
- uncharakteristische Oberbauchbeschwerden
- Nüchternschmerz, Dysphagie, Völlegefühl, Inappetenz
- Abneigung gegen Fleisch, Übelkeit, Erbrechen
- Gewichtsverlust, Leistungsminderung
- evtl. Magenblutung mit Hämatemesis und Teerstühlen
- Komplikationen: Magenausgangsstenose, gedeckte oder freie Perforation mit Peritonitis, maligner Aszites bei Peritonealkarzinose, paraneoplastische Syndrome, z. B. Thromboseneigung

Diagnostik
- im Blutbild evtl. Eisenmangelanämie, Nachweis okkulten Blutes im Stuhl
- Tumornachweis in der Gastroskopie mit multiplen Biopsien
- Lokalisation:
  - Antrum und Pylorus 35%
  - kleine Kurvatur 30%
  - Kardia 25%
- Einteilung des Magenkarzinoms nach histologischen Kriterien und anhand des Wachstumsmusters (▶ Tabelle)

Grading nach Lauren	
Histologie	**Wachstumsmuster**
intestinaler Typ	polypöses Wachstum, klar abgegrenzt
diffuser Typ	infiltratives Wachstum, schlecht begrenzt
Mischtyp	

- evtl. Endosonographie zur Beurteilung der Tiefenausdehnung und benachbarter Lymphknoten
- Abdomensonographie, CT-Abdomen, Röntgen-Thorax zum Ausschluss von Metastasen

Eigene Notizen

Eigene Notizen

- *Virchow-Lymphknoten:* Befall des Lymphknotens links supraklavikulär an der Einmündung des Ductus thoracicus in den Venenwinkel
- *Krukenberg-Tumor:* »Abtropfmetastasen« in den Ovarien
- ggf. Tumormarker für die postoperative Nachsorge CA 72-4, CA 19-9 und CEA
- Stadieneinteilung nach TNM-System (▶ Tabelle)

TNM-Klassifikation des Magenkarzinoms	
T	Primärtumor
T_{is}	Carcinoma in situ (intraepithelial ohne Infiltration der Lamina propria mucosae)
T1	Tumor infiltriert Lamina propria mucosae und/oder Submukosa (Frühkarzinom)
T2	Tumor infiltriert Muscularis propria oder Subserosa
T3	Tumor penetriert Serosa (viszerales Peritoneum), benachbarte Strukturen tumorfrei
T4	Tumor infiltriert Nachbarorgane (Ösophagus, Colon transversum, Dünndarm, Leber, Pankreas, Zwerchfell, Milz, Bauchwand, Retroperitoneum, Nieren, Nebennieren)
N	Lymphknotenbefall (regionäre Lymphknoten: perigastrisch, im Bereich des Truncus coeliacus, A. gastrica sinistra, A. hepatica communis und A. lienalis)
N1	Befall von bis zu 6 regionären Lymphknoten
N2	Befall von 7–15 regionären Lymphknoten
N3	Befall von mehr als 15 regionären Lymphknoten
M	Metastasierung
M1	Fernmetastasen in Leber, Lunge, Skelettsystem, Gehirn (❶ **Cave** Befall entfernter Lymphknotenstationen (paraaortal oder mesenterial) gilt als Fernmetastasierung!)
R	Resektionsstadium
R0	kein Residualtumor
R1	mikroskopisch nachweisbarer Resttumor
R2	makroskopisch nachweisbarer Resttumor

5.2 · Magenerkrankungen

- Stadieneinteilung nach Union International Contre le Cancer (UICC, 2002) (▶ Tabelle)

Eigene Notizen

UICC-Stadieneinteilung des Magenkarzinoms			
Stadium	T	N	M
0	T_{is}	N0	M0
IA	T1	N0	M0
IB	T1	N1	M0
	T2	N0	M0
II	T1	N2	M0
	T2	N1	M0
	T3	N0	M0
IIIA	T2	N2	M0
	T3	N1	M0
	T4	N0	M0
IIIB	T3	N2	M0
IV	T1–3	N3	M0
	T4	N1–3	M0
	jedes T	jedes N	M1

Differenzialdiagnose
- Ulcus ventriculi
- Refluxkrankheit
- andere Raumforderungen, z. B. Non-Hodgkin-Lymphome (MALT-Lymphome), Karzinoid, Adenome, Polypen, gastrointestinale Strumatumoren (GIST)

Therapie
- Gastrektomie, Omentektomie, Lymphadenektomie, bei Kardiakarzinomen außerdem distale Ösophagusresektion und Splenektomie; nach subtotaler Magenresektion Gastrojejunostomie, ansonsten Ösophagojejunostomie (Roux-Schlinge) oder Interposition einer gestielten isoperistaltischen Jejunalschlinge
- nach Gastrektomie Pankreasenzyme zu den Mahlzeiten, parenterale Substitution von Eisen und Vitamin B_{12}
- neoadjuvante Radio-/Chemotherapie mit 5-FU, Folinsäure und Cisplatin oder 5-FU, Epirubicin und Cisplatin ab Stadium II
- palliative Therapiemaßnahmen: Bougierung, Tubus- oder Stentimplantation, Anlage einer perkutanen endoskopisch kontrollierten Jejunostomie (PEJ), parenterale Langzeiternährung

Eigene Notizen

5.3 Darmerkrankungen

5.3.1 Diarrhö (Durchfall)

- \>3 Stuhlentleerungen/Tag, >250 g Stuhlgewicht/Tag, konsistenzverminderte Stühle (Wassergehalt >75%), akut oder chronisch (länger als 2 Wochen)
  - *osmotische Diarrhö*, z. B. Laktasemangel, Glutenallergie, osmotisch wirksame Laxanzien
  - *sekretorische Diarrhö* (Ionensekretion ↑, Ionenresorption ↓), z. B. durch Bakterientoxine von *Vibrio cholerae* oder *Escherichia coli*, Laxanzien, Fettsäuren (Pankreasinsuffizienz) oder Gallensäuren (Gallensäureverlustsyndrom), selten sezernierende villöse Adenome oder Vipome
  - *exsudative (entzündliche) Diarrhö*, z. B. durch Infektionen mit Salmonellen, Shigellen, *Campylobacter jejuni*, *Clostridium difficile* (pseudomembranöse Kolitis), chronisch entzündliche Darmerkrankungen, bei Kolonkarzinomen, evtl. nach Radiatio oder Chemotherapie, infolge einer Ischämie
  - *Motilitätsstörungen*, z. B. bei Reizdarmsyndrom, autonomer diabetischer Neuropathie, nach Operationen
- Einteilung der Diarrhöen nach Ätiologie
  - Infektionen
    - bakteriell, z. B. *E. coli*, Salmonellen, Shigellen, *Campylobacter jejuni*
    - viral, z. B. Noro-Viren (Norwalk-Virus), Rota-Viren
    - Protozoen, z. B. *Giardia lamblia*, *Entamoeba histolytica*
  - Lebensmittelvergiftungen durch Bakterientoxine, z. B. von *Staph. aureus*, *B. cereus*, *Cl. perfringens*
  - Medikamente, z. B. Antibiotika, Laxanzien, Zytostatika, Colchizin
  - Intoxikationen, z. B. Arsen, Quecksilber, Pilzvergiftungen
  - Maldigestion, z. B. Pankreasinsuffizienz, nach Gastrektomie
  - Malabsorption, z. B. Sprue, Laktasemangel, M. Whipple
  - chronisch entzündliche Darmerkrankungen (M. Crohn, Colitis ulcerosa)
  - tumoröse Erkrankungen, z. B. Adenome, Malignome (Karzinome, Non-Hodgkin-Lymphome)
  - endokrine Krankheiten, z. B. Hyperthyreose, medulläres Schilddrüsenkarzinom, M. Addison, Karzinoid-Syndrom, Gastrinom, Vipom
  - neurogene Krankheiten, z. B. autonome diabetische Neuropathie, alkoholische Enteropathie, Amyloidose
  - Nahrungsmittelallergien
  - Reizdarmsyndrom

Klinik
- evtl. großvolumige Stühle, übermäßiger Wasseranteil, Speiserückstände
- ggf. Blut- und Schleimabgang
- bei exokriner Pankreasinsuffizienz großvolumige, fett glänzende, übel riechende Stühle

5.3 · Darmerkrankungen

- bei Stenosen im distalen Kolon paradoxe Diarrhö durch bakterielle Zersetzung des prästenotisch angestauten Stuhls
- bei Reizdarmsyndrom (»Colon irritabile«) falsche Diarrhö mit erhöhter Stuhlfrequenz und normaler Konsistenz

Diagnostik
- genaue Anamnese, inkl. Ernährungsgewohnheiten, Risikospeisen und Auslandsaufenthalten
- bakteriologische und parasitologische Stuhluntersuchung
- allgemeine Labordiagnostik, z. B. BSG, Blutbild, Gesamteiweiß, Albumin, Elektrolyte, Serodiagnostik bei Verdacht auf infektiöse Durchfallerkrankung
- Abdomensonographie
- Ösophago-Gastro-Duodenoskopie und Koloskopie einschl. bioptisch-histologischer Untersuchung von Schleimhautproben
- evtl. Kolondoppelkontrasteinlauf (Magen-Darm-Passage)
- zielgerichtete Spezialdiagnostik (siehe folgende Kapitel), z. B. D-Xylose-Toleranztest, quantitative Stuhlfettbestimmung, Schilling-Test, H_2-Atemtest, $^{13}CO_2$-Exhalationstest nach oraler Gabe von ^{13}C-Glykocholat, Sekretin-Pankreozymin-Test

Therapie
- ggf. gezielte Antibiotikatherapie bei infektiöser Diarrhö, evtl. Cotrimoxazol oder Chinolone zur ungezielten Soforttherapie; bei Amöbiasis oder Lambliasis Metronidazol
- bei leichter Diarrhö nach Antibiotikatherapie Perenterol® (*Saccharomyces boulardii*)
- bei antibiotikainduzierter pseudomembranöser Kolitis Metronidazol p.o., ggf. Vancomycin p.o.
- kausale Therapie nicht-infektiöser Darmerkrankungen
- symptomatisch Flüssigkeits- und Elektrolytsubstitution, z. B. Elotrans®, ggf. obstipierende Medikamente, z. B. Imodium® (Loperamid), bei krampfartigen Bauchschmerzen Spasmolytika, z. B. Buscopan® (N-Butylscopolamin)

5.3.2 Obstipation

- verzögertes und erschwertes Absetzen meist geringer Stuhlmengen mit <3 Stuhlentleerungen/Woche
  - chronisch habituelle Obstipation infolge faserarmer Kost, geringer Flüssigkeitsaufnahme, Bewegungsmangel und unterdrücktem Defäkationsreiz
  - medikamentös induziert, z. B. durch Sedativa, Antidepressiva, Antiparkinsonmittel, Anticholinergika, Aluminiumhydroxid
  - bei Elektrolytstörungen wie Hypokaliämie oder Hyperkalzämie
  - durch Obstruktion oder Striktur bei organischen Darmerkrankungen, z. B. Karzinom, Bride, Divertikulits

Eigene Notizen

- infolge endokriner Störungen, z. B. Hypothyreose
- infolge neurogener Störungen, z. B. diabetische autonome Neuropathie, Multiple Sklerose, Parkinson, Hirschsprung-Krankheit
- passager bei Bettlägerigkeit, Schichtarbeit, fieberhaften Erkrankungen
- Reizdarmsyndrom mit Obstipation
- nach dem 60. Lebensjahr bis zu 30% aller Menschen

Klinik

- bei *kologener Obstipation* (»slow-transit«) Völlegefühl und Meteorismus ohne spontanen Stuhldrang
- bei *anorektaler Obstipation* ständiger Stuhldrang ohne vollständige Entleerung der Rektumampulle infolge einer Sphinkterkontraktion bei Bauchpresse
- Komplikationen: Divertikulose, Divertikulitis, Hämorrhoiden, Kotsteine (Koprolithen), Kotballen (Skybala)

Diagnostik

- rektal-digitale Untersuchung
- allgemeine Labordiagnostik, z. B. Elektrolyte, TSH, Hämoccult®-Test
- Koloskopie
- evtl. Magen-Darm-Passage
- bei Ileusverdacht Abdomenübersichtsaufnahme
- bei rektaler Obstipation Defäkogramm und Analsphinktermanometrie (spezielle Indikation)

Therapie

- kausale Therapie sofern möglich
- keine obstipierenden Nahrungsmittel, z. B. Weißbrot, Schokolade
- ballaststoffreiche Kost, ausreichende Flüssigkeitszufuhr (2 l/d), körperliche Bewegung, keine Unterdrückung des Defäkationsreizes, evtl. Kolonmassage
- ggf. Biofeedback-Training bei anorektaler Obstipation
- Klysmen und Suppositorien
- evtl. manuelle Entleerung der Rektumampulle
- kurzfristiger Einsatz von Laxanzien (❗ **Cave bei Laxanzienabusus Hypokaliämie mit zunehmender Obstipation durch Darmatonie; möglicher diagnostischer Hinweis Pseudomelanosis coli!**)
    - Füll-/Quellmittel, z. B. Leinsamen, Plantago ovata (z. B. Agiocur®)
    - salinische Laxanzien, z. B. Magnesiumsulfat (Bittersalz) und Natriumsulfat (Glaubersalz)
    - osmotisch wirksame Laxanzien, z. B. Lactulose (z. B. Bifiteral®), Macrogol (z. B. Laxofalk®, Movicol®)
    - sekretorisch wirksame Laxanzien, z. B. Bisacodyl (z. B. Dulcolax®), Natriumpicosulfat (z. B. Laxoberal®)

5.3.3 Meteorismus

- gastrointestinales Gas durch verschluckte Luft oder CO_2-Bildung (kohlensäurehaltige Getränke, bakteriell-enzymatischer Abbau von Kohlenhydraten im Kolon)
  - akuter Meteorismus bei Ileus
  - chronischer Meteorismus
    - durch Aerophagie (Luftschlucken), z. B. bei neurotischer Verhaltensstörung, emotionalem Stress, hastigem Essen
    - durch intestinale Gasbildung, z. B. bei vermehrter Aufnahme unverdaulicher oder nicht-resorbierbarer Kohlenhydrate (Zellulose, Raffinose, Lactulose, Sorbitol), glutensensitiver Enteropathie, Laktasemangel, Kurzdarmsyndrom, exkretorischer Pankreasinsuffizienz, durch bakterielle Überwucherung (z. B. Blindsacksyndrom), Lambliasis
    - durch reduzierte Gasabsorption, z. B. bei portaler Hypertension, Rechtsherzinsuffizienz
    - durch Motilitätsstörungen, z. B. Reizdarmsyndrom, Darmatonie

Klinik
- Völlegefühl
- abdominelles Blähungsgefühl, evtl. Schmerzen im linken oder rechten Hypochondrium (»eingeklemmte Winde«)
- rumorende Darmgeräusche (Borborygmi)
- Flatulenz (Gasausscheidung)
- Eruktation (Luftaufstoßen, Rülpsen)
- evtl. Roemheld-Syndrom mit funktionellen Herzbeschwerden durch Oberbauchmeteorismus

Diagnostik
- perkutorisch tympanischer Klopfschall
- Stuhlinspektion, Hämoccult®-Test
- allgemeine Labordiagnostik
- Untersuchungen zum Ausschluss organischer Darmerkrankungen
- Abdomensonographie
- Abdomenleeraufnahme

Therapie
- kausale Therapie sofern möglich
- symptomatisch keine blähenden Speisen (Hülsenfrüchte, Kohlgemüse, Zwiebeln, Vollkornprodukte etc.), keine kohlensäurehaltigen Getränke, kein künstlicher Süßstoff, kleine Mahlzeiten, langsames Essen, vermehrte Aktivität nach dem Essen
- Tee aus Fenchel, Kümmel und Anis
- Wärmeanwendung
- evtl. Karminativa, z. B. Simeticon (sab simplex®, Lefax®, Espumisan®)
- evtl. Spasmolytika, z. B. N-Butylscopolamin (Buscopan®)

Eigene Notizen

Eigene Notizen

5.3.4 Malassimilationssyndrom

- gestörte Aufspaltung von Nahrungsbestandteilen (Maldigestion) und/oder gestörte Resorption der Nahrungsspaltprodukte (Malabsorption) unterschiedlicher Ätiologie
    - Maldigestion, z. B. nach Magenresektion, bei exokriner Pankreasinsuffizienz, Laktasemangel, bei Gallensäuremangel infolge einer Cholestase oder durch Gallensäureverlust (nach Ileumresektion, M. Crohn, Blindsacksyndrom (»blind loop«) mit Dekonjugation der Gallensäuren durch bakterielle Fehlbesiedlung)
    - Malabsorption, z. B. bei Sprue/Zöliakie, chronischen Darminfektionen, M. Whipple, M. Crohn, Lymphomen, Strahlenenteritis, Amyloidose, nach Dünndarmresektion (Kurzdarmsyndrom), bei Angina intestinalis, Rechtsherzinsuffizienz, Lymphangiektasie, bei Zollinger-Ellison-Syndrom (Gastrinom), Verner-Morrison-Syndrom (Vipom), Karzinoid-Syndrom

Klinik

- enterale Symptomatik
    - Diarrhö, evtl. Steatorrhö
    - evtl. postprandiale Schmerzen, Tenesmen
    - gebähtes Abdomen, Flatulenz (Gärungsstühle)
- Mangelsyndrome
    - Gewichtsverlust/Untergewicht
    - Eiweißmangelödeme
    - Mangel an fettlöslichen Vitaminen
        - Vitamin-A-Mangel: Nachtblindheit, trockene Haut
        - Vitamin-D-Mangel: Osteomalazie bei Erwachsenen, Rachitis bei Kindern
        - Vitamin-K-Mangel: Blutungsneigung (Gerinnungsfaktoren des Prothrombinkomplexes: II, VII, IX, X $\downarrow$)
    - Anämie infolge eines Vitamin-B_{12}-, Folsäure- und Eisenmangels
    - Elektrolytmangel
        - Hypokaliämie mit Schwäche
        - hypokalzämische Tetanie
- Begleitsymptome der ursächlichen Erkrankung

Diagnostik

- in der Stuhluntersuchung Fettanteil >7 g/24 h
- Vitamin-A-Serumspiegel $\downarrow$
- bei Malabsorption im Jejunum pathologischer Xylose-Toleranztest (nach oraler Gabe von 25 g D-Xylose im Sammelurin über 5 h Xylosewerte <4 g)
- Ursachenabklärung obligat erforderlich

Therapie

- kausale Therapie sofern möglich
- Wasser- und Elektrolytsubstitution

- parenterale Substitution der fettlöslichen Vitamine, des Vitamins B_{12} und von Eisen
- evtl. parenterale Ernährung

5.3.5 Glutensensitive Enteropathie (Zöliakie, einheimische Sprue)

- Unverträglichkeitsreaktion gegenüber Gliadin (einer Fraktion des Glutens, ein Getreideprotein) mit Zottenatrophie und konsekutivem Malabsorptionssyndrom
- Prävalenz in Europa 1:500; gehäuftes Auftreten bei Turner-Syndrom, Down-Syndrom, IgA-Mangel und Autoimmunerkrankungen, z. B. Typ-1-Diabetes, Autoimmunthyreoiditis; Assoziation mit HLA-DQ2

Klinik
- Diarrhö, Gewichtsverlust, Gedeihstörungen bei Kindern
- atypische oligosymptomatische Verläufe, vor allem bei Erwachsenen
- Malabsorptionssyndrom mit Eisenmangelanämie, Osteoporose etc.
- extraintestinale Symptome, z. B. Dermatitis herpetiformis Duhring mit Erythem, Plaques und herpetiformen Bläschen
- Komplikationen: intestinale T-Zell-Lymphome, evtl. sekundärer Laktasemangel

Diagnostik
- pathologischer D-Xylose-Toleranztest als Zeichen der Resorptionsstörung
- Nachweis von IgA-Antikörpern (ggf. IgG bei IgA-Mangel) gegen Gliadin, Endomysium und Gewebetransglutaminase
- Gastro-Duodenoskopie mit tiefen Dünndarmbiopsien; histologischer Nachweis einer Zottenatrophie, Kryptenhyperplasie und intraepitheliale Lymphozyteninfiltration
- glutenfreie Diät führt zu klinischer Besserung

Therapie
- glutenfreie Diät mit Kartoffeln, Mais, Reis, Soja (**Cave** kein Weizen, kein Hafer, keine Gerste, kein Roggen, kein Dinkel oder Grünkern)
- bei sekundärem Laktasemangel keine Milchprodukte (**Memo** nach Regeneration der Zotten unter glutenfreier Diät bildet sich der sekundäre Laktasemangel zurück!)
- bei schwerer entzündlicher Infiltration ggf. initial Steroide

5.3.6 M. Whipple (Lipodystrophia intestinalis)

- Infektion mit dem Bakterium *Tropheryma Whippelii*
- sehr selten, meist Männer im 3. und 4. Lebensjahrzehnt
- ohne Therapie letaler Verlauf durch Kachexie

Klinik

- Diarrhö, Steatorrhö mit Malabsorptionssyndrom
- Appetitlosigkeit, Übelkeit, postprandiale Bauchschmerzen
- starker Gewichtsverlust
- extraintestinale Symptomatik:
  - Polyserositis, chronische nicht-destruierende Oligo-/Polyarthritis
  - Endo-/Perikarditis
  - Lymphknotenschwellung (mesenterial und retroperitoneal)
  - braune Hautpigmentierung
  - evtl. ZNS-Beteiligung

Diagnostik

- im Labor erhöhte Entzündungsparameter (BSG ↑, CRP ↑), im Blutbild evtl. Leukozytose
- siehe auch unspezifische Diagnostik der Malabsorptionssyndrome (▶ Kap. 5.3.4)
- in Duodenal- und Dünndarmbiopsien Nachweis einer Infiltration mit PAS-positiven Makrophagen (SPC-Zellen), zystische Erweiterung der Mukosalymphgefäße
- evtl. elektronenmikroskopischer Nachweis intramakrophagischer Stäbchenbakterien
- evtl. molekularbiologischer Nachweis aus bioptischem Material

Differenzialdiagnose

- *Mycobacterium-avium-intracellulare*-Infektionen des Dünndarms
- siehe Differenzialdiagnostik der Malassimilationssyndrome (▶ Kap. 5.3.4)

Therapie

- liquorgängiges Breitspektrumantibiotikum über 14 Tage, z. B. Ceftriaxon
- Langzeittherapie mit Cotrimoxazol oder Tetracyclinen über 1–2 Jahre

5.3.7 Laktoseintoleranz

- Maldigestion von Milchzucker infolge einer verminderten oder fehlenden Laktaseaktivität im Dünndarm
  - primär (angeboren): in Europa 10–15% der Bevölkerung, >95% der asiatischen Bevölkerung
  - sekundär als Folge anderer Dünndarmerkrankungen, z. B. durch glutensensitive Enteropathie
- Laktase ist im Bürstensaum des Dünndarms lokalisiert und spaltet Laktose zu Glukose und Galaktose
- bei relativem Laktasemangel und Zufuhr größerer Laktosemengen erfolgt im Kolon die bakterielle Vergärung des Milchzuckers zu CO_2, H_2 und kurzkettigen Fettsäuren

Klinik
- nach Konsum von Milchprodukten Durchfälle, abdominelle Schmerzen, Blähungen und Flatulenz

Diagnostik
- im H_2-Atemtest vermehrte Abatmung von H_2 nach Laktosegabe (bakterielle Fermentation)
- im Laktosetoleranztest nach Gabe von 50 g Laktose pathologisch geringer Blutglukoseanstieg (<20 mg/dl) bei gleichzeitig auftretender klinischer Symptomatik
- in Dünndarmbiopsien verminderte Laktaseaktivität

Differenzialdiagnose
- Milchallergie gegen Laktalbumin oder Kasein
- Reizdarmsyndrom

Therapie
- Vermeiden von Milch und Milchprodukten (❯ Memo Butter, Käse und Joghurt werden in kleinen Mengen vertragen!)
- evtl. laktosefreier Milchersatz, z. B. Sojamilch
- evtl. orale Substitution von Laktase, z. B. Lacdigest®, Lactrase®

5.3.8 Gallensäureverlust-Syndrom (Gallensäuremalabsorption)

- gestörter enterohepatischer Kreislauf der Gallensäuren
  - infolge fehlender Resorption nach Ileumresektion oder bei M. Crohn
  - infolge bakterieller Dekonjugation der Gallensäuren bei Blindsacksyndrom

Klinik
- evtl. krampfartige Bauchschmerzen
- chologene Diarrhö bei Ileumausfällen <40 cm
- Steatorrhö bei Ileumausfällen >100 cm
- Komplikationen
  - Maldigestionssyndrom
  - lithogene Galle mit vermehrter Bildung von Cholesteringallensteinen
  - gesteigerte Oxalsäureresorption durch die Bindung von Kalzium an Fettsäuren mit vermehrter Bildung von Oxalatnierensteinen

Diagnostik
- ^{14}C-Glykocholat-Atemtest: nach oraler Gabe von ^{14}C-Glykocholat verstärktes Abatmen von radioaktivem $^{14}CO_2$ infolge der gesteigerten bakteriellen Gallensäuredekonjugation im Kolon
- ^{75}Se-HCAT-Test: verminderte Retention der ^{75}Se-markierten Homotaurocholsäure

Therapie

- kausale Therapie eines M. Crohn bzw. eines Blindsacksyndroms (Korrekturoperation)
- bei bakterieller Fehlbesiedlung evtl. Metronidazol
- Austauscherharze, z. B. Cholestyramin
- bei massiver Steatorrhö Fettrestriktion (weniger als 40 g/d) und Ersatz der Nahrungsfette durch mittelkettige Triglyzeride
- symptomatische Therapie bei Malassimilationssyndrom

5.3.9 Enterales Eiweißverlustsyndrom (exsudative Enteropathie)

- pathologisch gesteigerter Verlust von Eiweißen (alle Eiweißfraktionen) über den Verdauungstrakt
    - infolge einer Lymphstauung, z. B. bei Lymphangiektasie, malignen Lymphomen, Rechtsherzinsuffizienz
    - infolge einer Eiweißexsudation, z. B. bei M. Crohn, Colitis ulcerosa, familiärer Polyposis, M. Ménétrier, Strahlenenteritis, HIV-Infektion

Klinik

- Diarrhö, Steatorrhö
- Gewichtsverlust
- Malabsorptionssyndrom
- hypoproteinämische Ödeme

Diagnostik

- Albumin ↓, Immunglobuline ↓
- Diagnostik der Malabsorptionssyndrome
- α_1-Antitrypsin im Stuhl ↑
- endoskopisch-bioptische Untersuchung einschl. Histologie zur Ursachenabklärung

Therapie

- Therapie der Grunderkrankung
- natriumarme, eiweißreiche Kost
- ggf. Fettrestriktion und Ersatz der Nahrungsfette durch mittelkettige Triglyzeride

5.3.10 Meckel-Divertikel

- Rest des Ductus omphaloentericus (embryonaler Dottergang), etwa 100 cm proximal der Ileozökalklappe
- 2% der Bevölkerung

Klinik
- evtl. Entzündung mit Perforation
- Ulkus und Blutung bei versprengter Magenschleimhaut

Diagnostik
- meist Zufallsbefund im Rahmen einer Laparotomie
- ^{99m}Tc-Pertechnat-Szintigraphie bei okkulter Blutung zum Nachweis ektoper Magenschleimhaut

Differenzialdiagnose
- akute Appendizitis

Therapie
- Resektion

5.3.11 Dünndarmtumoren

- benigne Tumoren, z. B. Adenome, Leiomyome, Lipome, Fibrome, Angiome, Endometriose
- maligne Tumoren, z. B. Adenokarzinom, neuroendokrine Tumoren (»Karzinoid-Tumoren«), gastrointestinale Stromatumoren (GIST), Sarkome, Lymphome, Metastasen (Melanom u. a.)
- <5% der gastrointestinalen Tumoren

Klinik
- häufig klinisch asymptomatisch
- Obstruktion, (Sub-)Ileus (bei großen Tumoren)
- Blutungen
- bei endokrin aktiven Tumoren Symptome des Hormonexzess

Diagnostik
- Abdomensonographie
- Gastro-Duodenoskopie
- Enteroklysma nach Sellink
- Doppelballon-Enteroskopie oder Videokapselendoskopie
- Hydro-MRT
- ggf. Angiographie

Therapie
- operative Entfernung des Tumors
- bei GIST Protein-Tyrosinkinaseinhibitor, z. B. Imatinib (Glivec®)

5.3.12 M. Crohn (Enterokolitis regionalis Crohn)

- chronische granulomatöse Entzündung aller Wandschichten des Darmes mit diskontinuierlich segmentalem Befall des gesamten Gastrointestinaltraktes (vor allem betroffen sind terminales Ileum und proximales Kolon)
- unklare immunologische Genese

Eigene Notizen

- Häufigkeitsgipfel um das 30. Lebensjahr, familiäre Häufung (Mutationen des NOD2-/CARD15-Gens)

Klinik

- chronische Diarrhö
- abdominelle Schmerzen, evtl. kolikartig im rechten Unterbauch
- Gewichtsverlust
- Malabsorptionssyndrom (megaloblastäre Anämie bei Vitamin-B_{12}-Mangel, chologene Diarrhö bei Gallensäureverlust, Cholesteringallensteine, Oxalatnierensteine)
- extraintestinale Symptomatik:
  - primär sklerosierende Cholangitis
  - Arthritis, Spondylitis ankylosans (HLA-B27-positiv)
  - Iritis, Episkleritis, Uveitis, Keratitis
  - Erythema nodosum, Pyoderma gangraenosum, Akrodermatitis enteropathica (durch Zinkmangel)
- bei Kindern evtl. Wachstumsstörungen
- Komplikationen: Fisteln, anorektale Abszesse, (Sub-)Ileus, freie Perforation, Peritonitis, erhöhtes Karzinomrisiko, selten Amyloidose, Kurzdarmsyndrom nach Ileumresektion

Diagnostik

- palpatorisch evtl. Konglomerattumor im rechten Unterbauch
- im Blutbild Eisenmangelanämie (durch enterale Blutverluste), evtl. megaloblastäre Anämie (Malabsorption von Vitamin B_{12} und Folsäure) (❯ **Memo** der chronische Entzündungsprozess spielt auch eine Rolle in der Pathogenese der Anämie!)
- BSG ↑, CRP ↑, Leukozytose
- Albumin ↓
- ggf. Antikörper gegen *Saccharomyces cerevisiae*
- im Darmschall Wandverdickungen im Kolon (>4 mm) und/oder Ileum (>2 mm), Kokardenzeichen
- Abdomensonographie zur Erfassung intraabdomineller Abszesse einschl. Komplikationen, z. B. rechtsseitige Hydronephrose
- in der Ileo-Koloskopie (Stufenbiopsien!) segmental diskontinuierlicher Befall (»skip lesions«), aphthoide Läsionen, landkartenartige oder längliche Ulzera (»snail trails«), Pflastersteinrelief, Gänsehautaspekt der Schleimhaut durch lymphofollikuläre Hyperplasie, sehr kleine hämorrhagische Läsionen, evtl. Strikturen
- in der Histologie Nachweis von Epitheloidzellgranulomen und mehrkernigen Riesenzellen, Lymphangiektasie
- Ösophago-Gastro-Duodenoskopie und Hydro-MRT (MR-Sellink) des Dünndarms oder Enteroklysma nach Sellink zum Nachweis aller gastrointestinalen Manifestationen
- bakteriologische Stuhluntersuchungen in der Ausschlussdiagnostik und bei jedem akuten Entzündungsschub (❗ **Cave** Superinfektionen, auch CMV-Infektionen!)
- bei Verdacht auf Fisteln oder Abszesse Abdomen-/Becken-MRT

Differenzialdiagnose
- akute Appendizitis
- Divertikulitis
- ischämische Kolitis
- Colitis ulcerosa
- Darmtuberkulose
- akute Ileitis durch *Yersinia enterocolitica* oder *Y. pseudotuberculosis*
- *Campylobacter*-Infektionen

Therapie
- bei leichtem bis mittelschwerem entzündlichem Schub initial 5-Aminosalizylsäure/Mesalazin (z. B. Salofalk®, Pentasa®) 3–4 g/d p.o., anschließend 1,5 g/d bis zur vollständigen Remission
- bei schwerem entzündlichem Schub systemisch wirksame Kortikosteroide, initial Prednisolon 60 mg/d, in der 2. Woche 40 mg/d, in der 3. Woche 30 mg/d, anschließend weitere Dosisreduktion um 5 mg/Woche bis zur vollständigen Remission
- bei überwiegendem Ileozökalbefall ohne extraintestinale Manifestationen topisch wirksame Steroide wie Budesonid (z. B. Budenofalk®, Entocort®) initial 3×3 mg/d
- bei steroidrefraktärem M. Crohn Azathioprin (z. B. Imurek®) 2 mg/kg KG/d oder 6-Mercaptopurin 1 mg/kg KG/d
- ggf. als Reservemittel TNF-Antikörper i.v. (Infliximab, z. B. Remicade®) oder Methotrexat (MTX)
- zur Fisteltherapie Metronidazol und/oder Ciprofloxacin
- bei Darmstenosen ggf. endoskopische Ballondilatation
- bei Komplikationen (Perforation, Ileus, Fisteln) darmhaltende chirurgische Intervention
- bei sekundärer Laktoseintoleranz milchfreie Diät
- bei chologener Diarrhö Cholestyramin
- bei Malabsorptionssyndrom parenterale Substitution fettlöslicher Vitamine, Vitamin B_{12}, Eisen, Elektrolyte etc.
- evtl. ballaststofffreie Kost oder parenterale Ernährung im akuten Schub
- Osteoporoseprophylaxe (❶ **Cave** Osteoporose infolge der Kortikosteroidtherapie!) mit täglich 1000 IE Vitamin D und 1000 mg Kalzium (z. B. IDEOS®)
- Nikotinkarenz senkt das Rezidivrisiko
- regelmäßige Kontrollkoloskopien wegen des erhöhten Karzinomrisikos

5.3.13 Colitis ulcerosa

- diffuse, chronisch schubweise verlaufende Entzündung der Kolonschleimhaut mit Ulzerationen
- Erkrankung beginnt im Rektum mit kontinuierlicher, oralwärts gerichteter Ausbreitung (Rektosigmoidbefall in 50% der Fälle, linksseitige Kolitis in 25%, Pankolitis in 25%, nur selten Mitbeteiligung des terminalen Ileums (»backwash ileitis«)

Eigene Notizen

- chronisch-rezidivierende Verläufe (85% der Fälle), chronisch-kontinuierliche Verläufe (10%), akut fulminante Verläufe (5%)

Klinik

- chronische Diarrhö, z.T. blutig-schleimig
- abdominelle Schmerzen
- evtl. Tenesmen vor Defäkation
- evtl. Fieber
- Gewichtsverlust
- Schweregradbeurteilung der Colitis ulcerosa anhand der klinischen Symptomatik (▶ Tabelle)

Schweregrade der Colitis ulcerosa

Schweregrad	Klinische Symptomatik
leichter Schub	bis zu 4 blutig-schleimige Durchfälle pro Tag, keine Temperaturerhöhung (<37°C), geringes Krankheitsgefühl
mittelschwerer Schub	4–6 blutig-schleimige Durchfälle pro Tag, subfebrile Temperaturen (~38°C), deutliches Krankheitsgefühl
schwerer Schub	zahlreiche blutige Durchfälle (>6/d), hohes Fieber (>38°C), schweres Krankheitsgefühl, hohe Pulsfrequenz (>100/min)

- selten extraintestinale Symptomatik:
    - primär sklerosierende Cholangitis (❯ **Memo** häufiger vergesellschaftet mit Colitis ulcerosa als mit M. Crohn!)
    - Arthritis, Spondylitis ankylosans (HLA-B27-positiv)
    - Iritis, Episkleritis, Uveitis
    - Aphthen, Erythema nodosum, Pyoderma gangraenosum
- bei Kindern evtl. Wachstumsstörungen
- Komplikationen: massive Blutung, toxisches Megakolon, Perforation, Peritonitis, erhöhtes Risiko für kolorektale Karzinome (korreliert mit Kolonbefall und Erkrankungsdauer), selten Amyloidose

Diagnostik

- bei der rektal-digitalen Untersuchung ggf. Blut
- im Blutbild evtl. Anämie, Thrombozytose, Leukozytose
- BSG ↑, CRP ↑
- evtl. γGT und AP ↑ bei primär seklerosierender Cholangitis
- evtl. Nachweis von antineutrophilen zytoplasmatischen Antikörpern mit perinukleärem Fluoreszenzmuster (pANCA)
- im Darmschall Nachweis einer Wandverdickung des Kolons
- in der Ileo-Koloskopie (Stufenbiopsien!) entzündlich gerötete, ödematöse Schleimhaut mit gesteigerter Vulnerabilität und petechialen Blutungen (Kontaktblutung!), keine normale Gefäßzeichnung der Schleimhaut, kleine Ulzera mit Fibrinbelägen, im fortgeschrittenen Stadium Schleimhautzerstörung mit Haustrenverlust und »Pseudopolypen« (verbliebene Schleimhautinseln)

- in der Histologie auf die Mukosa und Submukosa beschränkte Granulozyteninfiltration, Kryptenabszesse, Becherzellschwund, im fortgeschrittenen Stadium Lymphozyteninfiltration, Schleimhautatrophie und Epitheldysplasien
- bakteriologische Stuhluntersuchungen

Differenzialdiagnose
- M. Crohn
- infektiöse Kolitis, z. B. durch *Campylobacter*, Shigellen, Salmonellen, *E. coli*, Rota-Viren, Norwalk-Virus, *Entamoeba histolytica*, Lamblien
- pseudomembranöse Kolitis durch *Clostridium-difficile*-Toxine
- Proktosigmoiditis durch sexuelle Übertragung von Gonokokken, Chlamydien, HSV 2
- Divertikulitis, Appendizitis
- M. Whipple, glutensensitive Enteropathie, Nahrungsmittelallergie
- ischämische Kolitis
- Reizdarmsyndrom
- kollagene Kolitis und lymphozytäre Kolitis (bei makroskopisch unauffälliger Schleimhaut)
- Diversionskolitis (in operativ ausgeschalteten Darmsegmenten)
- medikamentös-toxische Kolitis, z. B. Ergotaminkolitis

Therapie
- bei leichtem bis mittelschwerem entzündlichem Schub initial 5-Aminosalizylsäure/Mesalazin (z. B. Salofalk®, Pentasa®) 3–4 g/d p.o., anschließend Remissionserhaltungstherapie mit 1,5 g/d; bei solitärer Proktitis als Suppositorien und bei isolierter linksseitiger Kolitis als Klysma
- bei distaler Kolitis und leichten Verläufen topisch wirksame Kortikosteroide wie Budesonid (z. B. Budenofalk®, Entocort®) als Klysma oder Hydrocortisonschaum (Colifoam®)
- bei mittelschwerem bis schwerem entzündlichem Schub systemisch wirksame Kortikosteroide (❗ **Cave** Maskierung einer Perforation!), initial Prednisolon 40–60 mg/d bis zum Erreichen der Remission, anschließend über 4 Wochen ausschleichen
- bei hochakutem Schub evtl. Ciclosporin A i.v.
- bei steroidrefraktärer Colitis ulcerosa Azathioprin (z. B. Imurek®)
- ggf. als Reservemittel bei Therapieresistenz TNF-Antikörper i.v. (Infliximab, z. B. Remicade®)
- remissionserhaltende Therapie mit 5-ASA oder bei Unverträglichkeit *E. coli* Nissle-Präparat (Mutaflor®), evtl. Azathioprin nach fulminantem Schub
- evtl. Sondennahrung und parenterale Ernährung (bei schwerem Schub)
- bei Mangelzuständen Substitutionstherapie, z. B. Eisensubstitution
- Osteoporoseprophylaxe (❗ **Cave** Osteoporose infolge der Kortikosteroidtherapie!) mit täglich 1000 IE Vitamin D und 1000 mg Kalzium (z. B. IDEOS®)
- bei schwerem Schub ohne klinische Besserung unter konservativer Therapie nach drei Tagen und bei Komplikationen (toxisches Megakolon,

Eigene Notizen

Eigene Notizen

Perforation, Sepsis, schwere Blutung) Kolektomie mit Anlage eines endständigen Ileostomas und sekundärer ileoanaler Pouch-Operation
- bei histologischem Nachweis von Epitheldysplasien kontinenzerhaltende Proktokolektomie und Anlage eines ileoanalen Pouchs
- nach etwa 10 Krankheitsjahren (abhängig vom Befall!) jährliche Kontrollkoloskopien einschließlich Stufenbiopsien in einer Remissionsphase zur Früherkennung des kolorektalen Karzinoms

5.3.14 Reizdarmsyndrom (Colon irritabile)

- funktionelle Darmstörung (Ausschlussdiagnose)
  - Schmerzschwelle auf Dehnungsreiz ↓
  - Motorik im Sigma ↑
  - Gasreflux in den Magen ↑
  - pathologische Transitzeit
- 20–30% der gesunden Bevölkerung, ♂:♀ = 1:2

Klinik

- meist im linken Unterbauch lokalisierte Schmerzen (diffus wechselnde Lokalisation!), evtl. auch im Bereich der Kolonflexuren
- abdominelles Völlegefühl, Blähungen, Obstipation oder Diarrhö
- häufig morgendliche Durchfälle (niemals nachts!)
- evtl. schafskotartige Stühle mit glasigen Schleimbeimengungen
- Stuhldrang
- Gefühl der unvollständigen Darmentleerung
- vegetative Begleitsymptomatik: Schlaflosigkeit, Kopfschmerzen, Dysurie, Reizmagen

Diagnostik

- Ausschlussdiagnostik
  - unauffälliges Blutbild
  - keine Entzündungszeichen
  - Leber- und Pankreasenzyme normwertig
  - Hämoccult®-Test negativ
  - bakteriologische und parasitologische Stuhldiagnostik unauffällig
  - rektal-digitale Untersuchung
  - Abdomensonographie, Darmschall
  - Koloskopie
  - evtl. erweiterte Diagnostik
- ROM-III-Kriterien für die klinische Diagnose eines Reizdarmsyndroms (abdominale Schmerzen oder Unwohlsein an mindestens drei Tagen pro Monat während der vorangegangenen drei Monate, Beginn der Symptomatik vor mindestens sechs Monaten); mindestens zwei der folgenden Zeichen müssen erfüllt sein:
  - Beschwerdebesserung nach Defäkation
  - bei Beschwerden Stuhlfrequenzänderung
  - bei Beschwerden Stuhlkonsistenzänderung

Therapie
- ärztliche Aufklärung, autogenes Training
- ballaststoffreiche Kost
- evtl. Wärmeanwendung bei Beschwerden
- ggf. Fencheltee mit Carminativa (Anis, Kümmel, Pfefferminz) bei Blähungen und Völlegefühl
- evtl. Klysmen oder Suppositorien

5.3.15 Divertikulose, Divertikulitis

- Ausstülpungen der Mukosa und Submukosa durch die Muscularis propria entlang der Gefäße (Pseudodivertikel) infolge chronischer Obstipation und Bindegewebsschwäche; gehäuftes Auftreten im Sigma und Colon descendens
- seltener echte, alle Darmwandschichten umfassende Divertikel; vor allem im Zökum und Colon ascendens
- durch im Divertikel retinierten Stuhl kann eine Peridivertikulitis ausgelöst werden
- Alterskrankheit, 50% der über 60-Jährigen haben eine symptomlose Divertikulose, davon erkrankt jeder Vierte an einer Divertikulitis

Klinik
- die Divertikulose ist meist ein symptomloser Zufallsbefund, evtl. linksseitige Unterbauchbeschwerden bei chronischer Obstipation
- bei Sigmadivertikulitis
    - akuter linksseitiger Unterbauchschmerz (»Linksappendizitis«)
    - Stuhlunregelmäßigkeiten
    - Flatulenz
    - evtl. subfebrile Temperaturen
- bei Zökumdivertikulitis Schmerzen im rechten Unterbauch
- Komplikationen: perikolischer Abszess oder Douglasabszess, Perforation, Peritonitis, Stenose, Ileus, Blutung, kolovesikale und kolovaginale Fisteln

Diagnostik
- bei Divertikulitis evtl. palpatorischer Nachweis eines druckschmerzhaften, walzenförmigen Tumors im linken Unterbauch, ggf. Abwehrspannung
- im Labor erhöhte Entzündungsparameter (Leukozytose, BSG ↑, CRP ↑)
- im Darmschall Kolonabschnitte mit Wandverdickung (»Targetzeichen«) und ggf. Divertikelnachweis
- in der Abdomensonographie evtl. Nachweis von Abszessen
- im Kolonkontrasteinlauf problemlose Divertikeldarstellung (❗ Cave wegen Perforationsgefahr nach Abklingen der akuten Symptome, bevorzugt mit Gastrografin!), evtl. auch in der Magen-Darm-Passage
- in der Abdomenübersichtsaufnahme Nachweis freier Luft bei Perforation
- hochsensitiver Nachweis mittels CT und MRT
- evtl. Sigmoidoskopie oder Koloskopie (❗ Cave bei akuter Divertikulitis erhöhte Perforationsgefahr durch Luftinsufflation!)

Differenzialdiagnose
- M. Crohn, Colitis ulcerosa
- kolorektales Karzinom
- Reizdarmsyndrom
- Adnexitis, Extrauteringravidität, stielgedrehter Adnextumor

Therapie
- bei Divertikulose ballaststoffreiche Ernährung und ausreichend Flüssigkeitszufuhr zur Stuhlregulierung, vermehrt Bewegung
- bei Divertikulitis
  - Nulldiät und parenterale Ernährung
  - Breitbandantibiose, z. B. Metronidazol (Clont®) und Fluorchinolone, z. B. Ciprofloxacin (Ciprobay®), Levofloxacin (Tavanic®) oder Amoxicillin und Betalaktamaseinhibitoren (Augmentan®)
  - bei Abszedierung ggf. perkutane Drainage
  - ggf. Spasmolytika
  - zweizeitige Operation (Hartmann-Operation mit temporärem Anus praeter und Rektumblindverschluss) bei sofortiger bzw. dringlicher Operationsindikation infolge von Komplikationen (Perforation, Peritonitis, Fisteln, Stenosen)
  - elektive, einzeitige Operation im freien Intervall bei rezidivierender Divertikulitis (nach dem zweiten Entzündungsschub)

5.3.16 Kolonpolypen

- jede sichtbare Gewebsvermehrung über Schleimhautniveau
  - hyperplastische und entzündliche Polypen (gutartige Schleimhautveränderungen)
  - tubuläre, tubulovillöse und villöse Adenome
  - Hamartome
- Adenom-Karzinom-Sequenz durch Aktivierung von Onkogenen und Inaktivierung von Tumorsuppressorgenen
- mit der Adenomgröße zunehmendes Entartungsrisiko (>2 cm bis 40%)
- mit höherem Alter zunehmende Häufigkeit von Polypen (ca. 30% der über 60-Jährigen)
- intestinale Polyposis-Syndrome
  - *familiäre adenomatöse Polyposis* (Manifestationsalter >15. Lebensjahr): Mutation im APC-Tumorsuppressorgen mit autosomal-dominanter Vererbung in 75% der Fälle (Karzinomrisiko 100%, auch Duodenalkarzinome)
    - beim *Gardner-Syndrom* Adenomatosis coli, Osteome und Epidermoidzysten
    - beim *Turcot-Syndrom* Adenomatosis coli und Glio-/Medulloblastome
  - *Cronkhite-Canada-Syndrom* (Manifestationsalter >50. Lebensjahr) mit generalisierter gastrointestinaler Polypose (Karzinomrisiko ca. 20%) und Diarrhöen mit Eiweiß- und Elektrolytverlusten, Hyperpigmentierung der Haut, Alopezie, Nageldystrophie

5.3 · Darmerkrankungen

- *familiäre juvenile Polyposis* mit hamartomatösen Polypen und erhöhtem Karzinomrisiko, familiäre Häufung bei ca. 30% der Fälle
- *Peutz-Jeghers-Syndrom* (Manifestationsalter 30.–40. Lebensjahr) mit hamartomatösen Dünndarmpolypen (❗ **Cave** Invaginationen und stielgedrehte Polypen können zur Infarzierung und Ileus führen!), seltener Magen-/Kolonpolypen (autosomal-dominante Vererbung und Neumutationen treten im Verhältnis 1:1 auf); Hyperpigmentierungen perioral, an Lippen und Wangenschleimhaut; gehäuft Mamma-, Ovarial- und Hodenkarzinome
- *Cowden-Syndrom* mit intestinaler (hamartomatöser) Polyposis, fazialen und akralen Papeln, Mundschleimhautpapillomen, Vitiligo, hamartomatösen Mamma- und Schilddrüsentumoren

Klinik
- meist symptomlos, selten Diarrhö
- Komplikationen: peranale Blutungen, Stenosierung, maligne Entartung

Diagnostik
- rektal-digitale Untersuchung
- Rektoskopie (❗ **Cave** bei einem Drittel der Fälle Nachweis multipler Polypen!) und Ileo-Koloskopie einschließlich Polypektomie und histologischer Untersuchung
- zum Ausschluss von Dünndarmpolypen Hydro-MRT oder Videokapselendoskopie

Therapie
- endoskopische Abtragung mit der Biopsiezange oder mit der Diathermieschlinge
- bei sehr großen, breitbasig aufsitzenden Polypen Resektion des Darmabschnittes
- bei familiärer adenomatöser Polyposis prophylaktische Proktokolektomie mit ileoanaler Pouchoperation vor dem 20. Lebensjahr
- regelmäßige endoskopische Nachsorge bei Adenomen; zunächst Erstkontrolle nach einem Jahr, anschließend bei polypenfreiem Darm alle 3 Jahre, bei multiplen Adenomen alle 2 Jahre

5.3.17 Kolorektales Karzinom

- Risikofaktoren:
  - hoher Fett- und Eiweißkonsum, geringer Ballaststoffgehalt der Nahrung und Übergewicht
  - langjähriger Nikotin- und Alkoholabusus
  - kolorektale Adenome
  - chronisch-entzündliche Darmerkrankungen
  - genetische Faktoren: positive Familienanamnese für kolorektale Karzinome (erstgradige Verwandte!); familiäre Syndrome:
    - familiäre Polyposis-Syndrome, z. B. familiäre adenomatöse Polyposis (obligate Präkanzerose!)

Eigene Notizen

- hereditäres, nicht-polypöses kolorektales Karzinom (HNPCC-Syndrom, Lynch-Syndrom): Mutation von DNA-Reparaturgenen mit autosomal-dominantem Erbgang (Manifestationsalter um das 45. Lebensjahr), v. a. proximal lokalisierte Kolonkarzinome, häufig Adenokarzinome anderer Organe, z. B. Endometrium-, Ovarial-, Magen- und Urothelkarzinom (in Kombination mit Talgdrüsentumoren *Muir-Torre-Syndrom*)
- mehr als zwei Drittel aller Dickdarmkarzinome finden sich im Rektosigmoid, der aborale Tumorrand eines Rektumkarzinoms liegt weniger als 16 cm von der Anokutanlinie entfernt
- 95% aller Karzinome entwickeln sich aus einem Adenom (Adenom-Karzinom-Sequenz) durch Aktivierung von Onkogenen, z. B. *K-ras*, und Inaktivierung von Tumorsuppressorgenen, z. B. *APC*-Gen (»adenomatous polyposis coli«), *DCC*-Gen (»deleted in colorectal carcinoma«), *p53*-Gen
- 90% aller Fälle treten nach dem 50. Lebensjahr auf, ab dem 40. Lebensjahr Verdopplung der Inzidenz alle 10 Jahre, zweithäufigstes Karzinom des Mannes und der Frau, Lebenszeitprävalenz ca. 6%
- 5-Jahresüberlebensrate ist abhängig vom Tumorstadium: 90–95% im Stadium I, 60–90% im Stadium II, 30–60% im Stadium III, <10% im Stadium IV

Klinik

- initial klinisch häufig asymptomatisch
- sichtbares/okkultes Blut im Stuhl
- Änderung der Stuhlgewohnheiten, z. B. »falscher Freund« (Flatus mit Stuhlabgang), paradoxe Diarrhö, »Bleistiftstühle«
- abdominelle Schmerzen
- Leistungsschwäche, Blässe (Anämie), Gewichtsverlust, Fieber
- Komplikation: Obstruktion (Ileus) v. a. bei linksseitigem Kolonkarzinom

> **Memo** aufgrund der noch flüssigen Stuhlkonsistenz sind Karzinome im Colon ascendens lange Zeit klinisch stumm!

Diagnostik

- evtl. abdominell tastbare Resistenz (v. a. bei rechtsseitigem Kolonkarzinom)
- in der rektal-digitalen Untersuchung werden ca. 10% der kolorektalen Karzinome erfasst
- im Blutbild evtl. Blutungsanämie
- Koloskopie (**Cave** multiple Adenokarzinome in 2–5% aller Fälle) einschl. Probenentnahmen
- histologisch »Low-grade«-Karzinome (G1 und G2), »High-grade«-Karzinome (G3: schlecht differenzierte (nicht-)muzinöse Adenokarzinome, G4: undifferenzierte kleinzellige und Siegelringzellkarzinome)
- ggf. 3D-MRT (»virtuelle Koloskopie«) oder Kolonkontrasteinlauf
- im Rahmen des Stagings Spiral-CT des Abdomens und Beckens, evtl. Angio-CT der Leber, Abdomensonographie, Röntgen-Thorax
- evtl. transrektaler Ultraschall zur Beurteilung der Tiefenausdehnung eines Rektumkarzinoms

5.3 · Darmerkrankungen

Eigene Notizen

- ggf. Zystoskopie und gynäkologische Untersuchung zum Ausschluss entsprechender Organinfiltrationen
- vor Therapiebeginn Bestimmung der Tumormarker CEA (carcino-embryonales Antigen) und CA 19-9 für die Nachsorge
- im Rahmen der Rezidivdiagnostik ggf. FDG(Fluor-Desoxyglukose)-PET oder Radioimmunoszintigraphie mit ^{99m}Tc-markierten CEA-Antikörpern
- primäre hämatogene Metastasierung in Leber (▶ **Memo** 25% aller Patienten bereits bei Erstdiagnose) und Lunge
- lymphogene Metastasierung des Rektumkarzinoms in Abhängigkeit von der Tumorlokalisation (▶ Tabelle)

Lymphogene Metastasierung des Rektumkarzinoms

Tumorlokalisation	Lokalisation ab ano (cm)	Lymphogene Ausbreitung
tiefsitzend	0–4	paraaortale und inguinale Lymphknoten, Beckenwand
mittlere Etage	4–8	paraaortale Lymphknoten, Beckenwand
hochsitzend	8–16	paraaortale Lymphknoten

- Stadieneinteilung nach TNM-System (▶ Tabelle)
- Stadieneinteilung nach Union International Contre le Cancer (UICC, 2002) (▶ Tabelle)

TNM-Klassifikation der kolorektalen Karzinome

T	*Primärtumor*
T_{is}	Carcinoma in situ (Lamina epithelialis mucosae)
T1	Tumor begrenzt auf Lamina propria mucosae und Submukosa
T2	Tumor infiltriert Muscularis propria
T3	Tumor infiltriert Subserosa oder das perikolische/perirektale Gewebe
T4	Tumor perforiert das viszerale Peritoneum oder infiltriert angrenzende Organe, z. B. Vagina, Prostata, Blase, Ureter, Nieren
N	*Lymphknotenbefall*
N1	Befall von 1–3 perikolischen/perirektalen Lymphknoten
N2	Befall von ≥4 perikolischen/perirektalen Lymphknoten
M	*Metastasierung*
M1	Fernmetastasen in Leber, Lunge etc.

Eigene Notizen

UICC-Stadieneinteilung der kolorektalen Karzinome				
Stadium	T	N	M	Dukes
0	T$_{is}$	N0	M0	
I	T1–2	N0	M0	A
II	T3–4	N0	M0	B
IIIA	T1–2	N1	M0	C
IIIB	T3–4	N1	M0	
IIIC	jedes T	N2	M0	
IV	jedes T	jedes N	M1	D

Therapie

- bei Rektumkarzinomen
    - im oberen und mittleren Drittel sphinkter-/kontinenzerhaltende anteriore Rektumresektion
    - im unteren Drittel abdominoperineale Rektumexstirpation mit Anlage eines Kolostomas (Hartmann-Operation) (distaler Tumorrand <5 cm von der Anokutanlinie entfernt)
    - evtl. transanale Lokalexzision bei Frühkarzinomen
- beim Kolonkarzinom »En-bloc«-Resektion mit Mesenterium und Entfernung des regionalen Lymphabflussgebietes in »No-touch«-Technik (Hemikolektomie, Transversumresektion oder radikale Sigmaresektion)
- evtl. Resektion solitärer Leber- und Lungenmetastasen
- bei Rektumkarzinom im fortgeschrittenen Stadium (T4 N1–2 M0) ggf. neoadjuvante Radio-/Chemotherapie (5-FU) mit dem Ziel der Operabilität
- im *Stadium II und III* postoperativ adjuvante Chemotherapie mit 5-FU, Folinsäure und Oxaliplatin
- im *Stadium IV* palliative Chemotherapie mit 5-FU, Folinsäure und Oxaliplatin oder Irinotecan, evtl. zusätzliche Gabe von Anti-VEGF-Antikörpern (z. B. Bevacizumab, Avastin®) oder Anti-EGF-Antikörpern (Cetuximab, Erbitux®)
- evtl. palliative lokale Therapieverfahren, z. B. Kryo-, Laser-, Radiofrequenztherapie oder operative Anlage von Umgehungsanastomosen bzw. eines Anus praeter
    - **❗ Cave** bei Nicht-Risikopersonen Vorsorgekoloskopie ab dem 55. Lebensjahr, anschließend alle 8–10 Jahre (bei unauffälligem Befund!)

5.4 Pankreaserkrankungen

5.4.1 Akute Pankreatitis

- Entzündung der Bauchspeicheldrüse mit gestörter exokriner und evtl. endokriner Funktion
- häufige Ursachen einer akuten Pankreatitis
  - meist akute biliäre Pankreatitis (45% aller Fälle)
  - Alkoholpankreatitis (35%)
  - idiopathische Pankreatitis (15%)
- seltene Ursachen einer akuten Pankreatitis
  - medikamentös-toxische Pankreatitis (z. B. durch Glukokortikosteroide, Thiazide, Tetracycline, Carbamazepin, Ciclosporin A, Azathioprin)
  - virale Pankreatitis (z. B. Mumps, Coxsackie)
  - bei juxtapapillärem Duodenaldivertikel
  - bei massiver Hypertriglyzeridämie
  - bei primärem Hyperparathyreoidismus
  - posttraumatisch oder iatrogen nach ERCP
  - bei Pancreas divisum
  - nach Pankreastransplantation (postischämisch, durch Abstoßungsreaktion oder CMV-Infektion)
  - hereditäre Pankreatitis (Mutation des kationischen Trypsinogens oder des Serinprotease-Inhibitors Kazal Typ 1)
- Schweregrade der akuten Pankreatitis
  - leichte (*früher:* »ödematöse«) Pankreatitis (ca. 80% der Fälle)
  - schwere (*früher:* »nekrotisierende«) Pankreatitis mit hoher Letalität (ca. 20%)

Klinik
- starke epigastrische Schmerzen mit Ausstrahlung in den Rücken (häufig gürtelförmig), meist um 8–12 h verzögert nach alimentärem oder Alkoholexzess
- Übelkeit, Erbrechen, Meteorismus
- evtl. Fieber
- evtl. Ikterus
- periumbilikale bläuliche Flecken (Cullen-Zeichen) oder im Flankenbereich (Grey-Turner-Zeichen) bei schwerer Pankreatitis mit Nekrosen
- Komplikationen: Darmparese (paralytischer Ileus), bakterielle Superinfektionen der Nekrosen, Abszessbildung, Pseudozysten, Milzvenen-/Pfortaderthrombose, Arrosionsblutungen, Sepsis, Kreislaufschock, Verbrauchskoagulopathie, ARDS, akutes Nierenversagen

Diagnostik
- palpatorisch elastische Bauchdeckenspannung (»Gummibauch«)
- perkutorisch und auskultatorisch evtl. Pleuraerguss
- im Labor Entzündungszeichen (CRP ↑, Leukozytose), Lipase, ggf. auch Elastase 1 und Amylase im Serum ↑, LDH ↑, Phospholipase A_2 ↑, ggf. bei biliärer Pankreatitis γGT ↑, AP ↑, LAP ↑, direktes Bilirubin ↑, evtl. Hyperglykämie, Hypokalzämie (prognostisch ungünstig), Proteinurie

- in der Sonographie unscharf begrenzte Pankreasloge, hypodense Organstruktur, Nachweis von Abszessen, Pseudozysten, evtl. Aszitesnachweis, ggf. Darstellung eines Gallensteins und einer extrahepatischen Cholestase
- in der Abdomenübersicht geblähte Darmschlingen, evtl. Pankreasverkalkungen (bei chronisch rezidivierender Pankreatitis)
- im Thoraxröntgenbild evtl. Plattenatelektasen, Pleuraergüsse, basale Pneumonie
- Angio-CT zur Beurteilung des Schweregrades einer akuten Pankreatitis selten und nur im Intervall indiziert
- ERCP (endoskopisch retrograde Cholangiopankreatikographie) mit Papillotomie bei akut biliärer Pankreatitis
- ggf. Feinnadelpunktion bei nekrotisierender Pankreatitis zur zytologischen und mikrobiologischen Diagnostik

Differenzialdiagnose
- akutes Abdomen, z. B. Nierenkolik, Gallenkolik, Ulkusperforation, mechanischer Ileus, akute Appendizitis, Angina visceralis, Mesenterialinfarkt, Extrauteringravidität
- Pankreaskarzinom
- Lungenembolie, basale Pneumonie
- Hinterwandinfarkt, Aneurysma dissecans
- akute Porphyrie, Praecoma diabeticum, Addison-Krise, Sichelzellanämie mit vasookklusiver Krise (»Pseudoperitonitis«)
- Enzymanstieg bei Parotitis, akutem Abdomen, Niereninsuffizienz, Makroamylasämie oder familiärer idiopathischer Hyperamylasämie

Therapie
- intensivmedizinische Überwachung und engmaschige Kontrolluntersuchungen bei schweren Verlaufsformen
- Nahrungskarenz bis zur Schmerzfreiheit, ggf. nasojejunale Sondenernährung oder bei protrahiertem Verlauf ausreichend parenterale Ernährung (● Memo bei Beschwerdefreiheit langsamer Kostaufbau)
- ausreichende parenterale Volumen- und Elektrolytsubstitution (Ziel-ZVD 6–10 cm H_2O)
- Analgesie, z. B. mit Tramadol (Tramal®), Buprenorphin (Temgesic®), Piritramid (Dipidolor®) oder Pethidin (Dolantin®) (● Cave Papillenspasmus bei anderen Morphinderivaten!), evtl. Procain-Infusion
- Stressulkusprophylaxe mit Protonenpumpeninhibitoren
- Thromboembolieprophylaxe
- bei schwerer Pankreatitis evtl. Antibiotikaprophylaxe mit Imipenem/Meropenem oder Ciprofloxacin und Metronidazol
- Therapie auftretender Komplikationen
    - bei inkarzeriertem Gallenstein endoskopische Papillotomie mit Steinextraktion und Intervallcholezystektomie
    - perkutane Katheterdrainage großer, symptomatischer Pseudozysten, bei Abszessen zusätzliche Spülung
    - bei infizierten Pankreasnekrosen ggf. digitale Nekrosektomie und Lavage der Pankreasloge

5.4.2 Chronische Pankreatitis

- chronische, meist progressive Veränderungen des Pankreasparenchyms (fokale Nekrosen, segmentale oder diffuse Fibrose, Kalzifikation)
- *Sonderform:* obstruktive chronische Pankreatitis (Obstruktion des Gangsystems mit Atrophie)
- Ursachen einer chronischen Pankreatitis
    - meist chronischer Alkoholabusus (70–90% aller Fälle)
    - idiopathisch (15%)
    - selten hereditär, medikamentös-toxisch, bei Hyperparathyreoidismus, Hyperlipoproteinämie, zystischer Fibrose, Pancreas divisum

Klinik

- rezidivierende Oberbauchschmerzen mit gürtelförmiger Ausstrahlung bis in den Rücken (❗ **Cave** im Spätstadium wieder Schmerzfreiheit!)
- Übelkeit, Erbrechen
- ggf. rezidivierender Ikterus
- evtl. Thrombophlebitis
- evtl. latenter Diabetes mellitus als Zeichen der endokrinen Pankreasinsuffizienz
- evtl. Maldigestion als Zeichen der exokrinen Pankreasinsuffizienz
    - Gewichtsverlust
    - Diarrhö, Steatorrhö, Meteorismus
    - Ödem
    - selten Nachtblindheit, Gerinnungsstörungen, Osteomalazie
- Komplikationen: Pseudozysten, Abszesse, Milzvenen-/Pfortaderthrombose, Stenose des Pankreasgangsystems und des Ductus choledochus, evtl. Duodenalstenose, Pankreaskarzinom

Diagnostik

- bei entzündlichem Schub evtl. Pankreasenzyme ↑
- im Sekretin-Pankreozymin-Test direkter Nachweis einer exokrinen Pankreasinsuffizienz (aufwendig, selten indiziert)
- im Pankreolauryl-Test Bestimmung renal ausgeschiedenen Fluoresceins im Urin nach oraler Gabe von Fluorescein-Dilaurat (Spaltung durch pankreasspezifische Arylesterasen)
- Chymotrypsin- und Elastase-1-Konzentration im Stuhl ↓
- in der Abdomensonographie und in der Abdomenleeraufnahme Nachweis von Pankreasverkalkungen, evtl. sonographischer Nachweis von Pseudozysten
- in der ERCP bzw. MRCP Nachweis von Kaliberunregelmäßigkeiten der Pankreasgänge, evtl. von Pankreasgangsteinen
- im CT detaillierter Nachweis morphologischer Veränderungen, z. B. Pseudozysten

Therapie

- absolute Alkoholkarenz
- bei exokriner Pankreasinsuffizienz

Eigene Notizen

Eigene Notizen

- kohlenhydrat- und eiweißreiche, fettarme Kost, ggf. ergänzt um mittelkettige Fettsäuren (z. B. Ceres-Margarine) (❱ Memo Resorption ohne Spaltung!)
- Substitution von Pankreasenzymen (Pankreasfermentpräparate mit hohem Lipasegehalt), z. B. Pankreatin (Kreon®, Pankreon®, Panzytrat®)
- ggf. parenterale Substitution fettlöslicher Vitamine
— bei endokriner Pankreasinsuffizienz Insulintherapie (❗ Cave alkoholinduzierte Hypoglykämien; ausreichend Pankreasenzyme substituieren!)
— zurückhaltende Schmerztherapie, evtl. Beseitigung schmerzauslösender Faktoren, z. B. endoskopische Papillotomie, Extraktion von Pankreasgangsteinen mittels Fangkörbchen, Ballondilatation von Gangstenosen und Stenteinlage, ggf. transpapilläre Drainage von Pseudozysten, extrakorporale Stoßwellenlithotripsie (ESWL)
— ggf. Pankreatikojejunostomie bei Pankreasgangobstruktion, Zystojejunostomie bei großer Pseudozyste
— bei therapieresistenten Schmerzen und Komplikationen duodenumerhaltende Pankreaskopfresektion

5.4.3 Mukoviszidose (zystische Fibrose)

— Funktionsstörung exokriner Drüsen mit Produktion eines abnormen Sekrets
— autosomal-rezessive Vererbung defekter Chloridkanäle durch das CFTR(zystische Fibrose-Transmembran-Regulator)-Gen
— häufigste Erbkrankheit der weißen Bevölkerung (1:2500 Geburten)
— mittlere Lebenserwartung ca. 30 Jahre

Klinik
— chronischer Husten mit zunehmender Auswurfmenge infolge rezidivierender Atemwegsinfekte (v. a. mit *Staph. aureus*, *Pseudomonas aeruginosa*, *Burkholderia cepacia*), Bronchiektasen und obstruktives Emphysem
— Belastungsdyspnoe, Zyanose, Trommelschlegelfinger infolge progredienter respiratorischer Insuffizienz
— pulmonale Komplikationen: Hämoptysen, Pneumothorax, Atelektasen, pulmonale Hypertonie, Cor pulmonale
— evtl. Mekoniumileus oder distales intestinales Obstruktionssyndrom und Rektumprolaps bei älteren Kindern
— Wachstumsstörungen und Untergewicht
— Pankreasinsuffizienz mit Maldigestion, Steatorrhö, evtl. pankreatogenem Diabetes mellitus
— evtl. biliäre Zirrhose, Cholelithiasis
— verminderte Fertilität der Frau bzw. Infertilität des Mannes

Diagnostik
— im Pilokarpin-Iontophorese-Schweißtest Chloridkonzentration des Schweißes >60 mmol/l
— evtl. molekulargenetischer Nachweis von CFTR-Genmutationen

Therapie

- ausreichende NaCl-Zufuhr
- bronchiale Sekretdrainage, Inhalationstherapie, Mukolyse, ggf. O_2-Langzeittherapie
- ggf. Spasmolytika
- gezielte Antibiotikatherapie bei bronchialen Infekten, ggf. Tobramycin-Inhalation zur *Pseudomonas*-Prophylaxe
- evtl. (Herz-)Lungentransplantation als ultima ratio
- Substitution von Pankreasenzymen
- parenterale Gabe fettlöslicher Vitamine
- bei biliärer Zirrhose Ursodesoxycholsäure
- bei intestinaler Obstipation hyperosmolare Einläufe

5.4.4 Pankreaskarzinom

- hochmaligner Tumor der Bauchspeicheldrüse; meist vom Gangepithel ausgehendes Adenokarzinom; duktales Karzinom *versus* azinäres Karzinom 10:1; in 80% der Fälle Lokalisation im Pankreaskopf
- Alkohol- und Nikotinkonsum gelten als Risikofaktoren, ggf. genetische Disposition (familiäres Pankreaskarzinom, hereditäre Pankreatitis)
- Aktivierung des Onkogens *K-ras* und Inaktivierung der Tumorsuppressorgene *p53*, *p16* und *DPC4*
- Altersgipfel zwischen dem 60. und 80. Lebensjahr; dritthäufigster Tumor des Gastrointestinaltraktes nach Kolon- und Magenkarzinom
- 5-Jahresüberlebensrate gesamt <1%

Klinik

- keine Frühsymptome
- unspezifische Oberbauchbeschwerden
- Übelkeit, Erbrechen, Appetitlosigkeit, Gewichtsverlust
- Ikterus (bei Papillenkarzinomen frühzeitiger cholestatischer Ikterus)
- Rückenschmerzen
- rezidivierende Thrombophlebitiden (Thrombophlebitis migrans) und Thrombosen
- evtl. pathologische Glukosetoleranz

Diagnostik

- palpatorisch prallelastische, schmerzlose Gallenblase (in Kombination mit Verschlussikterus positives Courvoisier-Zeichen)
- evtl. Lipase ↑ bei Begleitpankreatitis
- in der Abdomensonographie unregelmäßige Organbegrenzung, inhomogene Schallechos, Aufstau des Gallengangs und Aufweitung des Ductus Wirsungianus, ggf. Endosonographie
- in ERCP oder MRCP Darstellung von Gangabbrüchen, prästenotischen Gangdilatationen und Gefäßabbrüchen
- Spiral-CT

Eigene Notizen

- ggf. Magen-Darm-Passage zum Nachweis einer Magenausgangs- oder Duodenalstenose
- Tumormarker CA 19-9 und CA 50 zur Verlaufskontrolle
- ggf. zytologische Untersuchung des Pankreassekrets
- Stadieneinteilung nach TNM-System (▶ Tabelle)
- Stadieneinteilung nach Union International Contre le Cancer (UICC, 2002) (▶ Tabelle)

TNM-Klassifikation des Pankreaskarzinoms	
T	Primärtumor
T1	Tumor auf Pankreas begrenzt, Tumorgröße ≤2 cm
T2	Tumor auf Pankreas begrenzt, Tumorgröße >2 cm
T3	Tumor breitet sich jenseits des Pankreas aus, jedoch ohne Infiltration des Truncus coeliacus oder der A. mesenterica superior
T4	Tumor infiltriert Truncus coeliacus oder A. mesenterica superior
N	Lymphknotenbefall
N1	Befall regionärer Lymphknoten
M	Metastasierung
M1	Fernmetastasen

UICC-Stadieneinteilung des Pankreaskarzinoms			
Stadium	T	N	M
I	T1–2	N0	M0
IIA	T3	N0	M0
IIB	T1–3	N1	M0
III	T4	jedes N	M0
IV	jedes T	jedes N	M1

Therapie

- Pankreaskopfresektion nach Whipple, evtl. pyloruserhaltende partielle Duodenopankreatektomie bzw. Pankreaslinksresektion mit Splenektomie bei Pankreasschwanzkarzinomen
- adjuvante Chemotherapie mit Gemcitabin (Gemzar®) in den UICC-Stadien I–III, ansonsten palliative Chemotherapie
- bei Ikterus endoskopische Stenteinlage in den Ductus choledochus, biliodigestive Anastomose, perkutane transhepatische Cholangiodrainage
- bei Magenausgangsstenose Gastroenterostomie
- adäquate Schmerztherapie, ggf. Blockade des Ganglion coeliacum

5.5 Neuroendokrine Tumoren (NET)

5.5.1 Neuroendokrine Tumoren des Dünndarms, Kolons und Rektums

- epitheliale Tumoren des diffusen neuroendokrinen Systems, fakultativ mit Produktion von Serotonin und Kallikrein
- Lokalisation: Appendix (45%; häufiger Zufallsbefund (1:300) nach Appendektomie), Ileum/Jejunum (30%), Kolon und Rektum (10%)
- Häufigkeitsgipfel zwischen dem 40. und 70. Lebensjahr

Klinik
- bei nicht funktionellen neuroendokrinen Tumoren Stenosesymptomatik
- »Karzinoid-Syndrom« erst nach Lebermetastasierung (● **Memo** Serotonin wird durch Monoaminooxidasen in der Leber abgebaut!)
    - Flush mit Gesichts- und Halsrötung, Hitzewallung, anfallsweise Herzrasen, Schwitzen
    - krampfartige Bauchschmerzen, explosionsartige Diarrhö, Gewichtsverlust, evtl. intermittierender Subileus
    - Endokardfibrose des rechten Herzens mit Pulmonalisstenose
    - evtl. Asthmaanfälle
    - evtl. Teleangiektasien
    - evtl. pellagraartige Hautveränderungen (Tryptophanmangel infolge der pathologischen Serotoninproduktion durch die Tumorzellen)

Diagnostik
- 5-Hydroxyindolessigsäure (Abbauprodukt des Serotonins) im 24-h-Sammelurin ↑, nur bei großen Tumoren oder Metastasierung
- Chromogranin A im Serum ↑
- Somatostatinrezeptor-Szintigraphie
- Endosonographie, MRT einschl. MRCP und MR-Angio, Spiral-CT zur Darstellung des Tumors
- Abdomensonographie und CT-Abdomen zur Metastasensuche
- Echokardiographie
- ggf. Bronchoskopie

Therapie
- Resektion des Primärtumors und regionärer Lymphknoten
- bei Karzinoid-Syndrom Hemmung der Hormonsekretion durch Somatostatin-Analoga, z. B. Octreotid (Sandostatin®), alternativ α-IFN (nebenwirkungsreicher)
- bei neuroendokrinen Tumoren mit Somatostatinrezeptor-Expression evtl. Radionuklidtherapie
- selten palliative Chemotherapie, z. B. mit Streptozotocin und 5-FU
- bei entdifferenziertem, metastasiertem NET Polychemotherapie wie bei kleinzelligem Bronchialkarzinom

5.5.2 Insulinom

- in 90% der Fälle solitärer Tumor, in 10% multipel, evtl. im Rahmen einer multiplen endokrinen Neoplasie vom Typ 1 (MEN 1)

Klinik
- Spontanhypoglykämien (<45 mg/dl) bei Nahrungskarenz
- adrenerge und neuroglukopenische Symptome: Schweißausbrüche, Muskelzittern, Tachykardien, Heißhunger, Schwindel, Verwirrtheit, Verhaltensänderung, Parästhesien, Krämpfe, Koma

Diagnostik
- im 72-h-Hungerversuch (Fastentest) unter Provokation einer symptomatischen Hypoglykämie fehlende physiologische Insulinsuppression (Insulin/Glukose-Quotient [(µU/ml)/(mg/dl)] >0,3)
- Proinsulin ↑
- Endosonographie, MRT, Spiral-CT zur Lokalisation des Tumors
- Somatostatinrezeptor-Szintigraphie

Therapie
- operative Entfernung des Adenoms
- Hemmung der Insulinsekretion durch Diazoxid (Proglicem®) oder Octreotid (Sandostatin®)
- bei neuroendokrinen Tumoren mit Somatostatinrezeptor-Expression evtl. Radionuklidtherapie

5.5.3 Gastrinom (Zollinger-Ellison-Syndrom)

- in 75% der Fälle sporadisch auftretender Tumor, in 25% der Fälle im Rahmen einer multiplen endokrinen Neoplasie vom Typ 1 (MEN 1)

Klinik
- rezidivierende, therapieresistente Magen- und Zwölffingerdarmgeschwüre infolge exzessiver Säureproduktion
- evtl. atypisch lokalisierte Ulzera im Jejunum
- Diarrhö, Steatorrhö infolge irreversibler Inaktivierung der Lipase

Diagnostik
- erhöhte Serumgastrinspiegel (>1000 ng/l) (❗ **Cave** Hypergastrinämie auch unter Therapie mit PPI, bei Autoimmungastritis, *H.-p.*-Gastritis, Magenausgangsstenose und Niereninsuffizienz)
- im Provokationstest mit Sekretin Anstieg des Gastrinspiegels um mehr als 100%
- endoskopischer Nachweis multipler, teilweise auch atypisch lokalisierter Ulzera
- Endosonographie, MRT einschl. MRCP und MR-Angio, Spiral-CT zur Darstellung des Tumors
- Somatostatinrezeptor-Szintigraphie

Therapie

- bei fehlenden Metastasen kurative Tumorresektion
- hochdosiert Protonenpumpeninhibitoren
- Hemmung der Hormonsekretion durch Somatostatin-Analoga, z. B. Octreotid (Sandostatin®)
- evtl. Radionuklidtherapie oder Chemotherapie

5.6 Erkrankungen der Leber

5.6.1 Hepatitis A

- diffuse Entzündung der Leber durch HAV (RNA-Virus; Picorna-Virus)
- häufigste akute Virushepatitis in Deutschland, meist Urlaubsrückkehrer, in Europa Süd-Nord-Gefälle
- fäkal-orale Übertragung
- Inkubationszeit: 15–50 Tage
- fast 100% Spontanheilungsrate (Letalität bei den über 50-Jährigen etwa 3%)
- Hepatitis-A-Patienten sind während der HAV-Ausscheidung im Stuhl infektiös (2 Wochen vor und nach Krankheitsbeginn)

Klinik

- asymptomatischer Verlauf in 70% der Fälle, v. a. bei Kindern
- akute Virushepatitis
  - Prodromalstadium mit grippaler Symptomatik über maximal eine Woche (Abgeschlagenheit, Inappetenz, Temperaturerhöhung)
  - Druckschmerz im rechten Oberbauch, evtl. Diarrhö
  - Organmanifestation mit Hepatomegalie, evtl. Splenomegalie und Lymphknotenvergrößerungen
    - häufig anikterischer Verlauf (70% der erwachsenen Patienten, >90% der Kinder)
    - ikterischer Verlauf mit Pruritus, dunklem Urin und hellen, entfärbten Stühlen
- Komplikationen: cholestatischer Verlauf (5%), protrahierter/rezidivierender Verlauf (>3 Monate), fulminante Hepatitis (Hepatitis A: 0,2%) mit akutem Leberversagen

Diagnostik

- evtl. Gammaglobuline ↑
- GPT ↑↑, GOT ↑ (De-Ritis-Quotient <1)
- bei ikterischem Verlauf Serumbilirubin ↑, Bilirubin und Urobilinogen im Urin ↑
- bei cholestatischem Verlauf γGT und AP ↑
- bei fulminantem Verlauf Cholinesterase ↓, Quick ↓, evtl. Albumin ↓
- Serumeisen ↑
- in der serologischen Diagnostik bei akuter Infektion Nachweis von Anti-HAV-IgM

Eigene Notizen

Eigene Notizen

- evtl. serologischer Nachweis früherer Infektionen mittels Anti-HAV-IgG (lebenslang nachweisbar)
- evtl. Nachweis von HAV-RNA im Stuhl

Therapie

- Isolation bei stuhlinkontinenten Hepatitis-A-Patienten und Kindern
- körperliche Schonung (Bettruhe)
- Alkoholkarenz und soweit möglich Verzicht auf alle Medikamente (**Cave** Kortikosteroide sind in der Therapie der Virushepatitis kontraindiziert!)
- prophylaktisch aktive Immunisierung zum Schutz vor Hepatitis A (formalininaktivierte Vakzine, z. B. Havrix®, HAV pur®)
- Postexpositionsprophylaxe bei Hepatitis A als simultane Aktiv-/Passivimmunisierung mit normalem Immunglobulin (humanes Standardimmunglobulin) innerhalb von 10 d

5.6.2 Hepatitis B

- diffuse Entzündung der Leber durch HBV (DNA-Virus, elektronenmikroskopisch sog. Dane-Partikel; Hepadna-Virus)
- Prävalenz in der deutschen Bevölkerung ca. 0,6%, sog. Serum- oder Transfusionshepatitis
- parenterale, sexuelle oder perinatale Übertragung
- Inkubationszeit: 30–180 Tage
- Spontanheilungsrate bei immunkompetenten Erwachsenen ca. 95%
- Hepatitis-B-Patienten sind potenziell infektiös solange HBs-Ag positiv ist, bei positivem HBe-Ag erhöhte Infektiosität, mittels HBV-DNA kann das Infektionsrisiko abgeschätzt werden
- chronische Hepatitis B nach 6 Monaten ohne Ausheilung der akuten Virushepatitis (fehlende Viruselimination, persistierende Virusreplikation)
- fehlende Viruselimination bei 5–10% der HBV-Infizierten (**Memo** HBV-DNA ist Prognosemarker bei HBV-Persistenz)

Klinik

- Symptomatik der akuten Virushepatitis
- Symptomatik der chronischen Virushepatitis
    - Müdigkeit, Abgeschlagenheit, Leistungsminderung, evtl. vegetative Labilität
    - Oberbauchbeschwerden, Appetitlosigkeit, Gewichtsverlust
    - Arthralgien oder flüchtiges Exanthem in 5–10% aller HBV-Infektionen (durch Immunkomplexbildung des HBs-Ag mit Anti-HBs)
    - ggf. Ikterus und dunkler Urin
    - Menstruationsstörungen, evtl. Amenorrhö bzw. Hodenatrophie, Gynäkomastie, Hypotrichose
    - bei chronischer Hepatitis B evtl. extrahepatische Manifestationen, z. B. Panarteriitis nodosa, membranoproliferative Glomerulonephritis

- Komplikationen: cholestatischer Verlauf (5%), protrahierter/rezidivierender Verlauf (>3 Monate), fulminante Hepatitis (Hepatitis B: 1%) mit akutem Leberversagen, Viruspersistenz (Hepatitis B: 5%), Leberzirrhose, primäres Leberzellkarzinom

Diagnostik

- evtl. Hepatomegalie, evtl. Splenomegalie
- im Blutbild bei Hypersplenismus Leukozytopenie, Thrombozytopenie
- evtl. Gammaglobuline ↑
- GPT ↑↑, GOT ↑ (De-Ritis-Quotient <1)
- bei ikterischem Verlauf Serumbilirubin ↑, Bilirubin und Urobilinogen im Urin ↑
- bei cholestatischem Verlauf γGT und AP ↑
- bei fulminantem Verlauf Cholinesterase ↓, Quick ↓, evtl. Albumin ↓
- Serumeisen ↑
- in der serologischen Diagnostik bei akuter Infektion Nachweis von Anti-HBc-IgM
- direkter Antigennachweis: HBs-Ag, HBV-DNA (bis zu vier Wochen vor HBs-Ag nachweisbar)
- bei chronischer Hepatitis B persistieren HBe-Ag (❗ **Cave** HBe-minus-Mutanten verursachen in Deutschland 50% der chronischen Hepatitis-B-Fälle!) und HBV-DNA; Anti-HBe und Anti-HBs sind nicht nachweisbar (fehlende Serokonversion)
    - hochreplikative Phase: Transaminasen ↑, HBV-DNA und HBe-Ag im Serum nachweisbar, hohe Infektiosität
    - niedrigreplikative Phase: Transaminasen normwertig, Anti-HBc, Anti-HBe und HBs-Ag positiv
    - Ausheilung: sowohl HBV-DNA als auch HBs-Ag sind nicht mehr nachweisbar, Bildung von Anti-HBs
- evtl. serologischer Nachweis früherer Infektionen mittels Anti-HBs (Marker für die Ausheilung einer Hepatitis B) und Anti-HBc-IgG (Durchseuchungsmarker)
- mittels Abdomensonographie, CT, MRT, ggf. Laparoskopie Beurteilung der Lebermorphologie
- in der Leberstanzbiopsie bei akuter Hepatitis B histologischer Nachweis von Einzelzellnekrosen und nekrotischen Zellresten (Councilman-Körperchen), ballonierte Hepatozyten, lymphozytäre Infiltration der Glisson-Felder und Proliferation der Kupffer-Sternzellen, ggf. Nachweis von HBc-Ag (»Core«-Antigen) und HBe-Antigen (»Envelope«-Antigen, sekretorische Form des HBc-Ag) in Leberzellkernen, HBs-Ag (»Surface«-Antigen) im Zytoplasma
- in der Leberstanzbiopsie bei chronischer Hepatitis B Nachweis von »Milchglashepatozyten« infolge der vermehrten Synthese von HBs-Ag mit Hyperplasie des endoplasmatischen Retikulums; histologische Klassifizierung der chronischen Hepatitis hinsichtlich entzündlicher Aktivität und Ausmaß der Fibrosierung

Eigene Notizen

Eigene Notizen

— bei chronischer Virushepatitis halbjährliche Screeninguntersuchung auf hepatozelluläres Karzinom mittels Abdomensonographie und α-Fetoprotein (AFP)

Therapie
— körperliche Schonung (Bettruhe)
— Alkoholkarenz und soweit möglich Verzicht auf alle Medikamente (**Cave** Kortikosteroide sind in der Therapie der Virushepatitis kontraindiziert!)
— bei chronischer Virushepatitis mit entzündlicher Aktivität (Transaminasenerhöhung auf das Doppelte der Norm) α-Interferon über 24–48 Wochen (**Cave** bei dekompensierter Leberzirrhose keine α-Interferon-Therapie wegen drohender Befundverschlechterung – Kontraindikation!), z. B. Interferon alfa-2a (Roferon A®), Interferon alfa-2b (Intron A®) (Therapieerfolg: 40–50%)
— bei chronischer Hepatitis B ohne Ansprechen auf α-Interferon Entecavir (Baraclude®) 100 mg/d über mindestens 1 Jahr (**Memo** bei HBe-Ag-negativer chronischer Hepatitis Primärtherapie!) oder Adefovir (Hepsera®) (Therapieerfolg: 40%) (**Cave** Resistenz von HBV-Polymerasegen-Mutanten gegenüber Nukleosidanaloga)
— prophylaktisch aktive Immunisierung zum Schutz vor Hepatitis B (gentechnisch hergestelltes HBs-Ag, z. B. Engerix®, Gen HB-Vax®) (**Memo** gleichzeitiger Schutz vor HDV-Simultaninfektionen!), ggf. Hepatitis-A-/-B-Impfstoff (Twinrix®) (**Cave** HBV-»immune-escape«-Mutanten können Anti-HBs-Antikörpern entgehen!)
— Postexpositionsprophylaxe bei Hepatitis B als simultane Aktiv-/Passivimmunisierung mit Hepatitis-B-Hyperimmunglobulin innerhalb von 48 h

5.6.3 Hepatitis C

— diffuse Entzündung der Leber durch HCV (RNA-Virus; Flavi-Virus)
— Prävalenz in Deutschland ca. 0,4%, in Europa Süd-Nord-Gefälle, Non-A-non-B-Posttransfusionshepatitis
— parenterale, perinatale, selten sexuelle Übertragung
— Inkubationszeit: 15–180 Tage
— Spontanheilungsrate bei symptomatischen Patienten ca. 50%
— Hepatitis-C-Patienten gelten bei positivem HCV-RNA-Nachweis als infektiös
— chronische Hepatitis C nach 6 Monaten ohne Ausheilung der akuten Virushepatitis (fehlende Viruselimination, persistierende Virusreplikation)
— HCV ist verantwortlich für 70% aller chronischen Virushepatitiden und 60% aller hepatozellulären Karzinome
— innerhalb von 10–20 Jahren entwickeln etwa 20% der Patienten mit chronischer Hepatitis eine Leberzirrhose, davon entwickeln innerhalb von 5 Jahren 10–15% ein hepatozelluläres Karzinom

Klinik
- Symptomatik der akuten Virushepatitis
- Symptomatik der chronischen Virushepatitis
  - bei chronischer Hepatitis C evtl. extrahepatische Manifestationen, z. B. Kryoglobulinämie, membranoproliferative Glomerulonephritis, autoimmune Thyreoiditis, Sjögren-Syndrom, Porphyria cutanea tarda
- Komplikationen: cholestatischer Verlauf (5%), protrahierter/rezidivierender Verlauf (>3 Monate), fulminante Hepatitis (Hepatitis C: selten) mit akutem Leberversagen, Viruspersistenz (Hepatitis C: 50% der symptomatischen Patienten und >95% der asymptomatischen Patienten), Leberzirrhose, primäres Leberzellkarzinom

Diagnostik
- evtl. Hepatomegalie, evtl. Splenomegalie
- im Blutbild bei Hypersplenismus Leukozytopenie, Thrombozytopenie
- evtl. Gammaglobuline ↑
- GPT ↑↑, GOT ↑ (De-Ritis-Quotient <1)
- bei ikterischem Verlauf Serumbilirubin ↑, Bilirubin und Urobilinogen im Urin ↑
- bei cholestatischem Verlauf γGT und AP ↑
- bei fulminantem Verlauf Cholinesterase ↓, Quick ↓, evtl. Albumin ↓
- Serumeisen ↑
- direkter Antigennachweis: HCV-RNA (**Cave** serologisch diagnostische Lücke von 1–5 Monaten post infectionem!)
- bei chronischer Hepatitis C Persistenz von Anti-HCV (**Memo** Anti-HCV-IgM ist ein Aktivitätsmarker der Hepatitis C, aber klinisch nicht relevant), HCV-RNA als Beweis der Virusreplikation (Infektiosität) (**Cave** evtl. Nachweis von Autoantikörpern: ANA und Anti-LKM in 20% der Fälle), evtl. Transaminasen, AP und γGT ↑ (in 50% der Fälle)
- mittels Abdomensonographie, CT, MRT, ggf. Laparoskopie Beurteilung der Lebermorphologie
- in der Leberstanzbiopsie bei akuter Hepatitis C histologischer Nachweis von Einzelzellnekrosen und nekrotischen Zellresten (Councilman-Körperchen), ballonierte Hepatozyten, lymphozytäre Infiltration der Glisson-Felder und Proliferation der Kupffer-Sternzellen
- histologische Klassifizierung der chronischen Hepatitis hinsichtlich entzündlicher Aktivität und Ausmaß der Fibrosierung
- bei chronischer Virushepatitis halbjährliche Screeninguntersuchung auf hepatozelluläres Karzinom mittels Abdomensonographie und α-Fetoprotein (AFP)

Therapie
- körperliche Schonung (Bettruhe)
- Alkoholkarenz und soweit möglich Verzicht auf alle Medikamente (**Cave** Kortikosteroide sind in der Therapie der Virushepatitis kontraindiziert!)
- bei akuter Hepatitis C evtl. Peginterferon alfa-2a (Pegasys®) über 24 Wochen (in >95% der Fälle gelingt Viruselimination)

- bei chronischer Hepatitis C Kombination von Peginterferon alfa-2a mit Ribavirin über 24–48 Wochen (Therapieerfolg: 50–75%)
- aufgrund der hohen Diversität des Virus schützt eine abgelaufene HCV-Infektion nicht vor Reinfektion

5.6.4 Andere Formen der Virushepatitis (Hepatitis D und E)

- diffuse Entzündung der Leber
  - durch HDV (inkomplettes RNA-Virus): Viroid; HBs-Ag notwendig für die Replikation
    - etwa 5% der HBV-Träger
    - parenterale, sexuelle oder perinatale Übertragung
    - Inkubationszeit: 30–180 Tage
    - bei Simultaninfektion mit HBV ca. 90% Spontanheilungsrate, bei Superinfektion meist chronische Verläufe
  - durch HEV (RNA-Virus): Calici-Virus
    - natürliches Reservoir in Tieren, z. B. Schafe, Schweine, Ratten
    - fäkal-orale Übertragung
    - Inkubationszeit: 15–60 Tage
    - Spontanheilungsrate ca. 98%

Klinik

- Symptomatik der akuten Virushepatitis
- Symptomatik der chronischen Virushepatitis
- Komplikationen: cholestatischer Verlauf (5%), protrahierter/rezidivierender Verlauf (>3 Monate), fulminante Hepatitis (Hepatitis D: >2%; Hepatitis E: 3%, bei Schwangeren bis 25%) mit akutem Leberversagen, Viruspersistenz (Hepatitis D: >90% bei Superinfektion bzw. 5% bei Simultaninfektion mit HBV), primäres Leberzellkarzinom

Diagnostik

- evtl. Gammaglobuline ↑
- GPT ↑↑, GOT ↑ (De-Ritis-Quotient <1)
- bei ikterischem Verlauf Serumbilirubin ↑, Bilirubin und Urobilinogen im Urin ↑
- bei cholestatischem Verlauf γGT und AP ↑
- bei fulminantem Verlauf Cholinesterase ↓, Quick ↓, evtl. Albumin ↓
- Serumeisen ↑
- in der serologischen Diagnostik bei akuter Infektion Nachweis von Anti-HDV-IgM, Anti-HEV-IgM
- bei Superinfektion eines HBs-Ag-Trägers mit HDV ist Anti-HBc-IgM negativ, bei Simultaninfektionen positiv
- bei chronischer Hepatitis B/D Nachweis von Anti-HDV, HDV-RNA und HBs-Ag
- evtl. Nachweis von HEV-RNA im Stuhl

Therapie
- körperliche Schonung (Bettruhe)
- Alkoholkarenz und soweit möglich Verzicht auf alle Medikamente
- prophylaktisch aktive Immunisierung zum Schutz vor Hepatitis B (gentechnisch hergestelltes HBs-Ag, z. B. Engerix®, Gen HB-Vax®) (> Memo gleichzeitiger Schutz vor HDV-Simultaninfektionen!)

5.6.5 Autoimmunhepatitis

- 70% Frauen, Häufigkeitsgipfel zwischen dem 15. und 40. Lebensjahr; familiäre Disposition (assoziiert mit HLA-B8, HLA-DR3 oder HLA-DR4); Autoimmunhepatitis vom Typ II überwiegend bei Kindern

Klinik
- Leistungsminderung
- rechtsseitige Oberbauchschmerzen, Ikterus
- gelegentlich Palmarerythem und Spider naevi
- im Spätstadium Aszites, Ösophagusvarizenblutungen und Enzephalopathie
- gehäuft assoziiert mit extrahepatischen Autoimmunerkrankungen, z. B. rheumatoide Arthritis, Autoimmunthyreoiditis, Colitis ulcerosa

Diagnostik
- Transaminasen ↑
- Cholinesterase, Quick und Albumin ↓
- IgG ↑
- Nachweis von Autoantikörpern
  - *klassische (lupoide) autoimmune Hepatitis (Typ I):* antinukleäre Antikörper (ANA), Antikörper gegen das F-Actin der glatten Muskulatur (SMA), evtl. Antikörper gegen lösliches zytoplasmatisches Leberzellantigen (SLA)
  - *LKM1-positive autoimmune chronisch aktive Hepatitis (Typ II):* »liver-kidney-microsome«-Antikörper (LKM1)
- histologisch chronisch aktive Hepatitis mit entzündlicher Infiltration der Portalfelder und Übergreifen auf das Leberparenchym (»Mottenfraßnekrosen«) sowie Ausbildung intralobulärer Septen

Therapie
- Kortikosteroide in Kombination mit Azathioprin bis zur kompletten Remission, anschließende Weiterbehandlung über mindestens 2 Jahre
  (❶ Cave Kalzium und Vitamin D zur Osteoporoseprophylaxe)

5.6.6 Nichtalkoholische Fettlebererkrankung (NAFLD) und nichtalkoholische Steatohepatitis (NASH)

- in den Industrieländern etwa 20% der Erwachsenen meist infolge einer Adipositas oder eines Typ-2-Diabetes (90% aller Fälle)
- evtl. iatrogen durch Therapie mit Glukokortikoiden, synthetischen Östrogenen, Amiodaron, durch parenterale Ernährung, nach ausgedehnter Dünndarmresektion oder Pankreatikoduodenektomie

Klinik
- evtl. unspezifische Oberbauchbeschwerden bei Steatohepatitis

Diagnostik
- γGT ↑, ggf. Transaminasen ↑
- De-Ritis-Quotient (GOT/GPT) <1
- in der Abdomensonographie meist homogen verdichtete Leber mit distaler Schallabschwächung, selten inhomogene Verfettung (landkartenähnliche echoreiche Areale), evtl. fokale Minderverfettungen (meist im Gallenblasenbett), abgerundeter Leberunterrand
- in der Leberstanzbiopsie histologische Differenzierung
    - Leberverfettung bzw. Steatose (<50% der Leberzellen sind verfettet)
    - Fettleber (*NAFLD*) (>50% der Leberzellen sind verfettet)
    - Steatohepatitis (*NASH*) (entzündliche Infiltrate, Leberzellschaden, evtl. Fibrose)

Therapie
- Normalisierung des Körpergewichts
- Optimierung einer Diabetestherapie
- Absetzen auslösender Medikamente

5.6.7 Alkoholtoxische Leberschäden

- in Industrieländern bis zu 50% aller Lebererkrankungen
- kritische Grenze eines regelmäßigen Alkoholkonsums für Männer 40 g/d, Frauen 20 g/d
- weitere Risikofaktoren: genetische Disposition, Mangelernährung, Vorerkrankungen und individuell unterschiedliche Alkoholabbauraten

Klinik
- bei alkoholischer Fettleber meist asymptomatisch
- rechtsseitige Oberbauchbeschwerden
- Appetitlosigkeit, Übelkeit, Gewichtsverlust
- Ikterus
- Komplikationen: *Zieve-Syndrom* (Alkoholfettleber/-hepatitis und Hyperlipidämie und hämolytische Anämie), Leberzirrhose, portale Hypertension, evtl. fulminante Hepatitis, Hypoglykämien (Glukoneogenese ↓)

Diagnostik
- palpatorisch ggf. deutliche Hepatomegalie, evtl. Splenomegalie bei Fettleberzirrhose

5.6 · Erkrankungen der Leber

- MCV ↑
- bei chronischem Alkoholabusus CDT ↑ (»carbohydrate deficient transferrin«)
- γGT ↑, evtl. Transaminasen ↑, De-Ritis-Quotient (GOT/GPT) >1
- IgA ↑
- bei Leberinsuffizienz Cholinesterase, Quick und Albumin ↓
- in der Abdomensonographie meist homogen verdichtete Leber mit Schallabschwächung, selten inhomogene Verfettung, evtl. fokale Minderverfettungen, abgerundeter Leberunterrand
- in der Leberstanzbiopsie histologische Differenzierung der alkoholinduzierten Steatose
  - reine Fettleber (Steatosis hepatis) ohne Entzündung
  - Fettleberhepatitis (Fettleber mit entzündlicher Reaktion)
  - Fettzirrhose (mikronoduläre Leberzirrhose)
- evtl. Laparoskopie

Therapie
- Alkoholabstinenz
- bei schwerer alkoholtoxischer Steatohepatitis evtl. Glukokortikoide

5.6.8 Toxische Hepatopathien

- Biotransformation von Medikamenten und Arzneimitteln durch Oxidation (Zytochrom-P450-Monooxygenasesystem) und Konjugation (z. B. mittels UDP-Glukuronyltransferase an Glukuronsäure)
- Hepatotoxine
  - dosisabhängige, direkt hepatotoxische Wirkung bei allen Exponierten (kurze Latenz bis zur Leberschädigung)
  - dosisunabhängige, indirekt hepatotoxische Wirkung nur bei einigen Personen infolge von Enzymdefekten oder Hypersensibilitätsreaktionen (wahrscheinlich durch Autoantikörper gegen neu gebildetes Hapten)

Klinik
- Leberschäden in Abhängigkeit von der auslösenden Noxe (▶ Tabelle)

Toxische Leberschäden	
Medikament/Noxe	**Möglicher Leberschaden**
Isoniazid, Methyldopa	akute Hepatitis, chronisch-aktive Hepatitis
Halothan, Paracetamolintoxikation, Tetrachlorkohlenstoff	fulminante Hepatitis
organische Lösungsmittel, Tetracycline	Fettleber
Chlorpromazin, Thyreostatika, Ajmalin, östrogenhaltige Kontrazeptiva	intrahepatische Cholestase
Minocyclin, α-Interferon	autoimmune Hepatitis
Sulfonamide	Cholestase/Hepatitis-Mischtyp
östrogenhaltige Kontrazeptiva	Adenome, fokal noduläre Hyperplasien
Vinylchlorid, Arsen, Thorotrast	Angiosarkome

Eigene Notizen

Eigene Notizen

- *Reye-Syndrom:* Fettleberhepatitis mit heftigem Erbrechen, Hypoglykämie und hepatischer Enzephalopathie bei Kindern <15. Lebensjahr meist nach Einnahme von Acetylsalicylsäure bei respiratorischem Infekt (bis zu 50% der Fälle enden letal)

Diagnostik
- Medikamentenanamnese
- Leberstanzbiopsie mit histologischer Untersuchung

Therapie
- Absetzen des verdächtigen Medikamentes bzw. Meiden der auslösenden Noxe

5.6.9 Hämochromatose

- primäre hereditäre Hämochromatose durch gesteigerte duodenale Eisenresorption (>3fache) infolge eines genetischen Defektes (Mutation im HFE-Gen)
- sekundäre Hämosiderosen
  - transfusionsassoziiert bei Thalassämie, myelodysplastischem Syndrom
  - alkoholische Siderose
  - im Rahmen chronischer Lebererkrankungen
- ♂:♀ = 10:1; bei adulter Hämochromatose Manifestationsalter 30.–50. Lebensjahr, Prävalenz 1:1000, autosomal-rezessiver Erbgang, 90% der Fälle homozygote Anlageträger der C282Y-Mutation im HFE-Gen; bei juveniler Hämochromatose Manifestationsalter <30. Lebensjahr, andere Genmutationen

Klinik
- klinische Trias aus Leberzirrhose, Diabetes mellitus und Hyperpigmentierung der Haut (»Bronzediabetes«) selten
- Hepatomegalie, evtl. Splenomegalie
- dilatative digitalisrefraktäre Kardiomyopathie, ggf. Herzrhythmusstörungen
- Hypogonadismus und andere Endokrinopathien durch Eisenablagerungen in endokrinen Organen
- Arthralgien (häufig Frühsymptom)
- Komplikation: hepatozelluläres Karzinom

Diagnostik
- Serumeisen ↑, Transferrinsättigung ↑ (>60%), Ferritin ↑ (>300 µg/l)
- in der Leberstanzbiopsie Nachweis des erhöhten Eisengehaltes
- im Leber-CT erhöhte Leberdichte, evtl. semiquantitative Abschätzung des Eisengehaltes mittels MRT
- molekulargenetische Untersuchung zum Nachweis einer HFE-Genmutation (Familienscreening)

5.6 · Erkrankungen der Leber

– regelmäßige Abdomensonographie und Bestimmung des AFP zur Früherkennung eines hepatozellulären Karzinoms

Therapie
– bei primärer Hämochromatose regelmäßige Aderlässe, initial 2×500 ml wöchentlich bis zum Auftreten einer Anämie, im weiteren Verlauf 4–8× jährlich ausreichend (❗ Cave Ziel-Hb >12 g/dl; Ziel-Ferritin <50 µg/l), ggf. Erythroapharese zur Vermeidung von Eiweißverlusten (❗ Cave Gesamteiweiß >6 g/dl)
– ggf. Deferoxamin (Desferal®) bei transfusionsbedingten Siderosen oder bei Kontraindikationen für Aderlässe, z. B. Herzinsuffizienz, Anämie

5.6.10 M. Wilson (hepatolentikuläre Degeneration)

– verminderte biliäre Kupferausscheidung mit konsekutiv pathologischer Kupferüberladung von Leber, Gehirn, Augen, Nieren etc.
– Prävalenz ca. 1:30.000; autosomal-rezessiver Erbgang einer Mutation im Wilson-Gen (kodiert für P-Typ ATPase mit Kupfertransportfunktion)

Klinik
– im Kindesalter (ab dem 6. Lebensjahr) Manifestation als Lebererkrankung, z. B. Fettleber, fulminante Hepatitis, Leberzirrhose
– ggf. hämolytische Krisen, v. a. bei akutem Leberversagen
– ab dem 10.–15. Lebensjahr neurologische Symptomatik (40% der Fälle), z. B. Rigor, Tremor, Dysarthrie, katatone Psychose, Demenz
– Kayser-Fleischer-Kornealring mit goldbraun-grüner Verfärbung infolge eingelagerter Kupfergranula, evtl. Katarakt
– Nierensteine, Nephrokalzinose, Niereninsuffizienz mit Proteinurie infolge Tubulusschädigung
– Kardiomyopathien, evtl. mit Herzrhythmusstörungen

Diagnostik
– Coeruloplasmin ↓ (<15 mg/dl)
– Serumkupfer gesamt ↓ (<70 µg/dl), freies Serumkupfer ↑ (>10 µg/dl)
– Kupferausscheidung im Urin ↑ (>250 µg/d)
– gesteigerte Kupferausscheidung im 24-h-Sammelurin unter D-Penicillamin
– im Leberstanzzylinder erhöhter Kupfergehalt (>250 µg/g Trockengewicht)
– ggf. molekulargenetischer Nachweis einer Mutation im Wilson-Gen (Familienscreening)

Therapie
– kupferarme Diät
– D-Penicillamin, ggf. bei schweren Nebenwirkungen (aplastische Anämie, Myasthenia gravis, Lupus erythematodes, Goodpasture-Syndrom, nephrotisches Syndrom) Triethylen-Tetramin-Dihydrochlorid (TRIEN) oder/und Zink
– bei Leberzirrhose Lebertransplantation (Beseitigung des Gendefekts)

Eigene Notizen

5.6.11 M. Gaucher

- autosomal-rezessiv vererbte lysosomale Speicherkrankheit
- Glukozerebrosidasemangel mit Akkumulation von Glukozerebrosid in Zellen des Monozyten-Makrophagen-Systems (Kupffer-Zellen, rote Milzpulpa, Osteoklasten, Alveolarmakrophagen, Gliazellen)
- vermehrt bei Ashkenazi-Juden und Türken

Klinik
- viszerale Form:
  - Hepatomegalie
  - Splenomegalie
  - Osteolysen/-nekrosen mit krisenartigen Knochenschmerzen
  - Anämie
  - restriktive/obstruktive Atemwegserkrankungen mit rezidivierenden Atemwegsinfekten
- akut neuronopathische Form (<2. Lebensjahr):
  - Gliose
  - Schluckstörungen
  - evtl. Anfallsleiden
- chronisch neuronopathische Form (>2. Lebensjahr):
  - allgemeine Entwicklungsverzögerung
  - okuläre Symptomatik

Diagnostik
- Glukozerebrosidase-Aktivität in Leukozyten
- Chitotriosidase im Plasma (Synthese durch Gaucher-Zellen)

Therapie
- Enzymersatztherapie (wöchentliche Infusion rekombinanter humaner Glukozerebrosidase)

5.6.12 α_1-Antitrypsinmangel (α_1-Proteaseinhibitormangel)

- α_1-Antitrypsin (Akutphaseprotein mit Hauptbildungsort in der Leber) → Inaktivierung von Serumproteasen, z. B. Elastase, Chymotrypsin, Trypsin, Kollagenase

Klinik
- in den ersten Lebensmonaten cholestatischer Ikterus
- im Erwachsenenalter Leberzirrhose (10–20% der Fälle) infolge gestörter Sekretion mit Retention des veränderten α_1-Antitrypsins in den Hepatozyten
- Lungenemphysem

Diagnostik
- in der Serumeiweißelektrophorese α_1-Globulin ↓↓↓
- α_1-Antitrypsin ↓ (bei homozygoter schwerer Form <50 mg/dl; bei heterozygoter leichter Form 50–250 mg/dl)
- in der Leberstanzbiopsie Nachweis PAS-positiven Materials im Lebergewebe

Therapie
- Nikotinkarenz
- bei schwerem Mangel Substitution des α_1-Antitrypsins (⚠ **Cave** kontraindiziert bei Leberveränderungen)
- ggf. Lebertransplantation

5.6.13 Leberzirrhose

- meist irreversibler Parenchymumbau mit Zerstörung der Läppchenstruktur, Bindegewebsvermehrung und Ausbildung von Regeneratknoten
  - Alkoholabusus (ca. 60% der Fälle)
  - Virushepatitis (ca. 30% der Fälle)
  - NASH, Autoimmunhepatitis, primär biliäre Zirrhose, primär sklerosierende Cholangitis, Stoffwechselerkrankungen der Leber, kardiale Zirrhose und andere → *M. Wilson, Hämochromatose*
- funktionelle Folgen sind Leberinsuffizienz, portale Hypertension, Minderperfusion der Leber infolge intrahepatischer portosystemischer Shunts
- ♂:♀ = 2:1

Klinik
- Müdigkeit, Leistungsschwäche
- evtl. Druck- und Völlegefühl im Oberbauch
- Inappetenz, Gewichtsverlust
- Malnutrition, Kachexie
- Leberhautzeichen: Lackzunge/-lippen, Spider naevi, Palmar-/Plantarerythem, Geldscheinhaut, Teleangiektasien, Juckreiz, Weißnägel, Dupuytrensche Kontraktur
- beim Mann Gynäkomastie, Potenzstörungen, Hodenatrophie *(Testosteron ↓ Östrogen ↑)*
- bei der Frau gestörter Menstruationszyklus, evtl. sekundäre Amenorrhö
- evtl. Ikterus
- Komplikationen: hämorrhagische Diathese, portale Hypertension, hepatische Enzephalopathie, hepatozelluläres Leberzellkarzinom

Diagnostik
- inspektorisch erweiterte Kollateralvenen an der Thoraxwand, im Abdominalbereich und periumbilikal (⚠ **Cave** sog. »Caput medusae« nur bei offener V. umbilicalis!)
- palpatorisch initial ggf. vergrößerte Leber von derber Konsistenz, im Verlauf durch Leberschrumpfung häufig nicht mehr palpabel, evtl. Splenomegalie

Eigene Notizen

- Quick ↓ (Vitamin-K-abhängige Gerinnungsfaktoren des Prothrombinkomplexes: II, VII, IX, X ↓), Antithrombin ↓, Cholinesterase ↓, Serumalbumin ↓
- im Koller-Test nach i.v. Gabe von Vitamin K keine Normalisierung des Quick-Wertes
- Hypergammaglobulinämie
- Bilirubin ↑, evtl. AP ↑↑↑
- evtl. Transaminasen ↑ bei entzündlicher Aktivität
- ggf. Thrombozytopenie bei Hypersplenismus und infolge reduzierter hepatischer Thrombopoetinbildung
- evtl. Ammoniak ↑
- in der Abdomensonographie wellige Leberoberfläche, abgerundeter Leberunterrand, inhomogene Parenchymstruktur, rarefizierte Lebervenen, evtl. Aszitesnachweis, Splenomegalie, ggf. in der Farbduplexsonographie Flussverlangsamung oder -umkehr in der Pfortader
- Leberpunktion, einschl. histopathologischer Untersuchung mit Nachweis der zerstörten Läppchen- und Gefäßstruktur sowie bindegeweiger Septen
- ggf. Elastographie (Fibroscan) zum Fibrose- bzw. Zirrhosenachweis, ggf. Leber-CT
- in der laparoskopischen Untersuchung makroskopische Beurteilung der Leberoberfläche und morphologische Einteilung der Leberzirrhose in mikronodulär (Regeneratknoten <3 mm), makronodulär (Regeneratknoten >3 mm) oder gemischtknotig
- ätiologische Diagnostik
- Prognoseabschätzung bei Leberzirrhose anhand klinischer und laborchemischer Parameter (▶ Tabelle)

Klassifikation der Leberzirrhose nach den Child-Pugh-Kriterien			
Anzahl der Punkte	1	2	3
Bilirubin (mg/dl)	<2,0	2,0–3,0	>3,0
Albumin (g/dl)	>3,5	3,0–3,5	<3,0
Quick (%)	>70	40–70	<40
Aszites	0	leicht	schlecht behandelbar
Enzephalopathie	0	gering (I–II)	fortgeschritten (III–IV)
	Summe der Punkte	Stadium	1-Jahres-Mortalität
	5–6	Child A	0%
	7–9	Child B	15%
	10–15	Child C	65%

Therapie

- Alkoholabstinenz, keine hepatotoxischen Medikamente
- ausgewogene Diät mit ausreichender Kalorien- und Eiweißzufuhr, evtl. Eiweißrestriktion bei beginnender hepatischer Enzephalopathie
- ggf. Vitaminsubstitution, z. B. Folsäure und Vitamin B_1 (Thiamin) bei Alkoholismus
- Therapie einer der Leberzirrhose zugrunde liegenden Erkrankung
- Therapie auftretender Komplikationen, z. B. Varizenblutungen
- regelmäßige Kontrolluntersuchungen zur Früherkennung eines hepatozellulären Karzinoms (Lebersonographie und AFP alle 6 Monate)
- ggf. Lebertransplantation

5.6.14 Portale Hypertension

- Druckanstieg im Pfortadersystem >13 mmHg (Normwerte 3–13 mmHg) mit konsekutiver Ausbildung von Umgehungskreisläufen (portokavale Kollateralen)
    - porto-gastro-ösophageal
    - umbilikal (Cruveilhier-von-Baumgarten-Syndrom)
    - mesenteriko-hämorrhoidal
    - gastro-phreno-(supra)renal
- Krankheiten mit portaler Hypertension
    - mit prähepatischem Block, z. B. Pfortaderthrombose
    - mit intrahepatischem Block (>90% der Fälle)
        - präsinusoidal, z. B. Bilharziose, myeloproliferatives Syndrom, Lebermetastasen, primär biliäre Zirrhose
        - sinusoidal, z. B. Leberzirrhose
        - postsinusoidal, z. B. Venenverschlusssyndrom
    - mit posthepatischem Block, z. B. Budd-Chiari-Syndrom (Verschluss der Lebervenen), Rechtsherzinsuffizienz, Trikuspidalinsuffizienz, Pericarditis constrictiva

Klinik

- Hypersplenismus-Syndrom (insbesondere bei prähepatischem Block)
- Varizenblutungen (ca. 30% aller Patienten mit Leberzirrhose)
- bei Aszites Zunahme des Bauchumfangs mit Vorwölbung des Abdomens und ausladenden Flanken, evtl. Nabelhernie, Dyspnoe infolge des Zwerchfellhochstandes, Gewichtszunahme
- spontan bakterielle Peritonitis (bei portaler Hypertension ca. 15% der Patienten mit Aszites), evtl. Fieber, nur selten mit abdominellen Beschwerden
- hepatorenales Syndrom (ca. 10% aller Patienten mit Leberzirrhose) mit progredienter Abnahme der glomerulären Filtrationsrate infolge renaler Vasokonstriktion und verminderter Ausscheidung freien Wassers (evtl. infolge einer spontan bakteriellen Peritonitis oder einer oberen gastrointestinalen Blutung)
- hepatopulmonales Syndrom mit Lungenfunktionsstörung (Hypoxämie)

Diagnostik
- ggf. klinischer Nachweis von Aszites und Kollateralvenen
- bei Hypersplenismus Thrombozytopenie, Leukozytopenie und Anämie
- bei hepatorenalem Syndrom Kreatinin >1,5 mg/dl und Kreatinin-Clearance <40 ml/min
- in der Abdomensonographie Nachweis einer Splenomegalie und freier Flüssigkeit; sonographische Beurteilung des Portalvenensystems und der Lebervenen (Nachweis portokavaler Kollateralen, evtl. Flussumkehr in der Pfortader mittels Duplexsonographie)
- ggf. invasive Druckmessung (Lebervenenverschlussdruck)
- in der Ösophago-Gastroskopie Nachweis von Ösophagus-, Korpus- und Fundusvarizen, evtl. mit »red colour signs« oder aktiver Blutung
- diagnostische Aszitespunktion und laborchemische, mikrobiologische und zytologische Untersuchung der Aszitesflüssigkeit (► Tabelle)

Differenzierung der Aszitesflüssigkeit		
Unterscheidungskriterium	Transsudat	Exsudat
spezifisches Gewicht	<1016 g/l	>1016 g/l
Eiweißgehalt	<2,5 g/dl	>2,5 g/dl
Serum-/Aszites-Albuminquotient	>1,1	<1,1

- Transsudat bei Leberzirrhose, Budd-Chiari-Syndrom, Rechtsherzinsuffizienz, Pericarditis constrictiva, nephrotischem Syndrom, exsudativer Enteropathie
- Exsudat bei malignem Aszites, Peritonitis, Pankreatitis
- bei spontan bakterieller Peritonitis im Aszitespunktat >250 Granulozyten/µl; kultureller Nachweis von *E. coli* (50% der Fälle), grampositiven Kokken, Klebsiellen etc.

Therapie
- Therapie der Grunderkrankung
- bei Varizenblutung
    - Volumensubstitution, Erythrozytenkonzentrate (Ziel-Hb >9 g/dl), »Fresh-frozen«-Plasma (FFP) und endoskopische Blutstillung mittels Ligaturen oder durch Sklerosierung mit Macrogollaurylether (Aethoxysklerol®), evtl. auch mit Fibrinkleber
    - Ballontamponade massiv blutender Ösophagusvarizen mit Sengstaken-Blakemore-Sonde oder Minnesota-Sonde und von Fundusvarizen mit Linton-Nachlas-Sonde
    - in der Akutsituation portale Drucksenkung mit Somatostatin-Analoga, z. B. Octreotid 50 µg i.v., dann Dauerinfusion 25–50 µg/h
    - Magensonde, abführende Maßnahmen (Lactulosegabe, Einläufe), Eiweißrestriktion zur Prophylaxe eines Leberkomas
- bei erhöhtem Risiko einer Varizenblutung Primärprophylaxe mit nichtselektiven Betablockern, z. B. Propranolol, evtl. Ligaturbehandlung, ggf. zur Sekundärprophylaxe im Stadium Child A/B zusätzlich Anlage eines portokavalen Shunts (transjugulärer intrahepatischer portosystemischer

Shunt [TIPS], distaler splenorenaler Shunt [Warren-Shunt], portokavale End-zu-Seit-Anastomose [PCA])
- bei Aszites
  - Natriumrestriktion, Flüssigkeitsbilanzierung
  - Aldosteronantagonisten (z. B. Spironolacton (Aldactone®) 100–200 mg/d), evtl. Schleifendiuretikum (Furosemid (Lasix®) 20–40 mg/d oder Torasemid (Unat®) 5 mg/d) (❗ **Cave** erhöhtes Risiko für prärenales Nierenversagen bei forcierter Diuretikatherapie, tägliche Ausschwemmung <500 ml)
  - evtl. Parazentese (Aszitespunktion und Albumingabe 6–8 g/l Aszites)
- bei spontan bakterieller Peritonitis Cephalosporine der 3. Generation (z. B. Cefotaxim, Ceftriaxon) oder Fluorchinolone (z. B. Ciprofloxacin, Levofloxacin), evtl. Dauerprophylaxe mit Gyrasehemmern
- bei hepatorenalem Syndrom Somatostatin-Analoga (z. B. Octreotid (Sandostatin®), Terlipressin (Haemopressin®)) oder α-Sympathomimetika (z. B. Noradrenalin (Arterenol®), Midodrin (Gutron®)) zusammen mit Albumin, evtl. transjugulärer intrahepatischer portosystemischer Shunt (TIPS)

5.6.15 Hepatische Enzephalopathie

- zentralnervöse Störung bei schweren Lebererkrankungen mit Anhäufung neurotoxischer Stoffe, z. B. Ammoniak, Mercaptan, Phenole, γ-Aminobuttersäure
- mögliche auslösende Faktoren: eiweißreiche Kost oder Alkoholexzess, Varizenblutungen (Ammoniakbildung im Darm ↑), fieberhafte Infekte (Katabolismus ↑), Alkalose (Diffusion von freiem Ammoniak ins Gehirn ↑), intensive Diuretikatherapie, Sedativa (v. a. Benzodiazepine), Analgetika

Klinik
- Stadieneinteilung des Coma hepaticum anhand neurologischer Kriterien (▶ Tabelle)

Stadien des Coma hepaticum			
Koma-Stadium	Bewusstseinslage	Flapping-Tremor (Asterixis)	EEG-Veränderung
I (Prodromalstadium)	Stimmungsschwankungen, leichte Verwirrung, Konzentrationsschwäche, Verlangsamung, Schlafstörungen	leicht	keine
II (drohendes Koma)	Schläfrigkeit, Apathie	vorhanden	vorhanden
III (Stupor)	Patient schläft die meiste Zeit, erweckbar, Korneal- und Sehnenreflexe erhalten, beginnender Foetor hepaticus	noch vorhanden	vorhanden
IV (tiefes Koma)	Patient reagiert nicht mehr auf Schmerzreize, tiefer Schlaf, fehlender Kornealreflex, deutlicher Foetor hepaticus	meistens fehlend	vorhanden

Diagnostik

- Schriftproben, Rechentest, Zahlenverbindungstest (Reitan-Test)
- in der Flimmerfrequenzanalyse verminderte Wahrnehmungsfähigkeit für Flimmerfrequenzen
- evtl. Ammoniak im Blut ↑ (>100 µg/dl)
- evtl. respiratorische Alkalose durch Hyperventilation (Wirkung des Ammoniaks!)

Therapie

- kausale Therapie der Leberzirrhose und auslösender Faktoren der hepatischen Enzephalopathie
- ausreichende Kalorienzufuhr (2000 kcal/d), überwiegend als Kohlenhydrate, Proteinrestriktion (0,5 g/kg KG/d), evtl. verzweigtkettige Aminosäuren bei Eiweißreduktion <50 g/d
- abführende Maßnahmen (Lactulosegabe, Einläufe), evtl. nicht-resorbierbare Antibiotika, z. B. Neomycin (Reduktion der ammoniakbildenden Darmflora)

5.6.16 Akutes Leberversagen

- fulminanter (innerhalb von 7 d), akuter (8–28 d), subakuter/protrahierter (>4 Wochen) Ausfall der Leberfunktionen
- Ursachen:
  - Virushepatitis (65% aller Fälle)
  - hepatotoxische Medikamente (Halothan), Drogen (Ecstasy) oder Chemikalien (Tetrachlorkohlenstoff)
  - Intoxikation (Paracetamol, Knollenblätterpilz)
  - selten akute Schwangerschaftsfettleber, HELLP-Syndrom, Schockleber, M. Wilson etc.

Klinik

- Ikterus
- Bewusstseinsstörungen infolge hepatischer Enzephalopathie
- Flapping-Tremor
- Foetor hepaticus, Hyperventilation (Ammoniakwirkung!)
- Gerinnungsstörungen
- arterielle Hypotonie (Vasodilatation)
- Komplikationen: Hirnödem, gastrointestinale Blutungen, Hypoglykämien (Glukoneogenese ↓), akutes Nierenversagen, Sepsis (gesteigerte Infektneigung)

Diagnostik

- Bilirubin ↑, evtl. Transaminasen ↑
- Ammoniak ↑
- Quickwert ↓, evtl. Thrombozytopenie
- Hypoglykämie
- Alkalose

5.6 · Erkrankungen der Leber

- Hypokaliämie
- evtl. EEG und Hirndruckmessungen

Therapie
- kausale Therapie, z. B. nach Intoxikationen Magenspülung, forcierte Diurese, Plasmapherese, außerdem bei Paracetamolintoxikation Acetylcystein, nach Knollenblätterpilzintoxikation Penicillin und Silibinin, evtl. antivirale Therapie bei Virushepatitis
- parenterale Ernährung, einschl. Substitution von Elektrolyten und Glukose
- Substitution von Gerinnungsfaktoren (FFP, AT III)
- Eiweißrestriktion, Darmeinläufe, Lactulose, Neomycin oral
- Ulkusprophylaxe
- Hämodialyse bei hepatorenalem Syndrom mit akutem Nierenversagen
- hyperosmolare Mannitol-Lösung bei Hirndrucksymptomatik, Hyperoxygenierung und Hyperventilation, Thiopental-Narkose (Sauerstoffbedarf ↓)
- extrakorporale Detoxikation, z. B. mittels MARS (»molecular adsorbent recirculating system«)
- Lebertransplantation, evtl. auxilliäre partielle orthotope Lebertransplantation bis zur Regeneration der eigenen Leberfunktion

5.6.17 Hepatozelluläres Karzinom (HCC, primäres Leberzellkarzinom)

- Manifestationsalter in Europa meist 50.–60. Lebensjahr, ♂:♀ = 3:1; große geographische Unterschiede (häufigstes Malignom in Südostasien und Teilen Afrikas)
- Risikofaktoren: chronische Hepatitis B oder C, Leberzirrhose, Aflatoxine (insbesondere Aflatoxin B1, *Aspergillus flavus*), Nitrosamine, Nikotin- und Alkoholabusus

Klinik
- ggf. Druck im rechten Oberbauch
- Inappetenz, Gewichtsverlust, Leistungsminderung
- evtl. Fieber
- Ikterus
- paraneoplastische Manifestationen, z. B. Polyglobulie
- Komplikation: Dekompensation einer vorbestehenden Leberzirrhose

Diagnostik
- α$_1$-Fetoprotein (AFP) >20 µg/l (ca. zwei Drittel der Fälle)
- in der Abdomensonographie solitärer/multizentrischer/diffus infiltrierender Tumor, evtl. Farbduplex-, Power-Doppler- und Kontrastmittelsonographie (▶ Memo »Irisblenden-Phänomen« bei Leberhämangiom, bei fokal nodulärer Hyperplasie früharterielle Darstellung der zentralen Arterie und Radspeichenmuster), ggf. Aszitesnachweis

Eigene Notizen

Eigene Notizen

- sonographisch gesteuerte Feinnadelpunktion zur histologischen Sicherung
- CT-Abdomen (Spiral-CT mit Kontrastmittel), evtl. MRT, Röntgen-Thorax, ggf. CT-Thorax

Differenzialdiagnose

- maligne Tumoren: embryonales Hepatoblastom, Angiosarkom, Lebermetastasen, Cholangiosarkom, cholangiozelluläres Karzinom
- benigne Tumoren: Leberhämangiom, fokal noduläre Hyperplasie (Hamartom), Leberzelladenom (❗ **Cave** komplizierend können Infarzierung und Ruptur mit lebensbedrohlichen Blutungen in 10% der Fälle auftreten), Gallengangsadenom, intrahepatisches Gallengangszystadenom, intrahepatische Gallengangspapillomatose (Präkanzerose)
- zystische Leberveränderungen: multiple dysontogenetische Zysten, solitäre Leberzysten, alveoläre Echinokokkose (*Echinococcus multilocularis*, Fuchsbandwurm), zystische Echinokokkose (*E. granulosus*, Hundebandwurm), pyogener Leberabszess (meist *E. coli* und Klebsiellen), Amöbenabszess (*Entamoeba histolytica*), Leberhämatom, Peliosis hepatis (Blutzysten bei *Bartonella*-Infektion)
- fokale Mehr-/Minderverfettung der Leber

Therapie

- Leberteilresektion, ggf. Lebertransplantation
- palliativ lokal ablative Therapie, z. B. perkutane Äthanolinstillation, Radiofrequenzablation, laserinduzierte Thermotherapie, intravasale Injektion von radioaktiven Mikrosphären, transarterielle Chemoembolisation
- bei Leberzirrhose zur Früherkennung eines HCC Abdomensonographie und AFP alle sechs Monate

5.7 Gallenwegserkrankungen

5.7.1 Primär sklerosierende Cholangitis (PSC)

- chronisch fibrosierende Entzündung intra- und extrahepatischer Gallengänge
- unklare Ätiologie
- ♂:♀ = 3:1; Erkrankungsgipfel um das 40. Lebensjahr; assoziiert mit HLA-B8 und HLA-DR3
- 80% der PSC-Patienten leiden an einer Colitis ulcerosa (umgekehrt etwa 5%)

Klinik

- initial asymptomatisch
- Ikterus mit Juckreiz
- evtl. Oberbauchbeschwerden
- Gewichtsverlust
- Komplikationen: Leberzirrhose, cholangiozelluläres Karzinom (ca. 10% aller Fälle)

Diagnostik
- γGT und AP ↑
- Nachweis antineutrophiler zytoplasmatischer Antikörper mit perinukleärem Fluoreszenzmuster (pANCA)
- in der endoskopisch retrograden Cholangiographie (ERC), ggf. MRC typische perlschnurartige Gallengangsunregelmäßigkeiten
- in der Leberstanzbiopsie histologisch entzündliche Infiltrate um die Gallengänge und Gallengangsproliferation mit periduktaler Fibrose

Differenzialdiagnose
- siehe primär biliäre Zirrhose (▶ Kap. 5.7.2)

Therapie
- Ursodeoxycholsäure
- endoskopische Ballondilatation und Stentimplantation bei dominanten Stenosen
- ggf. Antibiotikatherapie bei sekundär bakterieller Cholangitis
- Lebertransplantation bei Leberzirrhose

5.7.2 Primär biliäre Zirrhose (PBC)

- chronisch verlaufende, cholestatische Lebererkrankung infolge einer nicht-eitrigen Destruktion intrahepatischer Gallengänge (primäre Cholangitis) mit Entwicklung einer Leberzirrhose
- unklare Ätiologie
- 1–2% aller Leberzirrhosen, meist Frauen nach dem 40. Lebensjahr (>90% aller Fälle); assoziiert mit HLA-DR8
- 5-Jahresüberlebensrate 50% bei symptomatischen Patienten

Klinik
- initial asymptomatisch (Zufallsbefund aufgrund erhöhter Leberwerte)
- starker Juckreiz bereits im anikterischen Stadium
- Müdigkeit, Leistungsschwäche
- Ikterus
- Malabsorptionssyndrom mit Steatorrhö, evtl. Osteoporose
- Xanthelasmen und Xanthome
- häufige Assoziation mit extrahepatischen Autoimmunerkrankungen, z. B. Sjögren-Syndrom, rheumatoide Arthritis, Sklerodermie, Hashimoto-Thyreoiditis, Lupus erythematodes (❶ Cave Überlappungssyndrom mit Autoimmunhepatitis in 10% der Fälle)
- Komplikationen: Leberzirrhose mit portaler Hypertension (Aszites, Varizenblutungen, Hypersplenismus), Leberversagen mit hepatischer Enzephalopathie

Diagnostik
- Abdomensonographie zum Ausschluss einer extrahepatischen Cholestase
- AP, γGT und Bilirubin ↑

- Hypercholesterinämie
- IgM ↑↑↑
- spezifischer Nachweis mitochondrialer Antikörper (AMA) vom Subtyp M_2, ggf. ANA (50% der Fälle)
- Leberstanzbiopsie
- Stadieneinteilung der primär biliären Zirrhose anhand histologischer Kriterien (▶ Tabelle)

Histologische Stadien der PBC	
Stadium	Histologie
I	floride Gallengangsläsionen
II	duktale Proliferation (Pseudogallengänge)
III	Fibrose, Mottenfraßnekrosen, Duktopenie
IV	mikronoduläre Zirrhose

Differenzialdiagnose
- primär sklerosierende Cholangitis
- Zieve-Syndrom (Alkoholfettleber/-hepatitis und Hyperlipidämie und hämolytische Anämie)
- sekundäre biliäre Zirrhose bei chronischer extrahepatischer Cholestase und eitriger Cholangitis
- cholestatischer Verlauf einer Virushepatitis
- Drogenikterus
- Pruritus bei Hauterkrankungen, allergischer Reaktion, Diabetes mellitus, malignen Lymphomen, Polycythaemia vera, Niereninsuffizienz, Eisenmangel, Darmparasiten, senilem Pruritus, psychogenem Pruritus

Therapie
- keine kausale Therapie verfügbar
- Ursodeoxycholsäure (Ursofalk®)
- symptomatisch: Cholestyramin gegen den Juckreiz, evtl. fettarme Diät, mittelkettige Triglyzeride und Lipase (❗ **Cave** bei Malabsorption Substitution fettlöslicher Vitamine und Osteoporoseprophylaxe)
- bei Leberzirrhose Lebertransplantation

5.7.3 Cholelithiasis (einschl. Cholezystitis und Cholangitis)

- Bildung von Cholesterin- (80%) oder Pigment-(Bilirubin-)steinen (20%) in der Gallenblase und in den intra- oder extrahepatischen Gallengängen
- Risikofaktoren: Übergewicht, Lebensalter, weibliches Geschlecht, cholesterinreiche und ballaststoffarme Kost, Diabetes mellitus, Leberzirrhose, Ileitis terminalis (Gallensäureverlustsyndrom), Hämolyse, Östrogenthe-

rapie, Einnahme von Clofibraten, hereditäre Faktoren (z. B. Mutation des Pospholipidtransporters)
- etwa 10–15% der Bevölkerung haben Gallensteine, ♀:♂ = 2:1

Klinik
- die Mehrzahl der Gallensteine ist klinisch stumm (Zufallsbefunde!)
- häufig uncharakteristische rechtsseitige Oberbauchbeschwerden (v. a. postprandial)
- kolikartige Schmerzen mit Ausstrahlung in die rechte Schulter und evtl. in den Rücken, evtl. flüchtiger Ikterus und Brechreiz
- bei Cholangitis *Charcot-Trias:* Schmerzen im rechten Oberbauch, Ikterus und Fieber
- Komplikationen:
  - Gallenblasenhalsstein mit Kompression des benachbarten Ductus hepaticus (*Mirizzi-Syndrom*)
  - akute Cholezystitis, Cholangitis, evtl. gangränöse Cholezystitis, Gallenblasenhydrops und -empyem
  - Leberabszess, sekundär biliäre Zirrhose bei rezidivierender Cholangitis
  - biliäre Pankreatitis
  - Steinperforation mit duodenaler Obstruktion (*Bouveret-Syndrom*) oder mit galliger Peritonitis, evtl. Cholangiosepsis, subhepatischer Abszess nach gedeckter Perforation, Gallensteinileus infolge einer Obstruktion des terminalen Ileums
  - chronisch-rezidivierende Cholezystitis mit Schrumpfgallenblase (evtl. »Porzellangallenblase« mit erhöhtem Risiko eines Gallenblasenkarzinoms)

Diagnostik
- fakultativ (bei Cholezystitis) durch Druck auf die Gallenblasenregion plötzlicher schmerzbedingter Stopp der tiefen Inspiration (*Murphy-Zeichen*)
- evtl. Leukozytose, CRP und BSG ↑
- γGT, AP, direktes Bilirubin ↑, evtl. leichter Anstieg der Transaminasen
- in der Abdomensonographie Darstellung von Konkrementen mit Schallschatten, bei akuter Cholezystitis Dreischichtung der Gallenblasenwand, evtl. erweiterter D. choledochus (>6 mm im Durchmesser, nach Cholezystektomie >11 mm)
- im Röntgen-Abdomen Aerobilie nach Steinperforation
- in der endoskopisch-retrograden Cholangio-Pankreatikographie (ERC(P)) Steindarstellung, evtl. negatives Cholezystogramm bei Zystikusverschluss, ggf. MRC(P)
- evtl. perkutane transhepatische Cholangiographie, falls ERCP technisch nicht möglich

Therapie
- keine Therapie bei stummen Gallenblasensteinen (Ausnahme: Porzellangallenblase wegen des erhöhten Karzinomrisikos)

Eigene Notizen

- bei symptomatischen Gallensteinen frühzeitig elektive Cholezystektomie (laparoskopisch oder operativ, ggf. mit Sanierung der Gallenwege) im beschwerdefreien Intervall (❗ **Cave** Postcholezystektomie-Syndrom bei persistierender funktioneller Störung des DHC!)
- bei einer akuten Gallenkolik Butylscopolamin (Buscopan®-Supp.), evtl. Nitroglyzerin (Nitrolingual®), Metamizol (Novalgin®), ggf. Pethidin (Dolantin®), initial Nahrungskarenz über mindestens 24 h (beschwerdeabhängig), anschließend langsamer Kostaufbau
- bei Verdacht auf Cholezystitis und/oder Cholangitis (▶ **Memo** bakterielle Infektionen meist durch *E. coli*, Enterokokken, Klebsiellen, *Enterobacter*, *Clostridium perfringens*) Antibiotikatherapie mit Fluorchinolonen (z. B. Ciprofloxacin®) oder Aminopenicillin und Betalaktamasehemmer (z. B. Augmentan®), ggf. ergänzt um Metronidazol (Clont®)
- bei Choledochussteinen mit Verschlussikterus (❗ **Cave** Cholangiosepsis!) notfallmäßige endoskopische Papillotomie und Steinextraktion mittels Dormiakörbchen bzw. Ballonkatheter
- ggf. Steinzerkleinerung durch endoskopisch mechanische Lithotripsie, intra- oder extrakorporale Stoßwellenlithotripsie (ISWL/ESWL)

5.7.4 Gallenblasenkarzinom

- meist Adenokarzinome
- Risikofaktoren: Cholelithiasis, chronische Cholezystitis, Gallenblasenpolypen >1 cm, Salmonellen-Dauerausscheider
- Häufigkeitsgipfel um das 70. Lebensjahr; ♀:♂ = 4:1
- insgesamt schlechte Prognose

Klinik

- teilweise Zufallsbefund nach Cholezystektomie
- keine Frühsymptome
- Verschlussikterus

Diagnostik

- γGT, AP, Bilirubin ↑
- evtl. positiver Tumormarker CA 19-9
- in der Oberbauchsonographie Nachweis erweiterter intrahepatischer Gallengänge, häufig Darstellung einer tumorösen Infiltration des Gallenblasenbettes
- evtl. Endosonographie oder intraduktale Sonographie
- MRCP und MR-Angiographie
- ERCP
- Spiral-CT

Differenzialdiagnose

- Cholelithiasis, Cholezystitis
- Gallenblasenpolypen (❗ **Cave** Gefahr der karzinomatösen Entartung bei Größenzunahme bzw. einer Größe ≥1 cm)

5.7 · Gallenwegserkrankungen

- Gallengangskarzinom (cholangiozelluläres Karzinom, Cholangiokarzinom), Klatskin-Tumor im Bereich der Hepatikusgabel
- Pankreaskopfkarzinom

Therapie
- Cholezystektomie bei Carcinoma in situ bzw. im Tumorstadium T1N0M0
- in fortgeschrittenen Stadien ggf. erweiterte operative Resektion, evtl. einschließlich neoadjuvanter Radiochemotherapie
- palliative Maßnahmen, z. B. endoskopisches Stenting zur Sicherung des Galleabflusses

5.7.5 Gallengangskarzinom (cholangiozelluläres Karzinom, CCC)

- meist Adenokarzinome
- Risikofaktoren: Choledochuszysten, Choledochussteine, primär sklerosierende Cholangitis, parasitäre Erkrankungen der Gallenwege
- Altersgipfel um das 70. Lebensjahr
- insgesamt schlechte Prognose

Klinik
- keine Frühsymptome
- schmerzloser (Verschluss-)Ikterus bei palpatorisch vergrößerter Gallenblase (*Courvoisier-Zeichen*)

Diagnostik
- γGT, AP, Bilirubin ↑
- evtl. positiver Tumormarker CA 19-9
- in der Oberbauchsonographie Nachweis erweiterter intrahepatischer Gallengänge
- evtl. Endosonographie oder intraduktale Sonographie
- MRCP und MR-Angiographie
- ERCP
- Spiral-CT
- Einteilung der Gallengangskarzinome anhand der Lokalisation im Gallengangssystem (▶ Tabelle)

Einteilung der Gallengangskarzinome nach Bismuth	
Typ	**Lokalisation des Karzinoms**
I	Ductus hepaticus communis ohne Hepatikusgabel
II	Beteiligung der Hepatikusgabel (*Klatskin-Tumor*)
III	einseitige Beteiligung der Segmentabgänge
IV	Ausdehnung auf sekundäre Segmentabgänge beiderseits

Therapie
- erweiterte Resektion der Gallengänge einschl. Hemihepatektomie und Lymphknotendissektion
- palliative Maßnahmen, z. B. endoskopisches Stenting zur Sicherung des Galleabflusses, Chemotherapie

Tag 3 – Gastroenterologie und Stoffwechsel

6 Stoffwechsel

6.1	Erkrankungen des Intermediärstoffwechsels	– 244
6.1.1	Porphyrien – 244	
6.1.2	Hyperurikämie und Gicht (Arthritis urica)	– 246
6.2	Lipidstoffwechselstörungen (Dyslipidämien)	– 248
6.3	Adipositas – 251	

Eigene Notizen

6.1 Erkrankungen des Intermediärstoffwechsels

6.1.1 Porphyrien

- Störungen im Porphyrinstoffwechsel (Biosynthese von Häm)
    - erythropoetische Porphyrien
        - erythropoetische Protoporphyrie (autosomal-dominanter Erbgang, Ferrochelatase-Defekt)
        - kongenitale erythropoetische Porphyrie, M. Günther (autosomal-rezessiver Erbgang, Uroporphyrinogen-Synthase-Defekt)
    - akute hepatische Porphyrien
        - akute intermittierende Porphyrie (autosomal-dominanter Erbgang, Porphobilinogen-Desaminase-Defekt, Aktivitätsminderung um 50%); zweithäufigste Porphyrie, ♀:♂ = 3:1, Manifestationsalter 20.–40. Lebensjahr; Auslöser akuter Krisen: Stress (Operationen, Infekte, Fasten), Medikamente (Sulfonamide, Barbiturate, Halothan) und Alkohol
        - hereditäre Koproporphyrie (autosomal-dominanter Erbgang, Koproporphyrinogen-Oxidase-Defekt)
        - Porphyria variegata (autosomal-dominanter Erbgang, Protoporphyrinogen-Oxidase-Defekt)
        - Doss-Porphyrie (autosomal-rezessiver Erbgang, δ-Aminolävulinsäure-Dehydratase-Defekt)
    - chronische hepatische Porphyrie
        - Porphyria cutanea tarda (sporadisch oder familiär gehäuft, autosomal-dominanter Erbgang, Uroporphyrinogen-Decarboxylase-Defekt); häufigste Porphyrie, ♂:♀ = 2–3:1, Erkrankungsgipfel >40. Lebensjahr; Risikofaktoren für eine Manifestation: Alkoholabusus, Östrogene, Hepatitis C, AIDS

Klinik

- bei *erythropoetischer Protoporphyrie* Photodermatose mit Erythem und Juckreiz, Gallensteine, evtl. Leberzirrhose mit Leberversagen
- bei *kongenitaler erythropoetischer Porphyrie* schwere Photodermatose, rötlich-braune Zähne, hämolytische Anämie und Splenomegalie, roter Urin
- bei *akuter intermittierender Porphyrie* (klinisch manifeste Erkrankung nur bei 20% der Anlageträger)
    - heftige, kolikartige Unterbauchschmerzen (❗ **Cave** häufig Laparotomie in der Anamnese bei ähnlicher abdomineller Symptomatik!)
    - psychiatrisch-neurologische Symptomatik, z. B. Polyneuropathie, Paresen, Psychosen, Halluzinationen, Adynamie, Koma, Delir (❗ **Cave** erhöhte Prävalenz bei psychiatrischen Patienten!)
    - kardiovaskuläre Symptomatik, z. B. Tachykardie, arterielle Hypertonie
    - keine Hautveränderungen
- bei *Porphyria cutanea tarda*
    - Photodermatose mit Hyperpigmentierung der atrophischen, leicht vulnerablen Haut, Bläschenbildung an lichtexponierten Stellen

- evtl. dunkler Urin
- Leberschäden, evtl. Leberzirrhose

Diagnostik
- bei erythropoetischer Protoporphyrie
  - Nachweis von Porphyrinen im Blut, im Stuhl und im Urin
  - in der Leberbiopsie histologischer Nachweis von Pigmentablagerungen aus Protoporphyrinkristallen
- bei kongenitaler erythropoetischer Porphyrie
  - im UV-Licht fluoreszierender, roter Urin
- bei akuter intermittierender Porphyrie
  - Rotfärbung des Urins mit Nachdunkeln beim Stehenlassen
  - im Hoesch-Test Porphobilinogennachweis durch Rotfärbung des Ehrlichschen Aldehydreagens nach Zugabe des Urins, evtl. Schwartz-Watson-Test
  - quantitative Bestimmung von δ-Aminolävulinsäure, Porphobilinogen und der Porphyrine im 24-h-Sammelurin zur Verlaufskontrolle
  - Nachweis der verminderten Porphobilinogen-Desaminase-Aktivität (<50%) in Erythrozyten
  - evtl. molekulardiagnostischer Nachweis des Gendefekts
- bei Porphyria cutanea tarda
  - Leberenzyme ↑
  - Rotfluoreszenz des angesäuerten Urins im UV-Licht
  - quantitative Bestimmung der Porphyrine im 24-h-Sammelurin
  - in der Lebersonographie evtl. multiple echoreiche Rundherde
  - in der Leberbiopsie typische Rotfluoreszenz des Gewebes unter UV-Licht, histologisch ausgeprägte Siderose bei Fettleber, evtl. chronische Hepatitis oder Leberzirrhose

Differenzialdiagnose
- sekundäre Porphyrien, z. B. bei Lebererkrankungen oder Blutkrankheiten
- Bleivergiftung (ähnlich der akuten intermittierenden Porphyrie)
- Alkoholkrankheit
- akutes Abdomen anderer Genese
- evtl. neurologisch-psychiatrische Erkrankungen
- Panarteriitis nodosa

Therapie
- bei *erythropoetischer Protoporphyrie* Lichtschutz, evtl. β-Caroten, Ursodeoxycholsäure (Ursofalk®), ggf. Lebertransplantation
- bei *kongenitaler erythropoetischer Porphyrie* absoluter Lichtschutz, ggf. allogene Knochenmarktransplantation
- bei *akuter intermittierender Porphyrie* intensivmedizinische Überwachung und Therapie (❗ Cave bulbäre Atemlähmung bei aufsteigender Paralyse!)
  - Absetzen auslösender Medikamente
  - Hemmung der δ-Aminolävulinsäure-Synthase durch Glukose (4–6 g/kg KG/d) und Hämarginat i.v. (3 mg/kg KG/d über 4 d)

Eigene Notizen

- forcierte Diurese zur Ausschwemmung von Stoffwechselmetaboliten
- Sedierung (z. B. Chlorpromazin) und Schmerzbekämpfung (z. B. Paracetamol, evtl. Pethidin)
- ggf. Betablocker (z. B. Propranolol) bei Tachykardie und Hypertonie
- ggf. Ondansetron bei Erbrechen
- bei rezidivierenden akuten Krisen prophylaktisch 250 mg Hämin (Normosang®)/Woche
- genetische Familienberatung
- bei Porphyria cutanea tarda
    - evtl. Therapie einer Grunderkrankung
    - konsequente Alkoholabstinenz
    - Aderlässe oder Erythrozytapharese
    - Chloroquin (Resochin®) 2×125 mg/Woche (fördert die renale Porphyrinausscheidung durch Komplexbildung)
    - Lichtschutzsalbe

6.1.2 Hyperurikämie und Gicht (Arthritis urica)

- primäre Hyperurikämie
    - mit gestörter renaler tubulärer Harnsäuresekretion (>99% der Fälle, polygener Erbgang); Manifestationsfaktoren: Übergewicht, Alkohol, purinreiche Kost
    - mit gesteigerter Harnsäuresynthese (<1% der Fälle) bei Enzymdefekten
        - Mangel des Enzyms Hypoxanthin-Guanin-Phosphoribosyltransferase, z. B. Lesch-Nyhan-Syndrom (X-chromosomal rezessiver Erbgang; Enzymaktivität <1%), Kelley-Seegmiller-Syndrom (Enzymaktivität 1–20%)
        - gesteigerte Aktivität der Phosphoribosyl-Pyrophosphatsynthetase
- sekundäre Hyperurikämie
    - mit vermehrter Harnsäurebildung
        - myeloproliferative Erkrankungen, z. B. Leukämien, Polyzythämien
        - Zytostatika und Radiatio bei Malignomen
        - hämolytische Anämien
    - mit verminderter renaler Harnsäureausscheidung
        - Laktatazidose, Ketoazidose
        - Fasten
        - Medikamente, z. B. Saluretika, Salicylate, Nikotinsäure
        - Nierenkrankheiten
- Harnsäure in der Gelenksflüssigkeit ↑ → Ausfällung von Uratkristallen → reaktive Leukozyteninvasion → Synovitis → akuter Gichtanfall
- Pseudogicht (Pyrophosphatgicht, Chondrokalzinose) infolge von Kalkablagerungen (Kalziumpyrophosphat-Dihydrat-Kristalle)

Klinik

- asymptomatische Hyperurikämie (Prävalenz ca. 15%)
- symptomatische Hyperurikämie (Prävalenz 1–2%)

- akuter Gichtanfall, meist ausgelöst durch Ess- und Trinkexzesse (spontanes Abklingen der Symptomatik innerhalb von 3 Wochen)
  - akute, stark schmerzhafte Monarthritis mit Schwellung, Rötung und Überwärmung zumeist des Großzehengrundgelenks (Podagra), seltener der Sprunggelenke, der Kniegelenke, der Hand- und Fingergelenke (am Daumengrundgelenk Chiragra)
  - evtl. Fieber
- chronische Gicht
  - Weichteiltophi überwiegend an der Ohrmuschel, an Händen und Füßen, am Olekranon, an Sehnen und Sehnenscheiden, evtl. Knochentophi
  - Nephrolithiasis und Uratnephropathie (abakterielle interstitielle Nephritis), evtl. renale Hypertonie und selten chronische Niereninsuffizienz
- selten obstruktive Uratnephropathie mit akuter Niereninsuffizienz infolge einer Verstopfung der Nierentubuli bei plötzlichem Anfall großer Harnsäuremengen

Diagnostik
- bei akutem Gichtanfall BSG ↑, Leukozytose
- Hyperurikämie (>6,4 mg/dl)
- Harnsäureausscheidung im 24-h-Sammelurin ↑
- Harnsäure/Kreatinin-Quotient im Spontanurin >0,8
- im Röntgenbild der betroffenen Gelenke evtl. Nachweis gelenknaher becherförmiger oder rundlich geformter intraossärer Knochendefekte (Usuren)
- in der polarisationsmikroskopischen Untersuchung der Synovialflüssigkeit Nachweis von Leukozyten mit phagozytierten Uratkristallen
- evtl. einmalige Colchicingabe mit spezifischem Therapieeffekt bei Arthritis urica zur ätiologischen Abklärung einer unklaren Monarthritis

Therapie
- im akuten Gichtanfall
  - Ruhigstellung des betroffenen Gelenks, Kühlung
  - nichtsteroidale Antirheumatika, z. B. Diclofenac
  - ggf. Kortikosteroide, z. B. Prednisolon 20 mg/d
  - evtl. Colchicin (Colchicum-Dispert®) hemmt die Phagozytenaktivität (Mittel der Reserve), initial 1 mg p.o., dann alle 1–2 h bis zur Beschwerdebesserung 0,5–1,5 mg (maximale Tagesdosis 8 mg/d)
  - Rasburicase (Fasturtec®) bei bedrohlicher akuter Hyperurikämie infolge Tumorlyse (oxidiert Harnsäure zu Allantoin, welches leichter renal ausgeschieden werden kann)
- bei asymptomatischer Hyperurikämie <9 mg/dl diätetische Therapie
  - Normalisierung des Körpergewichts
  - ausreichende Trinkmengen
  - purinarme Kost
  - Alkoholabstinenz

Eigene Notizen

- bei manifester Gicht oder Harnsäurespiegeln >9 mg/dl
    - Allopurinol (z. B. Zyloric®) 100–300 mg/d, hemmt die Xanthinoxidase (❗ **Cave** zu Beginn der Therapie Gichtanfälle durch mobilisierte Harnsäuredepots!)
    - Urikosurika (z. B. Benzbromaron, Probenecid) bei Allopurinol-Unverträglichkeit (hemmen die tubuläre Reabsorption der Harnsäure)

6.2 Lipidstoffwechselstörungen (Dyslipidämien)

- Lipidstoffwechselstörungen
    - *reaktiv* unter fett- und cholesterinreicher Ernährung, Alkoholkonsum etc.
    - *sekundär* in Assoziation mit Erkrankungen (z. B. Diabetes mellitus, Niereninsuffizienz, Hypothyreose) oder Medikamenten (z. B. Kortikosteroide, Kontrazeptiva, Betablocker)
    - *primär* (hereditär)
- Lipoproteine (Transportvehikel) = Lipide (Triglyzeride, Cholesterin, Phospholipide) + Apolipoproteine
    - Chylomikronen: exogene Triglyzeride
    - VLDL (»very low density lipoproteins«, prä-β-Lipoproteine; LDL-Vorläufer): endogene Triglyzeride (10% der Lipoproteine im Nüchternserum)
    - LDL (»low density lipoproteins«, β-Lipoproteine): Cholesterin zu extrahepatischen Zellen (70% der Lipoproteine)
    - HDL (»high density lipoproteins«, α-Lipoproteine): Cholesterin zur Leber (20% der Lipoproteine)
- IDL, LDL, VLDL ↑ und HDL ↓ → Arterioskleroserisiko ↑
- Chylomikronen, VLDL ↑ → Pankreatitis
- Vorkommen bei >50% der über 40-Jährigen, gehäuft im Rahmen des metabolischen Syndroms

Klinik

- erhöhtes Arteriskleroserisiko
    - koronare Herzkrankheit, Myokardinfarkt (Verdopplung des Infarktrisikos durch LDL-Erhöhung auf 250 mg/dl, Vervierfachung durch LDL-Erhöhung auf 300 mg/dl)
    - periphere arterielle Verschlusskrankheit
    - transitorische ischämische Attacken, Apoplex
- Pankreatitis bei ausgeprägter Hypertriglyzeridämie
- bei *familiärer Hypercholesterinämie* Sehnenxanthome (Achillessehne und Fingerstrecksehnen), planare Xanthome (Interdigitalfalten) und tuberöse Xanthome (Knie, Ellenbogen), Xanthelasmen (Augenlider), Arcus lipoides
- bei ausgeprägter *Hypertriglyzeridämie* eruptive Xanthome (Streckseiten der Unterarme, Gesäß), Fettleber
- bei *familiärer Dysbetalipoproteinämie* Handlinienxanthome, Arcus lipoides

6.2 · Lipidstoffwechselstörungen (Dyslipidämien)

Diagnostik
- Triglyzeride im Serum, Gesamtcholesterin, HDL- und LDL-Cholesterin (Bestimmung nach 12 h Nahrungskarenz)
- Berechnung des LDL-Cholesteringehaltes nach Friedewald: LDL = Gesamtcholesterin – 0,2× Triglyzeride – HDL (❶ **Cave** nicht verwendbar bei ausgeprägter Triglyzerid-, Lp(a)- und IDL-Erhöhung)
- Lipidelektrophorese
- Differenzialdiagnostik zum Ausschluss einer sekundären Hyperlipoproteinämie
- Erfassung des kardiovaskulären Risikoprofils
- Einteilung der familiären Hyperlipoproteinämien nach Frederickson mittels Lipoproteinelektrophorese (▶ Tabelle)

Einteilung familiärer Hyperlipoproteinämien

Typ	Lipoproteinmuster	Cholesterin	Triglyzeride	Häufigkeit
I	Chylomikronen ↑	normal	↑↑↑	sehr selten
IIa	LDL ↑	↑↑↑	normal	häufig
IIb	LDL und VLDL ↑	↑	↑	häufig
III	IDL ↑ [a]	↑	↑	gelegentlich
IV	VLDL ↑	normal – ↑	↑↑↑	häufig
V	VLDL und Chylomikronen ↑	normal – ↑	↑↑↑	selten

[a] »intermediary density lipoproteins« (VLDL-Remnants: Abbauprodukte der VLDL und Vorläufer der LDL).

- familiäre Hypercholesterinämien
  - polygene Hypercholesterinämie: ernährungsinduzierte Hypercholesterinämie bei entsprechender Disposition (unklare bzw. komplexe Molekulargenetik), Cholesterin ↑ (250–400 mg/dl)
  - monogene Hypercholesterinämien
    - familiäre Hypercholesterinämie (Typ IIa): Mutation im LDL-Rezeptorgen (autosomal-dominanter Erbgang), LDL ↑ (LDL-Cholesterin 300–500 mg/dl bei Heterozygoten und 500–1200 mg/dl bei Homozygoten)
    - familiär defektes Apolipoprotein B100: Mutation im LDL-Rezeptorligandengen (autosomal-dominanter Erbgang), LDL ↑ (vergleichbar mit familiärer Hypercholesterinämie)
    - Apolipoprotein-E-Varianten: verminderte LDL-Rezeptoraktivität, LDL ↑ (❯ **Memo** erhöhtes Risiko für einen M. Alzheimer bei Apolipoprotein E4)
- familiäre kombinierte (gemischte) Hyperlipidämie (Typ IIa, IIb oder IV): molekulargenetisch unklar (autosomal-dominanter Erbgang), Triglyzeride ↑ (200–400 mg/dl), Cholesterin ↑ (bis 350 mg/dl)
- familiäre Hypertriglyzeridämie (Typ IV): molekulargenetisch uneinheitlich, z. B. Mutation im Lipoprotein-Lipasegen (autosomal-dominanter Erbgang), Triglyzeride ↑↑↑ (200 bis >1000 mg/dl), HDL ↓

Eigene Notizen

- familiäre Dysbetalipoproteinämie/VLDL-Remnant-Hyperlipoproteinämie (Typ III): Apolipoprotein-E2-Homozygotie, Triglyzeride ↑↑↑ (400 bis >1000 mg/dl), Cholesterin ↑ (300–800 mg/dl), IDL ↑
- Chylomikronämie-Syndrom: Triglyzeride ↑↑↑↑↑ (2–10 g/dl)
    - Typ-I-Hyperlipoproteinämie bei familiärem Lipoproteinase- oder Apolipoprotein-CII-Mangel (autosomal-rezessiver Erbgang)
    - Typ-V-Hyperlipoproteinämie
- Lipoprotein(a)-Hyperlipoproteinämie: Lp(a) ↑ (>30 mg/dl) → antiplasminogene Wirkung (bindet an endotheliale Bindungsstellen des Plasminogens und steigert die Expression des Plasminogen-Aktivator-Inhibitors) → Hemmung der Thrombolyse am Endothel → Bildung atherosklerotischer Plaques
- familiäre Hypoalphalipoproteinämie: HDL ↓ (<40 mg/dl)
- bei Verdacht auf schwere, familiäre Dyslipidämie Spezialdiagnostik inkl. Molekulargenetik

Therapie

- bei sekundären Hypercholesterinämien Therapie der auslösenden Ursache
- Optimierung des kardiovaskulären Risikoprofils
- Normalisierung des Körpergewichts
- Alkoholkarenz
- körperliches Training
- fett- und cholesterinarme Diät (Fettreduktion <25% der Gesamtkalorien, bevorzugt pflanzliche Fette, Cholesterin <200 mg/d, hoher Anteil an Omega-3-Fettsäuren, komplexe Kohlenhydrate 50–60%, Eiweiße 15%, mediterrane, ballaststoffreiche Kost)
- bei Chylomikronämie Fettreduktion <10% der Gesamtkalorien, mittelkettige Fettsäuren, ggf. Fastentage, sofortiger Plasmaaustausch bei Pankreatitis
- medikamentöse, lipidsenkende Therapie
    - Statine (Cholesterin-Synthese-Enzym(CSE)hemmer, Hydroxymethylglutaryl-Coenzym A-[HMG-CoA-]Reduktasehemmer), z. B. Atorvastatin (Sortis®) 10–80 mg/d, Pravastatin, Simvastatin (❗ **Cave** zehnfach erhöhtes Risiko für eine Rhabdomyolyse bei gleichzeitiger Therapie mit Fibraten!)
    - Anionenaustauscherharze (Gallensäurebinder), z. B. Cholestyramin (z. B. Quantalan®) 3×4–8 g/d, Colestipol (z. B. Cholestabyl®) 3×5–10 g/d, häufig kombinierte Therapie zusammen mit Statinen (❗ **Cave verminderte Resorption fettlöslicher Vitamine und von Medikamenten mit Säuregruppen**)
    - Cholesterinabsorptionshemmer, z. B. Ezetimib (Ezetrol®) 10 mg/d, ggf. kombiniert mit Statinen, z. B. Ezetimib und Simvastatin (Inegy®)
    - Clofibrinsäurederivate (Fibrate steigern die Lipoproteinlipase-Aktivität), z. B. Bezafibrat (z. B. Cedur®), Fenofibrat (z. B. Lipidil®)
    - Nikotinsäure (Nicolip®) bei primären Hypercholesterinämien und kombinierten Hyperlipoproteinämien nach Ausschöpfung der übrigen medikamentösen Therapie

- bei *Hypercholesterinämie* Statine (»first line«), evtl. kombiniert mit Ezetimib oder Anionenaustauschern
- bei *Hypertriglyzeridämie* Fibrate (»first line«), evtl. ergänzt um Statin bei ungünstigem LDL/HDL-Cholesterinverhältnis
- evtl. LDL-Apharese bei schweren familiären Hypercholesterinämien und unzureichendem medikamentösem Therapieerfolg
- Therapie-Zielwerte
    - für Triglyzeride
        - <200 mg/dl
        - bei erhöhtem Risiko <150 mg/dl
    - für LDL-Cholesterin in Abhängigkeit vom Arterioskleroserisiko (▶ Tabelle)
    - für HDL-Cholesterin
        - ♂ >40 mg/dl
        - ♀ >50 mg/dl

Therapie-Zielwerte für LDL-Cholesterin			
Arterio-skleroserisiko	Risikofaktoren	LDL (mg/dl)	LDL/HDL
gering	maximal 1 Risikofaktor	<160	<4
mäßig	≥2 Risikofaktoren	<130	<3
hoch	manifeste KHK oder KHK-Äquivalent, z. B. pAVK, ischämischer Insult, Diabetes mellitus	<100	<2

6.3 Adipositas

- Definition von Normalgewicht, Übergewicht und Adipositas anhand des Body-Mass-Index (BMI) = Körpergewicht (kg)/Körperlänge (m²) (▶ Tabelle)

Normalgewicht, Übergewicht und Adipositas	
	BMI in kg/m²
Normalgewicht	18,5–24,9
Übergewicht (Präadipositas)	25–29,9
Adipositas Grad I	30–34,9
Adipositas Grad II	35–39,9
Adipositas (permagna) Grad III	≥40

- Ursachen der Adipositas
    - genetische Disposition, sehr selten monogenetische Erkrankungen, z. B. Mutation im Melanocortin-4-Rezeptor, hypothalamische Leptinresistenz

Eigene Notizen

- Überernährung, verminderte körperliche Aktivität
- psychische Faktoren, z. B. Stress, Frustration, Einsamkeit, Nikotinverzicht
- Endokrinopathien, z. B. M. Cushing, Hypothyreose
- Hypothalamus- oder Hypophysentumoren, evtl. auch nach Operation oder Radiatio
- erhöhte Morbidität und Mortalität (kardiovaskulär, Malignome, muskuloskelettal, gastrointestinal und andere)

Klinik
- rasche Ermüdbarkeit
- Dyspnoe
- Wirbelsäulen- und Gelenkbeschwerden
- Schweißneigung, Intertrigo, Striae
- evtl. Potenzstörungen (infolge erhöhter Aromataseaktivität der Fettzellen mit vermehrter Östrogenbildung)
- evtl. Hirsutismus, Haarausfall, Akne, sekundäre Amenorrhö (infolge vermehrter Androgene)
- reduziertes Selbstwertgefühl, evtl. reaktive Depression
- erhöhtes Risiko für Schlafapnoe, KHK, Apoplex, Thromboembolien, Cholezystolithiasis, Kniegelenks- und Hüftgelenksarthrosen, Kolon-, Mamma- und Prostatakarzinom
- *metabolisches Syndrom* (Insulinresistenz-Syndrom, »Syndrom X«) gemäß International Diabetes Federation (IDF, 2005) (❱ **Memo** das metabolische Syndrom ist keine Diagnose (ICD-10), sondern ein kardiovaskulärer Risikocluster):
    - stammbetonte Adipositas mit einem Taillenumfang bei ♂ ≥94 cm bzw. bei ♀ ≥80 cm *plus 2 Kriterien:*
    - Triglyzeride >150 mg/dl
    - HDL bei ♂ <40 mg/dl bzw. bei ♀ <50 mg/dl
    - RR >130/85 mmHg
    - Nüchtern-Plasmaglukose >100 mg/dl oder Typ-2-Diabetes

Diagnostik
- Beurteilung des Fettverteilungsmusters
    - androider Typ mit stammbetonter oder abdominaler Fettverteilung
    - gynoider Typ mit hüftbetonter oder gluteofemoraler Fettverteilung
- Erfassung des kardiovaskulären Risikoprofils, z. B. Lipidstatus, Nüchternblutzucker, RR-Messung
- Diagnostik zum Ausschluss einer Endokrinopathie, z. B. Dexamethason-Hemmtest, TSH basal, oraler Glukosetoleranztest
- Erfassung möglicher Folgeerkrankungen
- evtl. sonographischer Nachweis einer Fettleber

Therapie
- Verringerung der Energiezufuhr durch eine kalorienreduzierte, fettarme, ballaststoffreiche Mischkost (1200 kcal/d, 50 g Eiweiß/d, keine schnell resorbierbaren Kohlenhydrate, ausreichende Flüssigkeitszufuhr)

- bei erhöhtem kardiovaskulärem Risiko Cholesterin <150 mg/1000 kcal, Anteil der mehrfach ungesättigten Fettsäuren 10%, der gesättigten Fettsäuren <10%
- Erhöhung des Energieverbrauchs durch vermehrte körperliche Aktivität
- Diätberatung und Verhaltenstherapie
- evtl. medikamentöse Gewichtsreduktion: Orlistat (Xenical®, nicht-resorbierbarer Lipasehemmer), Rimonabant (Acomplia®, CB1-Blocker), Sibutramin (Reductil®)
- bei erfolgloser konservativer Therapie und BMI >40 (BMI >35 und Folgeerkrankungen) evtl. bariatrische Chirurgie, z. B. laparoskopisches »Gastric-banding« oder Magen-Bypass-Operation
- **❗ Cave** Jo-Jo-Effekt nach Kurzdiäten; Therapieziel ist eine langsame und dauerhafte Gewichtsabnahme!

Eigene Notizen

Tag 4 – Hämatologie und Rheumatologie

7 Hämatologie

7.1 Anämien – 257
7.1.1 Eisenmangelanämie – 258
7.1.2 Megaloblastäre Anämie – 259
7.1.3 Kugelzellanämie (hereditäre Sphärozytose) – 261
7.1.4 Glukose-6-Phosphat-Dehydrogenase-(G-6-PD-)Mangel (Favismus) – 262
7.1.5 Pyruvatkinase-Mangel – 262
7.1.6 Sichelzellanämie – 263
7.1.7 α-Thalassämie – 264
7.1.8 β-Thalassämie – 265
7.1.9 Paroxysmale nächtliche Hämoglobinurie (PNH, Marchiafava-Anämie) – 265
7.1.10 Hämolytische Transfusionsreaktionen – 266
7.1.11 Morbus haemolyticus neonatorum – 267
7.1.12 Autoimmunhämolytische Anämie durch inkomplette Wärmeautoantikörper (IgG) – 268
7.1.13 Autoimmunhämolytische Anämie durch Kälteagglutinine (IgM) – 268
7.1.14 Autoimmunhämolytische Anämie durch bithermische Hämolysine (IgG) – 269
7.1.15 Renale Anämie – 270
7.1.16 Aplastische Anämie (Panmyelopathie) – 270

7.2 Akute Leukämien (inkl. myelodysplastische Syndrome) – 271
7.2.1 Akute myeloische und lymphatische Leukämie – 271
7.2.2 Myelodysplastische Syndrome (MDS, früher: Präleukämien) – 275

7.3 Myeloproliferative Erkrankungen – 277
7.3.1 Chronisch myeloische Leukämie (CML) – 277
7.3.2 Polycythaemia vera – 278
7.3.3 Essenzielle Thrombozythämie – 279
7.3.4 Osteomyelosklerose (Osteomyelofibrose) – 280

7.4 Maligne Lymphome und multiples Myelom – 281
7.4.1 M. Hodgkin (Lymphogranulomatose) – 281
7.4.2 Non-Hodgkin-Lymphome (NHL) – 283
7.4.3 Chronisch lymphatische Leukämie (CLL) – 285
7.4.4 Haarzell-Leukämie – 287
7.4.5 Gastrointestinale Lymphome – 288
7.4.6 Kutane T-Zell-Lymphome – 288
7.4.7 Multiples Myelom (Plasmozytom) – 289
7.4.8 Immunozytom (M. Waldenström) – 292

7.5 Hämostaseologische Erkrankungen – 292

7.5.1 Thrombozytopenie – 292
7.5.2 Idiopathische thrombozytopenische Purpura (ITP, Immunthrombozytopenie) – 294
7.5.3 Thrombozytopathien – 294
7.5.4 Koagulopathien – 295
7.5.5 Hämophilie (Bluterkrankheit) – 295
7.5.6 Von-Willebrand-Jürgens-Syndrom – 297
7.5.7 Disseminierte intravasale Gerinnung (DIC, Verbrauchskoagulopathie) – 297
7.5.8 Vaskuläre hämorrhagische Diathesen – 299

7.6 Immundefizienzen – 300

7.7 Amyloidose – 301

7.1 Anämien

- Anämie = Hämoglobinkonzentration (Hb) ↓ unterhalb des alters-/geschlechtsspezifischen Normwertes
- Hb korreliert mit dem Hämatokrit (Hkt), aber nicht direkt mit der Erythrozytenzahl
- jede Anämie bedarf der Ursachenabklärung (❯ **Memo** keine Therapie ohne Diagnose!)
- Einteilung der Anämien nach mittlerem korpuskulärem Volumen (MCV) und mittlerem korpuskulärem Hb-Gehalt (MCH) (▶ Tabelle)

Einteilung der Anämien nach MCV und MCH			
hypochrom, mikrozytär (MCH und MCV ↓)	Ferritin ↑: Thalassämie, Eisenverwertungsstörung	Ferritin ↓: Eisenmangelanämie	Ferritin ↔ oder ↑, Retikulozyten ↔: Entzündungs-, Infekt-, Tumoranämie
normochrom, normozytär (MCH und MCV ↔)	Retikulozyten ↑: hämolytische Anämie, Blutungsanämie	Retikulozyten ↓: aplastische Anämie, renale Anämie	
hyperchrom, makrozytär (MCH und MCV ↑)	Retikulozyten ↔: megaloblastäre Anämie, Alkoholismus, Lebererkrankungen, nach Zytostatika, myelodysplastisches Syndrom		

- allgemeine Anämiesymptome (❯ **Memo** klinische Zeichen der Anämie sind charakteristisch, aber nicht spezifisch):
  - Kopfschmerzen, Konzentrationsschwäche
  - Ohrgeräusche
  - verminderte Leistungsfähigkeit, leichte Ermüdbarkeit
  - Belastungsdyspnoe
  - Schwindel- und Schwächegefühl
  - Tachykardie, evtl. systolisches Herzgeräusch (Strömungsgeräusch infolge von Turbulenzen bei verminderter Viskosität; DD Endokarditis lenta mit Infektanämie)
  - Blässe der Haut und Schleimhäute
- Einteilung der Anämien nach ihrer Ätiologie (▶ Tabelle)

Einteilung der Anämien nach ihrer Ätiologie	
Ursache	**Anämieform**
gestörte Erythrozytopoese	nicht-hämolytische Anämien
Störung der Hb-Synthese	Eisenmangelanämie
Störung der DNA-Synthese	megaloblastäre Anämie durch Vitamin-B_{12}- und Folsäuremangel
Störung der Stammzelle	aplastische Anämie, myelodysplastisches Syndrom, Knochenmarkinfiltration (z. B. Leukämien, Lymphome, Karzinose) oder Knochenmarkschädigung (z. B. toxisch, nach Radiatio)

Tabelle (Fortsetzung)

Einteilung der Anämien nach ihrer Ätiologie	
Ursache	Anämieform
Erythropoetinmangel	renale Anämie, Tumoranämie
gesteigerter Erythrozytenabbau	korpuskuläre oder extrakorpuskuläre Hämolyse
Membrandefekte	Sphärozytose, Elliptozytose, paroxysmale nächtliche Hämoglobinurie
Enzymdefekte	Glukose-6-Phosphat-Dehydrogenase-Mangel, Pyruvatkinase-Mangel
Hämoglobinopathien	Sichelzellanämie, Thalassämie
Isoantikörper	Transfusionszwischenfälle, Rh-Inkompatibilität des Neugeborenen
Autoantikörper	autoimmunhämolytische Anämien (Wärmeantikörper, Kälteantikörper)
physikalische/chemische Schäden	Verbrennung, Herzklappenersatz, »runner's anemia«, Schlangengift
medikamentös induzierte Immunhämolysen	Phenacetin-Typ, Penicillin-Typ oder α-Methyldopa-Typ
Infektionskrankheiten	Malaria
Mikroangiopathie	hämolytisch-urämisches Syndrom, thrombotisch-thrombozytopenische Purpura, mikroangiopathische hämolytische Anämie (z. B. bei metastasierendem Karzinom, medikamenteninduziert)
Erythrozytenverlust	Blutungsanämie
Verteilungsstörung	Hypersplenismus (»Pooling« in vergrößerter Milz)

7.1.1 Eisenmangelanämie

- mit 80% häufigste Anämieform; 80% aller Fälle sind Frauen
- Eisenverluste durch chronische Blutungen (80% der Fälle): meist genitale Blutungen bei der Frau (z. B. Uterus myomatosus) oder Blutungen aus dem Verdauungstrakt
- mangelnde Eisenzufuhr: v. a. bei Säuglingen, Kleinkindern und Vegetariern
- ungenügende Eisenresorption: Anazidität nach Magenresektion, Malassimilationssyndrom, CED
- gesteigerter Eisenbedarf: Gravidität, Stillperiode, Wachstum

Klinik
- allgemeine Anämiesymptome
- weitere Symptome

- brüchige Nägel, diffuser Haarausfall, trockene Haut mit Pruritus, chronisch-rezidivierende Aphthen der Mundschleimhaut, Mundwinkelrhagaden
- *Plummer-Vinson-Syndrom:* Zungenbrennen und schmerzhafte Dysphagie infolge sideropenischer Schleimhautatrophie (sehr selten!)
- Eisenmangel ohne manifeste Anämie wird Sideropenie oder latenter Eisenmangel genannt

Diagnostik
- Hb ↓, Hkt ↓, Erythrozyten ↓
- Transferrin ↑ (kompensatorisch)
- Ferritin ↓
- Diff-BB: Poikilozytose (unregelmäßig geformte Erythrozyten), Anisozytose (unterschiedlich große Erythrozyten), Anulozyten, mikrozytäre hypochrome Erythrozyten (MCV <85 fl, MCH <28 pg)
- im Vordergrund steht die Ursachenabklärung:
    - Ausschluss einer Blutungsquelle im Magen-Darmtrakt (Hämoccult®-Test, Endoskopie)
    - oder im Bereich der Urogenitalorgane (gynäkologische bzw. urologische Untersuchung)
    - evtl. Ausschluss einer Eisenresorptionsstörung (Eisenresorptionstest)

Therapie
- Behandlung der Grunderkrankung
- Eisensubstitution
    - orale Eisensubstitution: 100–200 mg Fe(II)/d (verteilt auf zwei Tagesdosen) für 3–6 Monate; Hb und Retikulozyten steigen nach 1 Woche an; *UAW:* gastrointestinale Beschwerden, Schwarzfärbung des Stuhls
    - parenterale Eisensubstitution: wenn orale Gabe nicht möglich, z. B. bei Malabsorption; Eisen(III)-Glukonat oder Eisensaccharat (maximaler Gesamtbedarf in mg = Hb-Defizit in g/dl x KG (kg) × 3); *UAW:* Kopfschmerzen, Hitzegefühl, Übelkeit, Erbrechen, Metallgeschmack, Herzschmerzen, Kollaps, anaphylaktischer Schock

7.1.2 Megaloblastäre Anämie

- meist durch Mangel an Vitamin B_{12}; zunehmende Häufigkeit mit höherem Lebensalter
- Mangel-/Fehlernährung: strikte Vegetarier/Veganer, Alkoholiker, einseitige Kost älterer Leute
- intestinale Erkrankungen mit Malabsorptionssyndrom
- erhöhter Bedarf durch Hämolyse oder in der Schwangerschaft
- bakterielle Überwucherung des Dünndarms (»blind loop syndrome« bei Billroth-II-Magen infolge aus der Nahrungspassage ausgeschalteter Dünndarmschlinge)

Eigene Notizen

- Intrinsic-Factor-Mangel: Zustand nach Magenresektion, Autoantikörper gegen Parietalzellen und Intrinsic Factor mit atrophischer Autoimmungastritis vom Typ A und Anazidität (perniziöse Anämie)
- Medikamente: Methotrexat (Folsäureantagonist), Störung der Folsäuredekonjugation im Darm (Phenytoin)
- Fischbandwurm (*Diphyllobothrium latum*)

Klinik

- allgemeine Anämiesymptome; blasse, ggf. strohgelbe Haut (Café au lait-Farbe) als Folge eines diskreten Ikterus bei ineffektiver Erythropoese mit intramedullärer Hämolyse
- kutan: Vitiligo (Autoantikörper gegen Melanozyten) bei perniziöser Anämie
- gastrointestinal: atrophische Autoimmungastritis vom Typ A mit Achlorhydrie bei perniziöser Anämie (selten!), trophische Schleimhautveränderungen mit glatter, roter, brennender Zunge (*Hunter-Glossitis*)
- neurologisch: funikuläre Myelose mit Markscheidenschwund der Hinterstränge und Pyramidenbahnen, Polyneuropathie mit Störung der Tiefensensibilität, evtl. Areflexie
- Vitamin-B_{12}-Mangel-Trias: hämatologische, gastrointestinale und neurologische Störungen; bei Folsäuremangel megaloblastäre Anämie ohne funikuläre Myelose
- Folsäuremangel: erhöhtes Risiko von Neuralrohrdefekten bei schwangeren Frauen

Diagnostik

- Diff-BB: megalozytäre hyperchrome Erythrozyten (MCV >98 fl, MCH >34 pg, MCHC normal), häufig Leukopenie und Thrombopenie
- Knochenmarkzytologie: ineffektive Erythro-, Granulo- und Thrombopoese, erythropoetische Hyperplasie, Megaloblasten, hypersegmentierte und riesenstabkernige Granulozyten (Riesen-Metamyelozyten)
- Folsäure bzw. Vitamin B_{12} im Serum ↓, Serumeisen ↑ infolge ineffektiver Erythropoese, LDH ↑↑ infolge intramedullärer Hämolyse, indirektes Bilirubin ↑
- bei perniziöser Anämie:
    - Nachweis von Autoantikörpern gegen Parietalzellen, gegen Intrinsic Factor, teilweise auch gegen Schilddrüsengewebe und Melanozyten
    - Gastroskopie einschl. Biopsie: chronisch-atrophische Typ-A-Gastritis; Magensaftanalyse: pentagastrinrefraktäre Anazidität

Therapie

- Kausaltherapie: bei »Blind-loop«-Syndrom intermittierend Tetracycline, ggf. operative Umwandlung eines Billroth-II- in einen Billroth-I-Magen; Behandlung eines Fischbandwurmes, Ernährungsumstellung etc.
- Vitamin-B_{12}-Substitution:
    - parenteral: Hydroxycobalamin initial 100 µg täglich oder 1000–2000 µg/Woche i.m. für 2–3 Wochen; anschließend Erhaltungsdosis 100 µg/Monat oder 500 µg alle 3 Monate

7.1 · Anämien

- oral: auch bei Intrinsic-Factor-Mangel liegt die Resorptionsquote des oral aufgenommenen Vitamins noch bei etwa 1%; hochdosierte Erhaltungsdosis grundsätzlich oral möglich
- nach 5–12 Tagen Vitamin-B_{12}-Substitution kommt es durch die gesteigerte Hämatopoese zur Retikulozytenkrise mit erhöhtem Eisen- und Kaliumbedarf (❗ **Cave** passagere Thrombozytose mit erhöhtem Thromboembolierisiko)
- regelmäßige Kontrollgastroskopien bei chronisch-atrophischer Typ-A-Gastritis mit erhöhtem Risiko für Magenkarzinom
- Folsäuresubstitution (5 mg/d p.o.) (❗ **Cave** bei megaloblastärer Anämie niemals alleine Folsäure substituieren, ohne Vitamin-B_{12}-Mangel auszuschließen – funikuläre Myelose!)

7.1.3 Kugelzellanämie (hereditäre Sphärozytose)

- häufigste angeborene hämolytische Anämie in Nordeuropa
- Spektrin-Defekt (autosomal-rezessiver Erbgang) oder Ankyrin-Defekt (autosomal-dominanter Erbgang) (▶ **Memo** mehr als 200 verschiedene genetische Veränderungen, kein spezifischer Gentest!)
- Membrandefekt führt zu Natrium- und Wassereinstrom in die Erythrozyten
- die kugeligen, schlecht verformbaren Erythrozyten bleiben in den Milzsinus hängen und werden vorzeitig abgebaut, Membranbestandteile werden phagozytiert

Klinik
- im Kindesalter bereits Anämie und/oder Ikterus, positive Familienanamnese (95% der Fälle)
- Splenomegalie, evtl. Bilirubingallensteine
- akute hämolytische Krise: Fieber, Schüttelfrost, evtl. Kollaps, Kopf-, Abdominal- und Rückenschmerzen, Ikterus, Hyperbilirubinämie, Hämoglobinurie mit bierbraunem Urin (Komplikation: akutes Nierenversagen)
- evtl. lebensbedrohliche aplastische Krisen infolge von Virusinfektionen (Parvo-Virus B19/Ringelröteln)

Diagnostik
- normochrome Anämie (MCH und MCV normal); MCV evtl. auch ↓, MCHC ↑
- Hämolysezeichen: LDH ↑, Haptoglobin ↓, indirektes Bilirubin ↑, Retikulozytose
- Diff-BB: Kugelzellen mit kleinem Durchmesser
- verminderte osmotische Resistenz (Hämolysebeginn in NaCl-Lösung bereits >0,46%)

Eigene Notizen

Therapie

- Splenektomie bei rezidivierenden hämolytischen Krisen indiziert; nach Entfernung der Milz, einschl. Nebenmilzen (Milzszintigraphie), normalisiert sich die Erythrozytenlebenszeit
- ❗ **Cave** erhöhte Sepsisgefahr bei Milzexstirpation vor dem 5. Lebensjahr – *OPSI-Syndrom* (»overwhelming postsplenectomy infection«); vor Splenektomie Pneumokokken-, *Haemophilus-influenzae*-Typ-b- und Meningokokken-Impfung

7.1.4 Glukose-6-Phosphat-Dehydrogenase-(G-6-PD-)Mangel (Favismus)

- Defektvariante A (Westafrika, Farbige in USA) mit 5–15% Restaktivität der G-6-PD oder mediterrane Defektvariante mit Restaktivität <1% der Norm
- X-chromosomal rezessive Vererbung
- infolge des G-6-PD-Mangels kommt es zur verminderten Bildung reduzierten Glutathions, welches die Erythrozyten vor Oxidationsschäden schützt
- ▶ **Memo** heterozygote Anlageträger sind resistenter gegenüber Malariaplasmodien als die übrige Bevölkerung (Selektionsvorteil in Malariagebieten)

Klinik

- allgemeine Anämiesymptome
- oxidativer Stress durch Infektionen, Genuss von Saubohnen (Favabohnen), Arzneimittel (Sulfonamide, Acetylsalicylsäure, Malariamittel) kann nicht durch Glutathion kompensiert werden und führt zu hämolytischen Krisen

Diagnostik

- Blutausstrich: Heinz-Innenkörperchen (Denaturierungsprodukte des Hämoglobins)
- G-6-PD-Aktivität der Erythrozyten ↓

Therapie

- Meidung auslösender Noxen
- keine Steroidtherapie, keine Splenektomie!

7.1.5 Pyruvatkinase-Mangel

- PK-Mangel = häufigster hereditärer Glykolysedefekt (autosomal-rezessive Vererbung)
- Energiegewinnung kann im reifen Erythrozyten bei fehlenden Mitochondrien nur über die Glykolyse erfolgen
- PK-Mangel führt zu ATP-Mangel, wodurch der Na^+/K^+-Gradient an der Membran nicht mehr aufrechterhalten werden kann
- gestörte transmembranöse Ionenverteilung mit konsekutiver Hämolyse

Klinik
- hämolytische Anämie nur bei Homozygoten
- Splenomegalie

Diagnostik
- Blutausstrich: Akanthozyten (nicht spezifische »Stechapfelform«: geschrumpfte Erythrozyten mit Spiculae)
- PK-Aktivität der Erythrozyten ↓

Therapie
- Splenektomie bei überwiegend lienaler Hämolyse

7.1.6 Sichelzellanämie

- häufigste Hämoglobinopathie; vor allem unter Schwarzafrikanern verbreitet
- autosomal kodominante Vererbung
- Punktmutation im β-Globinlocus auf Chromosom 11 führt zum Austausch der Glutaminsäure durch Valin in Position 6 der β-Kette des Hämoglobins (HbS)
- im deoxygenierten Zustand präzipitiert HbS
- Verlust der Verformbarkeit der sichelförmigen Erythrozyten führt zu Mikrozirkulationsstörungen mit Organinfarkten

Klinik
- Heterozygote meist asymptomatisch, resistenter gegenüber Malariaplasmodien als die übrige Bevölkerung
- Homozygote bereits im Kindesalter symptomatisch:
    - hämolytische Anämie
    - schmerzhafte vasookklusive Krisen (»Sichelzellkrisen«) mit Organinfarkten bei Hypoxämie
    - akute abdominelle Schmerzen (DD akutes Abdomen)
    - Hand-Fuß-Syndrom mit schmerzhafter Schwellung und Hyperämie durch Gefäßverschlüsse
- Komplikationen:
    - gesteigerte Neigung zu bakteriellen Infekten als Folge einer Milzatrophie durch multiple Milzinfarkte
    - pulmonale Infektionen (Pneumokokken, *Haemophilus influenzae*)
    - Osteomyelitis
    - Sepsis
    - aplastische Krisen durch Parvo-Virus-B19-Infektionen

Diagnostik
- Sichelzelltest: Erythrozyten nehmen auf einem Objektträger unter Luftausschluss (luftdichtes Deckglas) Sichelform an
- Hb-Elektrophorese

Differenzialdiagnose
- Lungenembolie
- Myokardinfarkt
- Apoplex

Therapie
- kausal: bei Homozygoten allogene Knochenmark-/Stammzelltransplantation
- symptomatisch:
    - Meidung von Sauerstoffmangelzuständen und Exsikkose
    - Infektionsschutz (Penicillinprophylaxe zwischen dem 3. Lebensmonat und mindestens dem 5. Lebensjahr)
    - in der Krise: Sauerstoffgabe, parenterale Flüssigkeitsgabe, Analgetika
    - Bluttransfusionen nur nach strenger Indikation, z. B. bei Organversagen Austauschtransfusionen, aplastische Krisen
    - Hydroxyharnstoff-Therapie kann die Mortalität bei häufigen Schmerzkrisen senken
    - 5-Azacytidin reaktiviert Transkription von γ-Globin

7.1.7 α-Thalassämie

- Vorkommen überwiegend in Südostasien, im Mittleren Osten und Mittelmeerraum
- α-Globine werden von 2 Genloci kodiert (insgesamt 4 Genkopien)
- α-Kettenproduktion durch defekte α-Globingene vermindert

Klinik
- abhängig von der Zahl intakter Genkopien
    - α-Thalassaemia minima (3 intakte Genkopien): klinisch und hämatologisch unauffällig
    - α-Thalassaemia minor (2 intakte Genkopien): leichte Anämie, klinisch unauffällig
    - HbH-Krankheit (1 intakte Genkopie): Bildung von Hämoglobin H (ββ/ββ); hämolytische Anämie mit Splenomegalie
    - Hb Barts (γγ/γγ) (keine intakte Genkopie): nicht lebensfähiger Fetus, Hydrops fetalis

Diagnostik
- Hb-Elektrophorese
- genetischer Nachweis

Therapie
- siehe nächstes Kapitel β-Thalassämie (▶ Kap. 7.1.8), abhängig von der klinischen Ausprägung

7.1.8 β-Thalassämie

- häufigste Thalassämie; vor allem im Mittelmeerraum verbreitet
- autosomal-rezessiv vererbte β-Globin-Synthesestörung mit verminderter HbA_1-Synthese (αα/ββ) und kompensatorisch erhöhter Synthese von HbF (αα/γγ) und HbA_2 (αα/δδ)
- intra- und extramedulläre Hämolyse infolge ineffektiver Erythropoese

Klinik
- Heterozygote: Thalassaemia minor
    - evtl. diskrete Milzvergrößerung
    - leichte Anämie
- Homozygote: Thalassaemia major (Cooley-Anämie)
    - bereits im Säuglingsalter manifest
    - schwere hämolytische Anämie
    - Hepatosplenomegalie
    - Wachstumsstörungen (»Bürstenschädel« durch erweiterte Markräume infolge einer Knochenmarkhyperplasie)
    - ggf. sekundäre Hämosiderose durch wiederholte Transfusionen mit entsprechenden Folgeschäden

Diagnostik
- hypochrome mikrozytäre Anämie (MCH und MCV ↓)
- Hämolysezeichen: Retikulozytose, LDH ↑, Haptoglobin ↓, Bilirubin ↑
- Eisen und Ferritin ↔↑
- verstärkte osmotische Resistenz der Erythrozyten
- Blutausstrich bei Thalassaemia minor: Targetzellen, basophile Tüpfelung
- Hb-Elektrophorese:
    - Thalassaemia minor: HbF ↑, HbA_2 ↑
    - Thalassaemia major: HbF ↑↑, HbA_2 ↑

Therapie
- Thalassaemia minor: keine Therapie erforderlich
- Thalassaemia major:
    - kausal: kurative Therapie durch allogene Knochenmark-/Stammzelltransplantation
    - symptomatisch: regelmäßige Bluttransfusionen (Hb-Zielwert >10 g/dl); Eisenelimination mit Deferoxamin

7.1.9 Paroxysmale nächtliche Hämoglobinurie (PNH, Marchiafava-Anämie)

- Erkrankung vorwiegend zwischen 25. und 45. Lebensjahr
- erworbene Mutation des PIG-A-Gens (X-Chromosom), das für die Biosynthese des PIG-(Phosphatidyl-Inositol-Glykan-)Ankerproteins verantwortlich ist
- klonale Erkrankung der pluripotenten hämatopoetischen Stammzelle

Eigene Notizen

- fehlerhafte Bindung (Verankerung) komplementregulierender Membranfaktoren auf der Zellmembran → komplementvermittelte Hämolyse ↑
- Abfall des Blut-pHs in der Nacht begünstigt Hämolyse

Klinik

- Hämolyse, Zytopenie, Thrombosen
- überwiegend nächtliche Hämolyse führt zu dunklem Morgenurin
- unspezifische Anämie-/Hämolysesymptome
- schubweiser Verlauf, evtl. hämolytische Krisen
- Neutropenie, Thrombozytopenie
- Hepatosplenomegalie
- Komplikationen:
  - Thrombosen: Pfortader, Lebervenen, zerebrale Gefäße, Milzvene
  - Übergang in aplastische Anämie, myelodysplastisches Syndrom oder AML

Diagnostik

- Hämolysezeichen: Hämoglobinurie, LDH ↑, Haptoglobin ↓, indirektes Bilirubin ↑
- durchflusszytometrischer Nachweis PIG-verankerter Membranproteine (z. B. CD55, CD59)
- Säurehämolysetest (Ham-Test): komplementvermittelte Hämolyse nach Ansäuerung einer Blutprobe, ggf. Zuckerwassertest
- molekulargenetischer Nachweis der Mutation des PIG-A-Gens

Therapie

- bei Bedarf leukozytendepletierte Erythrozytenkonzentrate
- Antikoagulation mit Cumarinen zur Thromboseprophylaxe
- zur Vermeidung hämolytischer Krisen frühzeitige Antibiotikagabe
- bei hämolytischen Krisen niedrig dosiert Kortikoide
- Blockierung des Komplementsystems mit monoklonalen Antikörpern gegen C5 (Eculizumab, Soliris®)
- ggf. allogene Stammzell-/Knochenmarktransplantation

7.1.10 Hämolytische Transfusionsreaktionen

- etwa einmal unter 1000 transfundierten Konserven
- Fehltransfusion im AB0-System (hämolytische Sofortreaktionen)
- Antikörper gegen Kidd-, Kell- und Duffy-Antigen, Titer meist unterhalb der Nachweisgrenze (verzögerte hämolytische Transfusionsreaktion)

Klinik

- Sofortreaktion:
  - Fieber, Schweißausbruch, Schüttelfrost
  - Dyspnoe
  - Blutdruckabfall
  - Übelkeit, Erbrechen

7.1 · Anämien

- Kopf- und Rückenschmerzen
- Urtikaria, Flush
- Schock
- verzögerte Transfusionsreaktion:
  - eine bis mehrere Wochen nach der Transfusion kommt es zu Fieber, Hb-Abfall und leichtem Ikterus

Diagnostik
- Rotfärbung von Urin und Plasma (freies Hämoglobin)
- Hämolysezeichen: LDH ↑, Haptoglobin ↓, indirektes Bilirubin ↑
- Hb-Abfall nach Transfusion

Therapie
- Transfusion sofort beenden
- Volumensubstitution
- Natriumbikarbonatlösung zur Prophylaxe eines akuten Nierenversagens, ggf. Dialyse
- antiallergische Therapie

7.1.11 Morbus haemolyticus neonatorum

- Rh-Erythroblastose: bei rh-negativer Frau und Rh-positivem Fetus, feto-maternaler Erythrozytenübergang im Rahmen vorangegangener Schwangerschaften führt zur Sensibilisierung der Mutter (Bildung von Anti-D-IgG-Antikörpern)
- AB0-Erythroblastose: plazentagängige IgG-Antikörper bei Blutgruppe A/B des Kindes und 0 der Mutter

Klinik
- Rh-Erythroblastose: hämolytische Anämie des Feten, Kernikterus, Hydrops congenitus universalis, Tod
- AB0-Erythroblastose: leichte Hämolyse ohne intrauterine Schäden

Diagnostik
- positiver direkter Coombs-Test, Anämie, Retikulozytose, unkonjugiertes Bilirubin ↑ beim Fetus
- positiver indirekter Coombs-Test bei der Mutter

Therapie
- Rh-Erythroblastose: Austauschtransfusion beim Kind (intrauterin), vorzeitige Entbindung
- AB0-Erythroblastose: postnatale Phototherapie (zur Vermeidung eines Kernikterus)
- Anti-D-Prophylaxe der Mutter

Eigene Notizen

Eigene Notizen

7.1.12 Autoimmunhämolytische Anämie durch inkomplette Wärmeautoantikörper (IgG)

- 70% aller autoimmunhämolytischen Anämien (AIHA)
- idiopathisch
- sekundär:
  - Non-Hodgkin-Lymphome
  - systemischer Lupus erythematodes, Kollagenosen
  - Virusinfekte
  - Induktion durch Medikamente, z. B. Betalaktamantibiotika
- Bindung der IgG-Wärmeautoantikörper an Erythrozyten bei Körpertemperatur mit konsekutiver Phagozytose und Abbau im RHS

Klinik
- allgemeine Anämiesymptome
- evtl. hämolytische Krisen

Diagnostik
- Hämolysezeichen: LDH ↑, Haptoglobin ↓, indirektes Bilirubin ↑, Retikulozytose
- direkter Coombs-Test positiv; indirekter Coombs-Test nur bei sehr hohen Antikörpertitern positiv (Sättigung der Erythrozyten mit Autoantikörpern)
- indirekte Hinweise: BSG ↑↑, erschwerte Blutgruppenbestimmung
- Ausschluss einer anderen Grunderkrankung, z. B. NHL oder SLE

Therapie
- Kortikosteroide (Prednison)
- evtl. Immunsuppressiva (Azathioprin, Cyclophosphamid, Ciclosporin A)
- evtl. hochdosiert Immunglobuline
- bei chronischen Verläufen und überwiegend lienaler Hämolyse ggf. Splenektomie
- zurückhaltende Indikation für Bluttransfusionen (Hb <7 g/dl)

7.1.13 Autoimmunhämolytische Anämie durch Kälteagglutinine (IgM)

- 15% aller autoimmunhämolytischen Anämien (AIHA)
- Bindung der IgM-Kälteagglutinine an Erythrozyten bei niedrigen Temperaturen und Komplementaktivierung (Temperatur der Akren bei normaler Außentemperatur ausreichend!)
- idiopathisch (Kälteagglutininkrankheit)
- sekundär:
  - akutes Kälteagglutininsyndrom: passagere polyklonale IgM-Vermehrung meist 2–3 Wochen nach Mykoplasmen-Infektion, spontane Remission innerhalb von 4 Wochen
  - chronisches Kälteagglutininsyndrom: monoklonale IgM-Vermehrung meist bei B-Zell-Lymphomen (z. B. M. Waldenström)

Klinik
- Akrozyanose bei Kälteexposition
- schubweise nach Kälteexposition intravasale Hämolysen mit Hämoglobinurie
- allgemeine Anämiesymptome

Diagnostik
- bei Raumtemperatur BSG ↑↑, bei 37 °C normal
- Nachweis der Kälteagglutinine
- indirekte Hinweise: Autoagglutination der Erythrozyten bei Raumtemperatur erschweren die Blutentnahme, Erythrozytenzählungen, Blutausstriche und die Kreuzprobe

Differenzialdiagnose
- Raynaud-Syndrom

Therapie
- Kälteschutz
- evtl. Immunsuppressiva bei ausgeprägter hämolytischer Anämie (Cyclophosphamid, Chlorambucil)
- ggf. Plasmapherese
- Kortikosteroide und Splenektomie sind therapeutisch unwirksam
- zurückhaltende Indikation für Bluttransfusionen (Hb <7 g/dl)
- Thromboembolieprophylaxe bei ausgeprägter akuter Hämolyse

7.1.14 Autoimmunhämolytische Anämie durch bithermische Hämolysine (IgG)

- idiopathisch
- postinfektiös
    - akut nach viralem Infekt (meist im Kindesalter)
    - chronischer Verlauf bei Lues

Klinik
- siehe autoimmunhämolytische Anämien durch Wärme-/Kälteautoantikörper (▶ Kap. 7.1.12 und 7.1.13)

Diagnostik
- Donath-Landsteiner-Test:
    - Bindung bithermischer Autoantikörper und Komplementfaktoren an Erythrozyten bei tiefen Temperaturen
    - konsekutive Hämolyse im Rahmen der Wiedererwärmung

Therapie
- siehe autoimmunhämolytische Anämien durch Wärme-/Kälteautoantikörper (▶ Kap. 7.1.12 und 7.1.13)

Eigene Notizen

7.1.15 Renale Anämie

- hyporegeneratorische Anämie infolge eines Erythropoetinmangels bei chronischer Niereninsuffizienz (Serumkreatinin >3,5 mg/dl; Kreatinin-Clearance <30 ml/min)
- zusätzlich verkürzte Erythrozytenlebenszeit durch Urämiegifte

Klinik
- Café au lait-Farbe der Haut infolge anämischer Blässe und der Ablagerung von Urochromen
- allgemeine Anämiesymptome
- Symptomatik der Nierenerkrankung

Diagnostik
- normochrome, normozytäre Anämie (MCH normal)
- Retikulozyten ↓
- fehlende kompensatorische Erhöhung des Erythropoetinspiegels (Erythropoetin niedrig bis normal)

Differenzialdiagnose
- Eisenmangelanämie
- megaloblastäre Anämie

Therapie
- Erythropoetin (Ziel-Hb: 10–12 g/dl) (❗ **Cave** gehäuftes Auftreten von Thrombosen und Embolien bei Hb >12 g/dl)
- Nierentransplantation
- ❗ **Cave** Ausschluss und ggf. Therapie eines Eisenmangels (erworben durch Blutverluste im Rahmen der Dialyse)

7.1.16 Aplastische Anämie (Panmyelopathie)

- Bi-/Trizytopenie durch hämatopoetische Insuffizienz
- gehäuftes Auftreten in der Adoleszenz, zu Beginn des Seniums, während der Schwangerschaft (Hormonumstellung)
- teilweise Assoziation zu HLA-Antigenen

Ätiologie
- angeboren: Fanconi-Anämie
- erworben
  - idiopathischer, autoimmunologischer Stammzellschaden (>70% aller Fälle)
  - sekundär:
    - medikamentös: NSAR, Goldpräparate, Colchicin, Allopurinol, Thyreostatika, Phenytoin, Sulfonamide, Chloramphenicol (dosisabhängige versus dosisunabhängige Knochenmarkschädigung)
    - toxisch: Benzol

- Virusinfekte, z. B. Epstein-Barr-Virus, Hepatitis-Viren, Parvo-Virus B19
- ionisierende Strahlung

Klinik
- allgemeine Anämiesymptome
- Granulozytopenie: Infektanfälligkeit (bakteriell, mykotisch), Nekrosen, Fieber
- Thrombozytopenie: Blutungszeichen (Petechien, Nasen-/Zahnfleischbluten)

Diagnostik
- Blutbild: Panzytopenie, Retikulozyten ↓
- Knochenmarkhistologie: zellarmes/aplastisches Knochenmark, Fettmark, lymphoplasmozytoide Hyperplasie
- ❯ Memo Knochenmarkzytologie allein zur Diagnosestellung nicht ausreichend!

Differenzialdiagnose
- myelodysplastisches Syndrom (klonale Stammzellerkrankung)
- Leukämien und maligne Lymphome (Knochenmarkinfiltration)
- Osteomyelosklerose (Knochenmarkfibrose)
- megaloblastäre Anämie (Vitamin-B_{12}-/Folsäuremangel)
- Hypersplenismus (»Pooling«)
- systemischer Lupus erythematodes (antinukleäre Antikörper)

Therapie
- Erythrozyten- und Thrombozytensubstitution (leukozytendepletiert)
- Infektionsprophylaxe/-therapie
- Transplantation allogener hämatopoetischer Stammzellen
- immunsuppressive Therapie
    - Anti-Thymozyten-/Lymphozytenglobulin
    - Prednisolon
    - Methotrexat, Ciclosporin A, Cyclophosphamid

7.2 Akute Leukämien (inkl. myelodysplastische Syndrome)

7.2.1 Akute myeloische und lymphatische Leukämie

- neoplastische Transformation und Proliferation hämatopoetischer Stammzellen/unreifer Vorläuferzellen der Hämatopoese
- Bildung von Fusionsgenen durch Translokationen
- Ätiologie der Stammzellschädigung:
    - HTLV 1 oder 2
    - Benzol, Zytostatika, ionisierende Strahlen
    - Trisomie 21 (Down-Syndrom), Klinefelter-Syndrom (XXY)

- Übergang in AML bei myelodysplastischem Syndrom und myeloproliferativen Erkrankungen
- akute lymphatische Leukämie (ALL) überwiegend im Kindesalter, akute myeloische Leukämie (AML) überwiegend im Erwachsenenalter

Klinik

- unspezifische Allgemeinsymptome: Fieber, Nachtschweiß, Abgeschlagenheit (kurze Anamnese)
- Anämiesymptomatik, Infektanfälligkeit, Blutungen infolge der Verdrängung der normalen Hämatopoese
- Lymphknotenschwellungen (30%), Spleno-/Hepatomegalie (häufiger bei Kindern)
- leukämische Haut-/Organinfiltrationen im fortgeschrittenen Stadium
- Knochen-/Gelenkschmerzen bei kindlicher ALL
- Meningeosis leucaemica bei ALL, evtl. Infiltrate am Augenhintergrund
- hypertrophische Gingivitis (M4 und M5)
- Verbrauchskoagulopathie: DIC und sekundäre Hyperfibrinolyse (M3)

Diagnostik

- **Memo** Leukozytenzahl ist diagnostisch nicht richtungsweisend (↑/↔/↓)!
- im Blutbild: häufig Anämie, Thrombozytopenie und/oder Granulozytopenie
- durch erhöhten Zellumsatz Harnsäure ↑ und LDH ↑
- im Knochenmark und ggf. im Blutausstrich: undifferenzierte Blasten mit großen atypischen Nukleolen und schmalem basophilem Zytoplasmasaum, Auerstäbchen (Myeloblasten-Leukämie), Faggot-Zellen (Auerstäbchen in Bündeln bei Promyelozyten-Leukämie)
- Blastenanteil im Knochenmark bei ALL >25% und bei AML >20%
- Hiatus leucaemicus: Fehlen der mittleren Entwicklungsstufe der Granulopoese
- Liquordiagnostik bei ALL und M5 obligat
- WHO-Klassifikation der AML
  - AML mit spezifischen genetischen Abnormalitäten
  - AML mit Multiliniendysplasie (nach MDS und ohne vorangegangenes MDS, therapiebedingt)
  - akute Leukämien, sonst nicht kategorisiert
  - akute Leukämien mit undefiniertem Phänotyp
- Klassifikation der akuten myeloischen Leukämie anhand morphologischer Charakteristika und Zytochemie (▶ Tabelle)
- Differenzierung verschiedener Subtypen der akuten lymphatischen Leukämie mittels morphologischer und zytochemischer Kriterien (▶ Tabelle)

7.2 · Akute Leukämien (inkl. myelodysplastische Syndrome)

FAB-(French-American-British-)Klassifikation der AML			
Subtyp		Morphologie	Zytochemie
M0	minimal differenzierte AML	undifferenzierte Blasten	POX-negativ (<3%), MPO jedoch immunologisch nachweisbar
M1	AML ohne Differenzierung	selten Granula	POX-positiv (>3%)
M2	AML mit Differenzierung	azurophile Granula, evtl. Auerstäbchen	POX-positiv (>30%)
M3	Promyelozyten-Leukämie	hypergranuläre Promyelozyten, Bündel von Auerstäbchen	POX-positiv (>90%)
M4	akute myelomonozytäre Leukämie	myelozytäre und monozytoide Blasten, >3% Eosinophile (M4eo+)	POX-positiv, Esterase-positiv (>25%)
M5	akute monozytäre Leukämie	Monoblasten, Promonozyten	Esterase-positiv (>80%)
M6	Erythroleukämie	unreife Erythroblasten	
M7	Megakaryoblasten-Leukämie	unreife Blasten	

Klassifikation der ALL			
Subtyp		Morphologie	Zytochemie
L1	kindlicher Typ	überwiegend kleine Blasten	PAS-positiv, POX- und Esterase-negativ
L2	Erwachsenen-Typ	heterogene Zellpopulation	
L3	Burkitt-Typ	überwiegend Blasten	

- Zytogenetik und Molekulargenetik
  - PML/RARa-Fusionsgen bei akuter Promyelozyten-Leukämie (M3) typisch; das RARa-Protein vermittelt die Interaktion mit Retioninsäure; Transretioninsäure führt zur Ausdifferenzierung der Leukämiezellen zu reifen Granulozyten und stellt deshalb Therapieoption dar
  - bcr/abl-Gen bei Philadelphia-Chromosom (Ph)-positiver ALL kodiert für ein Fusionsprotein mit erhöhter Tyrosinkinaseaktivität
  - TEL/AML1-Fusionsgen ist die häufigste zytogenetische Veränderung bei kindlicher ALL
- Immunphänotypisierung nach morphologischen und zytologischen Kriterien (❯ Memo Immunphänotypisierung unterstützt FAB-Klassifikation)

Differenzialdiagnose
- ❯ Memo Differenzierung der akuten Leukämien nach ALL und AML hat therapeutische und prognostische Bedeutung (▶ Tabelle)

Eigene Notizen

Unterscheidung von ALL und AML		
Merkmal	**AML**	**ALL**
Auerstäbchen	positiv bei bestimmten FAB-Typen, v. a. M2 und M3	fehlen
Myeloperoxidase	meist positiv (unterschiedlicher Anteil der Blastenpopulation)	negativ
unspezifische Esterase	häufig positiv, v. a. M4 und M5	negativ
PAS-Reaktion[a]	positiv bei M6	häufig positiv (bis 50%)
TDT-Expression[b]	selten positiv (5–10% der Blastenpopulation)	positiv

[a] Perjodsäure-Schiff-Reagens zur Anfärbung glykogenhaltiger Zellbestandteile
[b] Expression der terminalen Deoxynukleotidyltransferase (TDT)

- Mononukleose (im Blutbild lymphozytäre Reizformen)
- aplastische Anämie, Myelodysplasie, megaloblastäre Anämie

Therapie

- Therapieziel: anhaltende komplette Remission mit Normalisierung des Blutbildes und des Knochenmarks
- Polychemotherapie (Remissionsinduktion, Konsolidierung, Remissionserhaltung)
    - ALL im Kindesalter:
        - Induktion: z. B. Prednison, Vincristin, Daunorubicin, L-Asparaginase
        - Konsolidierung: wie Induktionstherapie
        - Erhaltung: Methotrexat oder 6-Mercaptopurin über mindestens 24 Monate
        - bei ZNS-Beteiligung: Methotrexat intrathekal und ggf. Schädelbestrahlung
        - Knochenmark-/Stammzelltransplantation (z. B. in der 2. Remission)
    - AML im Erwachsenenalter:
        - Induktion: z. B. TAD-Regime (Thioguanin, Cytarabin [Ara-C], Daunorubicin), ggf. HAM-Regime (Ara-C, Mitoxantron)
        - Konsolidierung: wie Induktionstherapie
        - Transplantation allogener hämatopoetischer Stammzellen oder allogene Knochenmarktransplantation bei AML in Remission <50. Lebensjahr und Vorliegen eines HLA-kompatiblen Spenders, in Verbindung mit einer Konditionierungstherapie (intensive Zytostatikatherapie und Ganzkörperbestrahlung 10 Gy)
        - Komplikation: »graft versus host disease«; akut (<3 Monate): mit Erythrodermie, Enteritis und Hepatitis; chronisch (>3 Monate): kollagenoseähnliche Haut-/Schleimhautveränderungen, Cholestase; Prophylaxe: Immunsuppressiva, z. B. Ciclosporin A, MTX, Tacrolimus; Therapie: Prednisolon, Antilymphozytenserum, monoklonale Antikörper gegen T-Zellen
- Tyrosinkinaseinhibitor Imatinib (Glivec®) bei Ph-positiver ALL

- supportive Therapie
  - Infektprophylaxe, z. B. selektive Darmdekontamination, Hygiene
  - Breitbandantibiotika bei neutropenischem Fieber
  - Erythrozyten-/Thrombozytenkonzentrate
  - bei drohender Uratnephropathie Flüssigkeit, Harnalkalisierung und Allopurinol
- Prognose:
  - Langzeitüberlebensrate bei AML 50%
  - Langzeitüberlebensrate bei kindlicher ALL 70–80% und bei Erwachsenen-ALL 30–40%
  - Auftreten von Sekundärneoplasien möglich
  - klinisches Follow-up/Nachsorge, unter anderem hinsichtlich therapieassoziierter Folgeerkrankungen (Organtoxizität)

7.2.2 Myelodysplastische Syndrome (MDS, früher: Präleukämien)

- heterogene Gruppe klonaler neoplastischer Erkrankungen der hämatopoetischen Zellen
- qualitativ veränderte Zellproliferation im Knochenmark und Zytopenie des peripheren Blutes
- häufig Übergang in akute oder chronische myeloische Leukämien (präleukämische Syndrome)
- Erkrankungsgipfel nach dem 70. Lebensjahr
- meist unklare Ätiologie, sekundäres myelodysplastisches Syndrom induziert durch Zytostatika, radioaktive Strahlung, Benzol

Klinik

- in 20% der Fälle asymptomatischer Zufallsbefund
- im Verlauf durch Zytopenie: unspezifische Anämiesymptome, erhöhte Infektanfälligkeit, Blutungsneigung
- Hepato-/Splenomegalie

Diagnostik

- im Blutbild: Erythrozytopenie, Bizytopenie, Panzytopenie
- Knochenmark: meist erhöhte Zelldichte, Erythropoese und Granulozytopoese zeigen Reifungsstörungen (Ringsideroblasten, Anisozytose, Poikilozytose bzw. hypogranulierte Granulozyten), evtl. übersegmentierte, unterschiedlich große Megakaryozyten
- Chromosomenanalyse (50% der Fälle zeigen Abberationen)
- zum Ausschluss von Differenzialdiagnosen: Ferritin, LDH, Vitamin B_{12}, Folsäure, Erythropoetin, Säurehämolysetest
- FAB-Klassifikation der myelodysplastischen Syndrome (▶ **Memo** die WHO-Klassifikation (unterscheidet 8 Untergruppen nach morphologischen und zytogenetischen Kriterien; RAEB-T und CMML sind ausgegliedert) ermöglicht bessere Aussagen zur Prognose, ist aber in der klinischen Praxis schwieriger zu handhaben!) (▶ Tabelle)

Eigene Notizen

FAB-Klassifikation der myelodysplastischen Syndrome				
Typ	Blutbild	Knochenmark	Übergang in AML	Mittleres Überleben (Monate)[a]
refraktäre Anämie (RA)	Blasten <1%, Anämie, Retikulozytopenie	Blasten <5%, normo-/hyperzellulär, Dyserythropoese	10–20%	50
refraktäre Anämie mit Ringsideroblasten (RARS)	wie bei refraktärer Anämie	>15% Ringsideroblasten	10–20%	50
refraktäre Anämie mit Exzess von Blasten (RAEB)	Blasten <5%, mindestens Bizytopenie	5–20% Blasten	40–50%	11
refraktäre Anämie in Transformation (RAEB-T)	Blasten >5%, fakultativ mit Auerstäbchen	20–30% Blasten, fakultativ mit Auerstäbchen	60–75%	5
chronisch myelomonozytäre Leukämie (CMML)	Monozytose > 1000/µl	Vermehrung monozytärer Vorstufen	20–30%	11

[a] Prognose hängt nicht nur vom FAB-Subtyp ab; klinische Prognosebestimmung anhand des IPSS (International Prognostic Scoring System) basierend auf dem Blastenanteil im Knochenmark, dem Karyotyp und dem Ausmaß der Zytopenie.

Differenzialdiagnose

- myeloproliferative Erkrankungen
- Haarzell-Leukämie
- akute Leukämien
- aplastische Anämie, megaloblastäre Anämie, paroxysmale nächtliche Hämoglobinurie
- nutritiv-toxische oder reaktive Knochenmarkveränderungen
- Hyperspleniesyndrom

Therapie

- palliative Chemotherapie bei Organomegalie oder Hyperleukozytose mit Hydroxycarbamid, Melphalan, Cytosin-Arabinosid
- Polychemotherapie bei RAEB und RAEB-T mit Induktionsprotokollen der AML
- 5-Azacytidin und 5-Aza-2'desoxycytidine (Inhibition der DNA-Methyltransferase) (❯ Memo noch keine Zulassung für Deutschland!)
- allogene Knochenmark-/Stammzelltransplantation nach (nicht-)myeloablativer Konditionierung
- supportive Therapie:
    - Transfusion von Thrombozyten-/Erythrozytenkonzentraten
    - Wachstumsfaktoren: EPO, G-CSF
    - Breitbandantibiose bei unklarem Fieber
    - Eisenchelatoren, z. B. Deferasirox (Exjade®) p.o. bei sekundärer Siderose

7.3 Myeloproliferative Erkrankungen

- klonale Proliferation myeloischer Stammzellen (Fähigkeit zur Ausdifferenzierung bleibt erhalten)
    - chronisch myeloische Leukämie
    - Polycythaemia vera
    - essenzielle Thrombozythämie
    - Osteomyelofibrose
- gemeinsame Klinik:
    - initiale Vermehrung aller drei Zellreihen
    - Splenomegalie
    - Knochenmarkfibrosierung
    - evtl. extramedulläre Blutbildung (Leber, Milz, Lymphknoten)
    - evtl. terminaler Blastenschub
- IFN-α als mögliche gemeinsame Therapieoption

7.3.1 Chronisch myeloische Leukämie (CML)

- Häufigkeitsgipfel zwischen 40. und 60. Lebensjahr, bei Kindern sehr selten
- monoklonale Stammzellentartung
- mögliche Ätiologie: ionisierende Strahlung, Benzol
- Protoonkogen c-abl (auf Chromosom 9) lagert sich an den bcr-Locus des Chromosoms 22 an (Philadelphia-Chromosom)
- das aberrante Genprodukt des Fusionsgens bcr/abl besitzt Tyrosinkinaseaktivität und wirkt proliferationsfördernd

Klinik
- Krankheitsverlauf:
    - chronisch stabile Phase über 3–5 Jahre: Leukozytose, Splenomegalie
    - Akzelerationsphase: 10–30% Blasten im Blut/Knochenmark, Basophilie >20%, Anämie, Thrombozytopenie
    - Blastenkrise: Myeloblasten und Promyelozyten >30% im Blut/Knochenmark oder lymphatische Blastenkrise (v. a. bei IFN-α-Vorbehandlung)
- unspezifische Allgemeinsymptome: Müdigkeit, Abgeschlagenheit, Fieber, Nachtschweiß
- Thromboembolien durch initiale Thrombozytose und leukämische Thromben mit konsekutiven Milzinfarkten, Zentralvenenthrombose der Retina etc.
- Knochenmarkinsuffizienz durch Myelofibrose
- Blutungen infolge der Thrombozytopenie

Diagnostik
- durch erhöhten Zellumsatz Harnsäure ↑ und LDH ↑
- Diff-BB: Leukozytose mit Linksverschiebung (bis >500.000/µl), granulopoetische Vorstufen bis zum Myeloblasten, Basophilie, Anämie, initial Thrombozytose, später Retikulozytose infolge extramedullärer Blutbildung

Eigene Notizen

- Knochenmark: Hyperplasie der Myelopoese
- Zytochemie: alkalische Leukozytenphosphatase ↓↓↓
- Zytogenetik: Philadelphia-Chromosom, bcr/abl-Fusionsgen

Differenzialdiagnose
- leukämoide Reaktionen im Rahmen schwerer bakterieller Infektionen
- Osteomyelosklerose

Therapie
- bei bcr/abl-positiver CML Tyrosinkinaseinhibitoren, z. B. Imatinib (Glivec®), Dasatinib
- IFN-α als Dauertherapie, initial in Kombination mit Hydroxyurea oder Cytarabin
- konventionelle Chemotherapie mit Hydroxycarbamid
- Polychemotherapie des Blastenschubs wie bei akuter Leukämie
- allogene Knochenmarktransplantation oder periphere Stammzelltransplantation nach (nicht-)myeloablativer Konditionierungstherapie bei Hochrisikopatienten (<55. Lebensjahr)
- supportive Therapie
    - Breitbandantibiotika bei Infekten
    - Erythrozyten-/Thrombozytenkonzentrate
    - Flüssigkeit, Harnalkalisierung und Allopurinol zur Prophylaxe einer Hyperurikämie
    - Leukozytapharese bei Gefahr leukämischer Thromben

7.3.2 Polycythaemia vera

- autonome Proliferation überwiegend der Erythropoese, aber auch der Thrombo- und Granulozytopoese
- Häufigkeitsgipfel 60. Lebensjahr

Klinik
- hyperproliferative Frühphase und panzytopenische Spätphase
- Rötung des Gesichts (Plethora) und der Extremitäten, evtl. Zyanose der Lippen
- schmerzhafte Rötung/Überwärmung der Füße (Erythromelalgie)
- Pruritus
- Kopfschmerz, Schwindel
- Müdigkeit, Abgeschlagenheit
- Ohrensausen, Sehstörungen
- Hypertonie
- Splenomegalie
- Komplikationen:
    - Thromboembolien
    - hämorrhagische Diathese
    - Knochenmarkinsuffizienz durch Übergang in Osteomyelofibrose
    - Entwicklung einer akuten Leukämie

Diagnostik
- im Blutbild: Hkt ↑, Hb ↑, Erythrozyten ↑, Thrombozyten ↑, Leukozyten ↑
- BSG ↓
- Knochenmark: Überwiegen der Erythropoese (mit Eisenverarmung)
- Ausschluss einer sekundären Polyglobulie: pO_2 arteriell, EPO-Spiegel, Herz-/Lungenbefunde, Abdomensonographie
- molekulargenetischer Nachweis einer JAK2-Mutation

Differenzialdiagnose
- sekundäre Polyglobulien: paraneoplastisches Syndrom, Nierenerkrankungen, Sauerstoffmangel, Hämoglobinstörung, exogenes Erythropoetin, Hormonstimulation

Therapie
- regelmäßige Aderlässe mit Ziel-Hkt <45% (❗ **Cave** keine Substitution des Eisenmangels zur Vermeidung der weiteren Stimulation der Erythropoese!)
- IFN-α
- ASS bei Thrombozytose
- evtl. myelosuppressive Therapie mit Hydroxycarbamid nach thromboembolischen Komplikationen, bei Thrombozyten >1.000.000/μl und symptomatischer Splenomegalie (❗ **Cave** Hydroxycarbamid beschleunigt Transformation in AML)
- supportive Therapie
    - Flüssigkeit, Harnalkalisierung und Allopurinol zur Prophylaxe einer Hyperurikämie
    - Antihistaminika bei Juckreiz

7.3.3 Essenzielle Thrombozythämie

- neoplastische monoklonale Proliferation der Thrombozytopoese

Klinik
- thromboembolische Komplikationen
- hämorrhagische Diathese bei nicht funktionsfähigen Thrombozyten
- im Verlauf Splenomegalie

Diagnostik
- Thrombozyten dauerhaft >600.000/μl
- hyperplastisches Knochenmark: gesteigerte Megakaryopoese mit abnorm großen, ausgereiften Megakaryozyten
- durch erhöhten Zellumsatz Harnsäure ↑ und LDH ↑
- molekulargenetischer Nachweis einer JAK2-Mutation

Differenzialdiagnose

- andere myeloproliferative Erkrankungen
- reaktive Thrombozytose durch Entzündung, Infektion, maligne Erkrankungen oder nach Splenektomie

Therapie

- bei symptomatischen Patienten oder bei asymptomatischer Thrombozytose >1.000.000/µl:
    - Hydroxyurea und ASS (100 mg/d)
    - Anagrelid (Xagrid®) führt zur Verzögerung der Megakaryozytenreifung (❗ **Cave** erhöhte Inzidenz thromboembolischer Ereignisse!)
    - IFN-α
- evtl. allogene Stammzelltransplantation bei jungen Patienten

7.3.4 Osteomyelosklerose (Osteomyelofibrose)

- hochgradige Markfibrose, extramedulläre Blutbildung, Splenomegalie
- meist nach dem 40. Lebensjahr

Klinik

- unspezifische Allgemeinsymptome: Gewichtsabnahme, Abgeschlagenheit, Fieber
- Splenomegalie, evtl. leichte Hepatomegalie
- Komplikationen:
    - thrombozytopenisch bedingte Blutungen
    - Infektionen
    - terminaler Blastenschub

Diagnostik

- im Blutbild: hyperproliferative Frühphase (mit Leukozytose und Thrombozytose, meist normale Erythrozytenzahlen) und panzytopenische Spätphase (mit leukoerythroblastischem Blutbild infolge extramedullärer Blutbildung und Poikilozytose)
- Knochenmark: trockenes Markaspirat (»Punctio sicca«), histologisch Myelofibrose
- Zytochemie: alkalische Leukozytenphosphatase ↑ (▶ **Memo** bei CML ↓)
- molekulargenetischer Nachweis einer JAK2-Mutation

Therapie

- IFN-α
- Thalidomid, evtl. kombiniert mit niedrig dosiertem Prednisolon
- Milzbestrahlung, evtl. Splenektomie bei Hypersplenismus (❗ **Cave** extramedulläre Blutbildung!)
- allogene Blutstammzelltransplantation bei jungen Patienten
- ggf. Erythrozytenkonzentrate bei Anämie
- ggf. ASS bei Thrombozytose

7.4 Maligne Lymphome und multiples Myelom

7.4.1 M. Hodgkin (Lymphogranulomatose)

- zwei Häufigkeitsgipfel um das 25. und 60. Lebensjahr
- ♂:♀ = 3:2
- monoklonales B-Zell-Lymphom mit großen einkernigen Hodgkinzellen und mehrkernigen Sternberg-Reed-Riesenzellen (CD30-positiv)
- initial lokalisierte Lymphknotenerkrankung, im fortgeschrittenen Stadium Systemerkrankung
- histologische Formen
  - lymphozytenreich 5–10%
  - nodulär-sklerosierend 60–80%
  - gemischtzellig 15–20%
  - lymphozytenarm (diffus fibrosierend/retikulär) 1–5%

Klinik
- schmerzlose Lymphknotenvergrößerung
  - zervikal (70%)
  - mediastinal (30%), evtl. Hustenreiz
  - abdominell (5%)
- B-Symptomatik: Fieber (*Pel-Ebstein-Fieber:* wellenförmiger Verlauf), Nachtschweiß, Gewichtsverlust (>10% des Körpergewichts)
- Müdigkeit, Leistungsschwäche
- Pruritus
- evtl. Hepato-/Splenomegalie

Diagnostik
- Lymphknotenhistologie
- absolute Lymphozytopenie, evtl. Eosinophilie (30% aller Fälle), evtl. Anämie
- BSG ↑, LDH ↑
- Staging: Lymphknotenstatus, Röntgen-Thorax, CT-Thorax, Abdomenosonographie, CT-Abdomen, Knochenmarkbiopsie (Histologie/Zytologie), evtl. Szintigraphie, evtl. PET, evtl. Leberbiopsie
- Stadieneinteilung nach der Ann-Arbor-Klassifikation (▶ Tabelle)
- Prognosefaktoren (erhöhtes Risiko):
  - BSG ↑ (Stadium A: ≥50 mm/h; Stadium B: ≥30 mm/h)
  - extranodaler Befall
  - Befall von ≥3 Lymphknotenregionen
  - großer Mediastinaltumor
- Therapieüberwachung: Lungenfunktion, EKG, Echokardiographie

Differenzialdiagnose
- Non-Hodgkin-Lymphome
- Tumoren anderer Genese, Metastasen
- Infektionskrankheiten, z. B. EBV, HIV, Tbc
- bakterielle Lymphadenitis
- Sarkoidose

Eigene Notizen

Ann-Arbor-Klassifikation bei M. Hodgkin	
Stadium	Befall
I	Befall einer Lymphknotenregion (I/N) oder eines extralymphatischen Organs (I/E) (❗ **Cave** exklusiver Leberbefall ist immer Stadium IV)
II	Befall von ≥2 Lymphknotenregionen (II/N) oder lokalisierter Befall eines extralymphatischen Organs mit Befall von ≥1 Lymphknotenregion (II/E) auf der gleichen Seite des Zwerchfells
III	Befall von ≥2 Lymphknotenregionen (III/N) oder lokalisierter Befall extralymphatischer Organe und Lymphknoten (III/E) beidseits des Zwerchfells ± Milzbefall
IV	disseminierter Befall eines/mehrerer extralymphatischer Organe (z. B. Lunge, Leber, Knochenmark) mit oder ohne Befall des lymphatischen Systems
Zusätze	
A	ohne Allgemeinsymptome
B	mit Fieber (>38°C) und/oder Nachtschweiß und/oder Gewichtsverlust (>10% innerhalb von 6 Monaten)

Therapie

- im Stadium I/II ohne Risikofaktoren: Polychemotherapie (z. B. 2× ABVD) + Strahlentherapie (30 Gy, »involved field«)
- im Stadium I/II mit Risikofaktoren: Polychemotherapie (z. B. 4× ABVD) + Strahlentherapie (30 Gy, »involved field«)
- im Stadium IIB mit Risikofaktoren oder III und IV: Polychemotherapie (z. B. 8× BEACOPP) + Strahlentherapie (initialer Bulktumor/Restlymphome)
- ABVD-Schema: Adriamycin, Bleomycin, Vinblastin, Dacarbazin (Wiederholung d 29)
- BEACOPP-Schema: Bleomycin, Etoposid, Adriamycin, Cyclophosphamid, Oncovin (Vincristin), Procarbazin, Prednison (Wiederholung d 22)
- Rezidivtherapie (im Rahmen klinischer Studien): »Salvage«-Chemotherapie, Hochdosischemotherapie mit autologer Stammzelltransplantation, Proteasomhemmer, Immuntoxine und Radioimmunkonjugate gegen CD25 und CD30 (in klinischer Erprobung)
- Komplikationen:
  - primäre Therapieversager (10%), Frührezidive (15%), Spätrezidive (15%)
  - posttherapeutische Folgen der Bestrahlung: Pneumonitis, Perikarditis, Parästhesien der oberen Extremität (Lhermitte-Syndrom), Lähmungen und radikuläre Symptomatik (A. spinalis anterior-Syndrom)
  - posttherapeutische Folgen der Chemotherapie: Kardiomyopathie durch Anthrazykline, Lungenfibrose durch Bleomycin
  - Zweitneoplasien (15% aller Fälle innerhalb der ersten 20 Jahre nach Abschluss der Therapie)
- ❯ **Memo** Konservierung von Sperma bei noch unerfülltem Kinderwunsch vor Therapiebeginn

7.4.2 Non-Hodgkin-Lymphome (NHL)

- heterogene Gruppe maligner klonaler Neoplasien des lymphatischen Systems
- leukämische Manifestation in 30% der NHL
- gehäuft in höherem Lebensalter
- Ursache meist unbekannt, mögliche Ätiologie:
    - Immundefekte
    - Infektionen: HTLV 1 bei T-Zell-Lymphomen, EBV bei Burkitt-Lymphom, *Helicobacter pylori* bei MALT-Lymphomen
    - radioaktive Strahlung
- pathogenetisch relevant sind chromosomale Translokationen mit Entstehung von Fusionsgenen
- WHO-Klassifikation der malignen Non-Hodgkin-Lymphome unterteilt in Vorläufer-B-Zell-Neoplasien, reifzellige B-Zell-Neoplasien, Vorläufer-T-Zell-Neoplasien, reifzellige T-Zell- und NK-Zell-Neoplasien
- Gruppierung der malignen Non-Hodgkin-Lymphome nach klinischer Bedeutung (▶ Tabelle)

Eigene Notizen

Einteilung der Non-Hodgkin-Lymphome	
B-Zell-Typ (80%)	**T-Zell-Typ (20%)**
I. Indolente Lymphome	
chronisch lymphatische Leukämie/kleinzelliges lymphozytisches Lymphom	T-Zell-, großgranuläre lymphozytische Leukämie
lymphoplasmozytisches Lymphom Immunozytom (M. Waldenström)	Mycosis fungoides Sézary-Syndrom
Haarzell-Leukämie	»smoldering« und chronische adulte T-Zell-Leukämie/Lymphom
Marginalzonen-B-Zell-Lymphome - splenisch - nodal (monozytoid) - extranodal (MALT-Lymphom)	
follikuläre Keimzentrumslymphome Grad I und II	
II. Aggressive Lymphome	
B-Zell-Prolymphozyten-Leukämie	T-Zell-Prolymphozyten-Leukämie
multiples Myelom	peripheres T-Zell-Lymphom, unklassifiziert
Mantelzell-Lymphom	angioimmunoblastisches T-Zell-Lymphom
follikuläres Keimzentrumslymphom Grad III	angiozentrisches Lymphom
diffuses großzelliges B-Zell-Lymphom	intestinales T-Zell-Lymphom
mediastinales (thymisches) großzelliges B-Zell-Lymphom	anaplastisches großzelliges T- und Null-Zell-Lymphom
hochmalignes Burkitt-ähnliches B-Zell-Lymphom	

Eigene Notizen

Tabelle (Fortsetzung)

Einteilung der Non-Hodgkin-Lymphome	
B-Zell-Typ (80%)	**T-Zell-Typ (20%)**
III. Sehr aggressive Lymphome	
Vorläuferzell-B-lymphoblastisches Lymphom/Leukämie	Vorläuferzell-T-lymphoblastisches Lymphom/Leukämie
Burkitt-Lymphom akute B-Zell-Leukämie	adultes T-Zell-Lymphom/Leukämie
Plasmazell-Leukämie	

Klinik
- Lymphknotenschwellungen
- B-Symptomatik: Fieber, Nachtschweiß, Gewichtsverlust
- Knochenmarkinfiltration mit Anämie (Müdigkeit, Schwäche), Leukozytopenie (Infektanfälligkeit), Thrombozytopenie (Blutungsneigung) und leukämischer Ausschwemmung der Lymphomzellen ins Blut
- evtl. Organbefall
- kutane Manifestationen (Ekzeme, Knoten) vor allem bei T-Zell-Lymphomen
- monoklonale Gammopathien bei B-Zell-Lymphomen

Diagnostik
- Lymphknotenhistologie
- Staging: Lymphknotenstatus, Röntgen-Thorax, CT-Thorax, Abdomensonographie, CT-Abdomen, Knochenmarkbiopsie (Histologie/Zytologie), evtl. Szintigraphie, ggf. Leberbiopsie und gastroenterologische Diagnostik, Liquordiagnostik bei Burkitt-Lymphom und lymphoblastischem NHL
- molekulare Diagnostik
- Prognosefaktoren (erhöhtes Risiko):
  - LDH ↑
  - mehrere extranodale Herde
  - reduzierter Allgemeinzustand (Karnofsky-Index <80%)
- Stadieneinteilung nach der Ann-Arbor-Klassifikation (▶ Tabelle)

Therapie
- niedrigmaligne Lymphome:
  - im Stadium I/II (lokalisiert): Radiotherapie, Chemotherapie (CHOP) mit kurativer Intention, evtl. »watch and wait«
  - im Stadium III/IV (generalisiert): »watch and wait«, ggf. Polychemotherapie (z. B. CHOP) mit palliativer Zielsetzung bei rascher Progredienz mit hämatopoetischer Insuffizienz und Organdestruktionen oder anderen Komplikationen
  - CHOP-Schema: Cyclophosphamid, Doxorubicin, Oncovin (Vincristin), Prednison
  - evtl. Anti-CD20-Antikörper (Rituximab)

7.4 · Maligne Lymphome und multiples Myelom

Ann-Arbor-Klassifikation bei Non-Hodgkin-Lymphomen	
Stadium	Befall
I	Befall einer einzelnen Lymphknotenregion (I) oder isolierter extralymphatischer Befall (I/E)
II	Befall von ≥2 Lymphknotenregionen auf einer Seite des Zwerchfells (II), mit Milzbeteiligung (II S) oder mit lokalisiertem extralymphatischem Befall (II E)
II_1	Befall zweier benachbarter Regionen oder einer Region mit lokalisiertem Übergang auf ein benachbartes Organ/Gewebe (II_{1E})
II_2	Befall nicht benachbarter oder mehr als zwei benachbarter Regionen, einschließlich eines lokalisierten Befalls eines extralymphatischen Organs/Gewebes (II_{2E})
III	Befall auf beiden Zwerchfellseiten, einschließlich Milzbefall (III S), mit extranodaler lokalisierter Beteiligung (III E) oder beides (III S, E)
IV	diffuser oder disseminierter Befall extralymphatischer Lokalisation: Knochenmark, Leber, Lunge
Zusätze	
A	ohne Allgemeinsymptome
B	mit Fieber (>38°C) und/oder Nachtschweiß und/oder Gewichtsverlust (>10% innerhalb von 6 Monaten)

Eigene Notizen

- Radioimmuntherapie mit Ibritumomab-Tiuxetan (Zevalin®) bei CD20-positivem, follikulärem NHL
- bei älteren Patienten evtl. Chlorambucil-Monotherapie
- hochmaligne Lymphome:
  - 6–8× CHOP (Wiederholung d 14/21), bei CD20-positiven Lymphomen ergänzt um Rituximab (R-CHOP)
  - Schädelbestrahlung und Methotrexat intrathekal bei lymphoblastischen NHL
  - evtl. Hochdosischemotherapie mit autologer Stammzelltransplantation
- Prognose:
  - mittlere Überlebenszeit beim niedrigmalignen NHL 2–10 Jahre, nur im lokalisierten Stadium heilbar
  - hochmaligne NHL verlaufen unbehandelt rasch letal, behandelt Heilung in 50% der Fälle (ungünstige Prognose im Stadium III/IV, bei Vorliegen von Risikofaktoren und in höherem Alter)

7.4.3 Chronisch lymphatische Leukämie (CLL)

- niedrigmalignes, meist leukämisch verlaufendes B-Zell-Lymphom
- immuninkompetente B-Lymphozyten
- häufigste Leukämieform, mit dem Alter zunehmende Inzidenz, ♂ > ♀
- »gutartigste« Leukose

Klinik

- häufig asymptomatisch, ggf. Leistungsminderung, Nachtschweiß
- derbe, indolente Lymphknotenschwellungen (anfangs nur bei 50% der Patienten, im weiteren Verlauf obligat)
- Stadieneinteilung anhand des Hb-Wertes, der Thrombozytenzahl und der Zahl vergrößerter Lymphknoten (▶ Tabelle)

Stadieneinteilung der CLL nach Binet

Stadium	Kriterien	Mittlere Überlebenszeit (in Monaten)
A	Hb >10 g/dl, Thrombozyten >100.000/µl <3 vergrößerte Lymphknotenregionen	>120
B	Hb >10 g/dl, Thrombozyten >100.000/µl ≥3 vergrößerte Lymphknotenregionen	60
C	Hb <10 g/dl und/oder Thrombozyten <100.000/µl	24

- evtl. Hepato-/Splenomegalie
- Hautaffektionen, z. B. Erythrodermie, Urtikaria, knotige Infiltrate, Juckreiz, Herpes zoster/simplex, Mykosen
- *Mikulicz-Syndrom:* Parotisschwellung, Tränendrüsenbefall
- Komplikationen:
  - Antikörpermangelsyndrom mit Infektneigung
  - autoimmunhämolytische Anämie durch Wärmeautoantikörper
  - Hypersplenismus
  - zelluläres Hyperviskositätssyndrom
  - Organinfiltration
  - Zweitmalignome
  - Transformation in sekundär hochmalignes Non-Hodgkin-Lymphom (*Richter-Syndrom*)

Diagnostik

- Leukozytose, Lymphozytenanteil ↑ (70–95%), Lymphozytenzahl ↑ (>10.000/µl)
- im Blutausstrich Gumprecht-Kernschatten (gequetschte Zellkerne)
- Lymphozyteninfiltration des Knochenmarks >30%
- B-CLL-Immunphänotyp: CD5, CD19, CD23
- evtl. monoklonale Immunglobuline, inkomplette Wärmeautoantikörper
- chromosomale Veränderungen in mehr als 80% aller Fälle
- prognostisch relevante Parameter: β_2-Mikroglobulin, Thymidinkinase, lösliches CD23 und LDH

Therapie

- keine Therapie bei smoldering CLL (Stadium A, noduläres Knochenmarkinfiltrationsmuster, Verdopplungszeit der Blutlymphozyten >12 Monate, absolute Lymphozytenzahl <30.000/µl, Hb normal)

- symptomatische Patienten im Stadium B und alle Patienten im Stadium C:
  - konventionelle Chemotherapie:
    - \>65. Lebensjahr: Chlorambucil (Leukeran®) bis Leukozytenzahl <20.000/µl
    - <65. Lebensjahr: Purinanaloga, z. B. Fludarabin
  - evtl. Fludarabin, Cyclophosphamid und Rituximab bei fortgeschrittener CLL
  - bei Therapieresistenz: Anti-CD52-Antikörper, myeloablative Hochdosischemotherapie mit autologer Stammzelltransplantation, allogene Stammzelltransplantation nach dosisreduzierter Konditionierung (»Graft-versus-Leukämie-Effekt«)
  - palliative Therapiemaßnahmen:
    - Strahlentherapie bei Splenomegalie oder großen Lymphomen
    - Antibiotikatherapie bei Infekten infolge des Antikörpermangels
    - Glukokortikosteroide bei autoimmunhämolytischer Anämie
    - Splenektomie bei Hypersplenismus

7.4.4 Haarzell-Leukämie

- niedrigmalignes Non-Hodgkin-Lymphom der B-Zellreihe
- ♂ > ♀, Altersmedian 50.–55. Lebensjahr

Klinik

- Panzytopenie infolge diffuser Knochenmarkinfiltration und Markfibrose
- Splenomegalie (Hyperspleniesyndrom)
- erhöhte Infektanfälligkeit

Diagnostik

- im Blutausstrich feine, filamentöse (»haarige«) Zytoplasmaausläufer an den Leukämiezellen
- Zytochemie: Tartratresistenz der sauren Phosphatasereaktion (95% der Fälle)
- Immuntypisierung: CD11c und CD103 positiv
- indirekter Hinweis: Punctio sicca bei Knochenmarkaspiration

Differenzialdiagnose

- Osteomyelosklerose
- myelodysplastisches Syndrom

Therapie

- Chemotherapie mit Purinanaloga (Pentostatin, Desoxycoformycin, Nipent®; Cladribin, 2-Chlorodesoxyadenosin, Leustatin®) (kurative Intention!)
- IFN-α
- Anti-CD20-Antikörper (Rituximab) als Rezidivtherapie oder bei Refraktärität
- ggf. Splenektomie bei Milzruptur

Eigene Notizen

7.4.5 Gastrointestinale Lymphome

- histologische Klassifikation (▶ Tabelle)

Histologische Klassifikation der gastrointestinalen Lymphome	
B-Zell-Lymphome	Marginalzonenzell-Lymphom (MALT-Typ)
	immunoproliferatives Syndrom des Dünndarms (atypisches monoklonales IgA ohne Leichtketten)
	Mantelzell-Lymphom
	Burkitt-/Burkitt-ähnliche Lymphome
T-Zell-Lymphome	(Nicht)Enteropathie-assoziierte T-Zell-Lymphome

- MALT (»mucosa associated lymphatic tissue«)-Lymphome sind in 60% hochmaligne und in 40% niedrigmaligne
- MALT-Lymphome sind die häufigsten primär extranodalen Lymphome (35%), etwa 2% aller malignen Neoplasien des Gastrointestinaltraktes
- in 50% der Fälle API2/MLT-Fusionsgen durch Translokation
- Ätiologie:
  - meist unbekannt
  - chronische Infektion mit *Helicobacter pylori*
  - Komplikation im Rahmen einer Zöliakie bzw. Sprue

Klinik
- symptomlos/-arm
- erst im Spätstadium Schmerzen, Inappetenz, B-Symptomatik
- evtl. Blutungen, Perforation, Ileus, Malabsorption

Diagnostik
- endoskopische Untersuchung einschl. Probenentnahme (Histologie)
- Röntgen-Dünndarm, CT, MRT
- ggf. explorative Laparotomie
- Knochenmarkbiopsie (Zytologie)

Therapie
- in Abhängigkeit vom Stadium Breitbandantibiotika, chirurgische Intervention, Chemotherapie, Radiotherapie
- ❱ **Memo** im Stadium I E kann ein niedrigmalignes MALT-Lymphom des Magens unter *H.-p.*-Eradikationstherapie ausheilen!

7.4.6 Kutane T-Zell-Lymphome

- meist T-Helferzell-Lymphome
- Mycosis fungoides (kutan), Sézary-Syndrom (generalisiert)

Klinik

- Mycosis fungoides
  - prämykosid: Erytheme (scharf begrenzt mit feiner Schuppung), Juckreiz
  - infiltrativ: Verdickung der Haut durch Infiltration der Herde (Plaques), gesamtes Integument
  - mykosid: halbkugelige Tumoren mit Erosionen und Ulzerationen
  - im fortgeschrittenen Stadium systemische Ausbreitung mit Organbefall
- Sézary-Syndrom
  - diffuse Erythrodermie mit starkem Juckreiz
  - Hyperkeratosen palmoplantar
  - Alopezie und Onychodystrophie
  - Lymphknotenschwellungen
  - leukämisches Blutbild mit Sézary-Zellen

Diagnostik

- Histologie
  - Lymphozytenanhäufung intraepidermal (Pautrier-Mikroabszesse):
    - atypische T-Lymphozyten mit zerebriformer Einschnürung der Zellkerne (Sézary-Zellen/Lutzner-Zellen)
    - große basophile Zellen mit großen Nukleolen (Mycosiszellen)
- Immunhistochemie
- Molekularbiologie

Therapie

- PUVA-Therapie (Psoralen und UVA-Bestrahlung der Haut)
- Photopherese (Psoralen und extrakorporale UVA-Bestrahlung von Leukozyten)
- Chemotherapie
- bei Mycosis fungoides IFN-α oder Ganzkörper-Elektronenbestrahlung

7.4.7 Multiples Myelom (Plasmozytom)

- ab dem 40. Lebensjahr; Häufigkeitsgipfel zwischen dem 60. und 70. Lebensjahr
- monoklonale neoplastische Proliferation plasmazellulär differenzierter B-Lymphozyten
- pathologische Bildung monoklonaler Immunglobuline oder nur kappa- bzw. lambda-Leichtketten (Paraprotein)
  - IgG-Plasmozytom: 60%
  - IgA-Plasmozytom: 20%
  - IgD-Plasmozytom: 1%
  - κ-/λ-Leichtketten-Plasmozytom: 15%
  - Schwerkettenkrankheit, nichtsekretorische Plasmozytome

Eigene Notizen

Klinik

- unspezifische Allgemeinsymptome: Müdigkeit, Gewichtsverlust, subfebrile Temperaturen, Nachtschweiß
- osteolytische Herde (Prädilektionsstellen: Schädel, Rippen, Wirbel, Becken, Femur, Humerus) mit Knochenschmerzen infolge pathologischer Frakturen
- evtl. Querschnittslähmung durch Wirbelkörperfrakturen
- hyperkalzämische Krisen
- Panzytopenie durch Knochenmarkinfiltration
- Antikörpermangelsyndrom mit Infektanfälligkeit
- nephrotisches Syndrom/Niereninsuffizienz bei Myelomniere durch Ablagerung der Paraproteine in den Nierentubuli
- Hyperviskositätssyndrom mit Durchblutungsstörungen
- Amyloidose
- evtl. Polyneuropathie durch Paraproteine
- selten Plasmazell-Leukämie

Diagnostik

- BSG ↑↑↑ (>100 mm/1 h) (❶ Cave gilt nicht für Leichtketten-Plasmozytome!)
- M-Gradient in der Serumeiweißelektrophorese (fehlt bei Bence-Jones-Myelom)
- Bence-Jones-Proteinurie (❶ Cave kein Nachweis über Urinteststreifen!)
- Immunfixation und Immunephelometrie
- prognostisch relevante Parameter: β_2-Mikroglobulin, Thymidinkinase, CRP und LDH
- Hyperkalzämie
- Anämie
- Knochenmarkbiopsie: Plasmazellnester im Knochenmark, Plasmazellanteil >15%
- Stadieneinteilung anhand des Hb-Wertes, des Serumkalziums, der Zahl der Osteolysen und der Paraproteinkonzentration (▶ Tabelle)
- Röntgen: Schädel (»Schrotschussschädel«), osteolytische Herde in Wirbelkörpern, Rippen, Becken und langen Röhrenknochen (Myelomherde speichern häufig nicht in der Skelettszintigraphie)
- MRT und CT (❯ Memo höhere Sensitivität im Nachweis von Myelomherden als konventionelles Röntgen!)

Differenzialdiagnose

- sekundäre monoklonale Gammopathien, z. B. CLL, Autoimmunerkrankungen
- monoklonale Gammopathie unbestimmter Signifikanz (MGUS)
- degenerative Wirbelsäulenerkrankungen

7.4 · Maligne Lymphome und multiples Myelom

Stadien des multiplen Myeloms nach Durie und Salmon			
Stadium	Kriterien	Plasmazellmasse ($\times 10^{12}/m^2$ KOF)	Mittlere Überlebenszeit (Monate)

I	– Hb >10 g/dl
	– Serumkalzium normal
	– maximal eine solitäre Osteolyse
	– Paraproteinkonzentration
	  – IgG <5 g/dl
	  – IgA <3 g/dl
	  – Bence-Jones-Proteinurie <4 g/24 h
	alle Kriterien müssen erfüllt sein
		<0,6	64

II	weder Kriterien des Stadiums I noch des Stadiums III erfüllt	0,6–1,2	32

III	– Hb <8,5 g/dl
	– Serumkalzium erhöht
	– ausgedehnte Knochenläsionen
	– Paraproteinkonzentration
	  – IgG >7 g/dl
	  – IgA >5 g/dl
	  – Bence-Jones-Proteinurie >12 g/24 h
	mindestens eines dieser Kriterien muss erfüllt sein
		>1,2	12

Zusatz A	normale Nierenfunktion (Kreatinin <2 mg/dl)		
Zusatz B	gestörte Nierenfunktion (Kreatinin ≥2 mg/dl)		

Therapie
- ab Stadium II:
    - \>65. Lebensjahr: Chemotherapie (z. B. Alexanian-Schema mit Melphalan und Prednison)
    - <65. Lebensjahr:
        - nach VAD-Induktionschemotherapie (Vincristin und Adriamycin und Dexamethason) Hochdosischemotherapie und autologe Stammzelltransplantation
        - nicht-myeloablative Konditionierungstherapie und allogene Stammzelltransplantation
- Thalidomid oder Nachfolgesubstanz Lenalidomid (Revlimid®), evtl. in Kombination mit Dexamethason
- Proteasominhibitor (Bortezomib, Velcade®) in der Rezidivtherapie
- palliative Maßnahmen:
    - Bisphosphonate einmal monatlich, z. B. Pamidronat (Aredia®), Zoledronat (Zometa®)
    - bei Frakturgefahr lokale Bestrahlung von Knochenherden, evtl. operative Fixierung

Eigene Notizen

Eigene Notizen

- suffiziente Schmerztherapie
- bei Antikörpermangelsyndrom ggf. IgG-Substitution, frühzeitige Antibiose bei Infekten
- bei Hyperviskositätssyndrom Plasmapherese

7.4.8 Immunozytom (M. Waldenström)

- B-Zell-Immunozytom, lymphoplasmozytoides Lymphom
- Bildung monoklonaler IgM-Globuline

Klinik

- Osteoporose (keine Osteolysen, keine Hyperkalzämie)
- hämorrhagische Diathese durch Thrombozytenaggregation und Bindung von Gerinnungsfaktoren
- Hyperviskositätssyndrom mit akralen Durchblutungsstörungen, evtl. Sehstörungen
- evtl. autoimmunhämolytische Anämie durch Kryoglobuline
- evtl. Lymphknotenschwellungen und Hepatosplenomegalie

Diagnostik

- BSG ↑↑↑
- Immunfixation: monoklonale IgM-Globuline
- Knochenmarkbiopsie: lymphoplasmozytoide Zellinfiltration
- ❗ **Cave** jodhaltige Kontrastmittel können zum akuten Nierenversagen führen!

Therapie

- palliative Therapie mit prinzipiell schlechterem Ansprechen als beim multiplen Myelom
- im Rezidiv: Purinanaloga, z. B. Fludarabin

7.5 Hämostaseologische Erkrankungen

- Thrombozytopenien/-pathien (ca. 70% der Fälle)
- Koagulopathien (ca. 20%)
- vaskulär hämorrhagische Diathesen (ca. 10%)

7.5.1 Thrombozytopenie

- Bildungsstörung
  - aplastische Störung (Megakaryozyten ↓)
    - angeboren: Fanconi-Anämie
    - erworben: medikamentöse, chemisch-toxische, physikalische, infektiöse, immunologische Knochenmarkschädigung; leukämische/karzinomatöse Infiltration des Knochenmarks; Osteomyelosklerose
  - Reifungsstörung (Megakaryozyten ↔/↑)
    - Vitamin-B_{12}-/Folsäuremangel

- Umsatzsteigerung (Megakaryozyten ↑)
    - gesteigerte Thrombinaktivität, z. B. DIC
    - Autoantikörper
        - akut postinfektiös: meist bei Kindern nach respiratorischen/gastrointestinalen Infekten, selbstlimitierender Verlauf, ggf. Gabe von Immunglobulinen
        - medikamentös induziert, z. B. Cotrimoxazol
        - heparininduziert (HIT)
        - sekundär bei SLE, malignen Lymphomen etc.
        - chronisch idiopathische Thrombozytopenie (ITP)
    - Alloantikörper
        - Posttransfusionsthrombozytopenie/-purpura: Sensibilisierung gegen »human platelet antigen« (Glykoprotein IIa/IIIb)
        - passive Alloimmunthrombozytopenie: Transfusion der Antikörper
        - neonatale Alloimmunthrombozytopenie: fetomaternale Inkompatibilität der Antikörper
- Hypersplenismus
- Klappenersatz mit mechanischer Prothese
- hämolytisch-urämisches Syndrom (HUS, Gasser-Syndrom):
    - EHEC-Infektionen (enterohämorrhagische *E. coli*, Shigatoxin-bildend), aber auch nicht-infektiöse Ursachen
    - mikroangiopathische hämolytische Anämie, Thrombopenie und Nierenversagen
    - symptomatische Therapie, keine Antibiose, keine Motilitätshemmer, ggf. Dialyse
- thrombotisch-thrombozytopenische Purpura (Moschcowitz-Syndrom):
    - angeborener Mangel an Von-Willebrand-Faktor spaltender Protease (ADAMTS-13) oder sekundär erworben durch ADAMTS-13-Antikörper
    - HUS und neurologische Symptome, z. B. Krampfanfälle
    - Plasmapherese

Klinik
- petechiale Blutungen, Purpura

Diagnostik
- Thrombozyten ↓ (<140.000/μl) mit verlängerter Blutungszeit
- Ursachenabklärung

Differenzialdiagnose
- Pseudothrombozytopenie, z. B. durch EDTA-abhängige Agglutinine (Thrombozytenaggregate im Blutausstrich, Thrombozytenzahl im Citratblut normal), Kälteagglutinine, Riesenplättchen

Therapie
- therapeutische Substitution von Thrombozytenkonzentraten (Zielwert bei größeren Blutungen >50.000/μl bzw. bei kleinen Blutungen >20.000/μl)
  (▶ **Memo** keine prophylaktische Substitution bei ITP!)

Eigene Notizen

- bei heparininduzierter Thrombozytopenie (HIT II) keine Thrombozytengabe, Absetzen des Heparins, ggf. Lepirudin (Refludan®)

7.5.2 Idiopathische thrombozytopenische Purpura (ITP, Immunthrombozytopenie)

- Milz ist Hauptbildungsort der Autoantikörper und Hauptabbauort der Thrombozyten

Klinik
- petechiale Blutungen
- Epistaxis
- keine Splenomegalie
- Komplikation: intrazerebrale Blutung

Diagnostik
- isolierte Thrombozytopenie (Ausschlussdiagnose)
- Anti-Thrombozyten-IgG-Antikörper nachweisbar
- Plättchenüberlebenszeit ↓ (technisch sehr schwieriger Nachweis mittels ^{51}Cr- oder ^{111}In-markierten Thrombozyten)
- im Blutausstrich Riesenthrombozyten
- im Knochenmark Megakaryozytopoese ↑
- Blutungszeit ↑, Quick und PTT normwertig

Differenzialdiagnose
- medikamentös induzierte Thrombozytopenien
- sekundäre Immunthrombozytopenien
- Pseudothrombozytopenien

Therapie
- Substitution von Thrombozytenkonzentraten bei Blutungen und Thrombozytenzahlen <30.000/µl
- Prednison initial 2 mg/kg KG/d, bei Remission anschließendes Ausschleichen über 2–3 Monate
- vorübergehende RHS-Blockade mittels Immunglobulinen
- Splenektomie nach sechsmonatiger, erfolgloser Behandlung
- evtl. Immunsuppressiva

7.5.3 Thrombozytopathien

- Störung der Thrombozytenfunktion bei normaler Thrombozytenzahl
- angeborene Thrombozytopathien, z. B. Thrombasthenie Glanzmann-Naegli
- medikamentös bedingte Thrombozytopathien, z. B. ASS, Clopidogrel, Dextrane

- gestörte Thrombozytenfunktion durch Urämiegifte, monoklonale Antikörper (multiples Myelom), im Rahmen einer essenziellen Thrombozytopenie oder Polycythaemia vera

Klinik
- Nachblutungen nach Trauma und Operation
- nur selten Spontanblutungen bei reiner Thrombozytopathie

Diagnostik
- Thrombozytenzahl normwertig
- verlängerte Blutungszeit

Therapie
- kausale Therapie bei bekannter Ursache
- sorgfältige Blutstillung

7.5.4 Koagulopathien

- angeboren
    - Hämophilie
    - Von-Willebrand-Syndrom
    - zahlreiche andere Koagulopathien
- erworben
    - Leberschaden mit Störung der Gerinnungsfaktorsynthese
    - Vitamin-K-Mangel, z. B. bei Malabsorption, Verschlussikterus oder unter Therapie mit Vitamin-K-Antagonisten
    - Immunkoagulopathien, z. B. Hemmkörperhämophilie durch Isoantikörper, Autoantikörper im Rahmen von Immunkrankheiten
    - Verbrauchskoagulopathien
    - Hyperfibrinolyse, z. B. reaktiv bei disseminierter intravasaler Gerinnung

7.5.5 Hämophilie (Bluterkrankheit)

- Hämophilie A (80%): Faktor-VIII-Aktivitätsmangel (Faktor VIIIC)
- Hämophilie B (20%): Faktor-IX-Aktivitätsmangel (Christmasfaktor)
- X-chromosomal rezessive Vererbung, Neumutationen in etwa 30% der Fälle
- bei Konduktorinnen (heterozygote Frauen) etwa 50% Aktivität des Faktors VIII ohne/mit geringer Symptomatik
- Schweregradbeurteilung symptomatischer Hämophilien anhand der Faktorenaktivität (▶ Tabelle)

Schweregrade symptomatischer Hämophilien		
Schweregrad der Hämophilie	Faktorenaktivität	Anteil der Patienten
schwer	<1%	55%
mittelschwer	1–5%	20%
mild	6–45%	20%

Klinik

- Nabelschnurblutungen
- großflächige Hautblutungen und subkutane Blutungen
- Muskel- und Gelenkblutungen mit Muskelatrophien, Kontrakturen, chronischer Synovitis, Gelenkversteifungen (betroffen sind v. a. die Kniegelenke)
- postoperative/posttraumatische Nachblutungen
- Komplikationen:
  - Arthrosen und Ankylosen
  - Asphyxie bei Blutungen im Mundbodenbereich
  - intrazerebrale Blutungen (25% aller Todesfälle)
  - *früher:* Infektionsrisiko durch verunreinigte Faktorenkonzentrate, z. B. Hepatitis B/C, HIV (*heute:* gentechnisch hergestellter Faktor VIII)
  - Induktion einer Antikörperbildung gegen substituierte Faktor-VIII-Präparate (Therapieoptionen: Immuntoleranzentwicklung durch Dosiserhöhung, Wechsel von humanem auf porcinen Faktor VIII, FEIBA® mit Faktor-VIII-Inhibitor-Bypassing-Aktivität angereicherte Humanplasmafraktion)

Diagnostik

- **Cave** normale Blutungszeit bei verlängerter Gerinnungszeit (PTT ↑, Quick normwertig)!
- Bestimmung von Faktor VIII bzw. IX
- meist positive Familienanamnese

Therapie

- sorgfältige Blutstillung
- Desmopressin (Minirin®) bei leichter Hämophilie A: Freisetzung von Faktor VIII und vWF aus Endothelzellen
- Substitution von Gerinnungsfaktoren
  - Faktor VIII (antihämophiles Globulin A): 1 IE/kg KG erhöht den Faktor-VIII-Spiegel um 2%, HWZ ca. 12 h (Zielwert vor Operationen oder bei schwerwiegenden Blutungen: >50%)
  - Faktor IX (Christmasfaktor, antihämophiles Globulin B): 1 IE/kg KG erhöht den Faktor-IX-Spiegel um 0,5–1,5%, HWZ ca. 24 h

7.5.6 Von-Willebrand-Jürgens-Syndrom

- Mangel des Von-Willebrand-Faktors (Teil des Faktor-VIII-Komplexes) mit gestörter Adhäsionsfähigkeit der Thrombozyten und sekundärer plasmatischer Gerinnungsstörung durch verminderte Faktor-VIIIC-Aktivität
- häufigste angeborene Gerinnungsstörung
- autosomal-dominante Vererbung
- genauere Differenzierung des Von-Willebrand-Jürgens-Syndroms anhand der Pathogenese (▶ Tabelle)

Varianten des Von-Willebrand-Jürgens-Syndroms		
vWS-Variante	Pathogenese	Anteil der Patienten
Typ I	quantitative Verminderung des vW-Faktors	80 %
Typ II	qualitativer Defekt des vW-Faktors	15–20 %
Typ III	vW-Faktor fehlt, <0,1 % der Norm (autosomal-rezessiver Erbgang)	0,5–5 %
Plättchentyp	vWF-Rezeptordefekt der Thrombozytenmembran	

Klinik
- meist nur geringe Blutungsneigung
- Schleimhautblutungen, z. B. Epistaxis (hämophile und petechiale Blutungen)

Diagnostik
- positive Familienanamnese
- Blutungszeit ↑
- PTT ↑, Quick normal
- verminderter oder funktionell defekter vW-Faktor
- außerdem Bestimmung des Faktors VIII und des Ristocetin-Cofaktors

Therapie
- sorgfältige Blutstillung
- Desmopressin (Minirin®)
- Substitution von virusinaktivierten Faktor-VIII/vWF-Konzentraten prophylaktisch vor Operationen bzw. bei Blutungskomplikationen

7.5.7 Disseminierte intravasale Gerinnung (DIC, Verbrauchskoagulopathie)

- pathologischer Verbrauch von Gerinnungsfaktoren und Thrombozyten bei generalisierter Gerinnungsaktivierung mit nachfolgender hämorrhagischer Diathese und sekundärer Hyperfibrinolyse

- Mikrothromben in der Endstrombahn
- direkte Gerinnungsaktivierung (durch Prothrombinaktivatoren)
    - Komplikationen in der Geburtshilfe, z. B. Fruchtwasserembolie
    - Operation thrombokinasereicher Organe (Pulmo, Pankreas, Plazenta, Prostata)
    - akute Promyelozyten-Leukämie (AML M3 nach FAB), Tumorzerfall, hämolytische Krisen
- indirekte Gerinnungsaktivierung (durch Mediatoren)
    - Septikämie (meist gramnegative Bakterien, Whaterhouse-Friderichsen-Syndrom im Rahmen einer fulminanten Meningokokkensepsis)
    - Purpura fulminans (postinfektiöse, großflächige Hautblutungen mit zentralen Nekrosen infolge von Mikrothrombosierungen)
- Kontaktaktivierung
    - körperfremde Oberflächen, z. B. extrakorporaler Kreislauf
    - Mikrozirkulationsstörungen im Schock

Klinik
- meist akuter, lebensbedrohlicher Verlauf; sehr selten sind chronische Verläufe bei Malignomen
- hämorrhagische Diathese
- Fieber, Hypotension, Azidose, Hypoxie, Proteinurie
- evtl. Symptomatik einer ursächlichen Erkrankung
- Komplikationen:
    - Thrombosen und Lungenembolien
    - Schock
    - Multiorganversagen (akutes Nierenversagen, ARDS)

Diagnostik
- Thrombozyten ↓
- Fibrinogen ↓ (❶ Cave Erhöhung in der Schwangerschaft, bei Infektionen und Tumoren), AT III ↓
- PTT ↑, Quick ↓
- Fibrinmonomere nachweisbar
- D-Dimere ↑ (Fibrin-Fibrinogen-Spaltprodukte) bei sekundärer Hyperfibrinolyse

Therapie
- Therapie der auslösenden Erkrankung
- in der Aktivierungsphase (selten möglich!) low-dose Heparin (10.000–15.000 IE/d i.v.)
- bei manifester DIC
    - AT-III-Substitution (Zielwert: >70% der Norm)
    - FFP (»fresh frozen plasma«)
    - ggf. Thrombozytenkonzentrate, falls Thrombozyten <20.000/μl (❶ Cave Thrombosierungsgefahr in der Mikrozirkulation wird gefördert!)
    - ggf. Fibrinogen, falls Fibrinogen <1 g/l

- evtl. PBSB
- Erythrozytenkonzentrate bei schweren Blutungen mit Hb-Abfall
- keine Heparingabe
- nach Ablauf der DIC Heparingabe bei reaktiver Hyperkoagulabilität
- Therapie der Komplikationen

7.5.8 Vaskuläre hämorrhagische Diathesen

- angeborene Vaskulopathien
  - *Osler-Weber-Rendu-Erkrankung* (hereditäre hämorrhagische Teleangiektasie): autosomal-dominant vererbte Störung des Gefäßwandkollagens; Teleangiektasien der Haut, der Nase und des Zahnfleisches; Blutungen in den Gastrointestinaltrakt, urogenital und pulmonal, evtl. Leberzirrhose
  - *Ehlers-Danlos-Syndrom:* autosomal-dominant vererbte Bindegewebserkrankung mit leichter Verletzbarkeit des Gefäßsystems und der Haut sowie überstreckbaren Gelenken; leichte und spontane Blutungen
- erworbene Vaskulopathien
  - Kortikosteroid-Langzeittherapie, Cushing-Syndrom
  - Skorbut (Vitamin-C-Mangel)
  - Purpura senilis (bei atrophischer Altershaut)
  - Purpura Schoenlein-Henoch (Vaskulitis allergica, anaphylaktoide Purpura)

Klinik
- petechiale Blutungen, hämorrhagische Maculae an Gesäß und distalen Unterschenkelstreckseiten

Diagnostik
- Prüfung der Kapillarresistenz (Rumpel-Leede-Test positiv)
- Thrombozytenzahl und Gerinnungsfaktoren normwertig
- evtl. verlängerte Blutungszeit

Differenzialdiagnose
- Angiopathien
- Thrombozytopathien/-penien

Therapie
- abhängig von der Grunderkrankung
- bei angeborenen Vaskulopathien keine spezifische Therapie

7.6 Immundefizienzen

- primäre B-Zelldefekte mit Antikörpermangel, u. a.:
    - selektiver IgA-Mangel (häufigste primäre Immundefizienz, Prävalenz 1:700)
    - autosomal-rezessive und X-chromosomale Agammaglobulinämie
    - »common variable immunodeficiency« (CVID)
    - IgG-Subklassen-Defizienz
    - Hyper-IgM-Syndrom
- primäre T-Zelldefekte mit primär zellulärem Immundefekt, u. a.:
    - Di-George-Syndrom (kombiniert u. a. mit Hypoparathyreoidismus)
    - MHC-Klasse-II-Defizienz
    - CD8-T-Zell-Defizienz
    - T-Zell-Rezeptor-Defizienz
- primäre schwere kombinierte (T- und B-Zell) Immundefekte (»severe combined immunodeficiency«, SCID)
    - Adenosin-(ADA-)Mangel
    - CD45-Defizienz
    - RAG1/2-Defizienz
    - X-linked SCID
- erworbene und sekundäre Immundefekte, u. a.:
    - infektiös (z. B. HIV/AIDS)
    - bei Immunsuppression, Chemotherapie, Radiatio
    - bei Tumorerkrankungen und hämatopoetischer Insuffizienz
    - bei Malnutrition, Proteinverlust, Diabetes mellitus, Lebererkrankungen
    - Granulozytenfunktionsstörungen

Klinik

- Leitsymptom: rezidivierende bakterielle und andere Infektionen
- klinischer Schweregrad abhängig vom Ausmaß der Immundefizienz: lebensbedrohliche Infekte im frühen Kindesalter (SCID), rezidivierende Infekte im Erwachsenenalter (CVID), überwiegend asymptomatisch (IgA-Mangel)
- B-Zelldefekte mit Antikörpermangel:
    - überwiegend bakterielle Infektionen sinopulmonal und gastrointestinal
    - chronische Diarrhöen (Lambliasis)
    - mögliche Komplikationen: Autoimmunerkrankungen, Lymphome
- T-Zelldefekte und kombinierte T-/B-Zelldefekte:
    - schwere Infektionen mit intrazellulären Erregern, Pilzen, Viren
    - Thymus-/Lymphknotenhypoplasie, Lymphopenie, Hypogammaglobulinämie
    - ggf. Hepatosplenomegalie
- bei seltenen Immundefizienzsyndromen auch dermatologische Störungen, Wachstumsstörungen oder andere assoziierte Erkrankungen

Diagnostik
- sorgfältige Anamnese
- Differenzialblutbild, Blutausstrich
- Serumimmunglobuline (IgG, IgM, IgA, IgE), Impfantikörper (u. a. Tetanustiter)
- T-Zelldefekte: Lymphozytenfunktionstest (Mitogenstimulation)
- Immunfluoreszenzanalyse (FACS) u. a. CD19, CD4, CD8
- Monozyten-Makrophagendefekte: O_2-Radikalbildung

Therapie
- symptomatische Therapie
  - Infektionsprophylaxe bzw. frühzeitige Antibiotikatherapie
  - Immunglobulinsubstitution
  - ggf. Enzymsubstitution (z. B. ADA)
- Kausaltherapie in seltenen Fällen möglich
  - Stammzell-/Knochenmarktransplantation
  - Gentherapie (experimentell, z. B. ADA-Defizienz)

7.7 Amyloidose

- heterogene Gruppe von erworbenen oder hereditären Erkrankungen mit Störung der intrazellulären Proteinfaltung mit der Folge intrazellulärer Ablagerung von »Amyloid-Protein« (antiparallele β-Faltblattstruktur)
- WHO-Klassifikation der Amyloidose je nach Typ des Amyloid-Proteins bzw. dessen Vorstufe:
  - AA (Serum-Amyloid A)
  - AB ($β_2$-Mikroglobulin)
  - AE (endokrin, Peptidhormone)
  - AL (λ-/κ-Leichtketten)
  - ATTR (Transthyretin)
  - AS (Senium)
- erworbene Amyloidose assoziiert mit multiplem Myelom (AL-Amyloidose) oder chronischen Infektionen (z. B. Tuberkulose), chronisch entzündlichen Erkrankungen (z. B. Arthritis, CED) oder familiärem Mittelmeerfieber (AA-Amyloidose)

Klinik
- breites klinisches Bild mit unterschiedlichem Schweregrad (asymptomatisch bis letal) je nach Organmanifestation
- evtl. Symptomatik einer zugrunde liegenden Erkrankung
- systemische/generalisierte Amyloidosen
  - AL-Amyloidosen (Immunglobulin-assoziiert): Herz, Niere, Leber, Milz, Magen-Darmtrakt, Zungenmuskulatur, Gefäße
    - multiples Myelom, M. Waldenström
    - benigne monoklonale Gammopathien
    - primäre Amyloidose ohne gestörte Immunglobulinproduktion

- AA-Amyloidosen (sekundäre Amyloidose): Niere, Leber, Milz, Magen-Darmtrakt, Nebennieren
    - chronische Infektionen, z. B. Osteomyelitis, Tuberkulose
    - chronische, nicht-infektiöse Entzündungen, z. B. rheumatoide Arthritis, CED, Kollagenosen
    - maligne Tumoren
    - familiäres Mittelmeerfieber
- AP/ATTR-Amyloidose (hereditäre/familiäre Amyloidosen, autosomal-dominanter Erbgang): peripheres somatisches und autonomes Nervensystem (familiäre Amyloid-Polyneuropathie), Magen-Darmtrakt, Auge, Herz
- AB-Amyloidose (β_2-Mikroglobulin-assoziiert): Sehnenscheiden, Ligamente, Knochen, Gefäße
    - Langzeithämodialyse
- lokalisierte Amyloidosen
    - Typ-2-Diabetes mellitus: Inselamyloid im Pankreas
    - M. Alzheimer: Alzheimerplaques im Gehirn
    - seniles kardiales Amyloid
- nephrotisches Syndrom, Proteinurie, Niereninsuffizienz
- Herzinsuffizienz, Reizbildungs-/-leitungsstörungen
- sensomotorische Polyneuropathie, autonome Neuropathie
- Organomegalie, Makroglossie

Diagnostik
- klinischer Verdacht ausschlaggebend, vor allem bei bestehender Grunderkrankung
- Diagnosestellung nach Schleimhautbiopsie (Rektum, Mundschleimhaut)
- histologisch typisches Färbeverhalten: durch Kongorot rötlich anfärbbar, polarisationsmikroskopisch Doppelbrechung mit Farbumschlag nach grün (Dichroismus)
- monoklonale Immunglobuline und Leichtketten im Urin und Serum
- Transthyretin im Serum
- immer auch Ausschlussdiagnostik einer Grunderkrankung

Therapie
- Behandlung einer evtl. Grunderkrankung
- spezifische Therapie von Organkomplikationen
- bei familiärem Mittelmeerfieber Colchicin-Dauertherapie
- bei AA-Amyloidose konsequente antiinflammatorische/antibiotische Behandlung, sonst keine spezifische Therapie verfügbar
- bei AL-Amyloidose und multiplem Myelom Chemotherapie und Stammzelltransplantation möglich

Tag 4 – Hämatologie und Rheumatologie

8 Rheumatologie

8.1 Rheumatoide Arthritis (chronische Polyarthritis) – 304

8.2 Seronegative Spondylarthropathien – 307
8.2.1 Ankylosierende Spondylitis (M. Bechterew) – 307
8.2.2 Reaktive Arthritis (früher: Reiter-Syndrom) – 309
8.2.3 Arthropathia psoriatica (Psoriasis-Arthritis) – 310

8.3 Kollagenosen – 311
8.3.1 Systemischer Lupus erythematodes (Lupus erythematodes disseminatus) – 311
8.3.2 Polymyositis und Dermatomyositis – 313
8.3.3 Progressive systemische Sklerose (Sklerodermie) – 315
8.3.4 Sjögren-Syndrom – 316

8.4 Vaskulitiden – 317
8.4.1 Wegener-Granulomatose – 317
8.4.2 Churg-Strauss-Syndrom – 319
8.4.3 Mikroskopische Panarteriitis (mikroskopische Polyangiitis) – 320
8.4.4 Immunkomplex-vermittelte Vaskulitiden der kleinen Gefäße – 320
8.4.5 Panarteriitis nodosa (Polyarteriitis nodosa) – 322
8.4.6 Kawasaki-Syndrom – 322
8.4.7 Takayasu-Arteriitis – 323
8.4.8 Arteriitis temporalis (Riesenzellarteriitis) und Polymyalgia rheumatica – 324
8.4.9 Fibromyalgie-Syndrom – 325

8.1 Rheumatoide Arthritis (chronische Polyarthritis)

- chronisch-entzündliche Systemerkrankung mit schubweise fortschreitender Gelenkdestruktion und fakultativ extraartikulären Organmanifestationen
- Autoimmunerkrankung unbekannter Ätiologie
- autoreaktive T-Helferzellen → granulozytäre, monozytäre und lymphozytäre Infiltration der Synovia → proinflammatorische Zytokine ↑ (z. B. IL-1, TNF-α), Bildung von Autoantikörpern gegen das Fc-Fragment von IgG (Rheumafaktor) → Immunkomplexe → Komplementaktivierung → knorpelaggressive Enzyme ↑ (z. B. Kollagenase, Elastase) → Pannusbildung → Knorpelzerstörung
- Prävalenz 1%, Häufigkeitsgipfel 60.–75. Lebensjahr, ♀:♂ = 3:1; assoziiert mit HLA-DR4 (70% aller Patienten)

Klinik

- Abgeschlagenheit, evtl. subfebrile Temperaturen und Nachtschweiß, Myalgien
- synovitische Symptome
  - Polyarthritis
  - Morgensteifigkeit (>60 min), Anlaufschmerz
  - initial typischerweise symmetrischer Befall der Fingergrund- und proximalen Interphalangealgelenke
  - im akuten Entzündungsschub Schwellung, Rötung, Überwärmung und Bewegungsschmerz, evtl. Gelenkergüsse
  - zentripetale Ausbreitung des Gelenkbefalls
  - evtl. Tendovaginitis mit Karpaltunnelsyndrom
  - Baker-Zyste in der Kniekehle
  - evtl. Bursitis
- im weiteren Verlauf zunehmend strukturelle Symptome
  - Fehlstellung der betroffenen Gelenke mit zunehmender Funktionseinschränkung, z. B. »Schwanenhalsdeformität« der Finger, »Knopflochdeformität« der Fingermittelgelenke nach volarem Abrutschen der Strecksehne, Ulnardeviation der Finger, Ankylosierung, evtl. anteriore atlantoaxiale Subluxation mit zervikaler Myelopathie
  - durch eingeschränkte Beweglichkeit zunehmende Muskelatrophie
  - paraossäre Rheumaknoten, v. a. an den Streckseiten der Gelenke
- extraartikuläre Manifestationen
  - Perikarditis, granulomatöse Myokarditis, evtl. Herzklappenveränderungen
  - Lungenfibrose, Bronchiolitis, Pleuritis
  - evtl. periportale Leberfibrose
  - Glomerulonephritis
  - digitale Vaskulitis, Polyneuropathien
  - Anämie
  - Lymphadenopathie, Splenomegalie
  - Episkleritis, Keratoconjunctivitis sicca, evtl. Sicca-Syndrom

- nach langem Krankheitsverlauf sekundäre Amyloidose vom Typ AA mit nephrotischem Syndrom und progredienter Niereninsuffizienz möglich
- Sonderformen:
  - *maligne Form der rheumatoiden Arthritis:* rasche Gelenkdestruktion und vaskulitisch bedingte Organmanifestationen
  - *Felty-Syndrom:* schwere Verlaufsform mit Hepatosplenomegalie, Lymphadenopathie und Leukopenie (Nachweis granulozytenspezifischer ANA)
  - *Alters-rheumatoide Arthritis:* initial häufig Mono-/Oligoarthritis oder polymyalgieähnliche Beschwerden, im Verlauf aggressive Gelenkdestruktion
  - *juvenile chronische Arthritis (JRA):*
    - systemische juvenile chronische Arthritis (M. Still): Hepatosplenomegalie, Lymphadenopathie, Anämie und Leukozytose, Fieber, Perikarditis und Pleuritis (Rheumafaktor negativ)
    - frühkindliche Oligoarthritis: <4 Gelenke betroffen, Iridozyklitis, meist Mädchen (Rheumafaktor negativ und ANA positiv)
    - HLA-B27-assoziierte frühkindliche Oligoarthritis: häufig mit Spondylarthritis, meist Jungen (Rheumafaktor negativ)
    - seronegative Polyarthritis: >4 Gelenke betroffen, meist Mädchen
    - seropositive Polyarthritis: ähnlich der rheumatoiden Arthritis des Erwachsenen (Rheumafaktor und ANA positiv)
  - *Caplan-Syndrom:* rheumatoide Arthritis und Silikose

Diagnostik

- diagnostische Kriterien der rheumatoiden Arthritis (ACR, 1987): mindestens 4 der 7 Kriterien müssen für die Diagnose der rheumatoiden Arthritis erfüllt sein und klinische Erscheinungen müssen für wenigstens 6 Wochen vorliegen
  - Morgensteifigkeit der Gelenke >1 h
  - Arthritis an 3 oder mehr Gelenkgruppen
  - Arthritis der Hand- oder Fingergelenke
  - symmetrische Arthritis
  - Rheumaknoten
  - Rheumafaktoren im Serum
  - typische Röntgenveränderungen an den Händen
- positives Gaenslen-Zeichen mit schmerzhaftem Händedruck (Querdruckschmerz)
- evtl. positiver Hofmann-Tinel-Test mit Parästhesien und Schmerzen beim Beklopfen des Karpaltunnels
- im Hämagglutinationstest nach Waaler-Rose oder im Latexagglutinationstest Nachweis von Rheumafaktoren (Autoantikörper gegen das Fc-Fragment von IgG) bei etwa 80% aller Patienten (**Cave** Rheumafaktoren finden sich auch bei anderen Autoimmunkrankheiten, chronischen Infektionen und bei Gesunden in höherem Lebensalter); Anticitrullin-Antikörper (hohe Spezifität!)
- BSG ↑, CRP ↑, α_2- und γ-Globuline ↑, Serumkomplement ↓

Eigene Notizen

Eigene Notizen

- im Blutbild Entzündungsanämie, evtl. leichte Leukozytose und Thrombozytose
- Serumeisen ↓, Serumkupfer ↑
- in der Arthrosonographie Nachweis der Pannusbildung und von Gelenkergüssen
- ggf. MRT zur frühen Diagnostik von Knorpel- und Knochenerosionen
- im Röntgenbild betroffener Gelenke gelenknahe Osteoporose, verschmälerter und inkongruenter Gelenkspalt, ossäre Arrosionen, Usuren und Zysten, im Spätstadium Gelenksluxationen und Ankylosen
- Zweiphasenskelettszintigraphie mit ^{99m}Tc-Phosphonat zum Nachweis einer Gelenkentzündung in der Frühphase
- ggf. diagnostische Arthroskopie mit Synoviabiopsie und histologischen Zeichen der Entzündung sowie Nachweis von Rhagozyten (Granulozyten mit phagozytierten Immunkomplexen und Rheumafaktoren)

Differenzialdiagnose

- Kollagenosen, Vaskulitiden, HLA-B27-assoziierte Spondylarthritiden
- aktivierte Arthrosen, Polyarthrose der Fingergelenke (Bouchard-Knoten der Fingermittelgelenke, Heberden-Knoten der Fingerendgelenke, Rhizarthrose des Daumensattelgelenkes)
- Arthritis urica
- Fibromyalgie-Syndrom
- rheumatisches Fieber
- infektiöse Arthritis
- Lyme-Arthritis
- Löfgren-Syndrom

Therapie

- physikalische Therapie (v. a. Kälteanwendung), Ergo- und Physiotherapie
- medikamentöse Therapie
    - im akuten entzündlichen Schub
        - nichtsteroidale Antirheumatika: unselektive Cyclooxygenase (COX)-1/2-Inhibitoren, z. B. Ibuprofen, Diclofenac, ggf. Ulkusprophylaxe mit Protonenpumpeninhibitoren; selektive COX-2-Inhibitoren (Coxibe), z. B. Etoricoxib (Arcoxia®), Celecoxib (Celebrex®)
        - Glukokortikoide bei hochaktiver rheumatoider Arthritis, z. B. Prednisolon initial 20 mg/d mit anschließend stufenweiser Reduktion bis zum Wirkungseintritt der Basistherapeutika, ggf. niedrig dosierte Dauertherapie (<5 mg/d) (❗ **Cave** Osteoporoseprophylaxe mit Kalzium und Vitamin D!)
    - frühzeitiger Einsatz von Basistherapeutika (»disease modifying antirheumatic drugs«, DMARD), ggf. als Kombinationstherapie
        - Immunsuppressiva: Methotrexat, MTX (Folsäureantagonist) 7,5–20 mg einmal wöchentlich oral oder s.c. bei mittelschwerer und schwerer rheumatoider Arthritis; ggf. Azathioprin, Ciclosporin bei mittelschwerer und schwerer rheumatoider Arthritis; Leflunomid, Arava® als Mittel der Reserve (Hemmung der Dihydrooratatdehydrogenase und damit der Pyrimidinsynthese)

- Alkylanzien, z. B. Cyclophosphamid bei schwerer rheumatoider Arthritis und Versagen anderer Basistherapeutika
- Hydrochloroquin (Quensyl®) bei leichter, nicht erosiver rheumatoider Arthritis
- Sulfasalazin (z. B. Azulfidine RA®) bei leichter, nicht erosiver rheumatoider Arthritis
- evtl. Goldtherapie
- Anti-TNF-α (z. B. Infliximab i.v., Remicade®; Adalimumab s.c., Humira®; Etanercept s.c., Enbrel®) als Mittel der Reserve nach Versagen der übrigen Therapie (❗ **Cave** immer in Kombination mit MTX, um die Bildung neutralisierender Antikörper zu verhindern!)
- IL-1-Rezeptorantagonist (Anakinra, Kineret®) (hohes Nebenwirkungspotenzial)
- Anti-CD20-Antikörper (Rituximab, MabThera®) zur Elimination der peripheren B-Lymphozyten
- Hemmung der T-Zellproliferation (Abatacept, Orencia®)
— evtl. Immunabsorption
— Radiosynoviorthese (^{90}Yttrium, ^{186}Renium und ^{169}Erbium für große, mittlere bzw. kleine Gelenke)
— arthroskopische Synovektomie
— ggf. prothetischer Gelenksersatz und Rehabilitationsmaßnahmen

8.2 Seronegative Spondylarthropathien

8.2.1 Ankylosierende Spondylitis (M. Bechterew)

— Rheumafaktor-negative und HLA-B27-positive, chronisch entzündliche Erkrankung des Achsenskeletts
— Prävalenz 1%; ♂:♀ = 3:1, Häufigkeitsgipfel 20.–40. Lebensjahr, assoziiert mit HLA-B27 (90% aller Patienten)

Klinik
— inital nächtliche oder morgendliche tiefsitzende Rückenschmerzen, evtl. Gesäßschmerzen mit Ausstrahlung in die Oberschenkel
— zunehmende Steifigkeit mit eingeschränkter Beuge- und Streckfunktion der Wirbelsäule
— im weiteren Verlauf Schmerzen im thorakolumbalen Übergang der Wirbelsäule, Brustschmerzen, Schambeinschmerzen
— schmerzhaft entzündete Sehnenansätze, z. B. Achillessehne, Plantaraponeurose, Sitzbein
— extraartikuläre Manifestationen: Iridozyklitis (in 25% der Fälle)
— Komplikationen: Versteifung der Wirbelsäule mit fixierter BWS-Kyphose, Amyloidose

Eigene Notizen

Diagnostik

- Diagnose des M. Bechterew wird anhand klinischer Symptomatik und radiologisch nachweisbarer Veränderungen im Achsenskelett gestellt (▶ Tabelle)

Modifizierte New-York-Kriterien der ankylosierenden Spondylitis (1984)	
1. Klinische Kriterien	a. tiefe Rückenschmerzen und -steifigkeit >3 Monate b. Bewegungseinschränkung der Lendenwirbelsäule in zwei Ebenen (sagittal, frontal) c. Bewegungseinschränkung des Thorax
2. Radiologische Kriterien	bilaterale Sakroiliitis ≥Grad 2 oder unilateral Grad 3–4
definitive Diagnose ankylosierende Spondylitis, wenn 2 und 1a, 1b oder 1c erfüllt sind bzw. wahrscheinliche Diagnose, wenn nur 1a, 1b und 1c oder nur 2 erfüllt sind	

- positives Mennell-Zeichen mit Scherungsschmerz der Ileosakralgelenke
- zunehmende Bewegungseinschränkung der Wirbelsäule und des Thorax
    - Finger-Fußboden-, Hinterhaupt-Wand- und Kinn-Sternum-Distanz ↑
    - Schober-Maß ↓ (bei Rumpfbeugung Vergrößerung der Distanz vom 5. LWK 10 cm nach kranial <4 cm) und Ott-Maß ↓ (bei Rumpfbeugung Vergrößerung der Distanz vom 7. HWK 30 cm nach kaudal <2 cm)
    - in-/exspiratorische Thoraxumfangsdifferenz ↓ (<6 cm)
- HLA-B27 positiv
- BSG und CRP ↑
- im Röntgenbild Zeichen der Spondylitis und Sakroiliitis, ggf. MRT zur Frühdiagnostik
    - ileosakral verwaschener Gelenkspalt mit gelenknahen Sklerosierungen und Erosionen
    - Appositionen an den Wirbelkörpern, Verkalkung des Bandapparates mit überbrückenden Knochenspangen zwischen den Wirbelkörpern (Syndesmophyten), Ankylosierung der Intervertebralgelenke (infolge der Spondylarthritis); im Spätstadium Bild eines »Bambusstabes«

Differenzialdiagnose

- Osteoporose
- infektiöse Spondylitis und Spondylodiszitis
- reaktive Arthritis
- Arthritis psoriatica
- enteropathische Arthritiden bei chronisch entzündlichen Darmerkrankungen (25% aller Patienten mit Colitis ulcerosa bzw. M. Crohn, 60% aller Patienten mit einem M. Whipple)
- Knochenmetastasen
- Spondylitis hyperostotica (M. Forestier, degenerative Erkrankung der Wirbelsäule)

Therapie
- physikalische Maßnahmen, Physio- und Ergotherapie als Eigentherapie
- nichtsteroidale Antirheumatika
- im schweren entzündlichen Schub kurzfristig Kortikosteroide, evtl. auch intraartikuläre Injektionen
- Sulfasalazin (z. B. Azulfidine RA®) bei leichter peripherer Arthritis
- Anti-TNF-α (z. B. Infliximab i.v., Remicade®; Adalimumab s.c., Humira®; Etanercept s.c., Enbrel®) bei schweren therapierefraktären Verläufen

8.2.2 Reaktive Arthritis (früher: Reiter-Syndrom)

- para- oder postinfektiöse Arthritis infolge gastrointestinaler oder urogenitaler bakterieller Infekte
  - posturethritisch, z. B. bei Gonorrhö oder nichtgonorrhoischer Urethritis (*Chlamydia trachomatis* Serovar D-K, *Ureaplasma urealyticum*)
  - postenteritisch (Yersiniose, Salmonellose, Shigellose, *Campylobacter-jejuni*-Infektionen)
- assoziiert mit HLA-B27 (80% aller Patienten)
- in der Regel vollständige Ausheilung nach mehreren Wochen bis Monaten, ggf. Neuerkrankung aufgrund der genetischen Prädisposition

Klinik
- klinische Symptomatik 2–6 Wochen nach Urethritis oder Enteritis:
  - typischerweise asymmetrische, »springende« Oligoarthritis der großen Gelenke, evtl. Sakroiliitis, evtl. Daktylitis (»Wurstfinger/-zehen«), Enthesopathien
  - Urethritis
  - Konjunktivitis, Iritis
  - Dermatosen, z. B. Balanitis circinata, Keratoma blennorrhagicum (palmar und plantar), Aphthen der Mundschleimhaut, psoriasiforme Effloreszenzen
- evtl. Fieber
- selten Karditis oder Pleuritis
- Komplikation: chronische Verläufe bei persistierender Infektion, z. B. mit Yersinien oder Chlamydien

Diagnostik
- BSG ↑, CRP ↑
- α$_2$-Globuline ↑
- HLA-B27 positiv
- evtl. molekulargenetischer Erregernachweis mittels PCR aus Morgenurin, Stuhl oder Schleimhautbiopsien (❗ **Cave** aseptische Entzündung der Gelenke, kein Nachweis bakterieller Erreger im Gelenkpunktat, aber möglicherweise Nachweis von Bakterienantigenen!)
- indirekter serologischer Nachweis der Infektion durch spezifische Titeranstiege

Eigene Notizen

- Rheumafaktor negativ, ANA negativ, Antistreptolysintiter negativ, Borrelientiter negativ
- evtl. szintigraphischer Nachweis der Entzündungsaktivität in den betroffenen Gelenken

Therapie

- bei nichtgonorrhoischer Urethritis und persistierender Infektion mit Chlamydien bzw. Ureaplasmen Antibiose mit Doxycyclin oder Makroliden (Erythromycin, Clarithromycin, z. B. Klacid®) bis zu 3 Monaten
- bei Gonorrhö Cephalosporine der 2. oder 3. Generation (Partnerbehandlung)
- bei postenteritischer reaktiver Arthritis in der Regel keine klinische Besserung durch antibiotische Therapie
- symptomatische Therapie
    - nichtsteroidale Antirheumatika, evtl. Glukokortikosteroide bei extraartikulärer Manifestation und hochakuten Verläufen, ggf. Sulfasalazin bei chronischen Verläufen
    - physikalische Therapie (Kryotherapie), Physiotherapie

8.2.3 Arthropathia psoriatica (Psoriasis-Arthritis)

- Psoriasis-Prävalenz 0,1%, Psoriasis-Arthritis bei 10–20% der Patienten

Klinik

- überwiegend asymmetrische Oligoarthritis (60% aller Fälle), evtl. strahlenförmiger Befall einzelner Finger oder Zehen (Daktylitis mit »Wurstfingern/-zehen«), ggf. Spondylarthritis mit Sakroiliitis (10% aller Fälle)
- »Schuppenflechte« (rote Papeln und Plaques mit silberweißer Schuppung) an den Streckseiten der Extremitäten, an der Kopfhaut und in der Sakral-/Analregion
- dystrophische Nägel (Tüpfelnägel, Ölflecknägel, Krümelnägel und Onycholyse)
- selten deformierende, mutilierende Polyarthritis (knapp 5% aller Fälle, assoziiert mit HLA-DR3)
- Sonderform: *SAPHO-Syndrom* mit Synovitis, Akne, Psoriasis pustulosa palmaris et plantaris, Hyperostosis (sternoklavikulär und spondylär) und multifokaler steriler Osteitis

Diagnostik

- typische Haut- und Nagelveränderungen
- HLA-B27 positiv, Rheumafaktor negativ
- im Röntgenbild der Hände nebeneinander von Destruktionen (Erosionen) und Appositionen

Therapie

- Sulfasalazin bei milder Oligoarthritis, evtl. kurzzeitiger Einsatz von Glukokortikosteroiden

- Immunsuppressiva (z. B. Methotrexat) bei erosiver Polyarthritis
- Anti-TNF-α (z. B. Infliximab i.v., Remicade®; Adalimumab s.c., Humira®; Etanercept s.c., Enbrel®) bei schweren therapierefraktären Verläufen

8.3 Kollagenosen

8.3.1 Systemischer Lupus erythematodes (Lupus erythematodes disseminatus)

- chronisch entzündliche Systemerkrankung der Haut und des vaskulären Bindegewebes
    - kutaner, chronisch diskoider Lupus erythematodes (nur Hautbefall)
    - subakuter kutaner Lupus erythematodes (Hautveränderungen, Arthralgien und Myalgien, evtl. Sjögren-Syndrom)
    - systemischer Lupus erythematodes (Mitbeteiligung innerer Organe)
- Autoimmunreaktion unklarer Genese
- ♀:♂ = 10:1, Häufigkeitsgipfel 20.–40. Lebensjahr; assoziiert mit HLA-DR2 und HLA-DR3
- medikamentös induzierter Lupus erythematodes, z. B. durch Procainamid, Hydralazin, Phenytoin (❯ Memo Nachweis von Anti-Histon-Antikörpern, keine Anti-dsDNS-Antikörper nachweisbar; reversibel nach Absetzen der Medikamente!)
- die Gesamtprognose wird meist von der Nierenbeteiligung bestimmt

Klinik

- unspezifische Allgemeinsymptome: Leistungsminderung, Gewichtsverlust, Kopfschmerzen, Fieber
- nicht-erosive Polyarthritis mit Subluxationen, evtl. Myositis mit Muskelatrophie
- (muko-)kutane Manifestationen
    - »Schmetterlingserythem« an Wangen und Nasenrücken (❯ Memo Nasolabialfalten sind ausgespart!)
    - scheibenförmige entzündliche Effloreszenzen mit Hyperkeratosen und zentraler Atrophie (diskoider Lupus)
    - Dermatitis nach Lichtexposition
    - multiple kleine Erosionen der Mund- und Nasenschleimhäute
    - selten vernarbende Alopezie
- selten Lymphadenopathie
- Raynaud-Symptomatik
- Mitbeteiligung innerer Organe
    - Pleuritis, evtl. Pneumonitis
    - Libmann-Sacks-Endokarditis, Myokarditis, Perikarditis, evtl. Beteiligung der Herzkranzgefäße mit Myokardinfarkt (kardiopulmonale Beteiligung bei 30% aller Patienten)
    - Lupusnephritis (Immunkomplex-Glomerulonephritis) mit Mikrohämaturie und Proteinurie (60–70% aller Patienten), rasch progre-

Eigene Notizen

diente Glomerulonephritis mit nephrotischem Syndrom, chronische Niereninsuffizienz und renoparenchymatöse Hypertonie
- bei fokaler ZNS-Beteiligung infolge von Mikrozirkulationsstörungen überwiegend neurologische Symptomatik, z. B. Krampfanfälle, Apoplex, Paresen
- bei diffuser ZNS-Beteiligung gehäuft psychiatrische Symptome, z. B. Antriebslosigkeit, Psychosen, Depressionen (neurologisch-psychiatrische Symptome bei 60% aller Patienten)
- seltener Polyneuropathien
- *Antiphospholipid-Syndrom* mit arteriellen/venösen Thrombosen, Aborten und Thrombozytopenie
- bei schwangeren Patientinnen mit SLE und Anti-Ro(SS-A) bzw. Anti-La(SS-B) mögliche transplazentare Übertragung der Antikörper mit konsekutivem kongenitalem »Herz-Block« (AV-Block) (❶ Cave Risikoschwangerschaft; Einleitung der Geburt in kinderkardiologischer Bereitschaft, Schrittmacherindikation!)

Diagnostik
- BSG ↑, CRP normwertig
- $α_2$- und γ-Globuline ↑
- C3 und C4 ↓ (Komplementverbrauch!)
- evtl. Serumkreatinin ↑, Erythrozyturie und Proteinurie bei renalem Befall
- durch Autoantikörper induzierte, Coombs-positive hämolytische Anämie, Leukozytopenie und Thrombozytopenie
- in der immunfluoreszenzmikroskopischen Untersuchung von Hautbiopsien granuläre Ablagerungen aus IgG und Komplement (C3) entlang der Basalmembran (sog. »Lupusband«)
- in der immunologischen Diagnostik Nachweis von antinukleären Antikörpern (ANA) (95% aller Patienten), von Anti-Doppelstrang-DNS-Antikörpern (Anti-dsDNS) (50–80% aller Patienten), Anti-Sm- (25%), Anti-Ro(SS-A)- (60%), Anti-La(SS-B)- (20%) und Antiphospholipid-Antikörpern (Anti-Cardiolipin-Antikörper und Lupusantikoagulans; 35%)
- Nachweis zirkulierender Immunkomplexe, evtl. auch gegen Gerinnungsfaktoren gerichtete Autoantikörper
- in der Nierenbiopsie histologische Differenzierung zwischen minimal mesangialer, mesangial proliferativer, fokaler oder diffuser, membranöser und fortgeschritten sklerosierender Lupusnephritis
- diagnostische Kriterien des systemischen Lupus erythematodes (ACR, 1997): mindestens 4 der 11 Kriterien müssen für die Diagnose des systemischen Lupus erythematodes erfüllt sein
    - Schmetterlingserythem
    - diskoider Lupus
    - Photosensitivität
    - Ulzera der Mund- oder Nasenschleimhäute
    - nicht-erosive Arthritis (≥2 Gelenke)
    - Pleuritis oder Perikarditis (Serositis)

8.3 · Kollagenosen

- Lupusnephritis (Proteinurie >0,5 g/d)
- ZNS-Beteiligung
- Coombs-positive hämolytische Anämie, Leukopenie, Thrombopenie
- Anti-dsDNS-, Anti-Sm-, Antiphospholipid-Antikörper
- ANA

Therapie

- bei kutanem Lupus erythematodes Lichtschutzsalben, steroidhaltige Salben und Retinoide
- bei systemischem Lupus erythemtodes
  - ohne viszerale Beteiligung nichtsteroidale Antirheumatika und Hydroxychloroquin (Quensyl®), ggf. Kortikosteroide (❗ **Cave** Osteoporoseprophylaxe mit Kalzium und Vitamin D bei längerer Therapiedauer!)
  - mit viszeraler Beteiligung hochdosierte Prednisolon-Stoßtherapie, ggf. Azathioprin oder Cyclophosphamid-Bolustherapie
  - mit Therapieresistenz Rituximab (MabThera®), ggf. autologe Stammzelltransplantation
- bei Lupusnephritis
  - antihypertensive Therapie bevorzugt mit ACE-Hemmern zum Erhalt der Nierenfunktion
  - bei mesangial proliferativer Lupusnephritis Kortikosteroide
  - bei fokaler und diffuser Lupusnephritis Kortikosteroide und Cyclophosphamid-Bolustherapie über 3–6 Monate als Induktionstherapie und Kortikosteroide und Mycophenolat oder Azathioprin zur Remissionserhaltung
  - bei membranöser Lupusnephritis Kortikosteroide und Cyclophosphamid-Bolustherapie oder Ciclosporin A
  - keine immunsuppressive Therapie bei fortgeschritten sklerosierter Lupusnephritis

8.3.2 Polymyositis und Dermatomyositis

- entzündliche Erkrankung der Skelettmuskulatur, ggf. mit Hautbeteiligung
- idiopathische Polymyositis (30% aller Patienten) oder Dermatomyositis (25%), im Zusammenhang mit anderen Kollagenosen (30%), gleichzeitiges Auftreten maligner Prozesse (10%), im Kindesalter gehäuft mit Vaskulitis (5%)
- ♀:♂ = 2:1, Häufigkeitsgipfel 50.–60. Lebensjahr; assoziiert mit HLA-DR3 und HLA-B8

Klinik

- Muskelschwäche im Bereich des Schulter- und des Beckengürtels, Myalgien
- evtl. Synovialitis mit Arthralgien
- lividrote, ödematöse Exantheme im Gesicht, überwiegend periorbital

Eigene Notizen

- evtl. lichenoide Papeln an den Fingerstreckseiten (Gottron-Papeln), druckdolente Hyperkeratosen der Nagelfalz (Keinig-Zeichen), Palmar- und Plantarerytheme
- evtl. Fieber
- Mitbeteiligung innerer Organe
  - interstitielle Myokarditis mit Herzrhythmusstörungen
  - Alveolitis und Lungenfibrose mit gehäuftem Auftreten pulmonaler Infekte
  - evtl. Dysphagie bei Ösophagusbeteiligung
- *Anti-Jo1-Syndrom* mit Myositis, Arthritis, Raynaud-Symptomatik und fibrosierender Alveolitis

Diagnostik

- BSG ↑, evtl. Leukozytose, α_2-Globuline ↑
- Muskelenzyme ↑ (CK, GOT, LDH, Aldolase) und evtl. Myoglobin im Serum ↑
- ggf. Myoglobinurie
- Nachweis von ANA (50% aller Patienten), Anti-Jo1-Antikörpern (Anti-Histidyl-tRNA-Synthetase, 5–30%), Anti-U1-RNP, Anti-Mi2, Anti-PmScl und Anti-SRP
- in der Elektromyographie polyphasische Potenziale, Fibrillationen und hochfrequente Entladungen
- im MRT Nachweis von Muskelödemen
- in der Muskelbiopsie aus den betroffenen Muskelgruppen histologisch Anhäufung mononukleärer Zellen, perivaskulär lymphozytäre Infiltrate und Degeneration der Muskelfasern
- **Cave** umfassende Diagnostik zum Ausschluss eines Malignoms!

Differenzialdiagnose

- Polymyalgia rheumatica
- Muskeldystrophien
- Myasthenia gravis
- Einschlusskörperchen-Myositis
- Alkoholmyopathie
- Steroidmyopathie
- infektiöse Myositis, z. B. bei Trichinellose

Therapie

- Kortikosteroide
- bei Nichtansprechen Immunsuppressiva, z. B. Methotrexat, Azathioprin und Ciclosporin A
- evtl. hochdosiert Immunglobuline
- evtl. Anti-TNF-α (z. B. Infliximab i.v., Remicade®; Adalimumab s.c., Humira®; Etanercept s.c., Enbrel®)
- ggf. Tumortherapie

8.3.3 Progressive systemische Sklerose (Sklerodermie)

- Systemerkrankung mit Fibrosierung und Sklerosierung des Bindegewebes infolge gesteigerter Kollagensynthese; Beteiligung des Gefäßsystems durch Intimaproliferation (obliterierende »Zwiebelschalenangiopathie«)
  - weites klinisches Spektrum
  - diffuse systemische Sklerodermie mit generalisierter Haut- und Organbeteiligung (schlechteste Prognose)
  - akrale limitierte systemische Sklerodermie (*CREST-Syndrom*)
- ♀:♂ = 4:1, Häufigkeitsgipfel 30.–50. Lebensjahr; assoziiert mit HLA-DR5 bei diffuser Verlaufsform und HLA-DR1, HLA-DR4 und HLA-DR8 bei limitierter Verlaufsform

Klinik
- Hautmanifestationen (Ödem, Induration und Atrophie)
  - schmerzlose, ödematöse Schwellung, initial an Fingern und Händen
  - Sklerodaktylie mit Kontrakturen infolge der straff gespannten Haut
  - atrophische, pergamentartige, leicht verletzliche Haut (»Rattenbiss«-Nekrosen an den Fingerkuppen), Pigmentveränderungen
  - Maskengesicht, Verkleinerung der Mundöffnung mit radiärer Faltenbildung (Mikrostomie und »Tabaksbeutelmund«)
  - sekundäres Raynaud-Syndrom bei >90% der Patienten
  - Thibièrge-Weissenbach-Syndrom mit subkutaner Kalzinose
- Arthralgien
- Organmanifestationen
  - Dysphagie infolge einer Ösophaguswandstarre, Sklerosierung des Zungenbändchens
  - Lungenfibrose mit Dyspnoe und rezidivierenden Pneumonien, komplizierend pulmonale Hypertonie und Cor pulmonale
  - evtl. Myokardfibrose, Perikarditis
  - selten Nierenbeteiligung mit »renaler (hypertensiver) Krise«
- *CREST-Syndrom* mit Calcinosis cutis, Raynaud-Symptomatik, Ösophagusstarre, Sklerodaktylie und Teleangiektasien

Diagnostik
- klinische Diagnose vorrangig
- immunologische Diagnostik mit Nachweis von
  - ANA (90% aller Fälle)
  - Anti-Scl70-(Antitopoisomerase-1-)Antikörpern bei diffuser Verlaufsform (40% aller Patienten)
  - Anti-Zentromeren-Antikörpern (ACA) bei limitierter Verlaufsform (70% aller Patienten)
  - Fibrillarinantikörpern bei Lungenfibrose
- in der intravitalen Nagelfalzkapillarmikroskopie Rarefizierung der Kapillaren und Kaliberunregelmäßigkeiten
- in der Hautbiopsie histologischer Nachweis lymphozytärer Infiltrate, Kollagenvermehrung, Intimaverdickung und Fibrose der Adventitia in den kleinen Blutgefäßen

Eigene Notizen

- in der Röntgenaufnahme der Hände Nachweis von Akroosteolysen
- in der Ösophagusmanometrie evtl. Hinweise auf eine gestörte Koordination der Peristaltik mit herabgesetztem Sphinktertonus
- evtl. Nachweis einer restriktiven Ventilationsstörung mit Erhöhung des Residualvolumens, CO_2-Diffusionskapazität ↓

Differenzialdiagnose

- *Sharp-Syndrom* mit Raynaud-Symptomatik und sklerodermieartigen Hautveränderungen (Mischkollagenose aus systemischem Lupus erythematodes, Sklerodermie, Polymyositis und rheumatoider Arthritis)
  (▶ **Memo** typischerweise Nachweis von Anti-Ribonukleinprotein-Antikörpern, Anti-U1-RNP)
- Raynaud-Syndrom anderer Genese
- zirkumskripte Sklerodermie
- *Shulman-Syndrom* (eosinophile Fasziitis)
- Lyme-Borreliose mit Acrodermatitis chronica atrophicans

Therapie

- bei Raynaud-Symptomatik Nifedipin oder Nitroglyzerin, Bosentan (Tracleer®, Endothelin-Rezeptorantagonist), evtl. Prostaglandinanaloga (z. B. Iloprost, Ilomedin®) bei trophischen Störungen
- in der Ödemphase Kortikosteroide
- ggf. Immunsuppressiva bei viszeraler Beteiligung, z. B. Cyclophosphamid
- physikalische Therapie und Physiotherapie
- ACE-Hemmer zur Nephroprotektion

8.3.4 Sjögren-Syndrom

- chronische Entzündung der Tränen- und Speicheldrüsen
  - primär (idiopathisch)
  - sekundär in Form des »Sicca-Syndroms« bei anderen rheumatischen Erkrankungen und Kollagenosen, bei Hepatitis C und primär biliärer Zirrhose
- ♀:♂ = 9:1; assoziiert mit HLA-DR2 und HLA-DR3

Klinik

- Keratoconjunctivitis sicca mit Xerophthalmie (Augenbrennen, Fremdkörpergefühl), evtl. Hornhautulzerationen
- Mundtrockenheit infolge reduzierter Speichelsekretion, evtl. Parotisschwellung
- evtl. Arthritis
- nur selten Organmanifestationen, Vaskulitis oder neurologische Symptome
- gehäuftes Auftreten maligner Lymphome

Diagnostik
- BSG ↑, γ-Globuline ↑, Anämie, Leukozytopenie, evtl. Thrombozytopenie
- Nachweis antinukleärer Antikörper gegen SS-A (Ro) und SS-B (La) (70% aller Patienten) und von Rheumafaktoren (50%), evtl. Antikörper gegen das Epithel der Speicheldrüsenausführungsgänge
- in der augenärztlichen Untersuchung mit der Spaltlampe Nachweis einer Keratitis
- positiver Schirmer-Test (Nasszone auf einem in das Unterlid eingelegten Filterpapierstreifen <5 mm nach 5 min)
- in der Parotisbiopsie histologischer Nachweis einer Sialadenitis mit lymphozytärer Infiltration
- in der Szintigraphie mit ^{99m}Tc-Pertechnat verminderte Speicheldrüsensekretion

Therapie
- symptomatische Therapie mit künstlicher Tränenflüssigkeit und künstlichem Speichel, ausreichend Flüssigkeitszufuhr
- Bromhexin (z. B. Bisolvan®), evtl. Salagen® (Pilocarpinderivat) zur Förderung der Tränen- und Speichelsekretion
- bei Arthralgien Hydroxychloroquin (Quensyl®)
- bei Vaskulitis Immunsuppressiva
- bei sekundärem Sicca-Syndrom Therapie der Grundkrankheit

8.4 Vaskulitiden

- primäre (idiopathische) Vaskulitiden
  - Vaskulitiden kleiner Gefäße
    - ANCA-assoziiert: Wegener-Granulomatose, Churg-Strauss-Syndrom und mikroskopische Panarteriitis
    - Immunkomplex-vermittelt: Purpura Schoenlein-Henoch, essenzielle kryoglobulinämische Vaskulitis, kutane leukozytoklastische Vaskulitis
  - Vaskulitiden mittelgroßer Gefäße: Panarteriitis nodosa, Kawasaki-Syndrom
  - Vaskulitiden großer Gefäße: Riesenzellarteriitis, Polymyalgia rheumatica, Takayasu-Arteriitis
- sekundäre Vaskulitiden, z. B. bei rheumatischen Erkrankungen, Kollagenosen, Infektionskrankheiten und nach Medikamenteneinnahme

8.4.1 Wegener-Granulomatose

- chronisch progrediente, granulomatöse Vaskulitis der kleinen Gefäße (häufig mit Beteiligung des Respirationstraktes und der Nieren)
- klinisch schwerwiegende Erkrankung, unbehandelt >80% Letalität im 1. Jahr nach Diagnosestellung

Klinik

- unspezifische Allgemeinsymptome, z. B. Fieber, Nachtschweiß, Gewichtsverlust
- initial lokal begrenzt auf den Respirationstrakt
    - chronische, häufig hämorrhagische Rhinitis, evtl. Septumperforation mit »Sattelnase«, Sinusitis, subakut-chronische Otitis media, Schwerhörigkeit
    - hyperplastische Gingivitis, Gaumenulzerationen
    - subglottische Larynxstenose mit Stridor, ulzerierende Tracheobronchitis
    - pulmonale Rundherde, evtl. Pseudokavernen, Infiltrationen, Atelektasen, alveoläre Hämorrhagien mit Hämoptoe
- im Verlauf generalisierte Vaskulitis mit pulmorenalem Syndrom
    - rasch progressive Glomerulonephritis (nekrotisierende Glomerulonephritis)
    - evtl. Keratokonjunktivitis, Episkleritis
    - evtl. Mononeuritis multiplex, Hirnnervenlähmungen, Hirninfarkte, epileptiforme Anfälle
    - Arthralgien und Myalgien

Diagnostik

- BSG ↑, evtl. Leukozytose, Thrombozytose und Anämie
- ggf. Serumkreatinin ↑, ggf. Erythrozyturie
- in der immunologischen Diagnostik Nachweis von antineutrophilen zytoplasmatischen Antikörpern mit zytoplasmatischem Fluoreszenzmuster (cANCA, Anti-Proteinase-3-Antikörper)
- im Thoraxröntgenbild Infiltrate und Rundherde, evtl. mit Einschmelzung
- im Schädel-MRT/-CT Nachweis von Granulomen in den Nasennebenhöhlen
- in Schleimhautbiopsien aus den Nasennebenhöhlen histologischer Nachweis granulomatöser Ulzerationen mit Riesenzellen und nekrotisierender Vaskulitis
- diagnostische Kriterien der Wegener-Granulomatose (ACR, 1990): mindestens 2 der 4 Kriterien müssen für die Diagnose der Wegener-Granulomatose erfüllt sein
    - nasale oder orale Ulzerationen, Nasenbluten
    - pulmonale Infiltrate oder Kavernen (Röntgen-Thorax)
    - Mikrohämaturie/Erythrozyturie
    - granulomatöse Arteriitis (Histologie)

Therapie

- im generalisierten Stadium Prednisolon (1 mg/kg KG/d) und Cyclophosphamid p.o. (2 mg/kg KG/d) (❗ Cave hohes Risiko für die Entstehung von Blasenkarzinomen)
- zur Remissionserhaltung Austausch von Cyclophosphamid gegen Azathioprin und Reduktion des Prednisolons auf <5–10 mg/d innerhalb von 6 Monaten

- alternativ Cyclophosphamid-Pulstherapie i.v. (Induktion); Erhaltungstherapie mit Methotrexat oder Azathioprin
- bei leichteren Verläufen evtl. Prednisolon (1 mg/kg KG/d) und Methotrexat 15–25 mg/Woche
- evtl. als Mittel der Reserve Mycophenolatmofetil (CellCept®), Anti-TNF-α (z. B. Infliximab), Anti-CD20-Antikörper (z. B. Rituximab), 15-Desoxyspergualin

8.4.2 Churg-Strauss-Syndrom

- systemische granulomatöse Vaskulitis vor allem der kleinen Gefäße mit Infiltration von eosinophilen Granulozyten kombiniert mit einer atopischen Diathese

Klinik
- typische Kombination aus Asthma bronchiale, Rhinitis allergica, Eosinophilie und pulmonalen Infiltraten
- evtl. Fieber
- eosinophile granulomatöse Myokarditis oder Koronaritis mit Tachykardien und Rhythmusstörungen
- gastrointestinale Beschwerden, z. B. Übelkeit, abdominelle Krämpfe, Diarrhö
- häufig neurologische Störungen, z. B. Mono-/Polyneuropathien

Diagnostik
- diagnostische Kriterien des Churg-Strauss-Syndroms (ACR, 1990): mindestens 4 der 6 Kriterien sollten für die Diagnose des Churg-Strauss-Syndroms erfüllt sein
    - allergisches Asthma
    - flüchtige Lungeninfiltrate
    - Sinusitis
    - Eosinophilie (>10%)
    - Mono-/Polyneuropathie
    - histologischer Nachweis einer extravaskulären Eosinophilie
- BSG ↑
- Gesamt-IgE ↑, Nachweis zirkulierender IgE-enthaltender Immunkomplexe
- in der immunologischen Diagnostik Nachweis von cANCA oder pANCA bei 40% aller Patienten

Therapie
- Prednisolon (1 mg/kg KG/d)
- Cyclophosphamid bei schwerem, progressivem Verlauf (wie Wegener-Granulomatose)

8.4.3 Mikroskopische Panarteriitis (mikroskopische Polyangiitis)

- pANCA-assoziierte Vaskulitis der kleinen Gefäße ohne Immunkomplexablagerungen oder Granulome

Klinik
- klinisch der Wegener-Granulomatose ähnlich
- Glomerulonephritis
- renale Hypertonie mit Kopfschmerzen
- pulmonale Vaskulitis, evtl. alveoläre Hämorrhagien mit Hämoptoe
- subkutane Knötchen, Purpura, evtl. mit Nekrosen
- Mononeuritis multiplex
- Episkleritis
- Sinusitis

Diagnostik
- Mikrohämaturie und Proteinurie
- in der immunologischen Diagnostik Nachweis von antineutrophilen zytoplasmatischen Antikörpern mit perinukleärem Fluoreszenzmuster (pANCA, Anti-Myeloperoxidase (MPO)-Antikörper) bei 60% aller Patienten
- in Hautbiopsien histologischer Nachweis einer Vaskulitis der kleinen Gefäße (❗ Cave keine granulomatöse Entzündung!)

Therapie
- Kortikosteroide und Cyclophosphamid (wie Wegener-Granulomatose)

8.4.4 Immunkomplex-vermittelte Vaskulitiden der kleinen Gefäße

- nekrotisierende Vaskulitis der kleinen Gefäße mit Immunkomplex- und Komplementablagerungen in den entzündlichen Veränderungen
- *Purpura Schoenlein-Henoch:* Immunkomplexvaskulitis, gehäuft nach Infekten der oberen Atemwege, meist Kinder
- *kryoglobulinämische Vaskulitis:* essenzielle *versus* sekundäre Kryoglobulinämie bei Hepatitis C, Lymphomen oder Kollagenosen
- *kutane leukozytoklastische Vaskulitis:* Vaskulitis der kleinen Hautgefäße, keine systemische Vaskulitis

Klinik
- bei Purpura Schoenlein-Henoch
    - Fieber, schweres Krankheitsgefühl, Kopfschmerzen
    - Purpura = multiple kleine, teilweise erhabene Petechien und Ekchymosen (überwiegend an Unterschenkelstreckseiten und Gesäß)
    - schmerzhafte Schwellung der Gelenke (häufig der Sprunggelenke)

- kolikartige Leibschmerzen mit blutiger Diarrhö, evtl. Melaena (»Purpura abdominalis«), bei Kindern Invagination des Darmes
- Mikro- oder Makrohämaturie (»Schoenlein-Henoch-Nephritis«, vor allem bei Erwachsenen)
- bei kryoglobulinämischer Vaskulitis
  - palpable Purpura (akral betont) mit akralen Nekrosen
  - Hämaturie und Proteinurie infolge einer Glomerulonephritis
  - Arthralgien
  - Neuropathie
- bei kutaner leukozytoklastischer Vaskulitis
  - Fieber
  - reine Angiitis der Haut mit Purpura
  - keine viszeralen Manifestationen

Diagnostik
- im Differenzialblutbild Leukozytose und Eosinophilie
- BSG ↑
- bei Purpura Schoenlein-Henoch
  - Erythrozyturie
  - evtl. positiver Hämoccult®-Test
  - Nachweis zirkulierender Immunkomplexe, IgA ↑
  - evtl. pathologisches EEG
  - in der Hautbiopsie histologischer Nachweis einer perivaskulären Leukozyteninfiltration mit Untergang der Leukozyten und subendothelialer IgA-Ablagerungen
  - in der Nierenbiopsie histologischer Nachweis einer mesangioproliferativen Glomerulonephritis mit mesangialen IgA-Ablagerungen
- bei kryoglobulinämischer Vaskulitis
  - Erythrozyturie und Proteinurie
  - Hypokomplementämie
  - Rheumafaktor meist positiv
  - evtl. bei Hepatitis C serologischer Nachweis von Anti-HCV
  - Nachweis von in der Kälte präzipitierenden IgM-IgG-Komplexen, ggf. Immunfixation zur Differenzierung zwischen monoklonalen und polyklonalen Kryoglobulinen
- bei kutaner leukozytoklastischer Vaskulitis
  - in der Hautbiopsie histologischer Nachweis einer nekrotisierenden Vaskulitis der kleinen Gefäße mit Ablagerungen von Immunkomplexen und Komplement in den entzündlichen Veränderungen

Differenzialdiagnose
- bei *Purpura Schoenlein-Henoch* Meningokokkensepsis mit Purpura
- bei *kryoglobulinämischer Vaskulitis* M. Waldenström, multiples Myelom

Therapie
- bei *Purpura Schoenlein-Henoch* häufig spontane Remission; Kortikosteroide, evtl. Cyclophosphamid bei langen und schweren Krankheitsverläufen

Eigene Notizen

Eigene Notizen

- bei Hepatitis-C-assoziierter *kryoglobulinämischer Vaskulitis* IFN-α und Ribavarin sowie symptomatische Therapie, bei essenzieller Kryoglobulinämie MTX, ggf. Cyclophosphamid und Kortikosteroide bei progredientem Verlauf
- bei *kutaner leukozytoklastischer Vaskulitis* symptomatisch NSAR, ggf. Steroide

8.4.5 Panarteriitis nodosa (Polyarteriitis nodosa)

- chronisch progrediente, sterile Entzündung der mittelgroßen Gefäße
- unbekannte Ätiologie, evtl. im Rahmen einer chronischen Hepatitis B

Klinik
- Allgemeinsymptome: Müdigkeit, Abgeschlagenheit, Fieber, Nachtschweiß, Gewichtsverlust
- subkutane Knötchen
- Arthralgien und Myalgien
- kolikartige Abdominalschmerzen, v. a. postprandial (Angina abdominalis)
- pektanginöse Beschwerden, evtl. Myokardinfarkt
- Mononeuritis multiplex (überwiegend sensorisch)
- Apoplex, Aphasie, Epilepsie, Psychosen

Diagnostik
- BSG ↑↑↑, CRP ↑
- im Differenzialblutbild Leukozytose, Granulozytose, evtl. Thrombozytose
- bei Hepatitis-B-assoziierter Panarteriitis nodosa Nachweis von HBs-Ag
- kein immunologischer Nachweis von ANCA
- Erythrozyturie und Proteinurie bei Nierenbeteiligung
- in der Angiographie der A. lienalis und des Truncus coeliacus Darstellung von Mikroaneurysmen
- in der Hautbiopsie histologischer Nachweis der Vaskulitis mit granulomatösen Veränderungen, Nekrosen der Media, Adventitia und Intima

Therapie
- hochdosiert Kortikosteroide, ggf. Methotrexat
- Cyclophosphamid bei schweren, refraktären Verläufen
- bei Hepatitis B-assoziierter Panarteriitis nodosa antivirale Therapie

8.4.6 Kawasaki-Syndrom

- häufigste Vaskulitis bei Kleinkindern (etwa 80% der Fälle <5. Lebensjahr)
- unbekannte Ätiologie
- Letalität 1–2% infolge einer Koronaritis

Klinik
- hohes Fieber
- beidseitige Konjunktivitis
- Stomatitis mit scharlachähnlicher »Erdbeerzunge«
- Palmar-, evtl. auch Plantarerythem
- Exanthem mit an den Fingerspitzen beginnender halbmondförmiger Schuppung
- zervikale Lymphadenopathie
- Komplikationen: Aneurysmen der Koronarien, Myokardinfarkt

Diagnostik
- CDC-Kriterien des Kawasaki-Syndroms: Fieber ≥5 Tage *und* mindestens 4 der 5 Kriterien müssen für die Diagnose des Kawasaki-Syndroms erfüllt sein (bei gleichzeitigem Nachweis von Aneurysmen der Herzkranzgefäße sind weniger Kriterien für die Diagnosestellung ausreichend)
    - polymorphes Exanthem
    - bilaterale Konjunktivitis
    - mindestens eine Schleimhautveränderung: Schleimhautrötung (oral/pharyngeal), Erythem/Fissuren der Lippen, »Erdbeerzunge«
    - akute zervikale Lymphadenopathie
    - mindestens eine Veränderung im Bereich der Extremitäten: Palmar-/Plantarerythem, induratives Ödem der Hände/Füße, Desquamation der Fingerkuppen
- BSG ↑, CRP ↑
- α_2-Globuline ↑
- im Blutbild Leukozytose und Thrombozytose
- immunologischer Nachweis von Endothelzellantikörpern (»anti-endothelial cell antibodies«, AECA) möglich
- kardiologische Diagnostik erforderlich (EKG, Echokardiographie, Koronarangiographie)

Differenzialdiagnose
- Scharlach
- infektiöse Mononukleose

Therapie
- Acetylsalicylsäure
- hochdosiert Immunglobuline i.v. (einmalig 2 g IgG/kg KG)

8.4.7 Takayasu-Arteriitis

- Vaskulitis des Aortenbogens (Aortitis) und der angrenzenden Gefäßabschnitte mit konsekutivem Gefäßverschluss (häufig A. subclavia sinistra >dextra)
- unklare Ätiologie
- überwiegend Frauen <40. Lebensjahr

Klinik

- Allgemeinsymptome: Fieber, Nachtschweiß, Myalgien, Gewichtsverlust
- okklusives Stadium mit Claudicatio intermittens der Arme, evtl. *Subclavian-steal-Syndrom*
- bei Beteiligung von Karotis-/Vertebralarterien kraniale Ischämie mit Sehstörungen, Schwindelattacken, Apoplex
- Angina pectoris, evtl. Myokardinfarkt
- evtl. renale Hypertonie

Diagnostik

- abgeschwächter Puls oder Pulslosigkeit der A. brachialis
- seitendifferenter Blutdruck zwischen beiden Armen >20 mmHg
- auskultatorisch Gefäßgeräusche über der A. subclavia oder der A. carotis
- BSG ↑↑↑ (Sturzsenkung!), CRP ↑
- im Blutbild Leukozytose und leichte Anämie
- in der Farbduplexsonographie, evtl. in der Angio-CT bzw. im Angio-MRT Darstellung von Gefäßstenosen in den Ästen des Aortenbogens

Therapie

- Kortikosteroide und Acetylsalicylsäure über mindestens 24 Monate, ggf. Immunsuppressiva (z. B. Methotrexat)
- bei hämodynamisch relevanten Gefäßstenosen PT(C)A und Stenting, ggf. gefäßchirurgische Gefäßrekonstruktion

8.4.8 Arteriitis temporalis (Riesenzellarteriitis) und Polymyalgia rheumatica

- T-Zell-abhängige, granulomatöse Arteriitis der großen Arterien im Versorgungsbereich der A. carotis und der proximalen Extremitätenarterien
- überwiegend Frauen; mit dem Alter zunehmende Häufigkeit nach dem 50. Lebensjahr

Klinik

- Allgemeinsymptome: Abgeschlagenheit, Konzentrationsschwäche, Fieber, Nachtschweiß, Gewichtsverlust, evtl. Depressionen
- heftige, pochende Schläfenkopfschmerzen
- Claudicatio intermittens der Zungen- und Kaumuskulatur
- evtl. Sehstörungen (ischämische Optikusneuropathie)
- Komplikationen: Verschluss der A. centralis retinae mit Erblindung, transitorische ischämische Attacke (TIA), Apoplex
- starke Muskelschmerzen im Schulter- und/oder Beckengürtel (»Arteriitis rheumatica«), evtl. Morgensteifigkeit
- ca. 60% aller Patienten mit einer Arteriitis cranialis leiden auch an einer Polymyalgia rheumatica, aber nur 20% aller Patienten mit einer Polymyalgia rheumatica leiden auch an einer Arteriitis cranialis

Diagnostik

- diagnostische Kriterien der Arteriitis temporalis (ACR, 1990): mindestens 3 der 5 Kriterien müssen für die Diagnose der Riesenzellarteriitis erfüllt sein und klinische Erscheinungen müssen für wenigstens 6 Wochen vorliegen
    - Alter >50. Lebensjahr
    - neu aufgetretene Kopfschmerzen
    - abnorme Temporalarterien
    - BSG >50 mm in der 1. Stunde
    - typische Histologie
- in der körperlichen Untersuchung verhärtete, stark geschlängelte und druckschmerzhafte, evtl. pulslose A. temporalis
- evtl. Blutdruckseitendifferenz infolge eines Aortenbogensyndroms
- BSG ↑↑↑ (Sturzsenkung!), CRP ↑
- im Blutbild evtl. leichte Leukozytose und Anämie
- in der Farbduplexsonographie Darstellung des entzündlichen Wandödems als echoarmer Halo
- im MRT evtl. Nachweis einer bilateralen Bursitis subdeltoidea oder subacromialis bei Polymyalgia rheumatica
- in der Biopsie der Temporalarterien histologischer Nachweis einer granulomatösen Vaskulitis (»Riesenzellarteriitis«) (❗ **Cave** keine Biopsie bei hochgradiger Stenose der A. carotis interna mit Kollateralisierung über die A. carotis externa!)
- in der ophthalmologischen Untersuchung evtl. kirschroter Fleck in der Fovea centralis bei Zentralarterienverschluss

Therapie

- sofortiger Einsatz von Kortikosteroiden, z. B. initial Prednisolon 40–60 mg/d mit stufenweiser Reduktion von 5 mg/Woche, Gabe einer Erhaltungsdosis <7,5 mg/d über mindestens 24 Monate, evtl. in Kombination mit Immunsuppressiva (Methotrexat)
- bei alleiniger Polymyalgie sind Steroide häufig in niedrigerer Dosierung ausreichend

8.4.9 Fibromyalgie-Syndrom

- chronisch remittierendes, multilokuläres Schmerzsyndrom mit begleitender vegetativer Symptomatik und funktionellen Beschwerden
    - primär
    - sekundär bei rheumatischen Erkrankungen oder Infektionskrankheiten
- Prävalenz ca. 2%, ♀:♂ = 9:1, Häufigkeitsgipfel 30.–60. Lebensjahr
- unbekannte Ätiologie

Klinik

- diagnostische Kriterien des Fibromyalgie-Syndroms (ACR, 1990): beide Kriterien müssen erfüllt sein

- ausgedehnte Schmerzen in der Anamnese (≥3 Monate) in mindestens 3 Körperregionen (linke/rechte Körperhälfte, ober-/unterhalb der Gürtellinie)
- in der klinischen Untersuchung (Palpation) Schmerzsymptomatik an mindestens 11 von 18 »tender points« an Stamm und Extremitäten
- **❶ Cave** gleichzeitige Untersuchung von üblicherweise nicht druckdolenten Kontrollpunkten!
- vegetative Symptomatik, z. B. Hyperhidrosis, kalte Akren
- funktionelle Beschwerden, z. B. Schlafstörungen, Migräne, Globusgefühl
- Komplikationen: Chronifizierung, Depressionen

Diagnostik
- in der Regel klinische Diagnose
- Ausschlussdiagnostik anderer Differenzialdiagnosen (Polymyositis, Polymyalgia rheumatica, myofasziales Schmerzsyndrom infolge einer Überbeanspruchung oder Fehlbelastung, orthopädische Erkrankungen)

Therapie
- physikalische Therapie und Krankengymnastik, ggf. Akupunktur
- Antidepressiva, ggf. Analgetika
- Patientenschulung, Selbsthilfegruppen
- ggf. psychosomatische Therapie, Verhaltenstherapie

Tag 5 – Nephrologie und Endokrinologie

9 Nephrologie

9.1 Glomerulonephritis – 328
9.1.1 IgA-Nephropathie (IgA-Nephritis) – 328
9.1.2 Akute postinfektiöse Glomerulonephritis
(akute Poststreptokokken-Glomerulonephritis) – 329
9.1.3 Rasch progrediente Glomerulonephritis
(»rapid progressive« Glomerulonephritis, RPGN) – 330
9.1.4 Nephrotisches Syndrom – 331

9.2 Pyelonephritis und Harnwegsinfektionen – 334

9.3 Tubulointerstitielle Nierenkrankheiten – 336
9.3.1 Hanta-Virus-Infektionen – 337
9.3.2 Analgetika-Nephropathie – 338
9.3.3 Renal tubuläre Partialfunktionsstörungen – 339

9.4 Niereninsuffizienz – 339
9.4.1 Akutes Nierenversagen (akute Niereninsuffizienz) – 339
9.4.2 Chronische Niereninsuffizienz – 341

9.5 Nierentumoren und zystische Nierenerkrankungen – 345
9.5.1 Nierenzellkarzinom (Grawitz-Tumor, Hypernephrom) – 345
9.5.2 Nephroblastom (Wilms-Tumor) – 347
9.5.3 Nierenzysten – 348
9.5.4 Zystenniere – 348

9.6 Nephro-/Urolithiasis – 349

9.1 Glomerulonephritis

- primäre/idiopathische Glomerulonephritis: primäre Erkrankung der Glomeruli
- sekundäre Glomerulonephritis: Systemerkrankung mit renaler Beteiligung
- Klassifikation der Glomerulonephritiden nach ihrer Pathogenese
    - Immunkomplexnephritis (z. B. akute postinfektiöse Glomerulonephritis)
    - Anti-Basalmembran-Glomerulonephritis (z. B. rasch progrediente Glomerulonephritis)
    - IgA-Nephropathie
- Charakterisierung nach klinischem Verlauf (Übergänge möglich)
    - initial asymptomatisch/oligosymptomatisch: (Mikro-)Hämaturie, in der Regel ohne Proteinurie, normale Nierenfunktion, evtl. Hypertonie
    - akut: Mikrohämaturie, leichte Proteinurie, evtl. nephrotisches Syndrom, akutes oligoanurisches Nierenversagen
    - chronisch-progredient: Erythrozyturie, Proteinurie, meist Hypertonie, langsames Fortschreiten der Niereninsuffizienz
- verantwortlich für 10% aller chronischen Niereninsuffizienzen

9.1.1 IgA-Nephropathie (IgA-Nephritis)

- mesangioproliferative Glomerulonephritis: massive Ablagerungen von IgA_1 im Mesangium, mäßig starke C3- und IgM-Ablagerungen in segmentaler Verteilung
- häufigste primär glomeruläre Erkrankung (bis zu 35%), Häufigkeitsgipfel zwischen dem 20. und 30. Lebensjahr, ♂:♀ = 2–3:1
- innerhalb von 20 Krankheitsjahren sind 25–30% der Patienten terminal niereninsuffizient

Klinik
- meist asymptomatische Mikrohämaturie (Zufallsbefund!), selten intermittierende infektassoziierte Makrohämaturie
- evtl. Dysurie, Flankenschmerzen
- Komplikationen: Hypertonie, nephrotisches Syndrom (10% aller Fälle), Niereninsuffizienz

Diagnostik
- im Urinsediment Erythrozyturie mit Nachweis von Erythrozytenzylindern und dysmorphen Erythrozyten
- im 24-h-Sammelurin Proteinurie (meist <3 g/24 h)
- IgA im Serum ↑ (in 50% aller Fälle)
- Bestimmung der Kreatinin-Clearance
- Ausschluss einer Poststreptokokken-Glomerulonephritis (ASL-Titer, Anti-DNAase-B-Titer, Komplement C3)

- zur Diagnosesicherung Nierenbiopsie und immunhistologischer Nachweis der mesangialen IgA-Ablagerungen

Therapie
- symptomatische Therapie
  - konsequente antihypertensive Therapie mit ACE-Hemmer oder AT_1-Blocker
  - bei höhergradiger Proteinurie (>1 g/24 h) und progredienter Niereninsuffizienz immunsuppressive Therapie mit Kortikosteroiden, ggf. kombiniert mit Azathioprin oder Cyclophosphamid

9.1.2 Akute postinfektiöse Glomerulonephritis (akute Poststreptokokken-Glomerulonephritis)

- Immunkomplexnephritis, überwiegend nach Infektionen mit β-hämolysierenden Streptokokken der Gruppe A
- endokapillär diffus proliferative Glomerulonephritis
- bei Kindern Ausheilung in >90% der Fälle, bei Erwachsenen in ca. 50% der Fälle

Klinik
- in 50% der Fälle keine klinische Symptomatik (Zufallsbefund)
- 1–2 Wochen nach Pharyngitis, Angina tonsillaris oder Hautinfektionen
- Mikrohämaturie und Proteinurie (<3 g/24 h), seltener Makrohämaturie
- evtl. Hypertonie und Ödeme
- evtl. Fieber, Kopf- und Gliederschmerzen, Lendenschmerz
- Komplikationen: Hirnödem mit epileptischen Anfällen und Somnolenz, hypertone Krise mit Linksherzversagen und Lungenödem

Diagnostik
- Erythrozyturie, Nachweis von Erythrozytenzylindern und dysmorphen Erythrozyten im Urin
- im 24-h-Sammelurin unselektiv großmolekulare Proteinurie (<3 g/24 h)
- ASL-Titer ↑ (in 50% der Fälle), Anti-DNAase-B-Titer ↑
- in der Akutphase Serumkomplement C3 ↓
- BSG ↑, CRP ↑, Leukozytose
- evtl. Harnstoff und Kreatinin ↑
- in der Sonographie Darstellung großer Nieren
- evtl. Nierenbiopsie zum Ausschluss einer rasch progredienten Glomerulonephritis bei ansteigenden Retentionswerten

Therapie
- körperliche Schonung, Bettruhe
- salzarme, eiweißarme Diät
- regelmäßige Laborkontrollen
- bei Streptokokkeninfekten Penicillin 3 Mio. IE/d (über mindestens 10 d), ggf. Herdsanierung

Eigene Notizen

- ggf. Schleifendiuretika (z. B. Furosemid) bei Gewichtszunahme, Ödemen und Oligurie
- zusätzlich ACE-Hemmer bei Hypertonie
- Nachuntersuchungen zur Erfassung chronischer Verläufe (etwa 1% aller Fälle)

9.1.3 Rasch progrediente Glomerulonephritis (»rapid progressive« Glomerulonephritis, RPGN)

- seltene glomeruläre Erkrankung mit raschem Abfall der glomerulären Filtrationsrate
- ausgeprägte extrakapilläre Proliferation der parietalen glomerulären Epithelzellen (»Halbmondbildung« in >50% aller Glomerula)
  - Typ I, Goodpasture-Syndrom (10%): lineare Ablagerung von Anti-Basalmembran-Antikörpern (IgG) und C3-Komplement entlang der glomerulären Basalmembran, meist mit Lungenbeteiligung infolge antigener Verwandtschaft des Typ-IV-Kollagens der alveolären Basalmembran
  - Typ II (40%): granuläre Ablagerung von Immunkomplexen entlang der glomerulären Basalmembran (»humps«), z. B. postinfektiös, bei systemischem Lupus erythematodes, Purpura Schoenlein-Henoch
  - Typ III (50%): keine Ablagerung von Immunglobulinen oder Komplement, ANCA-assoziierte Vaskulitiden
    - mikroskopische Polyangiitis (pANCA: Anti-Myeloperoxidase-Antikörper)
    - Wegener-Granulomatose (cANCA: Anti-Proteinase-3-Antikörper)
- unbehandelt schlechte Prognose mit Ausbildung einer terminalen Niereninsuffizienz innerhalb von wenigen Wochen bis Monaten; Prognose ist auch abhängig vom extrarenalen Befall; bei frühzeitiger Behandlung Besserung der Nierenfunktion in ca. 60% der Fälle; Typ I verläuft selbstlimitierend, Typ II und III können rezidivieren

Klinik
- Makrohämaturie und Proteinurie, evtl. nephrotisches Syndrom
- Hypertonie
- Arthralgien, Myalgien
- evtl. Fieber
- beim Goodpasture-Syndrom Hämoptysen

Diagnostik
- BSG und CRP ↑
- Kreatinin und Harnstoff ↑↑
- im Urin Nachweis von Erythrozytenzylindern und dysmorphen Erythrozyten
- im 24-h-Sammelurin unselektiv großmolekulare Proteinurie

9.1 · Glomerulonephritis

- in der serologischen Untersuchung Nachweis von Anti-Basalmembran-Antikörpern beim Typ I, von zirkulierenden Immunkomplexen beim Typ II und von cANCA oder pANCA beim Typ III
- in der Sonographie normal große Nieren
- in der Nierenbiopsie histologischer Nachweis der »Halbmondbildung« und evtl. einer nekrotisierenden Vaskulitis
- in der direkten Immunfluoreszenz am Biopsat Darstellung der verschiedenen Ablagerungsmuster der Antikörper und Immunkomplexe bzw. in der indirekten Immunfluoreszenz mit Patientenserum und Granulozyten gesunder Spender pANCA- und cANCA-Muster

Therapie
- Kortikosteroid-Pulstherapie (initial 500 mg Methylprednisolon für 3 d i.v., anschließend stufenweise Dosisreduktion über 3–4 Monate) und Cyclophosphamid oral (1–4 mg/kg KG/d) oder Cyclophosphamid-Bolustherapie i.v. (0,5–1,5 g/m² KOF alle 4 Wochen über 6 Monate)
- beim Typ I tägliche Plasmapherese, ggf. bei Typ III ab einem Serumkreatinin >6 mg/dl (nicht bei Typ II)
- symptomatische Therapie des Nierenversagens, ggf. Dialyse

9.1.4 Nephrotisches Syndrom

- Symptomenkomplex aus Proteinurie (>3,5 g/d), Hypalbuminämie, Hyperlipidämie und Ödemen (▶ Memo glomeruläre Filtrationsrate variabel!)
- Proteinurie mit IgG- und AT-III-Verlust → Infektions- und Thromboserisiko ↑
- Albuminurie → Hypalbuminämie → kolloidosmotischer Druck ↓ → interstitielle Flüssigkeitsansammlung, intravasale Hypovolämie → ADH ↑, Stimulation des Renin-Angiotensin-Aldosteron-Systems (sekundärer Hyperaldosteronismus) → Ödeme
- Glomerulonephritiden mit dem typischen Bild eines nephrotischen Syndroms
  - minimal proliferierende interkapilläre Glomerulonephritis (»minimal change« Glomerulonephritis) (20% aller nephrotischen Syndrome im Erwachsenenalter; häufigste Ursache des nephrotischen Syndroms bei Kindern):
    - Verschmelzung der Fußfortsätze der Podozyten
    - idiopathisch oder sekundär bei Lymphomen oder paraneoplastisch bei soliden Malignomen, Assoziation mit Nahrungsmittelallergien und mit der Einnahme von NSAR
  - fokal segmental sklerosierende Glomerulonephritis (15% aller nephrotischen Syndrome im Erwachsenenalter; die meisten Patienten entwickeln innerhalb von 5–10 Jahren eine dialysepflichtige Niereninsuffizienz):
    - Sklerose einzelner Glomeruli (fokal) und in diesen einzelner Kapillarschlingen (segmental) durch Adhäsionen glomerulärer Kapillar-

Eigene Notizen

schlingen mit der Bowmanschen Kapsel infolge eines Podozytenverlusts der kapillären Basalmembran
  - idiopathisch (30%) (kongenitales nephrotisches Syndrom, steroidresistentes nephrotisches Syndrom, familiäre fokal segmentale Glomerulosklerose) oder sekundär bei Drogenmissbrauch, HIV-Infektion, Refluxnephropathie, Malignomen, Fettstoffwechselstörungen, bei kapillärer, intraglomerulärer und systemischer Hypertonie
- membranöse Glomerulonephritis (25% aller nephrotischen Syndrome im Erwachsenenalter; häufigste Ursache des nephrotischen Syndroms bei Erwachsenen; in 25% der Fälle Spontanremission, 30–40% persistierendes nephrotisches Syndrom ohne weitere Verschlechterung der Nierenfunktion, 20–25% der Fälle entwickeln eine terminale Niereninsuffizienz):
  - Ablagerung von Immunkomplexen und Komplement an der Außenseite der glomerulären Basalmembran; Bildung von »Spikes« durch die Basalmembran mit zunehmender Inkorporation der Immunkomplexe
  - idiopathisch (75%) oder sekundär bei Malignomen (Bronchial-, Kolon-, Mamma-, Magenkarzinom) oder Lymphomen und Leukämien, bei Infektionen (Hepatitis B oder C, HIV, Malaria), im Rahmen von Autoimmunerkrankungen (z. B. systemischer Lupus erythematodes), durch Medikamente (z. B. Penicillamin, Gold)
- membranoproliferative Glomerulonephritis (meist im Jugendalter):
  - Proliferation und Verdickung der Basalmembran; Typ I: chronische Immunkomplexerkrankung mit subendothelialen und mesangialen Ablagerungen; Typ II: Anti-C3-Konvertase-Antikörper mit dichten intramembranösen Ablagerungen (»dense deposits«)
- weitere mögliche Ursachen eines nephrotischen Syndroms:
  - diabetische Nephropathie
  - multiples Myelom
  - Amyloidose
  - Nierenvenenthrombose

Klinik
- Ödeme
- evtl. Aszites, Pleura- und/oder Perikarderguss
- schäumender Urin infolge der Proteinurie, evtl. Hämaturie
- evtl. Hypertonie
- evtl. erhöhte Infektanfälligkeit durch IgG-Mangel und thromboembolische Komplikationen infolge eines AT-III-Mangels
- im Verlauf evtl. klinische Symptomatik einer Niereninsuffizienz

Diagnostik
- im 24-h-Sammelurin Nachweis einer großmolekularen Proteinurie (>3,5 g/24 h), spezifisches Harngewicht ↑
- Hypoproteinämie mit einem Gesamteiweiß im Serum <6 g/dl und Serumalbumin <2,5 g/dl

9.1 · Glomerulonephritis

- in der Serumeiweißelektrophorese Dysproteinämie mit relativer Erhöhung von α_2- und β-Globulinen sowie verminderter γ-Globulinfraktion und niedrigem Albumin
- evtl. IgG ↓, AT III ↓
- Hypercholesterinämie, evtl. Hypertriglyzeridämie
- ggf. Harnstoff und Kreatinin ↑, Kreatinin-Clearance ↓
- bei membranoproliferativer Glomerulonephritis Hypokomplementämie mit C3 ↓ (bei Typ II) und ggf. zusätzlich C4 ↓ (bei Typ I)
- Nierensonographie
- Nierenbiopsie mit histologischer Untersuchung des Gewebes

Therapie
- ggf. Therapie der Grunderkrankung
- kochsalzreduzierte Kost (5–7 g NaCl/d)
- Eiweißrestriktion (0,8–1,0 g/kg KG/d)
- Gabe von Schleifendiuretika (❗ **Cave** langsame Ödemausschwemmung bei erhöhter Gefahr thromboembolischer Komplikationen durch AT-III-Mangel), ggf. kaliumsparende Diuretika in Kombination mit einem Thiazid (z. B. Triamteren und Hydrochlorothiazid, Dytide H®)
- Thromboseprophylaxe mit niedermolekularem Heparin, ggf. Cumarine nach thromboembolischen Komplikationen
- Antibiotikatherapie, ggf. Substitution von Immunglobulinen bei bakteriellen Infekten; prophylaktisch aktive Immunisierung gegen Pneumokokken und Influenza-Viren
- ggf. CSE-Hemmer bei Hypercholesterinämie
- ACE-Hemmer bei Hypertonie (RR-Zielwert <130/80 mmHg) (❗ **Cave** vorsichtiger Einsatz bei fortgeschrittener Niereninsuffizienz)
- evtl. immunsuppressive Therapie (solange Serumkreatinin <2 mg/dl)
    - bei minimal proliferierender interkapillärer Glomerulonephritis Kortikosteroide (❗ **Cave** nicht-selektive Proteinurie spricht schlecht auf Steroidtherapie an!), ggf. Ciclosporin A oder Cyclophosphamid
    - bei fokal segmentaler Glomerulosklerose Kortikosteroide, evtl. Ciclosporin A
    - bei membranöser Glomerulonephritis Kortikosteroide und Chlorambucil
    - bei membranoproliferativer Glomerulonephritis Acetylsalicylsäure und Dipyridamol
- Nierentransplantation bei terminaler Niereninsuffizienz

Eigene Notizen

9.2 Pyelonephritis und Harnwegsinfektionen

- infektiöse Erreger im Harntrakt (überwiegend aszendierende bakterielle Infektionen):
  - Infektionen des oberen Harntraktes (Nieren)
    - akute bakteriell abszedierende Pyelonephritis (mit interstitiellen Abszessstraßen zwischen Papille und Rinde, evtl. Pyonephrose)
    - chronische herdförmig destruierende Pyelonephritis (mit keilförmiger Narbenbildung und Parenchymschwund)
  - Infektionen des unteren Harntraktes (Blase, Urethra)
    - akute Zystitis
    - Urethritis
- asymptomatische (symptomlose Bakteriurie), symptomatische (Dysurie, Pollakisurie), komplizierte (Anomalien des Harntraktes) Harnwegsinfekte
- prädisponierende Risikofaktoren: gestörter Harnabfluss (anatomische Anomalien, Obstruktionen, Blasenfunktionsstörungen), Analgetikaabusus, Stoffwechselstörungen, transurethraler Blasenkatheter, geschwächte Immunabwehr, Schwangerschaft
- mögliche Auslöser sind Unterkühlung, Durchnässung, sexuelle Aktivität, reduzierte Harnbildung
- bei Säuglingen und Kleinkindern meist infolge eines vesikoureteralen Refluxes; im Erwachsenenalter vor allem bei Frauen begünstigt durch die enge anatomische Beziehung zwischen Analregion und der relativ kurzen Harnröhre (gehäuft als »Honeymoon-Zystitis«, in der Schwangerschaft und postpartal); bei Männern meist erst nach dem 60. Lebensjahr als Folge von Prostataerkrankungen

Klinik
- häufig klinisch asymptomatische Bakteriurie
- akute Zystitis mit Dysurie, Pollakisurie, imperativem Harndrang, suprapubischen krampfartigen Schmerzen und evtl. subfebrilen Temperaturen
- akute Pyelonephritis mit Fieber, Schüttelfrost, Dysurie und Flankenschmerzen, ggf. Kopfschmerzen und gastrointestinale Symptomatik mit Übelkeit, Erbrechen und Subileus
- chronische Pyelonephritis häufig mit uncharakteristischer Symptomatik, z. B. Kopfschmerzen, Müdigkeit, Abgeschlagenheit, dumpfe Rückenschmerzen, evtl. Übelkeit und Gewichtsabnahme (❗ **Cave** akuter Schub einer chronischen Pyelonephritis gleicht dem klinischen Bild einer akuten Pyelonephritis!)
- Komplikationen: hämorrhagische Zystitis, Prostatitis, »pelvic inflammatory disease«, Sterilität, aszendierende und rezidivierende Infektionen, eitrige Nephritis, Nierenrindenabszesse (»Nierenkarbunkel«), Papillennekrose, paranephritischer Abszess, Urosepsis, Hydronephrose, Pyonephrose, pyelonephritische Schrumpfniere, renal tubuläre Partialfunktionsstörungen, Niereninsuffizienz, Fitz-Hugh-Curtis-Syndrom (Perihepatitis nach Gonokokken- oder Chlamydien-Infektion), Reiter-Syndrom, evtl. Gedeihstörungen beim Kleinkind

Diagnostik
- ggf. suprapubischer Druckschmerz, klopfschmerzhafte Nierenlager
- evtl. RR ↑ bei chronischer Pyelonephritis
- BSG und CRP ↑ (▶ **Memo** bei unkompliziertem Harnwegsinfekt meist keine erhöhten Entzündungsparameter)
- im Blutbild evtl. Leukozytose oder Anämie
- evtl. Harnstoff und Kreatinin ↑, Kreatinin-Clearance ↓ im Verlauf einer chronischen Pyelonephritis
- Leukozyturie, ggf. Leukozytenzylinder, evtl. Erythrozyturie
- im Urinstatus Nachweis von Nitrit
- im Mittelstrahlurin signifikante Bakteriurie mit >10^5 Keimen/ml (Kass-Zahl) (❗ **Cave** <10^5 Keime/ml Urin sprechen in der Regel für eine Kontamination; bei symptomatischen Patienten oder nach antibiotischer Anbehandlung können aber auch niedrigere Keimzahlen diagnostisch relevant sein!)
- in der Urinkultur (▶ **Memo** bei signifikanter Bakteriurie mit Keimnachweis immer Antibiogramm anstreben!)
    - beim akuten unkomplizierten Harnwegsinfekt ohne Risikofaktoren meist Nachweis von *E. coli* (80%), *Proteus mirabilis* (15%) und Staphylokokken (5%)
    - beim komplizierten Harnwegsinfekt mit Risikofaktoren Nachweis von *E. coli* (50%), Klebsiellen (15%), Enterokokken (10%), Staphylokokken (10%), *Proteus mirabilis* (10%), *Pseudomonas aeruginosa* (5%)
- im frischen Urethral- bzw. Zervixabstrich bei Urethritis kultureller Nachweis von *Chlamydia trachomatis* (Serotypen D-K), *Ureaplasma urealyticum*, *Mycoplasma genitalium*, *Trichomonas vaginalis*, HSV II, *Neisseria gonorrhoeae*, *E. coli* etc.
- ggf. DNA-Nachweis mittels Nukleinsäureamplifikationstechniken bei Verdacht auf eine Chlamydien- oder Gonokokken-Infektion
- Blutkulturen bei Verdacht auf Urosepsis
- in der Nierensonographie evtl. Konkrementnachweis, ggf. Darstellung eines gestauten Nierenbeckens und Parenchymschwund
- Zusatzdiagnostik
    - in der Ausscheidungsurographie Nachweis einer Obstruktion und verkalkter Harnsteine, bei paranephritischem Abszess verlagerte, nicht atemverschiebliche Niere, bei chronischer Pyelonephritis deformierte, verplumpte Nierenkelche und verschmälertes Parenchym
    - CT mit Kontrastmittel (▶ **Memo** höhere Sensitivität als i.v.-Urogramm), evtl. MRT bei Allergie gegenüber jodhaltigen Kontrastmitteln
    - evtl. Miktionszystourethrographie zum Ausschluss eines vesikoureterorenalen Refluxes, v. a. bei Kindern mit rezidivierenden Harnwegsinfekten

Eigene Notizen

Differenzialdiagnose
- chronisch interstitielle Zystitis (mit Mastzellinfiltration)
- tuberkulöse (⚠ **Cave** »sterile« Leukozyturie) oder parasitäre Zystitis, radiogene Zystitis, zytostatikainduzierte hämorrhagische Zystitis (z. B. durch Cyclophosphamid, Ifosfamid)
- Urolithiasis
- Adnexitis
- Prostatitis
- Darmerkrankungen
- Lumbago

Therapie
- Behandlungsindikation besteht bei asymptomatischer Bakteriurie nur beim gleichzeitigen Vorliegen prädisponierender Risikofaktoren (im Kindesalter muss immer eine diagnostische Abklärung erfolgen!)
- bei prädisponierenden Risikofaktoren kausale Therapie, z. B. Antirefluxplastik bei vesikoureteralem Reflux
- vermehrte Flüssigkeitszufuhr, häufige Blasenentleerung, ggf. sexuelle Pause bei Urethritis und Partnertherapie
- evtl. Spasmolytika bei akuter Zystitis
- antibiotische Therapie nach Abnahme einer Urinkultur bei akuter Pyelonephritis über 7–14 d, bei chronischer Pyelonephritis nur nach Antibiogramm, ggf. parenteral (⚠ **Cave** Anpassung der Antibiotikatherapie nach Antibiogramm!), bei unkomplizierter Zystitis evtl. eintägige Kurzzeittherapie
    - Gyrasehemmer, z. B. Norfloxacin, Ofloxacin, Ciprofloxacin
    - bei Schwangerschaft oder in der Kindheit Aminopenicilline oder Trimethoprim-Sulfamethoxazol (Cotrimoxazol)
- Makrolide (z. B. Azithromycin, Zithromax®) über 14 d bei Infektionen mit Chlamydien (evtl. Therapiedauer von bis zu drei Monaten bei chronischen Infektionen), Ureaplasmen oder Mykoplasmen; Metronidazol bei Trichomonaden
- evtl. zusätzliche Ansäuerung eines alkalischen Urins mit Methionin bei rezidivierenden Harnwegsinfekten (▶ **Memo** eine symptomlose Bakteriurie nach suffizienter Antibiotikatherapie bei chronischer Pyelonephritis evtl. nur bei akuter Exazerbation erneut behandeln!)

9.3 Tubulointerstitielle Nierenkrankheiten

- im Interstitium der Nierenrinde lymphoplasmazelluläre Infiltrate
- akute Verläufe
    - viral, z. B. bei Hanta-Virus-Infektionen
    - parainfektiös, z. B. bei Streptokokken-Infektionen
    - medikamentös, z. B. durch chinesische Heilkräuter, Aminoglykoside, Gyrasehemmer (akut toxisch) oder Methicillin (allergisch)

9.3 · Tubulointerstitielle Nierenkrankheiten

- chronische Verläufe
    - medikamentös, z. B. durch Phenacetin, Paracetamol (chronisch toxisch) oder Gold (immunologisch)
    - chemisch, z. B. durch Cadmium, Blei
    - hämatologisch, z. B. bei multiplem Myelom
    - immunologisch, z. B. bei Amyloidose
    - infolge von Stoffwechselstörungen, z. B. bei Hyperurikämie, Hyperkalzämie, Hypokaliämie, Oxalatnephropathie, Zystinose
    - Sonstiges, z. B. Balkannephritis (asymptomatische Proteinurie unklarer Genese bei Jugendlichen, endemisch in den Ländern des Balkan)

9.3.1 Hanta-Virus-Infektionen

- weltweit (insbesondere in Südostasien) vorkommende Anthropozoonose mit Erregerreservoir in Mäusen und Ratten; aerogene Infektion über virushaltige Ausscheidungen
- Familie der Bunyaviridae
- Risikoberufe: Jäger, Waldarbeiter, Landwirt, Soldat

Klinik

- Inkubationszeit: 1–5 Wochen
- klinischer Verlauf ist abhängig vom Serotyp des Hanta-Virus
    - Hantaan, Seoul, Dobrava: hämorrhagisches Fieber mit renalem Syndrom (interstitielle Nephritis)
    - Puumula: Nephropathia epidemica
    - Serotypen des Sin-Nombre-Subtyps: Hanta-Virus »pulmonary syndrome« mit hämorrhagischer Pneumonie und interstitiellem Lungenödem (50% letale Verläufe)
- dreiphasiger klinischer Verlauf bei hämorrhagischem Fieber mit renalem Syndrom
    - akuter Beginn mit Fieber, Schüttelfrost, Zephalgien und Myalgien, evtl. Konjunktivitis
    - Lumbago, gastrointestinale Beschwerden und abdominelle Schmerzen
    - starke Proteinurie, Oligurie
- bei Hanta-Virus »pulmonary syndrome« zusätzlich trockener Reizhusten
- hämorrhagische Diathese mit petechialen Blutungen
- Komplikationen: Schock, Lungenödem, akutes Nierenversagen, ARDS

Diagnostik

- im Blutbild Leukozytose mit Linksverschiebung, atypische Lymphozyten und Thrombozytopenie
- Kreatinin und Harnstoff im Serum ↑
- im 24-h-Sammelurin starke Proteinurie
- in der serologischen Diagnostik Nachweis spezifischer IgM-Antikörper
- in der PCR Nachweis der Erreger-DNA

Differenzialdiagnose

- Leptospirose
- respiratorische Infekte
- Nephritiden anderer Genese

Therapie

- symptomatische Therapie, ggf. Hämodialyse bei akutem Nierenversagen

9.3.2 Analgetika-Nephropathie

- chronische interstitielle Nephritis infolge eines langjährigen Analgetikaabusus (überwiegend durch Einnahme von phenacetinhaltigen Analgetika (bzw. des Metaboliten Paracetamol, kumulative Dosis >1000 g) oder von Mischanalgetika in Kombination mit Koffein, Codein oder Barbituraten)
- NSAR → Synthese des vasodilatatorischen Prostaglandins E_2 ↓ → medulläre Ischämie → Papillennekrosen

Klinik

- initial uncharakteristische klinische Symptomatik, evtl. Kopfschmerzen, Müdigkeit
- schmutzig-graubräunliche Hautfarbe
- multifaktorielle Anämie (durch Met- und Sulfhämoglobinbildung (Wirkung des Phenacetinmetaboliten p-Phenetidin), toxische Hämolyse, gastrointestinale Blutungen, gehemmte Erythropoetinbildung)
- evtl. kolikartige Schmerzen durch Abgang von Papillengewebe
- evtl. Makrohämaturie
- Komplikationen: Papillennekrose, rekurrierende bakterielle Harnwegsinfekte, tubuläre Azidose (durch Tubulusschädigung mit abnehmendem Konzentrationsvermögen), Niereninsuffizienz, Urotheliome

Diagnostik

- sterile Leukozyturie, evtl. Erythrozyturie,
- im Urin Nachweis von Papillengewebe
- im 24-h-Sammelurin Nachweis einer tubulären Proteinurie
- in der Nierensonographie verkleinerte Nieren mit höckeriger Kontur infolge narbiger Einziehungen der Rinde über den Markkegeln und Papillenverkalkungen, ggf. CT
- im Ausscheidungsurogramm Darstellung von Papillendefekten
- evtl. Nachweis des Phenacetinmetaboliten N-Acetyl-p-Paraaminophenol (NAPAP) im Harn

Differenzialdiagnose

- abakterielle interstitielle Nephritiden mit chronischem Verlauf
- diabetische Nephropathie
- Urogenitaltuberkulose
- Sichelzellanämie

Therapie
- Verzicht auf Phenacetin und Absetzen von Mischanalgetika
- Therapie der Niereninsuffizienz

9.3.3 Renal tubuläre Partialfunktionsstörungen

- primär angeborene Störungen
- sekundär infolge von Nierenerkrankungen
- gestörter Aminosäurentransport: Zystinurie, Homozystinurie, Glyzinurie
- gestörte Glukoserückresorption: renale Glukosurie
- gestörter Wasser- und Elektrolyttransport:
  - Phosphatdiabetes (Vitamin-D-resistente Rachitis)
  - renaler Diabetes insipidus
  - Natrium- und Kaliumverlustniere
  - renal tubuläre Azidose
    - distaler Typ I (distal tubuläre H^+-Ionensekretion ↓) mit schwerer metabolischer Azidose, Hypokaliämie, Nephrokalzinose, Vitamin-D-resistenter Rachitis
    - proximaler Typ II (proximal tubuläre HCO_3^--Rückresorption ↓) mit leichter metabolischer Azidose und Hypokaliämie, ohne Nephrokalzinose und Osteomalazie
- *Debré-Toni-Fanconi-Syndrom* (angeborene oder erworbene Tubulopathie) mit Hyperaminoazidurie, Glukosurie, Hyperphosphaturie und metabolischer Azidose mit Hypokaliämie
- *Bartter-Syndrom* (autosomal-rezessiver Erbgang mit gestörter Funktion des Natrium-, Kalium-, 2-Chlorid-Kotransporters oder der Chloridkanäle im Tubulus) mit hypokaliämischer Alkalose, Salzverlust und Hypotension, Hyperkalziurie (Nephrokalzinose), ggf. mit Hypomagnesiämie, evtl. Niereninsuffizienz (❶ **Cave** Pseudo-Bartter-Syndrom infolge eines Laxanzien- und Diuretikaabusus meist bei Anorexia nervosa)
- *Gitelman-Syndrom* (autosomal-rezessiver Erbgang mit gestörter Funktion des Natrium-Chlorid-Kotransporters im distalen Tubulus) mit hypokaliämischer Alkalose, Salzverlust und Hypotension, Hypomagnesiämie, Hypokalziurie

9.4 Niereninsuffizienz

9.4.1 Akutes Nierenversagen (akute Niereninsuffizienz)

- akut einsetzende und anhaltende, prinzipiell jedoch reversible Abnahme der glomerulären Filtrationsrate beider Nieren
  - prärenal: zirkulierendes Blutvolumen ↓ (z. B. Hypoproteinämie mit interstitiellen Ödemen bei Leberzirrhose oder nephrotischem Syndrom), Herzzeitvolumen ↓ (z. B. bei Herzinsuffizienz), systemische Vasodilatation mit reflektorischer afferenter Renovasokonstriktion (z. B. bei Sepsis), renale Vasokonstriktion (z. B. bei hepatorenalem Syndrom)

Eigene Notizen

- intrarenal: akute Tubulusnekrosen (ischämisch, toxisch, septisch), akute interstitielle Nephritis (medikamentös, z. B. NSAR, Sulfonamide, Penicillin, Aminoglykoside, Gyrasehemmer; parainfektiös, z. B. Leptospirose, Hanta-Virus-Infektion), makrovaskuläre Erkrankungen (Vaskulitis, Thromboembolien), mikrovaskuläre Erkrankungen (rasch progrediente Glomerulonephritis, IgA-Nephritis, hämolytisch-urämisches Syndrom)
- postrenal: akute Harnabflussstörung
- *Sonderformen:* Kontrastmittel-Nephropathie, Pigment-Nephropathie (durch Hämolyse oder Rhabdomyolyse, tubuläre Verstopfung durch Leichtketten, Urate oder Oxalate), thrombotische Mikroangiopathie

Klinik

- Oligurie mit einer Urinmenge <500 ml/d oder Anurie <100 ml/d
  (**Cave** in 30% der Fälle normo-/polyurischer Verlauf)
- Übelkeit, Erbrechen, evtl. Diarrhö
- Stadienbeurteilung bei akutem Nierenversagen anhand der klinischen Symptomatik und laborchemischer Parameter (▶ Tabelle)

Stadien des akuten Nierenversagens	
Stadium	**Klinische Merkmale**
I (Initial-/Schädigungsphase)	Symptomatik des Grundleidens
II (oligurische/anurische Phase)	glomeruläre Filtrationsrate ↓, Retentionswerte ↑, Überwässerung (Linksherzinsuffizienz mit Lungenödem, Hirnödem), metabolische Azidose, Hyperkaliämie, Urämie
III (diuretische/polyurische Phase)	Gefahr der Dehydratation, Hyponatriämie und Hypokaliämie

- Komplikationen: Lungenödem (»fluid lung«), Pneumonie, Multiorganversagen mit ARDS, Herzrhythmusstörungen (infolge der Elektrolytentgleisungen), Pleuraergüsse, Perikarditis, Hypertonie, hämorrhagische Gastritis, Stressulzera, urämische Blutungsneigung, Enzephalopathie mit Verwirrtheit, Somnolenz und Koma, schnelle Entwicklung einer Anämie, gesteigerte Infektanfälligkeit (Sepsis)

Diagnostik

- Hyperkaliämie
- metabolische Azidose
- Serumkreatinin ↑ (>50% des Ausgangswertes), Harnstoff ↑
- spezifisches Gewicht des Urins <1015 g/l, Osmolalität <600 mosm/kg
- fraktionierte Natriumexkretion = Natrium-Clearance/Kreatinin-Clearance = Urin-Natrium x Serum-Kreatinin/Serum-Natrium x Urin-Kreatinin zur Differenzierung zwischen einem prärenalen (<1) und einem intrarenalen (>1) akuten Nierenversagen (**Cave** bei Oligurie und An-

9.4 · Niereninsuffizienz

urie ist die fraktionierte Natriumexkretion nur eingeschränkt aussagekräftig!)
- im EKG überhöhtes, zeltförmiges T, P-Abflachung, PQ-Verlängerung, schenkelblockartige Deformierung des QRS-Komplexes, evtl. Kammerflattern/-flimmern
- sonographisch in Abhängigkeit von der Genese vergrößerte Nieren, evtl. Nachweis eines gestauten Nierenbeckens und Beurteilung des Füllungsgrades der Harnblase
- in der farbkodierten Duplexsonographie Darstellung arterieller und venöser Perfusionsstörungen, evtl. Angio-MRT
- ggf. Spiral-CT
- ggf. Nierenbiopsie zum Ausschluss einer rasch progredienten Glomerulonephritis

Therapie
- kausale Therapie der Grunderkrankung
- symptomatische Therapie
    - bei prärenalem Nierenversagen Flüssigkeitssubstitution, bei Überwässerung strenge Flüssigkeits- und Elektrolytbilanzierung
    - evtl. Insulin und Glukose (z. B. 50 ml 40%-ige Glukose und 10 IE Normalinsulin i.v.) zur kurzfristigen, symptomatischen Therapie einer Hyperkaliämie, ggf. Gabe von Kationenaustauschern (Resonium A® auf Natriumbasis oder Calcium-Resonium® auf Kalziumbasis)
    - Schleifendiuretika (z. B. Lasix®) bei oligurischem akutem Nierenversagen (❗ Cave keine kausale Therapie!)
    - evtl. Bikarbonatsubstitution bei metabolischer Azidose
    - evtl. Alkalisierung des Harns bei Myoglobinurie
    - ausreichend hohe Kalorienzufuhr
    - Dosisanpassung von Medikamenten mit renaler Ausscheidung
    - Hämofiltration oder Hämodialyse bei konservativ nicht beherrschbarer Überwässerungssymptomatik, Hyperkaliämie, metabolischer Azidose und urämischen Symptomen
- evtl. prophylaktische Gabe von Acetylcystein und adäquate Hydrierung bei der Gefahr einer Kontrastmittel-Nephropathie, Mannit zur Prophylaxe einer Crush-Niere durch Rhabdomyolyse und Selen und Glutamin bei Sepsis

9.4.2 Chronische Niereninsuffizienz

- irreversibel eingeschränkte glomeruläre, tubuläre und endokrine Funktion beider Nieren als Folge
    - einer diabetischen Nephropathie (40% aller Fälle)
    - vaskulärer/hypertensiver Nephropathien (25%)
    - chronischer Glomerulonephritiden (<20%)
    - chronischer tubulointerstitieller Nephritiden (<10%)
    - polyzystischer Nephropathien (<5%)

Eigene Notizen

Klinik

- meist erst im Spätstadium infolge von Sekundärkomplikationen symptomatisch
- initial gesteigerte osmotische Diurese mit Nykturie, evtl. Polyurie und Polydipsie; im fortgeschrittenen Stadium Oligurie und Anurie
- Abgeschlagenheit, Müdigkeit, Blässe bei renaler Anämie durch Erythropoetinmangel
- Pruritus
- periphere Ödeme (evtl. Anasarka), interstitielles Lungenödem (»fluid lung«), Perikarditis/Perikarderguss, Pleuritis/Pleuraergüsse, Aszites
- renale Hypertonie, Herzinsuffizienz
- renale Osteopathie infolge einer Phosphatretention (Hyperphosphatämie) mit konsekutiv verminderter Synthese des aktiven 1,25-(OH)$_2$-Vitamin D$_3$ und Hypokalzämie sowie durch die vermehrte ossäre Kalziumfreisetzung bei anhaltender metabolischer Azidose; Knochenschmerzen im Bereich des Achsenskeletts und in den Hüft-, Knie- und Sprunggelenken, evtl. Spontanfrakturen, Schwäche der proximalen Beinmuskulatur mit Watschelgang
- evtl. extraossäre Verkalkungen bei gesteigertem Kalzium-Phosphat-Produkt, z. B. Herzklappenverkalkungen, Kalzifizierung der Koronarien
- gastrointestinale Beschwerden, z. B. Inappetenz, Übelkeit, Erbrechen
- evtl. vertiefte Kussmaul-Atmung zur Kompensation einer metabolischen Azidose, ggf. Foetor uraemicus
- Enzephalopathie mit Konzentrationsschwächen und Verwirrtheit, evtl. Polyneuropathie
- Blutungsneigung infolge einer Thrombozytopenie/-pathie
- Stadienbeurteilung bei chronischer Niereninsuffizienz anhand der klinischen Symptomatik und mit Hilfe von Laborparametern (v. a. GFR) (▶ Tabelle)

Diagnostik

- im Urinstatus Proteinurie, evtl. Mikrohämaturie
- Bestimmung des Ausmaßes der Proteinurie im 24-h-Sammelurin oder im Spontanurin mittels Albumin/Kreatinin-Quotient oder Protein/Kreatinin-Quotient
- bei chronischer Niereninsuffizienz regelmäßige Kontrollen der Elektrolyte, des Urinvolumens und des Körpergewichts
- Kreatinin und Harnstoff im Serum ↑ (❗ **Cave** Anstieg der Retentionswerte erst nach Ausfall von mehr als 60% des Nierenparenchyms; GFR <50 ml/min!)
- Hyperkaliämie, Hyperphosphatämie, Hypokalzämie
- Kreatinin-Clearance ↓
- Isosthenurie (spezifisches Harngewicht ca. 1010 g/l), Osmolalität <600 mosmol/kg
- im Blutbild normochrome, normozytäre, hyporegenerative Anämie (Retikulozyten ↓)

9.4 · Niereninsuffizienz

Stadien der chronischen Niereninsuffizienz		
Stadium	**Laborparameter (GFR in ml/min/1,73 m²)**	**Klinische Symptomatik**
I (kompensiertes Dauerstadium mit verminderter renaler Funktionsreserve)	normale Retentionswerte, leicht eingeschränkte Kreatinin-Clearance (GFR 60–89) und Konzentrierungsfähigkeit, Isosthenurie	Polyurie, Nykturie
II (kompensierte Retention, Azotämie)	Serumkreatinin ↑ (<6 mg/dl), GFR 30–59; Hyperphosphatämie und Hypokalzämie (sekundärer Hyperparathyreoidismus, außerdem infolge der verminderten Synthese von Calcitriol)	renale Anämie, Hypertonus
III (dekompensierte Retention, Präurämie, präterminale Niereninsuffizienz)	Serumkreatinin ↑↑ (6–10 mg/dl), GFR 15–29	Natrium- und Wasserretention mit zunehmenden Ödemen (»fluid lung«), Herzinsuffizienz, Hypertonie, urämische Gastroenteropathie, Polyneuropathie, Pruritus
IV (terminale Niereninsuffizienz, Urämie)	Serumkreatinin ↑↑↑ (>10 mg/dl), GFR <15	urämischer Foetor, Enzephalopathie, Perikarditis und Pleuritis, Thrombozytopenie und -pathie

- metabolische Azidose (GFR <30 ml/min) infolge der zunehmend eingeschränkten Fähigkeit zur tubulären Bildung von Ammoniumionen und Abnahme der Bikarbonatrückresorption
- evtl. intaktes Parathormon ↑, alkalische Phosphatase ↑, Serumphosphat ↑
- in der Sonographie meist geschrumpfte Nieren mit unregelmäßiger Oberfläche und verschmälertem Parenchymsaum
- im Thoraxröntgenbild evtl. bihiläre, schmetterlingsförmige Lungenstauung bei »fluid lung«
- im Röntgenbild der Wirbelsäule evtl. subperiostale Resorption, aufgelockerte Kortikalis und Querstreifung der Wirbelkörper bei renaler Osteopathie

Therapie
- bei chronischer Niereninsuffizienz mit erhöhten Kreatininwerten frühzeitige Therapie zur Verzögerung einer Progression
- kausale Therapie der Grunderkrankung
- keine nephrotoxischen Medikamente und Dosisanpassung renal eliminierter Medikamente
- konsequente Behandlung kardiovaskulärer Risikofaktoren
- konsequente antihypertensive Therapie (RR <130/80 mmHg; bei Proteinurie >1 g/24 h RR-Zielwert <125/75 mmHg) mit ACE-Hemmer (bevorzugt in der Therapie der nicht-diabetischen Niereninsuffizienz und bei

niereninsuffizienten Typ-1-Diabetikern) oder Angiotensin-Rezeptorblocker (bevorzugt in der Therapie niereninsuffizienter Typ-2-Diabetiker)
- Schleifendiuretika (z. B. Furosemid) zur Steigerung der Diurese bei Überwässerung und Ödemen bzw. zur Blutdruckkontrolle (**Cave** gleichzeitig ausreichende Flüssigkeitszufuhr erforderlich!), ggf. Kombination mit Thiazid (**Memo** sequenzielle Nephronblockade verhindert Diuretikaresistenz infolge der kompensatorischen Resorptionssteigerung im distalen Tubulus!)
- Eiweißrestriktion (0,8 g/kg KG/d), ausreichende Kalorienzufuhr (>2000 kcal), salzarme Kost bei Hypertonie und Ödemen (eine kochsalzarme Diät ist bei tubulären Funktionsstörungen mit Salzverlust nicht generell indiziert); Kochsalzzufuhr in Abhängigkeit vom Verlust über den Harn
- evtl. Bikarbonate zum Ausgleich einer metabolischen Azidose (ab einem Serumbikarbonat <22 mmol/l)
- bei renaler Anämie Erythropoetinsubstitution s.c. oder i.v. (Ziel-Hb-Wert 11–12 g/dl)
- bei renaler Osteopathie diätetische Phosphatrestriktion, Phosphatbinder (z. B. Kalziumazetat, Kalziumkarbonat, Sevelamer [Renegal®]) (**Cave** keine aluminiumhaltigen Phospatbinder wegen der Gefahr einer Aluminium-Osteopathie), ab Stadium III der chronischen Niereninsuffizienz Therapie mit aktivem Vitamin D in Abhängigkeit vom Serumparathormonspiegel, ggf. Kalzimimetika (Cinacalcet, Mimpara®) zur Reduktion der Parathormonsekretion
- evtl. selektive UV-Phototherapie bei urämischem Pruritus
- Anlage einer arteriovenösen Fistel, z. B. Cimino-Shunt zwischen A. radialis und V. cephalica, zur Vorbereitung einer Nierenersatztherapie bei schwerer Niereninsuffizienz (GFR <30 ml/min)
- Nierenersatztherapie (bei Urämiesymptomen, therapierefraktärer Hypertonie und renaler Anämie, »fluid lung«, Hyperkaliämie >6,5 mmol/l, renaler Azidose (pH <7,2 und BE >-10 mmol/l), Kreatinin >8 mg/dl, Harnstoff >160 mg/dl, GFR <15 ml/min)
    - chronisch-intermittierende oder kontinuierliche extrakorporale Hämodialyse über eine semipermeable Membran, ggf. einschließlich Ultrafiltration zum Flüssigkeitsentzug
    - kontinuierlich-ambulante oder nächtlich-intermittierende Peritonealdialyse mittels kaliumfreier Glukoselösung über einen Tenckhoff-Katheter
    - kontinuierliche arteriovenöse oder venovenöse (Pumpe erforderlich) Hämofiltration über einen Druckgradienten an einer Membran mit Abpressen einer primärharnähnlichen Flüssigkeit (**Memo** geringere Kreislaufbelastung als Hämodialyse!)
    - Hämodiafiltration (Kombination der Hämodialyse mit der Hämofiltration und damit suffiziente Elimination nieder- und höhermolekularer Stoffe)
- Nierentransplantation (extraperitoneal in die Fossa iliaca)
    - vor Transplantation Impfung gegen Diphtherie, Polio, Tetanus, Hepatitis B, Pneumokokken und Influenza

- nach Transplantation
  - perioperative Prophylaxe einer akuten Abstoßungsreaktion mit IL-2-Rezeptor-Antikörpern (z. B. Basiliximab) oder Anti-Thymozytenglobulin
  - Prophylaxe gegen Pneumocystis jirovecii mit Cotrimoxazol oder Pentamidin-Inhalationen über 3–6 Monate
  - ggf. Prophylaxe einer CMV-Infektion mit Valganciclovir über 3–6 Monate
  - lebenslange immunsuppressive Therapie mit einer Dreierkombination aus Kalzineurininhibitor (Ciclosporin A, Tacrolimus) oder mTOR (»mammalian target of rapamycin«)-Inhibitor (Sirolimus, Everolimus) und Purinsynthesehemmer (Mycophenolat, Azathioprin) und Kortikoid

9.5 Nierentumoren und zystische Nierenerkrankungen

9.5.1 Nierenzellkarzinom (Grawitz-Tumor, Hypernephrom)

- maligne Neubildung, ausgehend vom Epithel der Nierentubuli (Adenokarzinom)
- Risikofaktoren: Kadmiumexposition, Trichlorethen, Zigarettenrauchen, Nitrosamine, Von-Hippel-Lindau-Syndrom (autosomal-dominant vererbte Mutationen im VHL-Tumorsuppressorgen mit ZNS-Hämangioblastomen, Angiomatosis retinae etc.), erworbene Nierenzysten bei Dialysepatienten
- ♂:♀ = 2:1; Häufigkeitsgipfel 50.–70. Lebensjahr
- 5-Jahresüberlebensrate ist abhängig vom Tumorstadium (im Stadium I 60–90%; IV <5%)

Klinik
- häufig asymptomatischer Zufallsbefund (60% aller Fälle)
- Blässe
- Hämaturie
- Flankenschmerz, selten Koliken bei Abgang von Blutkoageln
- unklares Fieber, Gewichtsverlust
- paraneoplastische Syndrome: Hyperkalzämie (Parathormon-related protein), Hypertonie (Renin ↑), Polyglobulie (Erythropoetin ↑)
- *Stauffer-Syndrom* mit gleichzeitiger Leberfunktionsstörung

Diagnostik
- selten abdominell tastbarer Tumor, klopfschmerzhaftes Nierenlager, evtl. Varikozele des linken Hodens (▶ **Memo** Hinweis für Tumoreinbruch in die linke V. renalis)
- Erythrozyturie
- BSG ↑
- im Blutbild Anämie

Eigene Notizen

- bei Stauffer-Syndrom alkalische Phosphatase ↑
- Nachweis des Tumormarkers M2-Pyruvatkinase
- evtl. sofortige Zystoskopie zur Lokalisation der Blutungsquelle bei Makrohämaturie
- Nierensonographie, einschließlich Farbdoppler zur Darstellung des Tumors, evtl. CT
- evtl. Angiographie zum Ausschluss einer Tumorinfiltration in die V. renalis und die V. cava inferior
- Röntgen-Thorax, Abdomensonographie, Skelettszintigraphie, CT-Leber, CT-Gehirn zum Ausschluss von Fernmetastasen
- Stadieneinteilung nach TNM-System (UICC, 2002) (▶ Tabelle)
- Stadieneinteilung des Nierenzellkarzinoms (nach Flocks) (▶ Tabelle)

TNM-Klassifikation des Nierenzellkarzinoms	
T	Primärtumor
T1	Tumor ≤7 cm, begrenzt auf die Niere
T1a	Tumor ≤4 cm, begrenzt auf die Niere
T1b	Tumor >4 cm, aber ≤7 cm, begrenzt auf die Niere
T2	Tumor >7 cm, begrenzt auf die Niere
T3	Tumor breitet sich in größeren Venen aus oder infiltriert die Nebenniere oder das perirenale Fettgewebe, jedoch nicht über die Gerotafaszie hinaus
T3a	Tumor infiltriert die Nebenniere oder das perirenale Fettgewebe, jedoch nicht über die Gerotafaszie hinaus
T3b	Tumor breitet sich in Nierenvene(n) oder V. cava unterhalb des Zwerchfells aus
T3c	Tumor breitet sich in der V. cava oberhalb des Zwerchfells aus
T4	Tumor überschreitet die Gerotafaszie
N	Lymphknotenbefall
N1	Metastase in einem regionären Lymphknoten
N2	Metastasen in mehr als einem regionären Lymphknoten
M	Metastasierung
M1	Fernmetastasen

Stadieneinteilung des Nierenzellkarzinoms	
Stadium	Tumorausbreitung
I	Tumor auf die Niere begrenzt (innerhalb der Nierenkapsel)
II	Durchbruch der Nierenkapsel, aber innerhalb der Gerotafaszie
IIIA	Infiltration der Nierenvene sowie der V. cava
IIIB	Befall lokaler Lymphknoten
IIIC	IIIA und IIIB
IVA	Einwachsen in Nachbarorgane (Nebennieren ausgenommen)
IVB	Fernmetastasen in Lunge, Leber, Skelettsystem, Nebenniere, kontralateraler Niere, ZNS (25% der Fälle bei Erstdiagnose)

Differenzialdiagnose
- Nierenzyste
- Nephrolithiasis
- Niereninfarkt
- Nierenrindenadenom, Angiomyolipom
- Nephroblastom, Nierensarkom

Therapie
- »En-bloc«-Resektion von Tumor, befallener Niere, Fettgewebe und Gerotafaszie, einschließlich Ausräumung von Tumorzapfen aus der V. renalis und V. cava sowie Mitnahme des Ureters, paracavale/paraaortale Lymphadenektomie, ggf. Adrenalektomie und Entfernung solitärer Fernmetastasen
- evtl. organerhaltende Tumorentfernung bei Einzelniere
- palliative Therapie im fortgeschrittenen Stadium (lokale Tumorausdehnung ermöglicht keine kurative Resektion, Fernmetastasen etc.)
    - VEGF-Signalweg-Inhibitoren (Sunitinib, Sutent®; Sorafinib, Nexavar®; Bevacizumab, Avastin®)
    - mTOR-Inhibitoren (Temsirolimus)
    - Immunchemotherapie mit hochdosiertem IL-2 (first-line), IFN-α (second-line) und 5-FU

9.5.2 Nephroblastom (Wilms-Tumor)

- 7,5% aller Neoplasien des Kindes; teilweise autosomal-dominanter Erbgang; Häufigkeitsgipfel 3.–4. Lebensjahr
- 5-Jahresüberlebensrate 90%

Klinik
- Inappetenz, Übelkeit, Erbrechen
- abdominelle Schmerzen
- evtl. Fieber
- Hämaturie

Diagnostik
- evtl. palpabler Abdominaltumor
- sonographische Darstellung des Tumors (❗ **Cave** in 5% aller Fälle bilaterale Tumoren)
- ggf. Angio-CT, MRT, Angiographie

Therapie
- radikale, erweiterte Nephrektomie (siehe Nierenzellkarzinom, ▶ Kap. 9.5.1), ggf. Entfernung solitärer Fernmetastasen
- Chemotherapie und Radiotherapie

Eigene Notizen

9.5.3 Nierenzysten

- solitär/multipel, ein-/beidseitig

Klinik
- häufig asymptomatischer Zufallsbefund
- evtl. Rücken- oder Abdominalschmerzen bei sehr großen Zysten
- selten Polyglobulie, Hypertonie, Zystenkarzinom

Diagnostik
- in der Nierensonographie echofreie, wandlose Raumforderung im Nierenparenchym mit distaler Schallverstärkung
- ggf. Feinnadelaspirationszytologie zum Ausschluss einer malignen Entartung

Differenzialdiagnose
- Hämatom
- Abszess
- Hämangiom
- Dermoidzyste
- Echinokokkuszyste
- tuberkulöse Kaverne

Therapie
- keine Therapie asymptomatischer Zysten
- evtl. Abpunktion und Verödung oder Zystenresektion bei sehr großen symptomatischen Zysten

9.5.4 Zystenniere

- 10–15% aller Patienten mit terminaler Niereninsuffizienz leiden an einer adulten polyzystischen Nierenerkrankung

Klinik
- evtl. Flankenschmerzen
- evtl. Makrohämaturie infolge einer Zystenruptur
- gehäuft obere Harnwegsinfekte, evtl. Nierenabszesse
- Nephrolithiasis
- renale Hypertonie
- Niereninsuffizienz

Diagnostik
- Proteinurie, Erythrozyturie
- in der Nierensonographie Nachweis von >3 Zysten/Niere
- CT zum Ausschluss eines Zystenkarzinoms
- evtl. Urographie zum Ausschluss von Missbildungen der ableitenden Harnwege

- MR-Angiographie zum Ausschluss von Hirnbasisarterienaneurysmen
- evtl. molekulargenetischer Nachweis des »polycystic breakpoint gene« auf dem kurzen Arm des Chromosoms 16 bei adulter polyzystischer Nierendegeneration, insbesondere von Bedeutung im Rahmen einer genetischen Familienberatung (Manifestation nach dem 20. Lebensjahr)
- Einteilung zystischer Nierenerkrankungen (nach Potter) (▶ Tabelle)

Eigene Notizen

Einteilung zystischer Nierenerkrankungen		
Typ	Nierenerkrankung	Klinische Merkmale
I	infantile polyzystische Nierenerkrankung (autosomal-rezessive polyzystische Nephropathie)	immer doppelseitig, kongenitale Leberfibrose, Lungenhypoplasie mit Atemnot
II	zystische Nierendysplasie	uni- oder bilateral
III	adulte polyzystische Nierenerkrankung (autosomal-dominante polyzystische Nephropathie)	meist doppelseitig, Leberzysten, evtl. Pankreaszysten, in 10% der Fälle Aneurysmen der Basalarterien des Gehirns
IV	multiple Zysten mit Obstruktion der unteren Harnwege	

Differenzialdiagnose
- siehe auch Nierenzysten (▶ Kap. 9.5.3)
- *Meckel-Syndrom* (zystische Nephropathie, Polydaktylie und Hirnfehlbildung)
- Markschwammnieren (zystische Erweiterung der Sammelrohre mit perlschnurartiger Konkrementbildung in den Nierenpapillen, Nephrokalzinose)
- Nephronophthise (medulläre zystische Nierenerkrankung mit Störung des renalen Konzentrationsvermögens, extrarenale Manifestationen sind Retinitis pigmentosa, Leberfibrose, Dysostosen, Epilepsie)

Therapie
- nur symptomatische Therapie
  - antihypertensive Therapie (Ziel-RR <125/75 mmHg)
  - konsequente antibiotische Therapie bei Harnwegsinfekten
  - evtl. laparoskopische Zystostomie
  - ggf. Nephrektomie
  - Therapie der Niereninsuffizienz

9.6 Nephro-/Urolithiasis

- Harnsteine finden sich in den Nieren (Nephrolithiasis) und den ableitenden Harnwegen
  - Kalziumoxalat-Steine (65% aller Harnsteine)
  - Kalziumphosphat-Steine (10%)

- Uratsteine (10–15%)
- Magnesiumammoniumphosphat-Steine (Struvite, »Infektsteine«; 10%)
- selten Zystinsteine, Xanthinsteine oder 2,8-Dihydroxyadeninsteine
- prädisponierend sind Gicht, Diabetes mellitus, renale Erkrankungen, Hyperparathyreoidismus, Malignome
    - Übersättigung des Harns mit lithogenen Substanzen, z. B. Hyperkalziurie, Hyperoxalurie, Hyperphosphaturie, Hyperurikosurie, Zystinurie
    - Mangel antilithogener Substanzen im Harn, z. B. Hypomagnesiurie, Hypozitraturie
    - Urin-pH ≤5,5 oder >7,0
    - erhöhte Harnkonzentrationen (spezifisches Gewicht >1015 g/l)
- Risikofaktoren: unzureichende Flüssigkeitszufuhr, hohe Kochsalzzufuhr, eiweißreiche Ernährung, Gewichtsabnahme, Harnstau und Harnwegsinfekte
- Prävalenz 5%, ♂:♀ = 2:1

Klinik
- häufig klinisch asymptomatisch
- Harnleiterkolik mit starken wehenartigen Schmerzen bei Steinabgang
- Unterbauchschmerzen, Flankenschmerzen mit Ausstrahlung bis in die Genitalien
- Übelkeit, Erbrechen
- Hämaturie
- evtl. reflektorischer Subileus
- Komplikationen: Harnwegsinfektionen, Urosepsis

Diagnostik
- Urinstatus mittels Schnellteststreifen (z. B. Combur 9®), Urinsediment
- evtl. Bakteriurie, Leukozyturie, Erythrozyturie
- mikrobiologische Untersuchung des Harns
- evtl. Hyperurikämie und Hyperurikosurie
- evtl. Hyperkalzämie und Hyperkalziurie, primärer Hyperparathyreoidismus mit Parathormon ↑
- im 24-h-Sammelurin Bestimmung lithogener und antilithogener Substanzen
- evtl. Serumkreatinin ↑
- Infrarotspektroskopie oder Röntgendiffraktometrie zur Analyse der Steinzusammensetzung
- in der Nierensonographie evtl. sichtbarer Steinschatten (❗ **Cave** bei kleinen Steinen möglicherweise nur Nachweis einer Nierenbeckenstauung), außerdem Ausschluss anatomischer Anomalien
- im Ausscheidungsurogramm direkter Nachweis kalziumhaltiger Steine in der Leeraufnahme bzw. indirekter Hinweis durch Kontrastmittelaussparungen, ggf. MR-Urographie
- ggf. Spiral-CT zur Abgrenzung eines Tumors

Differenzialdiagnose
- Nierentumoren
- Niereninfarkte, Nierenvenenthrombose
- Analgetika-Nephropathie mit Papillennekrose
- Adnexitis, stielgedrehte Ovarialzyste, Extrauteringravidität, Hodentorsion
- Appendizitis, Ileus, Divertikulitis
- Pankreatitis, Gallenkolik
- Lumbago

Therapie
- bei akuter Harnleiterkolik Analgetika, z. B. Diclofenac, Metamizol (Novalgin®), Pethidin (Dolantin®), evtl. Spasmolytika, z. B. Butylscopolamin (Buscopan®)
- bei kleinen Harnleitersteinen (<5 mm) konservativer Therapieversuch mit Spasmolytika, ausreichend Flüssigkeitszufuhr, Bewegung und Wärmeapplikation (❗ **Cave** bei Anurie und Fieber Gefahr der Urosepsis!), ansonsten extrakorporale Stoßwellenlithotripsie (ESWL) oder Ureteroskopie mit Lithothripsie und Steinextraktion
- bei Nierenbeckensteinen extrakorporale Stoßwellenlithotripsie (ESWL), ggf. nach innerer Harnleiterschienung mittels Splint
- ggf. perkutane Nephrolithotomie bei größeren Steinmassen mit sonographisch gesteuerter Endoskopie des Nierenbeckens, Zerstörung des Steins unter Sicht und Absaugen der Fragmente
- selten offene Nephropyelolithotomie oder Ureterolithotomie
- Prophylaxe des Rezidivs durch ausreichend große Trinkmengen (spezifisches Harngewicht <1010 g/l) (❗ **Cave** kein Apfel- oder Grapefruitsaft!), Reduktion tierischer Eiweiße, kochsalzarme, kaliumreiche Diät, Gewichtsnormalisierung
    - bei Kalziumoxalat/-phosphat-Steinen evtl. Thiazide zur Senkung des Kalziumgehalts im Urin
    - bei Oxalatsteinen oxalarme Kost (kein Rhabarber oder Spinat), Magnesium-Zitratkombinationen
    - bei Uratsteinen purinarme Kost, Urinalkalisierung mittels Kalium-Natrium-Hydrogencitrat (Uralyt-U®), evtl. Allopurinol
    - bei Magnesiumammoniumphosphat-Steinen Ansäuern des Harns mittels Methionin (z. B. Acimethin®), gezielte Antibiose
    - bei Zystinsteinen Alkalisierung des Harns mittels Tiopronin

Eigene Notizen

Tag 5 – Nephrologie und Endokrinologie

10 Endokrinologie

10.1	Diabetes mellitus – 354	
10.1.1	Coma diabeticum – 360	
10.1.2	Hypoglykämie, hypoglykämischer Schock – 361	

10.2	Schilddrüsenerkrankungen – 363	
10.2.1	Struma diffusa und Knotenstruma – 363	
10.2.2	Hypothyreose – 364	
10.2.3	Hyperthyreose – 365	
10.2.4	Akute Thyreoiditis – 368	
10.2.5	Subakute Thyreoiditis de Quervain – 368	
10.2.6	Autoimmunthyreoiditis Hashimoto (chronisch lymphozytäre Thyreoiditis) – 369	
10.2.7	Schilddrüsenkarzinom – 369	
10.2.8	Multiple endokrine Neoplasien (MEN) – 371	

10.3	Erkrankungen des Kalziumstoffwechsels – 372	
10.3.1	Primärer Hyperparathyreoidismus (pHPT) – 372	
10.3.2	Hypoparathyreoidismus – 374	
10.3.3	Osteomalazie und Rachitis – 375	
10.3.4	Osteoporose – 376	
10.3.5	M. Paget (Ostitis deformans Paget) – 378	

10.4	Erkrankungen der Nebenniere – 379	
10.4.1	Phäochromozytom – 379	
10.4.2	Primärer Hyperaldosteronismus (Conn-Syndrom) – 380	
10.4.3	Hyperkortisolismus (Cushing-Syndrom) – 382	
10.4.4	Nebennierenrindeninsuffizienz – 383	
10.4.5	Adrenogenitales Syndrom (AGS) – 385	

10.5	Hypophysenerkrankungen – 386	
10.5.1	Hormoninaktives Hypophysenadenom – 386	
10.5.2	Prolaktinom – 387	
10.5.3	Akromegalie (STH-produzierendes Hypophysenadenom) – 388	
10.5.4	Hypophysenvorderlappeninsuffizienz (Hypopituitarismus) – 389	
10.5.5	Diabetes insipidus – 391	
10.5.6	Schwarz-Bartter-Syndrom (Syndrom der inadäquaten ADH-Sekretion, SIADH) – 392	

10.1 Diabetes mellitus

- Gruppe ätiologisch verschiedener Stoffwechselerkrankungen mit chronischer Hyperglykämie
- Klassifikation nach American Diabetes Association/Deutsche Diabetes Gesellschaft (ADA/DDG, 2003):
    - Typ-1-Diabetes mit absolutem Insulinmangel: T-Zell-abhängige Autoimmunerkrankung mit chronischer Zerstörung der pankreatischen β-Zellen; genetische Disposition (HLA-DR3 und HLA-DR4); Erkrankungsgipfel zwischen dem 5. und 25. Lebensjahr
        - LADA (»latent autoimmune diabetes with onset in adults«): Spätmanifestation eines Typ-1-Diabetes zwischen dem 30. und 60. Lebensjahr, zu Beginn häufig als Typ-2-Diabetes diagnostiziert
    - Typ-2-Diabetes mit relativem Insulinmangel infolge einer vorwiegenden Insulinresistenz oder einer gestörten Insulinsekretion; polygene Vererbung; Manifestationsalter meist >40. Lebensjahr, jedoch zunehmend im Jugend- und jungen Erwachsenenalter, häufig assoziiert mit Adipositas
    - andere Diabetesformen
        - monogenetische Diabetesformen: MODY (»maturity onset diabetes of the young«): genetischer Defekt (autosomal-dominante Vererbung) der β-Zellfunktion mit reduzierter Insulinsekretion, u. a. MODY 3 (HNF[»hepatocyte nuclear factor«]-1α), MODY 2 (Glukokinase), MODY 1 (HNF-4α)
        - genetischer Defekt der Insulinwirkung, z. B. Typ-A-Insulinresistenz, Leprechaunismus, Rabson-Medenhall-Syndrom, lipatrophischer Diabetes
        - Krankheiten des exokrinen Pankreas, z. B. chronische Pankreatitis
        - Endokrinopathien, z. B. Akromegalie, M. Cushing, Phäochromozytom, Hyperthyreose, Glukagonom
        - Medikamente, z. B. Thiazide, Kortikosteroide, Schilddrüsenhormone, Diazoxid
        - Infektionen, z. B. kongenitale Rötelninfektionen, Zytomegalie-Virus-Infektion
        - seltene immunvermittelte Formen, z. B. Anti-Insulinrezeptor-Antikörper, »Stiff-man«-Syndrom
        - genetische Syndrome mit Diabetes, z. B. Down-, Klinefelter-, Turner-Syndrom
        - Gestationsdiabetes (ca. 3% aller Schwangeren)
- Diabetesprävalenz in Deutschland ca. 6% (ca. 90% Typ-2-Diabetes, ca. 5–10% Typ-1-Diabetes, ca. 1% MODY)

Klinik

- bei Typ-1-Diabetes oft rascher Beginn mit klinischen Symptomen
- bei Typ-2-Diabetes oft langsamer Beginn mit initial oligosymptomatischem/asymptomatischem Verlauf (❯ Memo häufig Zufallsbefund einer Hyperglykämie im Rahmen einer Routineuntersuchung)
- Müdigkeit, Leistungsschwäche

- Polyurie, starkes Durstgefühl und Polydipsie infolge der Glukosurie mit osmotischer Diurese
- Gewichtsabnahme
- Sehstörungen
- Pruritus
- Infektanfälligkeit, z. B. bakterielle und mykotische Hautinfektionen (Furunkulose, Candidamykose)
- Akutkomplikationen
  - Coma diabeticum (ketoazidotisch, hyperosmolar)
  - Hypoglykämie (als Therapiefolge)
- Spätkomplikationen
  - diabetische Angiopathie, u. a. infolge nicht-enzymatischer Glykosylierung von Proteinen mit Verdickung der kapillären Basalmembranen
  - diabetische Makroangiopathie
    - diffuse KHK (überwiegend der distalen Koronararterien und des Hauptstammes) mit Myokardinfarkt (❶ **Cave** stumme Myokardischämien und schmerzlose Infarkte infolge autonomer diabetischer Neuropathie)
    - periphere arterielle Verschlusskrankheit
    - ischämischer Hirninfarkt
  - diabetische Mikroangiopathie
    - diabetische Nephropathie mit Glomerulosklerose (Kimmelstiel-Wilson) bei Typ-1-Diabetes und unspezifischen vaskulären und tubulointerstitiellen Nierenveränderungen bei Typ-2-Diabetes (50% aller Dialysepatienten sind Diabetiker)
    - diabetische nicht-proliferative oder proliferative Retinopathie und diabetische Makulopathie mit Makulaödem und harten Exsudaten
    - diabetische Polyneuropathie infolge metabolischer Veränderungen, z. B. Glykosylierung der Myelinscheiden, und einer Mikroangiopathie der Vasa nervorum; unterschieden werden: a) symmetrische, periphere sensomotorische Polyneuropathie mit distal betonten Parästhesien und Hypästhesie an den unteren Extremitäten; b) selten asymmetrische, proximale vorwiegend motorische Neuropathie mit Schwäche und Schmerzen der Oberschenkel- und Beckenmuskulatur; c) selten Mononeuropathie mit Parese von Hirnnerven (z. B. N. facialis, N. oculomotorius) oder peripherer Nerven (z. B. N. medianus, N. peronaeus); d) selten diabetische Radikulopathie; e) autonome Neuropathie mit Ruhetachykardie, Herzfrequenzstarre, asympathikotone orthostatische Hypotonie, Dysphagie, Gastroparese, Diarrhö im Wechsel mit Obstipation, Blasenatonie, erektile Dysfunktion, gestörte Hypoglykämiewahrnehmung
  - diabetisches Fußsyndrom infolge geringfügiger Traumen und Infektionen bei neuropathischen (obligat) und angiopathischen (fakultativ) Veränderungen
    - bei neuropathischem Fuß warme, trockene Haut (❯ **Memo** Fußpulse tastbar), vermindertes Schmerz-/Temperaturempfinden, erhöhte Druckbelastung unter den Metatarsalköpfchen → Ulzera-

Eigene Notizen

Eigene Notizen

tionen (schmerzlose, neuropathische Ulzera), Charcot-Fuß (diabetisch-neuropathische Osteoarthropathie) mit Fußdeformitäten
- bei ischämischem Fuß infolge einer peripheren arteriellen Verschlusskrankheit eher kühle, blasse Haut, Claudicatio intermittens, Nekrosen und Gangrän der Akren
— diabetische Kardiomyopathie
— Hyperlipoproteinämie, Fettleber

Diagnostik
— zur Diagnosesicherung Glukosebestimmung im Serum mit Referenzmethode erforderlich (nicht mit Blutzuckermessstreifen!) (▶ Tabellen)

Diagnostische Kriterien des Diabetes und Prädiabetes		
	Nüchternglukose (mg/dl)	2-h-Glukosewert (mg/dl) im OGTT
Normal	<100	<140
Prädiabetes (IFG[a])	100–125	–
Prädiabetes (IGT[b])	–	140–200
Diabetes	>125	>200

[a] IFG: impaired fasting glucose
[b] IGT: impaired glucose tolerance

Diagnose des Gestationsdiabetes (im OGTT mit 75 g Glukose)			
	Nüchternglukose	1-h-Glukosewert	2-h-Glukosewert
pathologisch	>85 mg/dl	>180 mg/dl	>155 mg/dl
Gestationsdiabetes liegt vor, wenn ≥2 Werte pathologisch sind			

— bei diabetischer Ketoazidose Nachweis von Ketonkörpern (β-Hydroxybutyrat >3 mmol/l, evtl. Acetoacetat oder Aceton) im Plasma oder Urin sowie pH <7,2 im Plasma
— beim Typ-1-Diabetes serologischer Nachweis von Autoantikörpern
    — Inselzellantikörper (ICA; ca. 80% der Fälle)
    — Anti-Glutamatdecarboxylase-Antikörper (GADA) und Anti-Tyrosinphosphatase-2-Antikörper (IA-2A; ca. 90% der Fälle)
    — Insulin-Autoantikörper (IAA; 20–90% der Fälle)
— im Behandlungsverlauf regelmäßige Kontrolluntersuchungen zur Beurteilung der Stoffwechseleinstellung und möglicher Folgeerkrankungen
    — vierteljährliche HbA_{1c}-Kontrollen
    — mindestens jährliche Untersuchung auf Mikroalbuminurie, Serumkreatinin
    — jährliche augenärztliche Untersuchung (Fundus in Mydriasis)
    — Pulsstatus, neurologischer Status, Fußinspektionen (mindestens jährlich)
    — regelmäßiges Screening auf weitere kardiovaskuläre Risikofaktoren, z. B. arterielle Hypertonie, Hyperlipoproteinämie

- ▶ **Memo** bei Erstdiagnose eines Typ-2-Diabetes bereits in bis zu 30% der Fälle Nachweis von Folgeerkrankungen!
- im Stimmgabeltest vermindertes Vibrationsempfinden als Frühzeichen einer peripheren Polyneuropathie
- ab dem 45. Lebensjahr Bestimmung des Nüchternblutzuckers alle 3 Jahre als Screeninguntersuchung auf Diabetes mellitus, ggf. früher bei erhöhtem Risiko (Adipositas, positive Familienanamnese, Gestationsdiabetes)

Therapie

- Therapieziele
  - normale Lebensqualität
  - Vermeidung von Folgeerkrankungen
  - Vermeidung von Akutkomplikationen (einschließlich Hypoglykämien)
- metabolische Zielwerte
  - HbA_{1c} <6,5%, Nüchternblutzucker und Blutzucker vor den Mahlzeiten 80–120 mg/dl
  - Albuminurie <20 mg/l
  - Ketonkörper negativ, Vermeidung von Hypoglykämien
  - Triglyzeride <150 mg/dl, LDL <100 mg/dl und HDL >45 mg/dl
  - RR <130/80 mmHg
- Therapie des Typ-1-Diabetes
  - intensivierte Insulintherapie (Basis-/Boluskonzept): an die Nahrungsaufnahme angepasste bedarfsgerechte Insulinzufuhr (Standardtherapie des Typ-1-Diabetes)
    - tägliche Gesamtinsulindosis variabel, abhängig u. a. von Körpergewicht, Nahrungsgewohnheiten, körperlicher Aktivität, Begleiterkrankungen, typischerweise ca. 0,6–1,0 IE/kg KG/d
    - basaler Insulinbedarf 0,7–1,5 IE/h (40–50% des täglichen Insulinbedarfs), gedeckt durch langwirksame Insuline (z. B. NPH-Insulin) oder Insulin-Analoga (z. B. Insulin Glargin oder Detemir)
    - nahrungsabhängiger Insulinbedarf ca. 1,5–2,5 IE/BE morgens, 0,5–1,0 IE/BE mittags und 1,0–1,5 IE/BE abends, gedeckt durch schnellwirksame Insuline (Normalinsuline) oder Insulin-Analoga (z. B. Insulin Lispro, Aspart oder Glulisin)
    - 1 Kohlenhydrateinheit = 10 g Kohlenhydrate (▶ **Memo** Broteinheit BE = Kohlenhydrateinheit + Ballaststoffe)
  - konventionelle Insulintherapie: Anpassung der Mahlzeiten an ein vorgegebenes Insulinschema, z. B. unter Verwendung eines Mischinsulins (30% schnellwirksam, 70% langwirksam)
    - 2/3 der Insulintagesdosis morgens und 1/3 abends
  - Insulinpumpentherapie mit kontinuierlicher subkutaner Insulininfusion (CSII)
  - Insulinpräparate
    - schnellwirksame Insulin-Analoga (Wirkungseintritt 10–20 min, Wirkdauer ca. 3 h): Insulin Aspart (NovoRapid®), Insulin Lispro (Humalog®) (kein Spritz-Ess-Abstand notwendig)

Eigene Notizen

- schnellwirksame Insuline (Wirkungseintritt 15–30 min, Wirkdauer ca. 6 h): Insulin normal (Altinsulin) human (z. B. Actrapid HM®, insuman RAPID®, Huminsulin Normal®) (Spritz-Ess-Abstand 15–20 min)
- langwirksame Insuline (Wirkungseintritt 30–90 min, Wirkdauer 9–18 h): NPH [neutrales Protamin Hagedorn]-Insulin human (z. B. Protaphane®, insuman BASAL®, Huminsulin Basal®)
- langwirksame Insulin-Analoga (Wirkungseintritt 90 min, Wirkdauer 24 h): Insulin Glargin (Lantus®), Insulindetemir (Levemir®)
- Insulinkombinationen (Mischinsuline): Normalinsulin und NPH-Insulin (z. B. Actraphane® 10, 20, 30, 40 und 50; insuman COMB® 15, 25 und 50); Insulin Lispro und langwirksames Insulin (Humalog Mix® 25 und 50), Insulin Aspart und langwirksames Insulin (Novomix® 30)
  - ❯ **Memo** mögliche Ursachen morgendlicher Hyperglykämien
  - zu niedrige abendliche Dosis eines Verzögerungsinsulins
  - erhöhter Insulinbedarf infolge nächtlicher Wachstumshormon- und Kortisolsekretion (Dawn-Phänomen)
  - zu hohe abendliche Insulindosis mit nächtlicher Hypoglykämie und reaktiver Hyperglykämie in den Morgenstunden (Somogyi-Effekt, selten)
- Therapie des Typ-2-Diabetes (nach DDG, Deutsche Diabetes Gesellschaft)
  - Lebensstilintervention
  - Gewichtsnormalisierung (Ziel-BMI <25 kg/m²)
    - bei leichter körperlicher Arbeit täglicher Energiebedarf = Normalgewicht × 32 [kcal]
    - Eiweiß (4,1 kcal/g): 10–15% der Gesamtkalorien, ggf. Reduktion bei diabetischer Nephropathie, hoher Anteil pflanzlicher Eiweiße
    - Fett (9,3 kcal/g): 30% der Gesamtkalorien, ggf. Reduktion <25% bei Lipidstoffwechselstörungen, hoher Anteil ungesättigter Fettsäuren
    - Kohlenhydrate (4,1 kcal/g): 50–60% der Gesamtkalorien, geringer Anteil schnell resorbierbarer Mono- und Disaccharide (Glukose, Saccharose, Laktose)
    - mehrere kleine Mahlzeiten
    - ballaststoffreiche Kost (verzögerte Resorption der Kohlenhydrate)
  - körperliche Aktivität
  - orale Antidiabetika
    - Metformin hemmt die hepatische Glukoneogenese und verbessert die periphere Glukoseutilisation (Mittel der 1. Wahl beim übergewichtigen Typ-2-Diabetiker), z. B. Glucophage® 2–3×500–850 mg/d (maximal 1000 mg) *zu* den Mahlzeiten (❗ **Cave** Gefahr der Laktatazidose bei Niereninsuffizienz, dekompensierter Herzinsuffizienz, respiratorischer Insuffizienz, perioperativ [48 h vor Operation absetzen] etc.)
    - α-Glukosidasehemmer hemmen die enzymatische Spaltung von Kohlenhydraten im Dünndarm: Acarbose (Glucobay®), Miglitol (Diastabol®) 3×50/100 mg/d *vor* den Mahlzeiten

10.1 · Diabetes mellitus

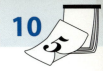

- Glitazone (Thiazolidindione) erhöhen die Insulinempfindlichkeit peripherer Zellen (»Insulinsensitizer«): Pioglitazon (Actos®) 1×15–30 mg/d, Rosiglitazon (Avandia®) 1×4–8 mg/d (in der Kombinationstherapie mit Metformin oder Sulfonylharnstoffen)
- insulinotrope Substanzen erhöhen die Insulinfreisetzung aus den β-Zellen des Pankreas (❗ **Cave** Voraussetzung für die Therapie ist eine ausreichende Eigeninsulinbildung; Sekundärversagen der Therapie nach durchschnittlich 10-jähriger Krankheitsdauer; Hyperinsulinämie verschlechtert metabolisches Syndrom; Hypoglykämiegefahr!): Sulfonylharnstoffe, z. B. Glibenclamid (Euglucon N®) 3,5–7 mg/d (maximal 10,5 mg) morgens 2/3 und abends 1/3 der Gesamtdosis, Glimepirid (Amaryl®) 1–4 mg/d (maximal 6 mg) morgens (❗ **Cave** deutlich verlängerte Wirkungsdauer bereits bei leichter Nierenfunktionseinschränkung!); Glinide, z. B. Repaglinid (Novonorm®) 0,25–4 mg vor den Mahlzeiten
— GLP1 (»glucagon-like peptide 1«)-Analoga s.c. (Exenatide, Byetta®) (keine Hypoglykämien)
— Insulintherapie bei Erschöpfung der β-Zellen, z. B. als Kombinationstherapie
  - Sulfonylharnstoff und langwirksames Insulin am Abend (»Bedtime-Insulin«)
  - orale Antidiabetika und Normalinsulin präprandial
  - ggf. morgens Misch-, mittags Normal- und abends Mischinsulin
— Patientenschulung
— Prophylaxe von Spätkomplikationen
  — Fußpflege, evtl. druckentlastendes Schuhwerk
  — frühzeitige antihypertensive Therapie mit ACE-Hemmern oder AT_1-Blockern wirkt renoprotektiv
  — bei Diabetes und einem weiteren kardiovaskulären Risikofaktor ASS 100 mg/d
— Therapie der Spätkomplikationen
  — ggf. Revaskularisationstherapie (PTA, Bypass) bei pAVK
  — evtl. Amitriptylin bei Polyneuropathie
  — panretinale Laserkoagulation bei Retinopathie, ggf. Vitrektomie
  — evtl. Metoclopramid bei Gastroparese infolge autonomer Neuropathie
  — Protein- und Kochsalzrestriktion bei Proteinurie
  — Phosphodiesterase-5-Inhibitoren (z. B. Sildenafil, Viagra®), urethrale Applikation von Prostaglandin-E_1-Analoga (z. B. Aloprostadil), evtl. Schwellkörper-Autoinjektionstherapie (SKAT) oder Vakuumpumpe bei erektiler Dysfunktion
  — bei Typ-1-Diabetes mit terminaler Niereninsuffizienz ggf. kombinierte Pankreas-/Nierentransplantation

Eigene Notizen

10.1.1 Coma diabeticum

- schwere Form der diabetischen Stoffwechselstörung infolge eines absoluten oder relativen Insulinmangels bei Erstmanifestation (ca. 25% der Fälle) oder inadäquat niedriger Insulinzufuhr, z. B. bei erhöhtem Bedarf in Stresssituationen (Infektionen, Operation etc.)
- klinisch auftretende Varianten des diabetischen Komas
    - ketoazidotisches Coma diabeticum (absoluter Insulinmangel; meist junge Patienten mit Typ-1-Diabetes)
    - hyperosmolares Coma diabeticum (relativer Insulinmangel; meist ältere Patienten mit Typ-2-Diabetes)
- Insulinmangel
    - → Hyperglykämie → Hyperosmolarität → osmotische Diurese mit Elektrolytverlust → intrazelluläre und extrazelluläre Dehydratation → metabolische Azidose, Bewusstseinsstörung, Volumenmangelschock, Nierenversagen
    - → Transport der Glukose in die Zellen ↓ → intrazellulärer Glukosemangel → in Fettzellen Synthese von Glyzerinphosphat ↓ → keine Synthese von Triglyzeriden aus Fettsäuren → Transport der Fettsäuren in die Leber → Abbau zu Ketonkörpern → metabolische Azidose
    ❗ Cave Restinsulinsekretion verhindert Ketoazidose durch Hemmung der Lipolyse im Fettgewebe)
- Letalität bis zu 6–10%

Klinik

- Übelkeit und Erbrechen
- Schwäche
- Benommenheit, Verwirrtheit, Somnolenz
- Polyurie, Durst und Polydipsie
- trockene Haut und Schleimhäute
- Kollapsneigung
- Fieber
- evtl. heftige abdominelle Schmerzen (Pseudoperitonitis diabetica)
- bei Ketoazidose Kussmaul-Atmung (tiefe, tachypnoische Atmung) und Azetongeruch
- Komplikationen: Koma, Volumenmangelschock, Nierenversagen (Oligurie/Anurie)

Diagnostik

- Puls ↑, RR ↓
- ZVD ↓
- im EKG unspezifische Veränderungen möglich, z. B. PQ-Verkürzung, ST-Senkung, T-Abflachung und TU-Verschmelzung als Zeichen einer Hypokaliämie, evtl. Rhythmusstörungen
- bei ketoazidotischem Koma
    - Blutzucker >250 mg/dl (❗ **Cave** in ca. 10% der Fälle Blutzucker <200 mg/dl)
    - Ketonämie (β-Hydroxybutyrat >5 mmol/l)

10.1 · Diabetes mellitus

- Ketonurie
- pH-Wert bei schweren Formen <7,2, Standardbikarbonat <10 mmol/l, Anionenlücke ↑
- pCO_2 ↓ (durch Hyperventilation)
- evtl. Hypokaliämie (❗ **Cave** infolge der Azidose häufig normale Serumkaliumwerte!), evtl. leichte Hyponatriämie
- Hkt ↑, Hb ↑, evtl. Leukozytose
- bei hyperosmolarem Koma
  - Blutzucker häufig >600 mg/dl
  - Plasmaosmolalität ↑↑↑ (>310 mosmol/l)
- Ursachendiagnostik (Ausschluss einer Pneumonie, eines Harnwegsinfektes oder anderer Infektionen)

Differenzialdiagnose
- akutes Abdomen, z. B. bei Appendizitis
- Hyperventilationstetanie
- Hypoglykämie
- Bewusstlosigkeit anderer Genese

Therapie
- intensivmedizinische Überwachung der Atmung, des Kreislaufs und des Wasser- und Elektrolythaushaltes
- Rehydratation mit physiologischer 0,9%-iger NaCl-Lösung (initial ca. 1 l/h, im Verlauf in Abhängigkeit vom ZVD; in den ersten 24 h ca. 6–8 l)
- »Low-dose«-Insulintherapie (wegen der Gefahr eines Hirnödems und einer Hypokaliämie): initialer Bolus von 4–8 IE Normalinsulin i.v., anschließend 2–6 IE/h (❗ **Cave** Senkung des Blutzuckers zunächst auf 250–300 mg/dl mit einer maximalen Rate von 100 mg/dl/h) (stündliche Kontrolle des Blutzuckers)
- 5%-ige Glukoselösung bei Blutzuckerwerten unter 250 mg/dl
- mit Beginn der Insulintherapie Kaliumsubstitution in Abhängigkeit vom Serumkalium 10–20 mmol/h (Kontrolle der Elektrolyte alle 2 h)
- evtl. Phosphatsubstitution bei Hypophosphatämie <0,5 mmol/l (ca. 50 mmol/24 h)
- in der Regel keine Korrektur der metabolischen Azidose mit Bikarbonat, evtl. bei pH-Werten <7,0 (❗ **Cave** nur ein Drittel des errechneten Bedarfs wegen der Gefahr einer Hypokaliämie: negativer BE × 0,1 × kg KG = $NaHCO_3$ [mmol])
- Thromboembolieprophylaxe mit »Low-dose«-Heparin
- bei Hinweis auf Infekt (z. B. Harnwegsinfekt, Pneumonie) antibiotische Therapie

10.1.2 Hypoglykämie, hypoglykämischer Schock

- Absinken des kapillären Blutzuckers <40 mg/dl (♀) oder <50 mg/dl (♂) in Verbindung mit typischen klinischen Symptomen und Besserung der Symptomatik nach Glukosegabe (Whipple-Trias)

Eigene Notizen

- spontane Hypoglykämie, z. B. bei Insulinom, schweren Lebererkrankungen, Glykogenosen, renalem Diabetes mellitus, Nebennierenrinden- oder Hypophysenvorderlappeninsuffizienz
- reaktive Hypoglykämie, z. B. nach Magenresektion (Dumping-Spätsyndrom), bei diabetischer Gastroparese, bei vegetativer Labilität
- exogene Hypoglykämie, z. B. durch Überdosierung von Insulin oder Sulfonylharnstoffen (❗ **Cave** Hypoglycaemia factitia!), nach Alkoholexzessen mit Nahrungskarenz
- bei Diabetes mellitus meist durch relative Überdosierung der Antidiabetika bei verminderter Nahrungszufuhr, durch Wechselwirkungen der Antidiabetika mit anderen Medikamenten (z. B. Betablocker, ACE-Hemmer, NSAR, Sulfonamide), infolge vermehrter körperlicher Belastung oder bei gesteigertem Alkoholgenuss (❗ **Cave** Hemmung der Glukoneogenese!)

Klinik

- Symptome der adrenergen Gegenregulation (❗**Cave** durch häufige Hypoglykämien verringert sich die Hypoglykämiewahrnehmung; evtl. fehlende Warnsymptome bei autonomer Neuropathie!)
  - Heißhunger (parasympathikotone Reaktion)
  - Tremor
  - Tachykardie
  - Kaltschweißigkeit
- Symptome der Neuroglukopenie
  - Angst, Unruhe, Verwirrtheit
  - Kopfschmerzen
  - Konzentrationsschwäche
  - leichte Reizbarkeit, Aggressivität
  - evtl. primitive Automatismen (z. B. Schmatzen, Grimassieren)
  - Seh- und Sprachstörungen
  - Krämpfe, Parästhesien, Paresen
  - Müdigkeit, Apathie, Somnolenz, Koma

Diagnostik

- in der Blutzuckerbestimmung Werte <50 mg/dl bzw. 40 mg/dl (Bestätigung mit Referenzmethode erforderlich!)
- evtl. erweiterte diagnostische Abklärung spontaner Hypoglykämien bei Nicht-Diabetikern
  - 72-h-Hungerversuch mit mehrmaliger Bestimmung des Insulin/Glukose-Quotienten, C-Peptid und Proinsulin ↑
  - bei Verdacht auf reaktive Hypoglykämie im oralen Glukosetoleranztest typischerweise Abfall des Blutzuckers nach 2–5 h auf Werte <50 mg/dl

Therapie

- bei leichten Hypoglykämien ohne Bewusstseinsverlust 10–20 g Traubenzucker p.o., Fruchtsäfte oder glukosehaltige Softdrinks
- bei Bewusstlosigkeit evtl. 1 mg Glukagon i.m. in der Erstversorgung durch Laien

- 40–100 ml 40%-ige Glukose langsam i.v., evtl. mehrfache Wiederholung, im weiteren Verlauf 5%-ige Glukoselösung bis zu einem Blutzucker von ca. 200 mg/dl (❗ **Cave** erneutes Auftreten von Hypoglykämien nach Überdosierung von Sulfonylharnstoffen oder langwirksamem Insulin)
- nach dem Erwachen orale Kohlenhydratzufuhr
- ggf. kausale Therapie und Patientenschulung

10.2 Schilddrüsenerkrankungen

10.2.1 Struma diffusa und Knotenstruma

- Struma = Schilddrüsenvergrößerung unterschiedlicher Ursache; normales Schilddrüsenvolumen bei Frauen <18 ml, bei Männern <25 ml (dreidimensionale Messung im Ultraschall)
- häufigste Ursache der Struma diffusa und der Struma nodosa in Deutschland ist der chronische Jodmangel
- andere Ursachen der Struma diffusa sind Hashimoto-Thyreoiditis, M. Basedow, angeborene Schilddrüsenerkrankungen (z. B. kongenitale Hypothyreose), Medikamente (z. B. Lithium)
- Prävalenz der Struma diffusa in Deutschland ca. 30%, der Struma nodosa ca. 25%, im Alter zunehmend

Klinik
- Symptome sind abhängig von der Schilddrüsengröße und der Funktionslage der Schilddrüse
- bei großer Struma Globusgefühl und Schluckbeschwerden, ggf. Trachealeinengung (»Säbelscheidentrachea«, Tracheomalazie), Halsvenenstauung
- bei Hyperthyreose bzw. Hypothyreose typische klinische Symptome und Zeichen

Diagnostik
- basales TSH, ggf. fT_3 (freies Trijodthyronin) und fT_4 (freies Thyroxin), Kalzitonin (Marker für medulläres Schilddrüsenkarzinom)
- in der Schilddrüsensonographie Bestimmung des Schilddrüsenvolumens (▶ **Memo** Volumen eines Schilddrüsenlappens ≈ Länge × Breite × Dicke × 0,5), Darstellung des Parenchymmusters und möglicher fokaler Veränderungen (»Knoten«)
- bei Knoten >1 cm Durchmesser quantitative Schilddrüsenszintigraphie mit ^{99m}Technetium-Pertechnat zur Beurteilung der Funktionalität (Differenzierung kalter, warmer und heißer Knoten)
- ggf. Nachweis von autonomem Schilddrüsengewebe über eine erhöhte thyreoidale ^{99m}Tc-Pertechnat-Aufnahme (>1,5%) unter Suppressionsbedingungen (z. B. zwei Wochen lang 150 µg L-Thyroxin täglich)
- bei hypofunktionellen (kalten) Knoten Feinnadelbiopsie zum Ausschluss eines Schilddrüsenkarzinoms
- bei sehr großer, intrathorakaler Struma ggf. Tracheazielaufnahme und MRT/Nativ-CT zur Beurteilung der Ausdehnung

Therapie

- zur Strumaprophylaxe und bei euthyreoter Struma täglich 100–200 µg Jodid (z. B. Jodetten®) (❗ **Cave** nicht bei Autoimmunthyreoiditis oder Hyperthyreose)
- bei Knotenbildung ggf. in Kombination mit L-Thyroxin 100–150 µg/d (z. B. Jodthyrox®, Euthyrox®) mit einschleichender Dosierung; evtl. T_4 und Kaliumjodid-Kombinationspräparate (Thyronajod® oder Jodthyrox®) (▶ **Memo** Therapieziel ist ein niedrig normales TSH bei normalem fT_3 und fT_4!)
- Strumaresektion bei großer, verdrängender Knotenstruma (❗ **Cave** Operationsrisiken sind Recurrensparese und Hypoparathyreoidismus!)
- bei auffälligem zytologischem Befund nach Feinnadelbiopsie Operationsindikation zur histologischen Klärung
- evtl. Radiojodtherapie mit ^{131}J bei funktioneller Autonomie, Rezidivstruma oder Kontraindikationen für eine Operation

10.2.2 Hypothyreose

- Erniedrigung der Schilddrüsenhormone (fT_3 und fT_4) mit klinischen Symptomen
    - angeboren, z. B. Athyreose, Dysgenesie, Jodfehlverwertung, sehr selten Hormonresistenz bei T_3-Rezeptordefekt
    - erworben
        - primär, z. B. bei Hashimoto-Thyreoiditis (häufigste Ursache in Deutschland), nach Thyreoidektomie oder Radiojodtherapie, unter Thyreostatikatherapie
        - sekundär (hypophysär) bei Hypophysenvorderlappeninsuffizienz

Klinik

- bei angeborener Hypothyreose (▶ **Memo** obligates TSH-Screening bei Neugeborenen am 3. Lebenstag)
    - Ikterus neonatorum prolongatus
    - Trinkschwäche und Bewegungsarmut
    - Obstipation
    - Schwerhörigkeit, Sprachstörungen
    - schwere, irreversible Störung der neuronalen Entwicklung, Intelligenzminderung, Wachstumsstörungen (Kretinismus)
- bei erworbener Hypothyreose
    - Antriebsarmut, Müdigkeit, Leistungsschwäche
    - trockene, kühle, teigig geschwollene Haut und spröde Haare
    - Gewichtszunahme
    - Obstipation
    - raue Stimme
    - (Kardio-)Myopathie mit CK-Erhöhung und ggf. Herzinsuffizienz (»Myxödemherz«)
    - Zyklusunregelmäßigkeiten, Infertilität
    - Hypercholesterinämie mit erhöhtem Arterioskleroserisiko

- **Cave** im Alter häufig symptomarmer Verlauf mit motorischer und geistiger Verlangsamung (DD Demenz)
- nach Infekten, Operationen, Traumata oder Stress evtl. *Myxödemkoma* mit Hypothermie, Hypoventilation, Bradykardie, Hypotonie und Myxödem

Diagnostik
- ausschlaggebend ist der klinische Verdacht
- bei primärer Hypothyreose TSH ↑, fT_4 ↓ (bei latenter Hypothyreose fT_3 und fT_4 normwertig)
- bei sekundärer Hypothyreose TSH ↓, fT_4 ↓ (weiterführende Abklärung einer Hypophysenvorderlappeninsuffizienz)
- immunologischer Nachweis von Anti-thyreoidale-Peroxidase(TPO)-Antikörpern (mikrosomale Antikörper, MAK) und/oder Anti-Thyreoglobulin(Tg)-Autoantikörpern bei Hashimoto-Thyreoiditis
- im EKG ggf. Bradykardie und Niedervoltage
- in der Echokardiographie ggf. verminderte linksventrikuläre Funktion
- Abgrenzung gegenüber »Low-T_3/Low-T_4«-Syndrom mit TSH ↓, fT_3 und fT_4 ↓ bei Intensivpatienten gelegentlich schwierig (▶ **Memo** keine Hypothyreose, keine Substitutionstherapie!)

Therapie
- Substitutionstherapie mit L-Thyroxin, initial 25–50 µg/d mit langsamer Steigerung um 25 µg/d bis zur Normalisierung des TSH (**Cave** kardiale Komplikationen bei zu schneller Dosissteigerung möglich!)
- bei Myxödemkoma intensivmedizinische Therapie mit Gabe von Glukokortikoiden, Glukoseinfusionen und L-Thyroxin i.v. (100–200 µg/24 h)
- **Cave** vor Therapiebeginn sollte eine gleichzeitig vorliegende Nebenniereninsuffizienz klinisch und laborchemisch ausgeschlossen werden, ansonsten könnte eine Addison-Krise ausgelöst werden!

10.2.3 Hyperthyreose

- Erhöhung der Schilddrüsenhormone (fT_3 und fT_4) mit typischen klinischen Symptomen und Zeichen
- mögliche Ursachen einer Hyperthyreose
    - Autoimmunhyperthyreose (M. Basedow, Graves' disease): chronische, T-Zell-abhängige Autoimmunerkrankung, fakultativ assoziiert mit endokriner Orbitopathie
    - funktionelle Autonomie der Schilddrüse (unifokal, multifokal, disseminiert), z. B. bei somatischer TSH-Rezeptor-Mutation assoziiert mit Jodmangelstruma
    - seltenere Ursachen: passager bei subakuter Thyreoiditis de Quervain oder Hashimoto-Thyreoiditis, Hyperthyreosis factitia, zentral bei TSH-produzierendem Hypophysenadenom, schwangerschaftsassoziiert, kongenital

Eigene Notizen

- Prävalenz der Hyperthyreose 1–2%, immunogene Hyperthyreose (♀:♂ = 5:1) und Schilddrüsenautonomie (in höherem Lebensalter) stellen jeweils etwa die Hälfte der Fälle

Klinik

- Unruhe, Nervosität, Schlaflosigkeit
- vermehrtes Schwitzen, feuchtwarme Haut, Wärmeintoleranz, Haarausfall
- evtl. subfebrile Temperaturen
- feinschlägiger Tremor
- Gewichtsabnahme
- evtl. Diarrhö
- Tachykardie, Palpitationen
- Myopathie, Muskelschwäche
- evtl. Osteoporose (negative Kalziumbilanz)
- evtl. Zyklusstörungen, Infertilität
- ❶ Cave im Alter häufig symptomarmer Verlauf mit Kräfteverfall, Apathie und Gewichtsverlust
- bei M. Basedow
  - Struma diffusa (nicht obligat)
  - endokrine Orbitopathie (fakultativ in 20–40% der Fälle) durch Infiltration des periorbitalen Gewebes
    - Lichtempfindlichkeit, Fremdkörpergefühl
    - evtl. retrobulbäre Schmerzen
    - Lidödem und -rötung
    - Doppelbilder, Visusverschlechterung
  - prätibiales Myxödem (sehr selten)
  - klassische *Merseburg-Trias* mit Struma, Exophthalmus und Tachykardie eher selten
- bei thyreotoxischer Krise (häufig ausgelöst durch Jodaufnahme bei Schilddrüsenautonomie, z. B. jodhaltige Röntgenkontrastmittel)
  - Tachykardie (>150/min), evtl. Tachyarrhythmie bei Vorhofflimmern
  - Hyperthermie (bis 41°C), Exsikkose
  - Erbrechen, Durchfälle
  - Adynamie, Psychosyndrom, Somnolenz, Koma

Diagnostik

- evtl. auskultatorisches Schwirren über der Schilddrüse
- TSH basal ↓, fT_3 und fT_4 ↑ (bei latenter Hyperthyreose fT_3 und fT_4 normwertig)
- bei M. Basedow immunologischer Nachweis von TSH-Rezeptor-Autoantikörpern (TRAK), ggf. auch Anti-TPO-Antikörpern
- in der Sonographie diffuse echoarme Schilddrüse, in der Farbduplexsonographie evtl. Nachweis einer Hypervaskularisation
- in der Schilddrüsenszintigraphie vermehrte homogene Radionuklidanreicherung bei Immunhyperthyreose und unifokale, multifokale oder disseminierte Anreicherung bei Schilddrüsenautonomie

- bei endokriner Orbitopathie mit Exophthalmus
    - Oberlidretraktion
    - Doppelbilder, trockenes Auge (Xerophthalmie)
    - mittels Ophthalmometer Nachweis und Quantifizierung einer Protrusio bulbi
    - Sonographie, evtl. MRT zur Beurteilung einer Augenmuskelbeteiligung
    - augenärztliche Untersuchung (Visus, Motilität, Augeninnendruck und vordere Augenabschnitte)

Differenzialdiagnose
- subakute Thyreoiditis
- Kokain- oder Amphetaminabusus
- Psychose

Therapie
- Thyreostatikatherapie bis zum Erreichen der Euthyreose; bei Immunhyperthyreose über 12–18 Monate
    - Carbimazol (initial 30 mg, Erhaltungsdosis 2,5–15 mg/d), Thiamazol (Favistan®) und Propylthiouracil (Propycil®) hemmen die thyreoidale Peroxidase und somit die Synthese von T_4
    - Natriumperchlorat (Irenat®) (initial 3×20 gtt, Erhaltungsdosis 5–10 gtt/d) hemmt kompetitiv die thyreoidale Jodidaufnahme (❯ Memo Perchlorate dienen der raschen Schilddrüsenblockade, z. B. bei Autonomie und notwendiger Applikation jodhaltiger Röntgenkontrastmittel!)
- ggf. Betablocker bei Tachykardie (Propranolol)
- fast totale Thyreoidektomie bei M. Basedow, totale Thyreoidektomie bei großer verdrängender Struma, Malignomverdacht, thyreotoxischer Krise oder häufigen Rezidiven
- Radiojodtherapie mit ^{131}J bei M. Basedow, kleiner Schilddrüse, diffuser Autonomie, bei erhöhtem Operationsrisiko und Strumarezidiv, evtl. zielgerichtete Radiojodtherapie unter Suppressionsbedingungen bei latenter Hyperthyreose
- bei endokriner Orbitopathie mit Exophthalmus lokale Therapie mit Augensalbe und künstlicher Tränenflüssigkeit, systemische Therapie mit Kortikosteroiden, ggf. Retrobulbärbestrahlung der Orbita oder operative Dekompression
- bei thyreotoxischer Krise intensivmedizinische Therapie
    - Thiamazol 80 mg i.v. als Bolus, danach bis 240 mg/d, und Kaliumperchlorat 1500 mg/d
    - Betablocker, z. B. Propranolol
    - Glukokortikosteroide
    - parenterale Flüssigkeits- und Elektrolytsubstitution
    - Plasmapherese und ggf. frühzeitige Schilddrüsenresektion (endokrinologischer Notfall!) als ultima ratio

Eigene Notizen

10.2.4 Akute Thyreoiditis

- akute Schilddrüsenentzündung
  - eitrig (bakteriell)
  - nicht eitrig, z. B. viral, strahlenbedingt, traumatisch

Klinik
- schmerzhaft geschwollene Schilddrüse
- Fieber

Diagnostik
- BSG ↑, CRP ↑
- im Differenzialblutbild Leukozytose mit Linksverschiebung
- euthyreote oder selten hyperthyreote Stoffwechsellage
- ggf. in der Feinnadelbiopsie granulozytäre Infiltration bei bakterieller Entzündung, evtl. Erregernachweis
- in der Sonographie inhomogene, aufgelockerte und echoarme Schilddrüse, evtl. echofreie Areale infolge entzündlicher Einschmelzung

Therapie
- bei bakterieller Thyreoiditis Antibiotikatherapie und Abszessspaltung/-drainage
- evtl. Antiphlogistika zur Schmerzbekämpfung und Fiebersenkung

10.2.5 Subakute Thyreoiditis de Quervain

- Ätiologie unbekannt, häufig nach viralen Atemwegsinfekten
- ♀:♂ = 5:1, Manifestationsalter 20.–50. Lebensjahr

Klinik
- typischerweise sehr druckschmerzhafte Schilddrüse
- oft allgemeines Krankheitsgefühl mit Schwäche und Kraftlosigkeit
- evtl. Fieber

Diagnostik
- BSG ↑↑↑ (>50 mm/1 h), CRP ↑
- initial häufig Hyperthyreose, im Verlauf Euthyreose, evtl. passagere Hypothyreose
- in der Sonographie inhomogene echoarme Schilddrüse
- in der Feinnadelbiopsie (selten indiziert) Nachweis von Granulomen mit Epitheloidzellen und Langhansschen Riesenzellen
- in der Schilddrüsenszintigraphie verminderte Radionuklidanreicherung

Therapie
- Antiphlogistika, evtl. Glukokortikoide bei schweren Verlaufsformen
- ggf. Betablocker bei transienter Hyperthyreose, Thyreostatika sind wirkungslos

10.2.6 Autoimmunthyreoiditis Hashimoto (chronisch lymphozytäre Thyreoiditis)

- chronisch lymphozytäre Schilddrüsenentzündung mit progredientem Untergang von funktionsfähigen Thyreozyten
- assoziiert mit HLA-DR3, HLA-DR5 und HLA-B8
- häufig gemeinsames Auftreten mit anderen Autoimmunerkrankungen, z. B. M. Addison, Typ-1-Diabetes
- häufigste Form der Thyreoiditis und häufigster Grund für eine Hypothyreose, ♀:♂ = 9:1, Manifestationsalter 15.–45. Lebensjahr

Klinik
- abhängig von der Funktionslage und der Schilddrüsengröße, meist klinisch asymptomatisch

Diagnostik
- im Verlauf Übergang von Euthyreose in eine primäre Hypothyreose mit TSH basal ↑, fT_3 und fT_4 ↓
- immunologischer Nachweis von Anti-TPO- und evtl. Anti-Thyreoglobulin-Autoantikörpern
- in der Sonographie kleine, normal große oder vergrößerte Schilddrüse mit inhomogenem, echoarmem Schallmuster
- in der Feinnadelbiopsie (selten indiziert) Nachweis einer lymphozytären Infiltration

Differenzialdiagnose
- Riedel-Struma (chronisch fibrosierende Thyreoiditis)
- postpartale lymphozytäre Thyreoiditis
- Zytokin-/Amiodaron-induzierte Schilddrüsenfunktionsstörung

Therapie
- Substitutionstherapie mit L-Thyroxin bei Nachweis einer manifesten oder latenten Hypothyreose
- bei euthyreoter Funktionslage keine Indikation zur L-Thyroxin-Therapie, Jodzufuhr >200 µg täglich vermeiden (aggraviert Autoimmunprozess!)
- keine Kausaltherapie verfügbar

10.2.7 Schilddrüsenkarzinom

- von den Thyreozyten oder C-Zellen ausgehende, heterogene Gruppe maligner Tumoren der Schilddrüse
    - differenziertes Schilddrüsenkarzinom (80–90% aller Fälle)
        - papilläres Schilddrüsenkarzinom (70%)
        - follikuläres Schilddrüsenkarzinom (15%)
    - undifferenziertes (anaplastisches) Schilddrüsenkarzinom (5%)
      (▶ **Memo** keine Teilnahme am Jodstoffwechsel!)

Eigene Notizen

- medulläres Schilddrüsenkarzinom (C-Zell-Karzinom) (10%)
    - sporadisch (50.–60. Lebensjahr)
    - familiär im Rahmen der multiplen endokrinen Neoplasien vom Typ 2 (MEN 2) mit autosomal-dominantem Erbgang (Mutationen des RET-Protoonkogens); MEN 2a: C-Zell-Karzinom und (obligat) Phäochromozytom und primärer Hyperparathyreoidismus (fakultativ); MEN 2b: C-Zell-Karzinom und (obligat) Ganglioneuromatose der Schleimhaut und Phäochromozytom (fakultativ)
- sonstige Malignome: Sarkome, Lymphome, Teratome, Metastasen extrathyreoidaler Tumoren
- Risikofaktoren: ionisierende Strahlung, Radioaktivität, genetische Faktoren (C-Zell-Karzinom)
- häufigste endokrine Neoplasie, ♀:♂ = 3:1 (differenzierte Karzinome), Manifestationsalter 25.–60. Lebensjahr
- bei papillärem Karzinom 10-Jahresüberlebensrate >95%, bei follikulärem Karzinom ca. 90%, bei C-Zell-Karzinom ca. 50%; mittlere Überlebenszeit bei anaplastischem Karzinom etwa 6 Monate

Klinik

- meist asymptomatisch
- selten Schluckbeschwerden und Heiserkeit infolge einer Recurrensparese
- sehr selten Horner-Syndrom mit Miosis, Ptosis, Enophthalmus
- in fortgeschrittenen Stadien Stridor und obere Einflussstauung
- bei C-Zell-Karzinomen (medullären Karzinomen) evtl. Diarrhö
- überwiegend lokoregionäre und lymphogene Metastasierung bei papillärem Karzinom, hämatogene Metastasierung in Lunge und Skelett bei follikulärem Karzinom

Diagnostik

- palpatorisch ggf. Schilddrüsenknoten von harter Konsistenz, ggf. mit zervikalen Lymphknotenvergrößerungen
- TSH basal, fT$_3$ und fT$_4$ normwertig
- Kalzitonin ↑ bei medullärem Schilddrüsenkarzinom (sowohl in der Primärdiagnostik als auch in der Nachsorge sehr sensitiver und spezifischer Marker)
- in der Sonographie typischerweise Nachweis meist echoarmer, unregelmäßig begrenzter Areale mit verstärkter Perfusion
- in der Schilddrüsenszintigraphie mit ^{99m}Tc-Pertechnat Nachweis kalter Knoten (häufig unauffälliges Szintigramm bei initial kleinen Karzinomen)
- Feinnadelbiopsie bei szintigraphisch kalten und sonographisch echoarmen Knoten immer erforderlich
- bei familiärem C-Zell-Karzinom molekulargenetischer Nachweis von Punktmutationen im *RET*-Protoonkogen; nach positivem Mutationsnachweis beim Indexpatienten ist das genetische Screening von erstgradigen Verwandten obligat
- Thyreoglobulin als Tumormarker in der Primärdiagnostik ungeeignet (korreliert mit der Masse des Schilddrüsengewebes), dagegen in der Ver-

laufskontrolle nach erfolgter Therapie von papillären und follikulären Schilddrüsenkarzinomen sehr sensitiver und spezifischer Marker für Rezidive/Metastasen
- im Rahmen des Stagings und der Nachsorge ggf. MRT der Halsregion und CT-Thorax (❗ **Cave** Jodkontamination vor geplanter Radiojodtherapie vermeiden!)
- Ganzkörperskelettszintigraphie mit ^{131}J, evtl. ^{18}F-FDG-PET zum Ausschluss von Metastasen

Therapie

- totale Thyreoidektomie einschließlich zervikaler Lymphknotendissektion und anschließende (3–4 Wochen postoperativ) ablative Radiojodtherapie mit ^{131}J (bis 10.000 MBq)
- Ausnahme: bei papillärem Schilddrüsenkarzinom <10 mm keine weitere Behandlung notwendig (keine Radiojodtherapie, keine Nachoperation)
- in der Nachbehandlung TSH-Suppression (TSH <0,1 mU/l) mittels L-Thyroxin
- bei anaplastischem Karzinom multimodale Therapie (OP, Chemotherapie, externe Radiatio)
- perkutane Strahlentherapie bei undifferenziertem Karzinom (❗ **Memo** C-Zell-Karzinome sind strahlenresistent!)
- bei MEN-2-Syndrom prophylaktische Thyreoidektomie und regelmäßige Vorsorgeuntersuchungen auf Phäochromozytom und primären Hyperparathyreoidismus

10.2.8 Multiple endokrine Neoplasien (MEN)

- hereditäre neuroendokrine Tumorsyndrome
- autosomal-dominante Vererbung
    - MEN 1: Mutation im *Menin*-Gen (Tumorsuppressorgen)
    - MEN 2: Mutation im *RET*-Gen (Protoonkogen)

Klinik
- MEN 1:
    - primärer Hyperparathyreoidismus (>90% der Fälle)
    - neuroendokriner Pankreastumor, z. B. Gastrinom, Insulinom, nichtfunktionale Tumoren (50%)
    - Hypophysenadenom (40%)
    - Nebennierenadenom (15%)
    - Angiofibrome, v. a. im Gesicht
    - andere neuroendokrine Tumoren (Bronchus, Thymus etc.)
- MEN 2a:
    - medulläres Schilddrüsenkarzinom (100%)
    - Phäochromozytom (50%)
    - primärer Hyperparathyreoidismus (25%)
- MEN 2b:
    - medulläres Schilddrüsenkarzinom (100%)
    - Phäochromozytom (50%)

Eigene Notizen

- zusätzlich multiple mukokutane Neurome und Ganglioneurome des Gastrointestinaltraktes (>90%)
- marfanoider Habitus (variabel)
- frühes Erkrankungsalter mit schlechter Prognose

Diagnostik

- besonderes Augenmerk auf Familienanamnese
- Merkmale hereditärer (MEN-assoziierter) im Vergleich zu sporadischen Tumoren: früheres Manifestationsalter, multifokales Auftreten, Assoziation mit anderen endokrinen Tumoren, häufig Rezidive/Zweiterkrankungen
- diagnostische Strategie zur Erkennung von Tumoren bei MEN in der Regel wie bei sporadischen endokrinen Tumoren
- Gendiagnostik generell indiziert bei histologisch gesicherten MEN-typischen Tumoren und bei Hinweisen auf Heredität

Therapie

- bei MEN-assoziierten Tumoren im allgemeinen vergleichbare operative oder medikamentöse Therapie wie bei sporadischen Tumoren
- bei MEN 2 totale Thyreoidektomie, bei *RET*-Mutationsträgern idealerweise prophylaktische Thyreoidektomie im Stadium der C-Zell-Hyperplasie (5.–10. Lebensjahr)
- klinische Betreuung und Therapie in spezialisierten Zentren erforderlich

10.3 Erkrankungen des Kalziumstoffwechsels

10.3.1 Primärer Hyperparathyreoidismus (pHPT)

- autonome Sekretion von Parathormon durch Nebenschilddrüse(n) mit gesteigerter intestinaler Kalziumabsorption, erhöhter renaler Kalziumrückresorption und vermehrter ossärer Kalziummobilisierung
    - solitäre (80%) oder multiple (5%) Adenome
    - Hyperplasie der Epithelkörperchen (15%)
    - selten Nebenschilddrüsenkarzinom
- 20–50% aller Fälle von Hyperkalzämien leiden an einem pHPT, Manifestationsalter 30.–70. Lebensjahr, häufiger betroffen sind Frauen

Klinik

- die Mehrzahl der Patienten haben eine klinisch asymptomatische Hyperkalzämie
- **Memo** »Stein-, Bein-, Magenpein« (renale, ossäre und gastrointestinale Manifestationen) nur noch selten bei langjährigem pHPT
- Nephrolithiasis, Nephrokalzinose
- Polyurie und Polydipsie bei ausgeprägter Hyperkalzämie
- Appetitlosigkeit, Übelkeit, Erbrechen, Gewichtsabnahme
- peptische Gastroduodenalulzera (**Memo** Hyperkalzämie führt zu Hypergastrinämie!)

10.3 · Erkrankungen des Kalziumstoffwechsels

- evtl. Pankreatitis
- Müdigkeit und Antriebsarmut, Muskelschwäche, depressive Verstimmung
- Komplikation: hyperkalzämische Krise (Serumkalzium meist >3,5 mmol/l) mit Exsikkose, Temperaturerhöhung, Adynamie, Psychosen, Somnolenz und Koma

Diagnostik
- Hyperkalzämie, Hypophosphatämie
- Parathormon ↑
- ggf. alkalische Phosphatase ↑
- Kalziurie und Phosphaturie
- im EKG QT-Verkürzung, evtl. Arrhythmien (❗ **Cave** Digitalisüberempfindlichkeit!)
- in der Sonographie ggf. Darstellung des echoarmen Nebenschilddrüsenadenoms
- evtl. ^{99m}Tc-MIBI (Metoxyisobutylisonitril)-Szintigraphie
- in der radiologischen Diagnostik sehr selten Nachweis einer Osteodystrophia cystica generalisata von Recklinghausen (osteoklastär-zystische Pseudotumoren, sog. braune Tumoren)

Differenzialdiagnose
- tumorinduzierte Hyperkalzämie (60% aller Hyperkalzämien)
    - osteolytisch
    - paraneoplastisch durch parathormonverwandte Peptide
- Vitamin-D-Intoxikation
- Hyperthyreose
- Thiazidmedikation
- Immobilisation
- Sarkoidose
- familiäre hypokalziurische Hyperkalzämie (Mutationen im Kalziumsensor)
- sekundärer Hyperparathyreoidismus
    - chronische Niereninsuffizienz mit Hyperphosphatämie und gestörter Bildung von Calcitriol
    - Malassimilationssyndrom mit verminderter Kalziumresorption
    - verminderte Bildung von Calcifediol bei Leberzirrhose, verminderte Vitamin-D_3-Synthese durch mangelnde Sonnenlichtexposition

Therapie
- bei solitärem Adenom operative Entfernung, bei Hyperplasie der Epithelkörperchen totale Parathyreoidektomie mit Autotransplantation, z. B. in den M. sternocleidomastoideus
- bei asymptomatischem primärem Hyperparathyreoidismus (Serumkalzium <2,95 mmol/l, keine eingeschränkte Kreatinin-Clearance, normale Knochendichte, keine Gefahr der hyperkalzämischen Krise) ggf. konservatives Vorgehen möglich, d. h. ausreichende Flüssigkeitszufuhr, Osteoporoseprophylaxe postmenopausal, regelmäßige Kontrollen

Eigene Notizen

- bei hyperkalzämischer Krise forcierte Diurese mit physiologischer Kochsalzlösung und Furosemid i.v., evtl. Hämodialyse mit kalziumfreiem Dialysat bei Nierenversagen

10.3.2 Hypoparathyreoidismus

- Unterfunktion der Nebenschilddrüse mit verminderter Parathormonsekretion
    - meist nach Schilddrüsenoperation (postoperative Komplikation bei 1–3% aller Patienten)
    - selten idiopathisch (Immunparathyreoiditis, assoziiert mit M. Addison, primärer Hypothyreose und Typ-1-Diabetes)
    - Di-George-Syndrom: Aplasie der Nebenschilddrüsen und des Thymus

Klinik
- hypokalzämische Tetanie mit muskulären Krämpfen, Parästhesien, Pfötchenstellung, evtl. Stimmritzenkrampf
- infolge der Hyperphosphatämie paradoxe Organverkalkungen, z. B. Stammganglienverkalkung, Kataraktbildung, Osteosklerose
- Reizbarkeit, psychische Auffälligkeiten

Diagnostik
- Pfötchenstellung der Hand durch Stauung des Oberarmes (Trousseau-Zeichen)
- Hypokalzämie und Hyperphosphatämie, Hypomagnesiämie
- Parathormon ↓
- Kalzium und Phosphat im Urin ↓
- im EKG QT-Verlängerung

Differenzialdiagnose
- Malabsorptionssyndrom
- Infusion von EDTA- oder Zitratblut
- normokalzämische Tetanie durch Hyperventilation mit respiratorischer Alkalose
- Pseudohypoparathyreoidismus mit fehlender Wirkung des intakten Parathormons am Endorgan (> Memo klinisch gekennzeichnet durch verkürzte Mittelhand- und Mittelfußknochen, gedrungenen Körperbau und heterotope Verkalkungen)
    - Typ I: Defekt des Parathormonrezeptor-Adenylatzyklase-Komplexes
    - Typ II: Fehlen der phosphaturischen Wirkung trotz cAMP-Bildung
- pseudoidiopathischer Hypoparathyreoidismus mit Bildung eines biologisch unwirksamen Parathormons

Therapie

- bei tetanischer Krise 20 ml 10%-ige Kalziumglukonatlösung langsam i.v.
- Kalzium (1–2 g/d) oral und hochdosiert Vitamin D (40.000 IE Cholecalciferol/d oder 0,25–1,0 µg Calcitriol/d) (Therapieziel: Serumkalzium im unteren Normbereich)
- bei Persistenz der Hyperphosphatämie evtl. Phosphatbinder

10.3.3 Osteomalazie und Rachitis

- unzureichende Verkalkung neugebildeten Osteoids infolge eines verminderten Kalzium- oder Phosphatangebotes
    - im Kindesalter Rachitis (selten) mit unzureichender Mineralisation der Knochen einschließlich Desorganisation der Epiphysenfugen
    - beim Erwachsenen Osteomalazie mit unzureichender Mineralisation der Spongiosa und Kompakta
- Vitamin-D-Mangel, z. B. bei Fehlernährung, Malabsorption oder fehlender Sonnenlichtexposition
- Vitamin-D-Stoffwechselstörung, z. B. bei Lebererkrankungen, chronischer Niereninsuffizienz oder Endorganresistenz infolge einer genetischen Störung des intrazellulären Vitamin-D-Rezeptors
- selten phosphopenische Rachitis bzw. Vitamin-D-unabhängige Osteomalazie, z. B. infolge einer gestörten renal tubulären Phosphatrückresorption (Fanconi-Syndrom, renal tubuläre Azidose, Phosphatdiabetes) oder bei Phosphatmangel

Klinik

- Rachitis
    - fehlender Fontanellenschluss mit Abflachung des Hinterkopfes (Kraniotabes)
    - osteophytische Verdickungen der Schädelknochen (Caput quadratum)
    - Auftreibungen der Rippen an der Knochenknorpelgrenze (»rachitischer Rosenkranz«)
    - Coxa vara, glockenförmiger Thorax, kartenherzförmiges Becken
    - gestörte Zahnbildung
- Osteomalazie
    - Skelettschmerzen
    - Adynamie
    - Muskelschwäche, Watschelgang bei geschwächter Glutealmuskulatur
    - Coxa vara und Genua vara
    - Tetanieneigung

Diagnostik

- mässige Hypokalzämie
- evtl. sekundärer Hyperparathyreoidismus
- alkalische Phosphatase ↑

Eigene Notizen

- bei Malabsorptionssyndrom Hypophosphatämie und 25-OH-Vitamin $D_3 \downarrow$
- bei Niereninsuffizienz Hyperphosphatämie und 1α-25(OH)$_2$-Vitamin $D_3 \downarrow$
- in der Röntgenaufnahme betroffener Knochen und der Wirbelsäule Nachweis der Deformierungen, evtl. bandförmige Aufhellungen quer zur Längsachse der Knochen (Looser-Umbauzonen)
- in der Knochenbiopsie histologischer Nachweis unverkalkter Osteoidsäume

Therapie

- Substitution von Vitamin D_3 (Cholecalciferol), im Kindesalter präventiv (Vitamin-D-Prophylaxe)
- bei Lebererkrankungen 25-OH-Vitamin D_3 (Calcifediol)
- bei Nierenerkrankungen 1α-25(OH)$_2$-Vitamin D_3 (Calcitriol)

10.3.4 Osteoporose

- verminderte Knochendichte mit/ohne klinische Symptome oder Zeichen
- generalisierte Osteoporosen
    - primäre Osteoporose (95% aller Osteoporosen)
        - juvenile Osteoporose
        - postmenopausale Osteoporose mit überwiegend trabekulärem Knochenverlust
        - senile Osteoporose mit gleichermaßen trabekulärem und kortikalem Knochenverlust
    - sekundäre Osteoporosen, z. B. bei
        - Hyperkortisolismus, Hyperthyreose, Hypogonadismus
        - Immobilisation
        - Malabsorptionssyndrom
        - medikamentöser Langzeittherapie mit Kortikosteroiden oder Heparin
        - multiplem Myelom
    - Sonstige: im Rahmen hereditärer Bindegewebserkrankungen, z. B. Osteogenesis imperfecta
- lokalisierte Osteoporosen, z. B. bei rheumatoider Arthritis, Sudeck-Syndrom
- Risikofaktoren: Alter, weibliches Geschlecht, späte Menarche, frühe Menopause, positive Familienanamnese für Osteoporose, körperliche Inaktivität, Mangel-/Fehlernährung, Zigaretten- und Alkoholkonsum, fehlende Sonnenlichtexposition, Bewegungsmangel
- ♀:♂ = 4:1; ca. 30% aller postmenopausalen Frauen sind betroffen

Klinik
- meist asymptomatisch, solange keine Frakturen aufgetreten sind
- Spontanfrakturen oder Frakturen ohne adäquates Trauma (Prädilektionsstellen sind die Wirbelsäule, der Schenkelhals und der distale Radius)
- Rundrücken und Gibbusbildung infolge des Zusammensinterns der Wirbelkörper
- Abnahme der Körpergröße
- am Rücken tannenbaumartige Hautfalten (»Tannenbaumphänomen«)

Diagnostik
- in der Röntgenaufnahme der Wirbelsäule erhöhte Strahlentransparenz, Hervortreten der Deckplatten und der vertikalen Trabekel, Fisch- und Keilwirbel
- Messung der Knochendichte mittels quantitativer digitaler Radiographie (DEXA), alternativ mit quantitativer Computertomographie (QCT) bei höherer Strahlenbelastung (► Tabelle)

Stadien verminderter Knochendichte	
Stadium	**Osteodensitometrie und klinisch diagnostische Kriterien**
Osteopenie	T-Score -1 bis -2,5 SD[a]
Osteoporose ohne Frakturen	T-Score <-2,5 SD
manifeste Osteoporose	T-Score <-2,5 SD und Wirbelkörperfrakturen

[a] Standardabweichung unterhalb der mittleren Knochendichte einer gesunden, 30-jährigen Referenzpopulation

- zum Ausschluss einer sekundären Osteoporose, z. B. BSG, CRP, Differenzialblutbild, Serumeiweißelektrophorese, Serumkalzium und -phosphat, γGT, AP, Kreatinin, TSH basal, Testosteron, Östrogene

Differenzialdiagnose
- Knochenmetastasen
- Osteomalazie
- primärer Hyperparathyreoidismus

Therapie
- vorrangig Prävention der Osteoporose, vor allem bei erhöhtem Risiko
  - regelmäßige körperliche Aktivität, ggf. physikalische Therapie und Krankengymnastik
  - Sonnenlichtexposition
  - ausgewogene, kalziumreiche Ernährung
- Supplementierung mit Kalzium (1000–1500 mg/d) und Vitamin D_3 (Cholecalciferol 600–800 IE/d) als Basistherapie und zur Prävention
- bei sekundären Osteoporosen kausale Therapie
- ab einem T-Score <-2,5 in der Knochendichtemessung erweiterte medikamentöse Therapie

Eigene Notizen

- Bisphosphonate hemmen die Osteoklasten, z. B. Alendronsäure (Fosamax®) p.o. 10 mg/d oder 70 mg/Woche, Risedronsäure (Actonel®) p.o. 5 mg/d oder 35 mg/Woche
- bei postmenopausaler Osteoporose alternativ möglich
    - Strontiumranelat (Protelos®) 2 g/d p.o., stimuliert Osteoblasten und hemmt Osteoklasten (kalzimimetischer Effekt)
    - Raloxifen (Evista®) 60 mg/d p.o. (selektiver Östrogenrezeptor-Modulator), führt zu selektiver Expression östrogenregulierter Gene
    - Östrogene (insbesondere bei vorzeitiger Menopause)
- Fluoride stimulieren die Osteoblasten
- Kalzitonin stimuliert den ossären Kalzium- und Phosphateinbau, Intervalltherapie über 6–8 Wochen 50/100 IE s.c./i.m. alle 2 Tage oder 200 IE intranasal an 5 Tagen/Woche (▶ **Memo** Kalzitonin wirkt bei Knochenschmerzen analgetisch!)
- bei schweren Verlaufsformen rekombinantes Parathormon, Teriparatid (Forsteo®) 20 µg/d s.c. für maximal 18 Monate

10.3.5 M. Paget (Ostitis deformans Paget)

- lokalisierte Osteopathie des Erwachsenen mit gesteigertem Knochenumbau unklarer Genese
- vermehrte Osteoklastenaktivität in der Frühphase → überschießender Knochenanbau in der Spätphase → funktionell gestörte Knochenarchitektur
- Prävalenz >40. Lebensjahr ca. 2%, ♂ > ♀, zweithäufigste Knochenerkrankung nach Osteoporose

Klinik

- häufig klinisch beschwerdefrei
- überwiegender Befall von Becken, Femur, Tibia, Schädelknochen und Lendenwirbelsäule mit langsamer Verformung der Knochen
- im floriden Stadium Knochenschmerzen, auch in den angrenzenden Gelenken (Arthrose), lokale Überwärmung
- Komplikationen: Frakturen, neurologische Komplikationen, z. B. radikuläre Symptomatik, Schwerhörigkeit (❗ **Cave** Kompression des VIII. Hirnnerven und ankylosierende Ohrknöchelchen), Osteosarkom (ca. 1% aller Fälle)

Diagnostik

- Leitbefund ist die isolierte Erhöhung der alkalischen Phosphatase (▶ **Memo** Serumkalzium und -phosphat sowie Parathormon im Normbereich!)
- im Röntgenbild lokal aufgetriebener Knochen mit teilweise osteolytischen und teilweise osteosklerotischen Bezirken, ggf. Deformierungen (z. B. »Säbelscheiden«-Tibia)
- mittels Skelettszintigraphie sensitive Suche nach weiteren Knochenherden

- evtl. in der Knochenbiopsie histologischer Nachweis vermehrter mehrkerniger Riesenosteoklasten und Ostcoblasten (Mosaikstruktur)

Differenzialdiagnose
- Knochenmetastasen
- Osteomyelitis
- Osteosklerose
- Hyperparathyreoidismus

Therapie
- Therapieindikation besteht bei Beschwerden oder Komplikationen
- Bisphosphonate, z. B. Pamidronsäure (Aredia®) 30 mg wöchentlich über 6 Wochen i.v., Risedronsäure (Actonel®), Tiludronsäure (Skelid®)
- ggf. nichtsteroidale Antirheumatika zur Schmerztherapie
- Krankengymnastik und physikalische Therapie
- ggf. chirurgische Intervention bei Frakturen, Fehlstellungen oder Gelenkdestruktionen

10.4 Erkrankungen der Nebenniere

10.4.1 Phäochromozytom

- katecholaminproduzierende Tumoren des Nebennierenmarkes oder der sympathischen Ganglien (Grenzstrang)
- neuroektodermaler Ursprung: chromaffine Zellen des sympathoadrenalen Systems
- etwa 10% der Phäochromozytome sind maligne (häufiger extraadrenal)
- multifokales/bilaterales Auftreten in 10% der Fälle
- 0,2% aller Hypertoniker
- Altersgipfel zwischen dem 30. und 50. Lebensjahr
- bis zu 25% der Phäochromozytome sind hereditär, z. B. bei MEN-2-Syndrom, Von-Hippel-Lindau-Syndrom, Neurofibromatose (M. Recklinghausen) und familiärem Paragangliom

Klinik
- Blutdruckkrisen mit starken Kopfschmerzen, Schwitzen, Palpitationen, Tremor, innerer Unruhe und blasser Haut
- ggf. Dauerhypertonie (bei Kindern in über 90% der Fälle)

Diagnostik
- therapierefraktäre oder anfallsweise Hypertonie
- im angesäuerten 24-h-Sammelurin Katecholamine (Adrenalin, Noradrenalin) ↑ oder Katecholaminmetaboliten (Metanephrin, Normetanephrin) ↑
- Katecholamine im Plasma >2000 ng/l (falsch positive Ergebnisse möglich bei Stressreaktion)

Eigene Notizen

- im Clonidin-Hemmtest fehlende Senkung der Plasmakatecholaminkonzentration durch die zentrale Sympathikushemmung (autonome Sekretion!)
- bei biochemisch gesicherter Diagnose Bildgebung mittels CT oder MRT, ggf. Szintigraphie/SPECT mit ^{123}J-MIBG (Metajodbenzylguanidin)
- Ausschlussdiagnostik MEN-2-Syndrom
- ❗ **Cave** ein Nebennierentumor darf immer erst nach Ausschluss eines Phäochromozytoms punktiert werden – Gefahr der hypertensiven Krise!

Differenzialdiagnose

- Drogenmissbrauch (Kokain, Amphetamine)
- Hyperthyreose
- fortgeschrittene Niereninsuffizienz mit Blutdruckkrisen

Therapie

- laparoskopische oder operative Tumorentfernung (bei bilateralen Tumoren ggf. nur subtotale Adrenalektomie, um lebenslange Glukokortikoidsubstitution zu vermeiden!)
- präoperativ Alpharezeptorblockade (Phenoxybenzamin), ggf. in Verbindung mit Kalziumantagonisten, und Volumengabe
- bei Inoperabilität Phenoxybenzamin/Prazosin und α-Methyl-p-Tyrosin (Demser®) (Katecholaminsynthesehemmer)
- bei Metastasierung ggf. interne Strahlentherapie mit ^{131}J-MIBG oder palliative Chemotherapie

10.4.2 Primärer Hyperaldosteronismus (Conn-Syndrom)

- Aldosteron-bildende Adenome der Nebenniere mit dem klassischen hypokaliämischen Conn-Syndrom
- idiopathischer Hyperaldosteronismus mit Hyperplasie der Zona glomerulosa und meist mildem normokaliämischen Conn-Syndrom
- selten: familiärer Hyperaldosteronismus mit ACTH-abhängiger Sekretion des Aldosterons durch Fusion des ACTH-abhängigen 11β-Hydroxylasegens mit dem Gen der Aldosteronsynthase, Aldosteron-bildendes Karzinom
- normokaliämisches Conn-Syndrom ca. 10% aller Hypertoniker und hypokaliämisches Conn-Syndrom <1%, Manifestationsalter 30.–50. Lebensjahr

Klinik

- arterielle Hypertonie, gelegentlich Kopfschmerzen
- ggf. Muskelschwäche
- Obstipation
- Polyurie, Polydipsie bei Hypokaliämie
- evtl. Tetanie infolge der metabolischen Alkalose

Diagnostik
- Leitbefund: Hypokaliämie (gering ausgeprägt bei normokaliämischem Hyperaldosteronismus)
- metabolische Alkalose
- Plasmaaldosteron ↑, Reninaktivität und -konzentration im Plasma ↓
- Aldosteron/Renin-Quotient ↑
- evtl. Aldosteron und Aldosteronmetabolite im 24-h-Sammelurin ↑
- Bestätigungstest (in unklaren Fällen)
  - unter Kochsalzbelastung (2000 ml 0,9% NaCl i.v. in 4 h) keine oder verminderte Aldosteronsuppression
  - im Captopril-Test (2 h nach oraler Gabe von 25 mg Captopril) keine oder verminderte Aldosteronsuppression
- im Orthostasetest nach 2 h Anstieg des Plasmaaldosterons (>30%) bei bilateraler Hyperplasie und Abfall bei unilateralem Adenom
- CT oder MRT zur Lokalisationsdiagnostik
- evtl. Katheterisierung der Nebennierenrindenvenen und Bestimmung des Aldosterongradienten
- im EKG als Zeichen einer Hypokaliämie ST-Senkung, T-Abflachung, U-Welle, TU-Verschmelzung, evtl. QT-Verlängerung und Extrasystolen

Differenzialdiagnose
- funktioneller Hyperaldosteronismus bei Hyponatriämie und Hypovolämie (Renin ↑)
- sekundärer Hyperaldosteronismus, z. B. unter Diuretikatherapie bei essenzieller Hypertonie oder infolge einer Nierenarterienstenose (Renin ↑)
- Cushing-Syndrom
- Pseudohyperaldosteronismus durch Hemmung der renalen 11β-Hydroxysteroiddehydrogenase bei Lakritzabusus (keine Inaktivierung von Kortisol am Mineralokortikoidrezeptor)
- adrenogenitales Syndrom mit 11β-Hydroxylasedefekt und konsekutiv gesteigerter Bildung von Desoxykortikosteron
- renaltubuläre Ionenkanal-/Transporter-Erkrankungen (Bartter-, Gitelman-, Liddle-, Gordon-Syndrom)

Therapie
- bei bilateraler Hyperplasie Spironolacton (z. B. Aldactone®) 50–100 mg/d, evtl. kaliumsparende Diuretika (Triamteren, Amilorid), antihypertensive Therapie
- bei einseitigem Nebennierenrindenadenom Adrenalektomie nach Vorbehandlung mit Spironolacton
- bei familiärem Hyperaldosteronismus niedrig dosiert Dexamethason
- bei Nebennierenrindenkarzinom radikale operative Resektion und Chemotherapie (Mitotan, Lysodren®)

10.4.3 Hyperkortisolismus (Cushing-Syndrom)

- chronischer Glukokortikoidexzess mit typischen klinischen Krankheitszeichen
    - exogen (iatrogen) durch Langzeittherapie mit Kortikosteroiden
    - endogen
        - ACTH-abhängiges Cushing-Syndrom mit sekundärer Nebennierenrindenhyperplasie: ACTH-produzierendes Hypophysenadenom (M. Cushing), meist Mikroadenome des Hypophysenvorderlappens (70% der endogenen Cushing-Syndrome); ektope (paraneoplastische) ACTH-Bildung (häufig auch Mineralokortikoide ↑), seltener CRH-Sekretion
        - ACTH-unabhängiges (adrenales) Cushing-Syndrom: kortisolproduzierendes Nebennierenrindenadenom (überwiegend bei Erwachsenen) (meist nur Glukokortikoide ↑); kortisolproduzierendes Nebennierenrindenkarzinom (ausgeprägt Androgene ↑); noduläre adrenale Hyperplasie

Klinik
- Stammfettsucht, »Stiernacken«, Vollmondgesicht
- Myopathie, Adynamie
- arterielle Hypertonie
- diabetogene Stoffwechsellage
- Atrophie der Haut, Striae rubrae, Wundheilungsstörungen mit Ulzera
- »Steroidakne« und Furunkulose
- bei Frauen Virilismus und Hirsutismus, Menstruationsstörungen
- bei Männern Impotenz
- bei Kindern Wachstumsstörungen
- depressive Verstimmung, Psychosen

Diagnostik
- klinischer Aspekt ermöglicht Verdacht und Frühdiagnose
- freies Kortisol im 24-h-Sammelurin ↑
- Serumkortisol um Mitternacht ↑ (physiologisch <2 µg/dl), aufgehobene Tagesrhythmik der Kortisolausschüttung
- im Dexamethason-Hemmtest nach oraler Gabe von 2 mg um 22 Uhr nur unzureichende Suppression der Kortisolkonzentration am nächsten Morgen um 8 Uhr (>3 µg/dl) (❗ **Cave** pathologisches Testergebnis auch bei endogener Depression, Stress, Alkoholabusus, Adipositas, Östrogeneinnahme)
- ACTH im Plasma je nach Ursache ↑, normal oder ↓
- Hyperglykämie, arterielle Hypertonie
- evtl. Hypokaliämie (bei Mineralokortikoidüberschuss)
- bildgebende Diagnostik in Abhängigkeit von der Verdachtsdiagnose (MRT-Hypophyse, CT-Abdomen)
- zur weiteren Differenzialdiagnostik ggf. hochdosierter Dexamethason-Hemmtest: nach (fakultativ) zweimaliger oraler Gabe von 8 mg Absinken der Kortisolkonzentration im Serum >50% beim zentralen Cushing-Syn-

10.4 · Erkrankungen der Nebenniere

drom, keine Suppression bei adrenalem oder paraneoplastischem Hyperkortisolismus
- evtl. Katheterisierung des Sinus petrosus und Bestimmung des ACTH-Gradienten nach CRH-Stimulation

Differenzialdiagnose
- Adipositas
- »Inzidentalom« der Nebenniere (>65% der Nebennierentumoren, Lebensjahr-Prävalenz 1–2%) (❗ **Cave** bei hormonell inaktiven Tumoren besteht eine Operationsindikation ab einer Größe von 5 cm!)
  - hormonell inaktive Adenome und Hyperplasien (60%)
  - Phäochromozytom, Conn-Adenom, Cushing-Adenom (30%)
  - Nebennierenrindenkarzinome (5%)
  - Metastasen (Bronchial-, Mamma-, Nierenzellkarzinome, malignes Melanom)

Therapie
- bei Nebennierenrindenadenom Adrenalektomie, ggf. postoperative Substitution mit Glukokortikoiden bis zur Regeneration der atrophischen kontralateralen Nebenniere
- bei Hypophysenvorderlappenadenom transnasale/transsphenoidale Resektion
- bei ektoper ACTH-Bildung Blockade der Kortisolsynthese, z. B. mit Ketoconazol und Octreotid, Aminoglutethimid; falls möglich kausale Therapie
- bei Nebennierenrindenkarzinomen operative Entfernung, nachfolgend Mitotan

10.4.4 Nebennierenrindeninsuffizienz

- primäre Nebennierenrindeninsuffizien (Erkrankung der NNR mit Kortisol- und Aldosteronmangel)
  - M. Addison: Autoimmunadrenalitis (90% der Fälle), entweder isoliert
  - oder selten im Rahmen polyendokriner Autoimmunsyndrome
    - *Typ 1* (juveniles polyglanduläres Autoimmunsyndrom, autosomal-rezessiver Erbgang, Mutation im autoimmunen Regulatorgen AIRE): M. Addison, Hypoparathyreoidismus, mukokutane Candidiasis, Lymphozytenfunktionsstörungen
    - *Typ 2* (adultes polyglanduläres Autoimmunsyndrom, assoziiert mit HLA-B8 und HLA-DR3): M. Addison, Typ-1-Diabetes, Autoimmunthyreoiditis Hashimoto oder M. Basedow
  - Metastasen (Bronchial-, Mamma-, Nierenzellkarzinome, maligne Melanome)
  - Nebennierentuberkulose, CMV-Infektion bei AIDS
  - Beeinträchtigung der Glukokortikoidbiosynthese durch Medikamente, z. B. Ketoconazol

Eigene Notizen

Eigene Notizen

- hämorrhagische Infarzierung im Rahmen einer Meningokokkensepsis (Waterhouse-Friderichsen-Syndrom), einer Antikoagulantientherapie (Marcumar) oder bei Neugeborenen
- aplastische oder hypoplastische Nebennierenrinde, angeborene Enzymdefekte
- nach Adrenalektomie
- sekundäre Nebennierenrindeninsuffizienz (überwiegend Kortisolmangel infolge des ACTH-Mangels)
  - Langzeittherapie mit Kortikosteroiden
  - Hypophysenvorderlappeninsuffizienz
  - Insuffizienz des Hypothalamus mit CRH-Mangel

Klinik

- Schwäche, Adynamie
- Gewichtsverlust, Dehydratation, eingefallene Augenhöhlen
- arterielle Hypotonie
- Appetitlosigkeit, Übelkeit und Erbrechen, abdominelle Schmerzen, Diarrhö, Obstipation
- Hyperpigmentierung (nur bei chronischer NNR-Insuffizienz), auch an nicht lichtexponierten Hautarealen
- bei unerkannter latenter NNR-Insuffizienz Gefahr der Addison-Krise unter Belastung (Stress, Trauma, Operation, Infektion etc.)
  - Exsikkose, Oligurie
  - evtl. Erbrechen, Diarrhö
  - Kreislaufschock
  - Hypoglykämie, metabolische Azidose
  - Pseudoperitonitis
  - Somnolenz, Koma

Diagnostik

- Hyponatriämie, Hyperkaliämie
- im Differenzialblutbild ggf. Lymphozytose und Eosinophilie
- basales Serumkortisol ↓; basales Plasma-ACTH bei primärer NNR-Insuffizienz ↑↑, bei sekundärer NNR-Insuffizienz ↓
- im ACTH-Test Nachweis eines niedrigen Serumkortisol-Basalwertes und 60 min nach i.v.-Injektion von 0,25 mg ACTH (Synacthen®) kein Anstieg des Serumkortisols (❯ Memo dies gilt auch für länger bestehende sekundäre NNR-Insuffizienzen infolge der NNR-Atrophie bei fehlender ACTH-Stimulation!)
- bei M. Addison evtl. immunologischer Nachweis von Autoantikörpern gegen das Schlüsselenzym der Steroidsynthese (17α-Hydroxylase)
- bildgebende Diagnostik (Sonographie, CT, Angiographie)

Differenzialdiagnose

- Hämochromatose
- evtl. okkultes Karzinom (Tumorkachexie)
- im Kindesalter adrenogenitales Syndrom (AGS) mit Salzverlust

Therapie

- im begründeten Verdachtsfall Therapiebeginn ohne Verzögerung (Blutprobe für Diagnostik asservieren)
- dauerhafte Substitutionstherapie bei NNR-Insuffizienz
    - Hydrocortison (Kortisol) 10–15 mg morgens und 5–10 mg mittags und abends (❗ **Cave** Anpassung der Glukokortikosteroiddosis an Belastungssituationen!)
    - Fludrocortison (Dosisanpassung je nach Plasmarenin und Blutdruck)
    - evtl. Dehydroepiandrosteron bei Frauen mit Libidoverlust
- bei Addison-Krise
    - Hydrocortison 100 mg i.v., im weiteren Verlauf 200 mg/24 h
    - Infusion von 0,9%-iger Kochsalzlösung und 5%-iger Glukoselösung (in Abhängigkeit vom ZVD, dem Serumnatrium und dem Blutzucker)
    - evtl. Ausgleich einer metabolischen Azidose
- genaue und wiederholte Patientenschulung (u. a. Verhalten in Krisensituationen)

10.4.5 Adrenogenitales Syndrom (AGS)

- gestörte Glukokortikoid-/Mineralokortikoidsynthese aufgrund verschiedener erblicher (autosomal-rezessiver) Enzymdefekte in der Nebennierenrinde mit vermehrter Bildung von Androgenen
    - 21-Hydroxylase-Defekt (90% der Fälle) oder 3β-Dehydrogenase-Defekt (klassisches adrenogenitales Syndrom)
        - adrenogenitales Salzverlustsyndrom (Virilisierung und Salzverlust)
        - adrenogenitales Syndrom ohne Salzverlust (nur Virilisierung)
    - 11β-Hydroxylase-Defekt (5% der Fälle)
    - selten erworbenes adrenogenitales Syndrom bei NNR-Tumoren
    - »late-onset«-adrenogenitales Syndrom bei heterozygoten Mutationen

Klinik

- ▶ **Memo** klinischer Schweregrad korreliert mit residualer Enzymaktivität!
- bei Salzverlustsyndrom Erbrechen, Diarrhö, Gewichtsverlust durch Exsikkose (ab der 2. Lebenswoche)
- bei Mädchen intersexuelles äußeres Genitale mit Klitorishypertrophie bei gleichzeitig weiblichem innerem Genitale mit Uterus und Ovarien (*Pseudohermaphroditismus femininus*), männlicher Körperbau und Geschlechtsbehaarung, primäre Amenorrhö, fehlende Brustentwicklung
- bei Jungen vorzeitige Entwicklung sekundärer Geschlechtsmerkmale (*Pseudopubertas praecox*), kleine Hoden (Androgene hemmen die Sekretion der Gonadotropine)
- Beschleunigung des Körperwachstums und der Knochenreifung mit Hochwuchs im Kindesalter, aber geringer Endgröße infolge des frühen Epiphysenfugenschlusses

Eigene Notizen

- bei 11β-Hydroxylase-Defekt arterielle Hypertonie
- bei »Late-onset«-AGS im Erwachsenenalter Hyperandrogenämie/Hirsutismus (bei Frauen)

Diagnostik
- Serumkortisol ↓, ACTH ↑
- bei Salzverlustsyndrom Hyponatriämie und Hyperkaliämie
- bei 21-Hydroxylase-Defekt 17α-Hydroxyprogesteron im Serum ↑
- bei 11β-Hydroxylase-Defekt 11-Desoxykortisol im Serum ↑
- im ACTH-Stimulationstest bei heterozygoten Merkmalsträgern, »Late-onset«- und »Cryptic«-Formen (Enzymdefekt ohne Symptomatik), normale/leicht erhöhte basale Sekretion des 17α-Hydroxyprogesterons und überschießender Anstieg nach ACTH-Gabe
- Pränataldiagnostik bei erneuter Schwangerschaft
- **Cave** bei schlecht eingestelltem AGS besteht ein erhöhtes Risiko für Hodentumoren!

Differenzialdiagnose
- polyzystisches Ovarialsyndrom (Stein-Leventhal-Syndrom) mit Hirsutismus, Amenorrhö, Sterilität, Akne und metabolischem Syndrom bei hyperandrogenämischer Ovarialinsuffizienz (**Cave** normales Dehydroepiandrosteron weist auf ovarielle Ursache hin!)
- androgenbildende Tumoren (Ovarien, NNR)

Therapie
- Substitutionstherapie mit Glukokortikosteroiden, Therapiekontrolle über das 17α-Hydroxyprogesteron im Serum (teilweise abendliche Kortisolgabe zur Suppression des morgendlichen ACTH-Peaks und damit der Androgenproduktion)
- bei Aldosteronmangel/Salzverlust Mineralokortikoide (Fludrocortison, Astonin H®) (Therapiekontrolle über den Plasmareninspiegel)
- bei weiblichen Patienten Antiandrogene (z. B. Cyproteronacetat, Androcur®)

10.5 Hypophysenerkrankungen

10.5.1 Hormoninaktives Hypophysenadenom

- häufigster Hypophysentumor
- klinisch und laborchemisch kein Hormonexzess
- nicht selten Erstdiagnose im Rahmen eines kranialen CT oder MRT bei anderer Indikation (»Inzidentalom der Hypophyse«)

Klinik
- Mikroadenom (<10 mm) meist klinisch asymptomatisch
- bei Makroadenom (≥10 mm) Korrelation zwischen Tumorgröße und Symptomatik

- Kopfschmerzen
- Gesichtsfeldeinschränkungen (typischerweise bitemporale Hemianopsie)
- ggf. Zeichen der Hypophyseninsuffizienz

Diagnostik
- MRT der Hypophyse
- Labordiagnostik zum Ausschluss einer Hormonaktivität (Prolaktin, IGF-1, Dexamethason-Hemmtest oder Kortisol im 24-h-Sammelurin, TSH, fT_3 und fT_4)
- bei Makroadenom Beurteilung der Hypophysenfunktion und Ausschluss einer Hypophysenvorderlappen(HVL)-Insuffizienz
- ophthalmologische Untersuchung einschl. Perimetrie

Therapie
- bei Mikroadenom in der Regel keine Therapie erforderlich, sofern Gesichtsfeldausfälle und HVL-Insuffizienz ausgeschlossen wurden
- bei Makroadenom >20 mm und Gesichtsfeldausfällen/HVL-Insuffizienz in der Regel neurochirurgische Resektion
- bei 10–20 mm großen Adenomen konservatives oder operatives Vorgehen in Abhängigkeit von den vorliegenden Befunden (HVL-Insuffizienz, Gesichtsfelddefekt, Größenprogredienz)
- bei inoperablen Adenomen externe Strahlentherapie
- nach jeder neurochirurgischen Intervention oder Strahlentherapie Ausschluss einer HVL-Insuffizienz erforderlich

10.5.2 Prolaktinom

- Prolaktin-sezernierendes Hypophysenvorderlappenadenom
    - Mikroprolaktinom <10 mm Tumorgröße
    - Makroprolaktinom ≥10 mm Tumorgröße
- häufigster endokrin aktiver Hypophysentumor, verursacht 20% aller sekundären Amenorrhöen, ♀:♂ = 5:1, Manifestationsalter 20.–40. Lebensjahr

Klinik
- bei Frauen Galaktorrhö, Zyklusstörungen (sekundäre Amenorrhö, Anovulation/Infertilität), Libidoverlust
- bei Männern Störungen der Potenz und Libido, evtl. Gynäkomastie
  (▶ **Memo** Prolaktinexzess → Hemmung der pulsatilen Gonadotropinsekretion → Hypogonadismus)
- evtl. Osteoporose durch langjährigen Hypogonadismus
- evtl. Kopfschmerzen und Gesichtsfeldeinschränkungen (bei Makroprolaktinom)
- evtl. partielle oder komplette Hypophysenvorderlappeninsuffizienz

Eigene Notizen

Diagnostik
- basales Prolaktin im Serum ↑ (mehrfach >200 ng/ml) (❶ **Cave** Serumprolaktinkonzentrationen zwischen 25 und 200 ng/ml (häufig bei Mikroprolaktinom) müssen weiter abgeklärt werden!)
- Lokalisationsdiagnostik mittels MRT
- bei Makroprolaktinom Ausschluss einer Hypophysenvorderlappeninsuffizienz erforderlich
- ophthalmologische Untersuchung einschl. Perimetrie

Differenzialdiagnose
- physiologische Hyperprolaktinämie, z. B. in der Schwangerschaft, beim Stillen, durch Stress
- medikamentös induzierte Hyperprolaktinämie, z. B. durch Neuroleptika (häufig), trizyklische Antidepressiva, Reserpin, α-Methyldopa, Dopaminantagonisten, Antihistaminika, Östrogene
- primäre Hypothyreose
- chronische Niereninsuffizienz
- gestörte Bildung oder Transport von Dopamin (»prolactin inhibiting factor«, PIF) durch para-/supraselläre Tumoren (sog. Begleithyperprolaktinämie)
- Mamillensekretion bei Mamakarzinom

Therapie
- primär medikamentöse Therapie mit Dopamin(D_2)-Rezeptoragonisten, z. B. Cabergolin (Dostinex®), Quinagolid (Norprolac®) (führen häufig auch zur Tumorverkleinerung)
- bei fehlendem Ansprechen oder Unverträglichkeit der medikamentösen Therapie ggf. neurochirurgische Resektion (bei Makroprolaktinom)

10.5.3 Akromegalie (STH-produzierendes Hypophysenadenom)

- vermehrte Bildung (»Exzess«) von Wachstumshormon durch Hypophysenadenom
- zweithäufigster endokrin aktiver Hypophysentumor, Manifestationsalter 30.–50. Lebensjahr

Klinik
- langsame klinische Progression, daher ist der klinische Verdacht entscheidend für eine frühe Diagnose
- Vergröberung der Gesichtszüge (Nase, Ohren, Supraorbitalwulst, Kiefer)
- Vergrößerung der Hände und Füße (Schuhgröße und Ringgröße nehmen zu!)
- Hochwuchs bei Manifestation im Jugendalter (vor dem Epiphysenschluss)
- Makroglossie mit kloßiger Sprache, obstruktives Schlafapnoe-Syndrom
- Vergrößerung innerer Organe (Organomegalie)

10.5 · Hypophysenerkrankungen

Eigene Notizen

- Kopfschmerzen
- ggf. Karpaltunnelsyndrom, Arthralgien
- ggf. arterieller Hypertonus
- Diabetes mellitus
- ggf. Zeichen der Hypophyseninsuffizienz und Gesichtsfeldausfälle (bitemporale Hemianopsie) bei großen Adenomen
- ❶ **Cave** bei langjährigem Wachstumshormonexzess erhöhtes Risiko für Prostata-, Mamma- und Kolonkarzinome

Diagnostik
- IGF-1 ↑ (▶ **Memo** GH im Serum ist aufgrund der pulsatilen Sekretion als Einzelparameter ungeeignet; GH ↑ während des Schlafes, bei Hunger, körperlicher Anstrengung und Stress, GH ↓ nach Nahrungsaufnahme)
- Diagnosesicherung durch GH-Suppressionstest: nach Glukosebelastung (75 g p.o.) inadäquate oder fehlende Suppression der GH-Konzentration (Ausschluss einer Akromegalie bei Serumkonzentrationen des GH <1 ng/ml)
- Lokalisationsdiagnostik mittels MRT der Hypophyse
- ophthalmologische Untersuchung (Perimetrie)

Therapie
- transnasale, transsphenoidale Resektion (Therapie der Wahl), ggf. frontaler/temporaler Zugang bei sehr großen Adenomen mit suprasellärer Ausdehnung
- medikamentöse Therapie, falls kurative Operation nicht möglich
    - Somatostatin-Analoga, z. B. Octreotid (Sandostatin LAR®) 10–30 mg alle 4 Wochen s.c., Lanreotid (Somatuline®) 60 mg alle 4 Wochen
    - GH-Rezeptorantagonisten (Pegvisomant, Somavert®), initial 80 mg/d s.c., dann 10–20 mg/d (Dosisanpassung anhand des IGF-1-Serumspiegels)
- bei Inoperabilität oder nach erfolgloser Operation evtl. externe Strahlentherapie

10.5.4 Hypophysenvorderlappeninsuffizienz (Hypopituitarismus)

- partieller oder totaler Sekretionsausfall der Hypophysenvorderlappenhormone
- Ursachen einer HVL-Insuffizienz
    - Tumor, z. B. Hypophysenadenome (>50% der Fälle), Kraniopharyngeome, Meningeome, Metastasen
    - Zustand nach Operation, Bestrahlung oder Schädel-Hirn-Trauma
    - Sheehan-Syndrom (ischämische Hypophysennekrose infolge größerer peripartaler Blutverluste)
    - M. Wegener, Sarkoidose, Tuberkulose, Langerhans-Histiozytose
    - Hämochromatose
    - Autoimmunhypophysitis

- idiopathischer (hereditärer) hypogonadotroper Hypogonadismus mit Fehlen olfaktorischer Neurone (Kallmann-Syndrom)
- Syndrom der leeren Sella (Fehlen von Hypophysengewebe unterschiedlicher Ätiologie)

Klinik

- variables klinisches Bild in Abhängigkeit von der Genese und dem Schweregrad der HVL-Insuffizienz sowie vom Manifestationsalter
- chronische Hypophysenvorderlappeninsuffizienz
    - ACTH-Mangel (sekundäre NNR-Insuffizienz) mit Adynamie, Gewichtsverlust, arterieller Hypotonie, Hypoglykämieneigung
    - LH-/FSH-Mangel (sekundärer Hypogonadismus) mit Amenorrhö, gestörter Libido und Potenz, spärlicher oder fehlender Sekundärbehaarung
    - TSH-Mangel (zentrale Hypothyreose) mit Müdigkeit, Kälteintoleranz, Bradykardie, im Kindesalter Entwicklungsstörungen
    - GH-Mangel mit abdominaler Fetteinlagerung, Arteriosklerose, Osteoporose, Abnahme der Muskelmasse, im Kindesalter hypophysärer Kleinwuchs
    - blasse Haut (durch Pigmentmangel und normochrome Anämie)
- bei größeren Tumoren evtl. Kopfschmerzen und Sehstörungen
- akute Hypophysenvorderlappeninsuffizienz (meist durch Belastungssituationen ausgelöste Krisen bei chronischer Insuffizienz; medizinischer Notfall)
    - arterielle Hypotonie, Bradykardie
    - Hypothermie
    - Hypoglykämie
    - Hypoventilation mit Hyperkapnie
    - Stupor, Koma

Diagnostik

- Hyponatriämie, Hypoglykämie
- Erniedrigung der basalen Hormonparameter
    - ACTH ↓, Kortisol ↓
    - LH und FSH ↓, Testosteron und Östradiol ↓
    - TSH ↓, fT_4 ↓
    - IGF-1 ↓
    - Prolaktin variabel, evtl. ↑ bei Hypothalamusläsionen oder hypophysennahen Tumoren (▶ **Memo** »prolactin inhibiting factor«, Dopamin ↓)
- Bestätigung der Diagnose durch dynamische Hypophysentests (Insulin-Hypoglykämie-Test, Releasing-Hormon-Tests)
- MRT der Hypophyse

Therapie

- Substitutionstherapie
    - Hydrocortison 20–30 mg/d (15–20 mg morgens, 5–10 mg mittags) (❶ **Cave** Dosiserhöhung in Krisensituationen!)

10.5 · Hypophysenerkrankungen

- L-Thyroxin 75–150 μg/d
- bei Männern Testosteron-Depotinjektion (z. B. Testoviron depot® 250 mg i.m. alle 3–4 Wochen, Nebido® 1000 mg i.m. alle 3 Monate) oder transdermal täglich (z. B. Testogel®)
- bei Frauen zyklische Gabe von Östrogen-Gestagen-Präparaten
- bei Kinderwunsch hMG-hCG-Therapie oder pulsatile GnRH-Therapie s.c.
- rekombinantes humanes GH s.c. täglich bei nachgewiesenem schwerem Wachstumshormonmangel

10.5.5 Diabetes insipidus

- erhöhte Wasserdiurese infolge ADH-Mangels oder fehlender renaler ADH-Wirkung
  - zentraler Diabetes insipidus
    - idiopathisch (selten), z. B. durch verminderte Anlage Vasopressin-produzierender Neurone oder durch Bildung von Autoantikörpern gegen diese Neurone
    - sekundär (häufig): Tumoren des Hypothalamus oder im Bereich des oberen Hypophysenstiels, Schädel-Hirn-Trauma, neurochirurgische Eingriffe, Bestrahlungsfolge, Enzephalitis, Meningitis, Autoimmunhypophysitis
  - renaler Diabetes insipidus (selten)
    - angeborener Vasopressin-Typ-2-Rezeptordefekt (X-chromosomal rezessiver Erbgang) oder defekter Wassertransportkanal Aquaporin 2 am renalen Sammelrohr (autosomal-rezessiver Erbgang)
    - erworbene tubuläre Nierenerkrankungen, Hypokaliämie, Hyperkalzämie
    - Medikamentenfolge (Lithium)

Klinik
- Polyurie (5–30 l/d), Polydipsie
- Exsikkose, extremes Durstgefühl, Blutdruckabfall

Diagnostik
- spezifisches Uringewicht <1008 g/l, Urinosmolarität ↓ <300 mosmol/l
- im kontrollierten Durstversuch (muss stationär durchgeführt werden!) Anstieg der Serumosmolarität (>295 mosmol/l) bei konstant niedriger Urinosmolarität (<300 mosmol/l)
- nach Gabe von Desmopressin Anstieg der Urinosmolarität beim zentralen Diabetes insipidus, kein Anstieg der Urinosmolarität beim renalen Diabetes insipidus
- beim zentralen Diabetes insipidus MRT erforderlich

Differenzialdiagnose
- Diabetes mellitus
- psychogene/habituelle Polydipsie

Eigene Notizen

Eigene Notizen

- polyurische Nierenerkrankungen
- hyperkalzämische Krise

Therapie

- bei zentralem Diabetes insipidus Desmopressin (Minirin®) 2–3×0,1 mg p.o. oder 2×10–20 µg intranasal (❗ **Cave** bei Überdosierung Hyponatriämie, ggf. Hirndruckzeichen)
- bei renalem Diabetes insipidus Therapieversuch mit Thiaziddiuretika, evtl. nichtsteroidale Antirheumatika
- falls möglich kausale Therapie der Grunderkrankung

10.5.6 Schwarz-Bartter-Syndrom (Syndrom der inadäquaten ADH-Sekretion, SIADH)

- Wasserretention mit Verdünnungshyponatriämie infolge inadäquat erhöhter ADH-Sekretion
    - meist paraneoplastisch (überwiegend beim kleinzelligen Bronchialkarzinom)
    - enthemmte ADH-Sekretion
        - zentralnervöse Prozesse, z. B. ZNS-Tumoren, Schädel-Hirn-Traumata, Meningitis, Apoplex
        - pulmonale Prozesse, z. B. Pneumonien
        - Medikamente, z. B. trizyklische Antidepressiva, Antikonvulsiva (Oxcarbazepin), Cyclophosphamid, Vincristin

Klinik

- Kopfschmerzen
- Appetitlosigkeit, Übelkeit und Erbrechen
- Muskelkrämpfe
- evtl. Unruhe, Verwirrtheit, Krämpfe und Koma infolge eines Hirnödems bei Hyponatriämie (❗ **Cave** keine peripheren Ödeme infolge der relativ geringen Wasserretention von ca. 3–4 l!)

Diagnostik

- Hyponatriämie (häufig <110 mmol/l)
- Serumosmolarität ↓ (<280 mosmol/l)
- Urinosmolarität ↑ (>300 mosmol/l) (▸ **Memo** Urinosmolarität >Serumosmolarität)
- ADH im Serum ↑

Differenzialdiagnose

- M. Addison
- Hypothyreose
- Überdosierung von DDAVP (Desmopressin)

Therapie
- ggf. kausale Therapie
- Flüssigkeitsrestriktion (0,5–1 l/d)
- ggf. ADH-Blockade am distalen Tubulus mittels Demeclocyclin (nur über internationale Apotheken erhältlich)
- ggf. langsame Infusion hypertoner Kochsalzlösung bei Serumnatriumwerten <100 mmol/l (❗ **Cave** Gefahr der zentralen pontinen Myelinolyse, täglicher Anstieg des Serumnatriums maximal 10 mmol/l)

Sachverzeichnis

A

AB0-Erythroblastose 267
Achalasie 172
Achlorhydrie 179
Adams-Stokes-Anfall 48–50
Adenom-Karzinom-Sequenz 204
Adenosin-Mangel 300
Adipositas 251–253
adrenogenitales Syndrom 385, 386
Adson-Test 87
Afferent-loop-Syndrom 182
Agammaglobulinämie 300
AIDS 150–154
Akromegalie 388, 389
Alveolitis, exogen allergische 109, 110
Amöbiasis 146, 147
Amyloidose 33, 36, 301, 302
Analgetikaasthma 94
Analgetika-Nephropathie 338, 339
Anämie 257–271
– aplastische 270, 271
– Ätiologie 257, 258
– autoimmunhämolytische 268, 269
– – bithermisches Hämolysin 269
– – inkomplette Wärmeautoantikörper 268
– – Kälteagglutinine 268, 269
– Einteilung 257
– Eisenmangel 258, 259
– Fanconi 270
– hypochrome mikrozytäre 265
– hyporegeneratorische 270
– Kugelzellen 261, 262
– Marchiafava 265, 266
– megaloblastäre 259, 260
– perniziöse 260
– renale 270
– Sichelzellen 263, 264
– Symptomatik 257

Andersen-Syndrom 58
Aneurysma dissecans 77, 78
Angina
– abdominalis 75
– pectoris 38, 39, 57
– – instabile 38, 39
– – stabile 38, 39
Angioödem 91, 92
Angiopathie, diabetische 355
Antiphospholipid-Syndrom 88, 89, 312
α_1-Antitrypsinmangel 228, 229
Antrumgastritis 179
Aortenaneurysma
– abdominelles 76, 77
– disseziiertes 78
– thorakales 77
Aortendissektion 77, 78
Aortenisthmusstenose 16, 17
Aortenklappeninsuffizienz 13, 14
Aortenklappenstenose 11, 12
Aortensyndrom, akutes 77, 78
Aortitis 323
APC-Resistenz 85
Apoplex 71–74
ARDS 30, 105, 116
Armvenenthrombose 87, 88
Arterienverschluss, akuter 70, 71
Arteriitis temporalis 324, 325
Arthritis
– urica 246, 247
– juvenile chronische 305
– reaktive 309, 310
– rheumatoide 35, 304–307
– – altersbedingte 305
– – maligne 305
Arthropathia psoriatica 310
Asbestose 108, 109
Aspergillose 160
Aspirationspneumonitis 132
Asthma
– bronchiale 94–97
– cardiale 7, 116

Asystolie 28
Atelektase 104, 105
Atemstillstand 119
Austin-Flint-Geräusch 13
Autoimmunadrenalitis 383
Autoimmungastritis 179
– atrophische 260
Autoimmunhepatitis 223
Autoimmunhyperthyreose 365
Autoimmunsyndrom, polyglanduläres 383
Autoimmunthyreoiditis Hashimoto 369
AV-Block 50, 51
AV-Knoten-Extrasystole 46
AV-Knoten-Reentry-Tachykardie 52
Azidose, renal tubuläre 339

B

Barlow-Syndrom 10, 11
Barrett-Ösophagus 173, 177
Bartter-Syndrom 339
Bergarbeiterlunge 107
Blind-loop-Syndrom 260
Block
– atrioventrikulärer ▶ AV-Block
– faszikulärer 51
– intraventrikulärer 51
– sinuatrialer ▶ SA-Block
– trifaszikulärer 51
Blutdruckstörungen
– ▶ Hypertonie
– ▶ Hypotonie
Bluterkrankheit 295, 296
Blutung, gastrointestinale 183, 184
Boerhaave-Syndrom 171
Bouveret-Syndrom 239
Bradyarrhythmia absoluta 56
Bradykardie 49

Bronchialkarzinom 121–125
- großzelliges 122
- kleinzelliges 122, 125
- nicht-kleinzelliges 122, 125
Bronchiektase 101, 102
Bronchitis
- akute 97, 98
- chronische 99–101
Brugada-Syndrom 58
Burkitt-Lymphom 284
B-Zell-Lymphom 283, 284

C

Campylobacter-Enterokolitis 144
Candidiasis 159
Capillary-leak-Syndrom 91
Caplan-Syndrom 305
CD45-Defizienz 300
Cholangitis 238, 240
- primär sklerosierende 200, 236, 237
Cholelithiasis 238, 239
Cholera 147, 148
Cholezystitis 238–240
Chorea minor 6
Churg-Strauss-Syndrom 319
Chylothorax 127
Coarctatio aortae 16, 17
Colitis ulcerosa 199–201
Colon irritabile 189, 202, 203
Coma diabeticum 360, 361
Conn-Syndrom 380, 381
Coombs-Test 267, 268
COPD 99–101, 117, 126
Cor pulmonale 53, 117, 118
Courvoisier-Zeichen 241
Cowden-Syndrom 205
Coxsackie-Virus-Infektion 35
CREST-Syndrom 315
Cronkhite-Canada-Syndrom 204
Cushing-Syndrom 123, 382, 383
CVID 300

D

Debré-Toni-Fanconi-Syndrom 339
Degeneration, hepatolentikuläre 227
Dermatomyositis 313, 314
Dexamethason-Hemmtest 382
Diabetes insipidus 391, 392
Diabetes mellitus 354–363
- Diagnostik 356, 357
- Komplikationen 355
- LADA 354
- MODY 354
- Typ 1 354, 356, 357
- Typ 2 354, 357
Diarrhö 188, 189
- chronische 200
- dysenterische 141
- exsudative 140, 188
- infektiöse 141
- osmotische 188
- sekretorische 140, 188
Diathese, hämorrhagische, vaskuläre 299
Di-George-Syndrom 300, 374
Dip-Plateau-Phänomen 37
disseminierte intravasale Gerinnung 297, 298
Divertikulose 203, 204
Donath-Landsteiner-Test 269
Dressler-Syndrom 36, 127
Ductus arteriosus Botalli, persistierender 16, 20, 21
Duke-Kriterien 4
Dumping-Syndrom 182
Dünndarmtumor 197
Durchfall ▶ Diarrhö
Dysbetalipoproteinämie, familiäre 248
Dysenterie 140
Dyslipidämie 248–250
Dysphagie 172, 173, 177

E

Efferent-loop-Syndrom 183
EHEC-Infektion 141, 142
Ehlers-Danlos-Syndrom 299
Eisenmangelanämie 258, 259
Eisenmenger-Reaktion 19
Eiweißverlustsyndrom, enterales 196
Embolie, arterielle 70, 71
Emesis 171
Emphysem ▶ Lungenemphysem
Endocarditis ulcerosa et polyposa 3
Endokardfibrose 33
Endokarditis
- infektiöse 3–5
- nichtinfektiöse 5
- Prophylaxe 4, 5
- rheumatische 3, 7
Endokardkissendefekt 20
Enteritis 142, 143
Enterocolitis regionalis Crohn 197, 198
Enterokolitis 144
Enteropathie, glutensensitive 193
Enzephalopathie, hepatische 233
Enzephalopathie, HIV-assoziierte 151
Epstein-Barr-Virus-Infektion 157, 158
Erbrechen 171
Ersatzsystole 48
Erysipel 89, 90
Erythema
- anulare rheumaticum 6
- nodosum 6
Extrasystole
- supraventrikuläre 46
- ventrikuläre 47
Extraterritorialinfarkt 71

Sachverzeichnis

F

Facies mitralis 7
Fallot-Pentalogie 23
Fallot-Tetralogie 22, 23
Fanconi-Anämie 270
Fanconi-Syndrom 375
Favismus 263
Felty-Syndrom 305
Fettleber 224, 356
Fettleibigkeit ► Adipositas
Fibromyalgie 325, 326
Fibrose, zystische 212, 213
Fieber, rheumatisches 5–7, 36
Fiedler-Myokarditis 35
Flatulenz 191
Foetor ex ore 176
Foramen ovale, persistierendes 17
Frühsommer-Meningoenzephalitis 163, 164
FSME 163, 164
Fußsyndrom, diabetisches 355

G

Gallenblasenkarzinom 240, 241
Gallengangskarzinom 241, 242
Gallensäureverlust-Syndrom 194, 196
Galopprhythmus 26
Gardner-Syndrom 204
Gastrinom 216, 217
Gastritis
– akute 179
– chronische 179, 180
– eosinophile 179
Gastroenteritis 142, 143
– nichtbakterielle 145
Gerinnung, disseminierte intravasale 297, 298
Gestationsdiabetes 357
Gewebehypoxie 29
Gicht 246, 247
Gitelman-Syndrom 339

Globalherzinsuffizienz 24
Glomerulonephritis 328–333
– akute postinfektiöse 329
– chronische 341
– fokal segmental sklerosierende 331
– membranoproliferative 332
– membranöse 332
– mesangioproliferative 328
– minimal proliferierende interkapilläre 331
– primäre 328
– rasch progrediente 330
– sekundäre 328
Glukose-6-Phosphat-Dehydrogenase-Mangel 262, 263
Goodpasture-Syndrom 115, 330
Graham-Steell-Geräusch 8
Grawitz-Tumor 345
Grenzzoneninfarkt 71
Grippe 139, 140
Gürtelrose 154

H

Haarzell-Leukämie 283, 287
Hämatochezie 183
Hämatothorax 127
Hämochromatose 226, 227
Hämoglobinurie, paroxysmale nächtliche 265, 266
hämolytische Krise 261
hämolytische Transfusionsreaktion 266, 267
Hämophilie 295, 296
Hämoptoe 115
Hämoptyse 115
Hämosiderose 226
Ham-Test 266
Hanta-Virus-Infektion 337, 338
Harnwegsinfektion 334–336
Hashimoto-Thyreoiditis 363, 369
Heerfordt-Syndrom 111
Hemiblock, linksanteriorer 51

Hepatitis
– A 217, 218
– B 218–220
– C 220, 221
– D 222
– E 222
Hepatopathie, toxische 225, 226
Herpes-simplex-Virus-Infektion 155, 156
Herpes-Virus-Infektion 154–156
Herzerkrankung, koronare 38–45
Herzfehler, angeborene 14–24
Herzinsuffizienz 24–28
– akute 28
– chronische 27
– terminale 28
Herzklappenfehler, erworbene 7–14
Herz-Kreislauf-Stillstand 28, 29
Herzneurose 60
Herzphobie 60
Herzrhythmus, akzelerierter 48
Herzrhythmusstörungen 46–59
Herztod, plötzlicher 38, 54, 58
Herztumoren 59, 60
Herzwandaneurysma 42
Herzwandruptur 42
Hiatushernie 174, 175
Hirninfarkt, ischämischer 71
Hirntoxoplasmose 151
Histiozytosis X 106
HIV-Infektion 150–154
Hochdruckenzephalopathie 63
Hughes-Syndrom 88
Hyperaldosteronismus
– familiärer 380
– idiopathischer 380
– primärer 380, 381
Hypercholesterinämie, familiäre 248, 249
Hyper-IgM-Syndrom 300
Hyperkaliämie 50
Hyperkortisolismus 382, 383
Hyperlipoproteinämie 356
Hypernephrom 345
Hyperparathyreoidismus, primärer 372, 373

Hypersensitivitätspneumonitis 109
Hypertension, portale 224, 231, 232
hypertensive Krise 65
Hyperthyreose 365, 366
Hypertonie
- arterielle 62–65
- endokrine 62
- maligne 63
- pulmonale 117, 118
- renale 62
- sekundäre 62
Hypertriglyzeridämie 248, 249
Hyperurikämie 246, 247
Hyperventilationssyndrom 120
Hyperviskositätssyndrom 292
Hypoglykämie 361, 362
Hypokaliämie 46, 58
Hypokapnie 120
Hypoparathyreoidismus 374, 375
Hypophysenadenom
- hormoninaktives 386, 387
- STH-produzierendes 388, 389
Hypophysenvorderlappen- insuffizienz 389, 390
Hypopituitarismus 389, 390
Hypothyreose 364, 365
Hypotonie
- arterielle 65–67
- essenzielle 65
- orthostatische 66
- sekundäre 65
Hypoxie 29

I

IgA-Nephropathie 328, 329
IgG-Subklassen-Defizienz 300
Immundefizienz 300, 301
Immunkomplexnephritis 311, 328, 329
Immunozytom 283, 292
Immunthrombozytopenie 294
Infektion, opportunistische 151
Influenza 139, 140

Insuffizienz
- akute respiratorische 105
- chronisch-venöse 82, 83
- zerebrovaskuläre 71–74
Insulinom 216
Insulinresistenz-Syndrom 252
Insult, apoplektischer 71
Intrinsic-Factor-Mangel 260
Ischämie, stumme 38, 39

J

Jervell-Syndrom 58
Jones-Kriterien 6

K

Kälteagglutininsyndrom 79, 268
Kammerflattern 28, 58
Kammerflimmern 28, 42, 58
Kammertachykardie 57
Kaposi-Sarkom 152
Kardiomyopathie
- arrhythmogene rechtsventrikuläre 34
- diabetische 356
- dilatative 31, 32
- hypertensive 55
- hypertrophe 31, 32
- ischämische 38
- restriktive 25, 33, 34
- tachykardieinduzierte 53, 54
Karotis-Sinus-Syndrom 49, 50
Kartagener-Syndrom 101
Karzinoid-Syndrom 215
Karzinoid-Tumor 197
Karzinom
- cholangiozelluläres 241, 242
- hepatozelluläres 235, 236
- kolorektales 205–208
Kawasaki-Syndrom 322, 323
Keratoconjunctivitis sicca 316
Klick-Syndrom 10, 11
Knotenstruma 363, 364

Koagulopathie 295
Kolitis, hämorrhagische 141
Kollagenose 311–317
Kolonblutung 183
Kolonkarzinom 205–208
Kolonpolyp 204, 205
Koma, diabetisches 360, 361
Konjunktivitis 140
koronare Herzerkrankung
 Herzerkrankung, koronare
Koronarsyndrom, akutes 38–41
Krampfader Varikosis
Krise, hämolytische 261
Krukenberg-Tumor 186
Kryptokokkose 160
Kryptosporidiose 149
Kugelzellanämie 261, 262
Kurzdarmsyndrom 192
Kussmaul-Zeichen 36

L

Laktoseintoleranz 194, 195
Lange-Nielsen-Syndrom 58
Lebensmittelvergiftung 144, 145
Leberkrebs 235, 236
Leberversagen, akutes 234
Leberzirrhose 224, 229, 230
Leukämie 271–276
- akute myeloische 271–275
- chronisch lymphatische 285–287
- chronisch myeloische 277, 278
- lymphatische 271–275
Linksherzhypertrophie 51, 64
Linksherzinsuffizienz 24, 25, 38
Lipodystrophia intestinalis 193, 194
Lobärpneumonie 130
Lobulärpneumonie 130
Löfgren-Syndrom 111
Löhlein-Herdnephritis 4
Long-QT-Syndrom 58
Lowenberg-Zeichen 85
Low-Ganong-Levine-Syndrom 54
Lungenblutung 115, 116

Sachverzeichnis

Lungenembolie 113–115
Lungenemphysem 102, 103
Lungenfibrose 106, 107
Lungeninfarkt, hämorrhagischer 113
Lungenkarzinom ▶ Bronchialkarzinom
Lungenödem 116, 117
– interstitielles 116
– kardiales 116
Lupus erythematodes, systemischer 311–313
Lupusnephritis 311
Lyme-Borreliose 162, 163
Lymphangitis 89
Lymphödem 90, 91
Lymphom
– angiozentrisches 283
– gastrointestinales 288
Lymphom, malignes 281, 282
Lynch-Syndrom 206

M

Magenkarzinom 184–187
Makroangiopathie, diabetische 355
Malabsorption 192
Malaria 166–168
Malariaprophylaxe 167, 168
Malassimilationssyndrom 192, 193
Maldigestion 192
Mallory-Weiss-Syndrom 171
MALT-Lymphom 288
Mantelzell-Lymphom 283
Marchiafava-Anämie 265, 266
Marfan-Syndrom 78, 79
Marginalzonen-B-Zell-Lymphom 283
Meckel-Divertikel 196, 197
Meigs-Syndrom 127
Meningitis, bakterielle 164, 165
Meningokokkensepsis 30
Mesenterialinfarkt 75
metabolisches Syndrom 248, 252
Meteorismus 191

Methämoglobinzyanose 22
Mikroangiopathie, diabetische 355
Mikulicz-Syndrom 286
Minimal-change-Glomerulonephritis 331
Mirizzi-Syndrom 239
Mitralklappeninsuffizienz 9, 10, 31
Mitralklappenprolaps 10, 11
Mitralklappenstenose 7, 8
Mittelmeerfieber, familiäres 302
MODY 354
Mononukleose, infektiöse 157, 158
Morbus
– Addison 383
– Basedow 363
– Bechterew 307–309
– Boeck 111, 112
– Crohn 192, 197, 198
– Fabry 33
– Gaucher 228
– haemolyticus neonatorum 267, 268
– Lenègre 49, 50
– Lev 49, 50
– Ménétrier 179, 185
– Mondor 83
– Osler 115
– Paget 378, 379
– Still 305
– Waldenström 79, 283, 292
– Werlhoff 79
– Whipple 192–194
– Wilson 227
Moschcowitz-Syndrom 141, 293
Motilitätsstörungen 188
Muir-Torre-Syndrom 206
Mukoviszidose 212, 213
Multiorganversagen 30
multiple endokrine Neoplasien 371, 372
multiples Myelom 289–291
Murphy-Zeichen 239
Mycosis fungoides 283, 288, 289

myelodysplastisches Syndrom 275, 276
Myelom, multiples 281, 282, 289–291
Myelose, funikuläre 260
Mykobakteriose, nichttuberkulöse 138, 139
Myokardinfarkt 36, 42–45
Myokarditis 35, 36, 48

N

Nausea 171
Nebennierenrindeninsuffizienz 383–385
Neoplasien, muliple endokrine 371, 372
Nephritis
– chronische interstitielle 338
– chronische tubulointerstitielle 341
Nephroblastom 347
Nephrolithiasis 34–351
Nephropathie
– diabetische 341
– hypertensive 63
– polyzystische 341
– vaskuläre 341
nephrotisches Syndrom 331, 332
neuroendokrine Tumoren 215
Nicht-ST-Hebungsinfarkt
▶ NSTEMI
Nierenarterienstenose 75, 76
Niereninsuffizienz 339–345
– akute 339–341
– chronische 341–345
Nierentumoren 345–349
Nierenzellkarzinom 345–347
Nierenzyste 348
Non-Hodgkin-Lymphom 283–285
Noro-Virus-Infektion 145
NSTEMI 38, 43
Nykturie 26

O

Obstipation 189, 190
- anorektale 190
- kologene 190
Ödem, angioneurotisches 91, 92
Oligoarthritis, frühkindliche 305
OPSI-Syndrom 30, 262
Osler-Knötchen 4
Osler-Weber-Rendu-Erkrankung 299
Ösophagitis 175, 176
Ösophagusdivertikel 176
Ösophaguskarzinom 177, 178
Osteoarthropathie, hypertrophische 123
Osteomalazie 375, 376
Osteomyelofibrose 280
Osteomyelosklerose 280
Osteoporose 376–378
Ostitis deformans Paget 378, 379
Ostium-secundum-Defekt 17

P

Panangiitis 69
Panarteriitis
- mikroskopische 320
- nodosa 322
Pancoast-Tumor 122, 123
Pankolitis 199
Pankreasinsuffizienz, endokrine 212
Pankreaskarzinom 213, 214
Pankreatitis
- akute 209, 210
- chronische 211, 212
Panmyelopathie 270, 271
Paratyphus 142
Pericarditis constrictiva 25
Perikarditis
- akute 36, 37
- chronisch konstriktive 37, 38
- exsudative 36
Perikardtamponade 36, 42

Perimyokarditis 36
Perthes-Test 81
Peutz-Jeghers-Syndrom 205
Pfötchenstellung 374
Phäochromozytom 379
Pharyngitis 139
Phlebothrombose 80, 84, 85
Phlegmasia coerulea dolens 84, 86
Phosphatdiabetes 339
Pierre-Marie-Bamberger-Syndrom 123
Plasmazell-Leukämie 284
Plasmozytom 289, 290
Pleuraerguss 127
Pleuritis 127
- exsudativa 127
- sicca 127
Plummer-Vinson-Syndrom 177, 259
Pneumokoniose 107, 108
Pneumonie 130–135
- atypische 132
- interstitielle 131
Pneumothorax 126, 127
Polyarteriitis nodosa 322
Polyarthritis, chronische 304–307
Polycythaemia vera 278, 279
Polyglobulie 23
Polymyalgia rheumatica 324, 325
Polymyositis 313, 314
Polyneuropathie, diabetische 355
Polyposis, familiäre
- adenomatöse 204
- familiäre juvenile 205
Polyurie 56
Polyzythämie 79
Porphyria cutanea tarda 244–246
Porphyrie 244
- akute hepatische 244
- akute intermittierende 244, 245
- chronische hepatische 244
Porzellangallenblase 239
Postinfarktangina 43
Postkardiotomiesyndrom 36, 127
Postmyokardinfarkt 127
Postmyokardinfarktsyndrom 42
Poststreptokokken-Glomerulonephritis 329

Präexzitationssyndrom 53, 54
Prolaktinom 387, 388
Promyelozyten-Leukämie 298
Protein-C-Mangel 85
Protein-S-Mangel 85
Protoporphyrie, erythropoetische 244, 245
Pseudohermaphroditismus femininus 385
Pseudopubertas praecox 385
Psoriasis-Arthritis 310
Pulmonalarterienverschluss 113
Pulmonalatresie 20
Pulmonalstenose 15, 16, 20, 22
Pulsionsdivertikel, epiphrenales 176
Pulsus paradoxus 36, 94
Purpura
- fulminans 298
- idiopathische thrombozytopenische 294
- Schoenlein-Henoch 320
- thrombotisch-thrombozytopenische 293
Pyelonephritis 334–336

Q

Q-Fieber 132
Quarzstaublunge 107
Quincke-Ödem 91, 92

R

Rachitis 375, 376
RAG1/2-Defizienz 300
Raynaud-Syndrom 79, 80, 315
Reanimation, kardiopulmonale 28, 29
Rechtsherzinsuffizienz 24, 25
Reentry-Tachykardie
- atrioventrikuläre 53, 54
- junktionale 54

Refluxkrankheit, gastroösophageale 173, 174
Regurgitation 172, 173, 176, 177
Reisediarrhö 140
Reiter-Syndrom 309, 310
Reizdarmsyndrom 188, 189, 202, 203
Reizleitungsstörungen 42, 48, 50
Rektumblutung 183
Rektumkarzinom 205–208
Retinopathie, diabetische 355
Rh-Erythroblastose 267
rheumatisches Fieber 5–7, 36
Rhinitis 139
Rhythmusstörungen ▶ Herzrhythmusstörungen
Riesenfaltengastritis 179
Riesenzellarteriitis 324, 325
Romano-Ward-Syndrom 58
Rötelnembryopathie 20
Ruhe-Angina 39
Ruhr, bakterielle 146

S

SA-Block 48, 49
Salmonellose 142–144
Salzverlustsyndrom, adrenogenitales 385
Sanduhrmagen 181
SAPHO-Syndrom 310
Sarkoidose 111, 112
Säuglingsdyspepsie 140
Säurehämolysetest 266
Schellong-Stehversuch 66
Schenkelblock 51
Schilddrüsenerkrankungen 363–372
Schilddrüsenkarzinom 369–371
Schlafapnoe-Syndrom 119, 120
Schmetterlingserythem 311
Schock 29–31
– anaphylaktischer 29, 30
– hypoglykämischer 361, 362
– hypovolämischer 29, 30
– kardiogener 29, 57

– septischer 30, 31
Schwarz-Bartter-Syndrom 392
SCID 300
Septumdefekt, atrioventrikulärer 20
Sézary-Syndrom 283, 288, 289
Sharp-Syndrom 315
Shigellose 146
Short-QT-Syndrom 58
Shulman-Syndrom 316
Sichelzellanämie 263, 264
Sick-Sinus-Syndrom 48, 49, 56
Silikose 107, 108
sinuatrialer Block ▶ SA-Block
Sinus-venosus-Defekt 17
SIRS 30
Sjögren-Syndrom 316, 317
Sklerodaktylie 315
Sklerodermie 315, 316
Sklerose, progressive systemische 315, 316
Speiseröhrenentzündung 175, 176
Sphärozytose, hereditäre 261, 262
Spondylarthritis 305
Spondylitis, ankylosierende 307–309
Spontanpneumothorax 126
Sprue 192, 193
Stauffer-Syndrom 345
Stauungssyndrom, chronisch venöses 82, 83
Steatohepatitis 224
Steatorrhö 211
STEMI 38, 43
Stenokardie 39
Stromatumor, gastrointestinaler 197
Struma diffusa 363, 364
Sudeck-Dystrophie 79
Sulfhämoglobinämie 22
Syndrom
– adrenogenitales 385, 386
– der inadäquaten ADH-Sekretion 392
– metabolisches 248, 252
– myelodysplastisches 275, 276

– nephrotisches 331, 332
– X 252
systemischer Lupus erythematodes 311–313

T

Tabaksbeutelmund 315
Tachyarrhythmie, supraventrikuläre 56
Tachykardie
– fokal atriale 53
– junktionale ektope 53
– paroxysmale supraventrikuläre 54
– ventrikuläre 42, 57
Tachykardie-Bradykardie-Syndrom 49
Takayasu-Arteriitis 323
Teerstuhl 183
Teleangiektasie, hereditäre hämorrhagische 299
Territorialinfarkt 71
Thalassämie
– α 264
– β 265
Thibièrge-Weissenbach-Syndrom 315
Thoracic-outlet-Syndrom 87
Thoraxmagen 175
Thrombangitis obliterans 69, 70
Thromboembolie 42, 70
Thrombophilie, hereditäre 85
Thrombophlebitis 83, 84
Thrombose, arterielle 70, 71
Thrombozythämie, essenzielle 279, 280
Thrombozytopathie 294, 295
Thrombozytopenie 292,, 293
Thyreoiditis
– akute 368
– chronisch lymphozytäre 369
– de Quervain 368
Timothy-Syndrom 58
Torsade-de-pointes-Tachykardie 58

Toxic-shock-Syndrom 30
Toxoplasmose 161, 162
Tracheobronchitis, akute 97, 98
Transfusionsreaktion, hämolytische 266, 267
Transposition der großen Arterien 23, 24
Trendelenburg-Test 81
Trikuspidalinsuffizienz 31
Trommelschlegelfinger 23
Trousseau-Zeichen 374
Tuberkulose 135–138
Turcot-Syndrom 204
Typhus 142
- abdominalis 142, 143
T-Zell-Lymphom 283, 284
- kutanes 288, 289

U

Übelkeit 171
Ulcus
- duodeni 181, 182
- ventriculi 181, 182
Ulkuskrankheit, gastroduodenale 181, 182
upside-down stomach 175
Urethritis 334
Urolithiasis 349–351

V

Varikosis 80–82
Varizella-Zoster-Virus-Infektion 154, 155
Vaskulitis 317–326
- Immunkomplex-vermittelte 320, 321
- kryoglobulinämische 320, 321
- kutane leukozytoklastische 320, 321
- pANCA-assoziierte 320
Venenthrombose
- Arme 87, 88
- tiefe 84, 85
Ventrikelseptumdefekt 18, 19, 22
Verbrauchskoagulopathie 297, 298
Verschlusskrankheit
- arterielle
- - periphere 67–69
- - viszerale Gefäße 74, 75
- extrakranielle 73
Verstopfung ▶ Obstipation
Virchow-Lymphknoten 186
Virushepatitis ▶ Hepatitis
Vitamin-A-Mangel 192
Vitamin-B_{12}-Mangel 259, 260
Vitamin-D-Mangel 192
Vitamin-K-Mangel 192
Von-Willebrand-Jürgens-Syndrom 297
Vorhofflattern 55
Vorhofflimmern 54, 56
- intermittierendes 56
- paroxysmales 56
Vorhofseptumdefekt 17
Vorhoftachykardie 53

W

Wasserhammerpuls 13
Wasting-Syndrom 151
Waterhouse-Friderichsen-Syndrom 30, 384
Wegener-Granulomatose 106, 115, 317, 318
Wilms-Tumor 347
Wolff-Parkinson-White-Syndrom 54
Wundrose 89, 90

X, Y

Yersiniose 148

Z

Zieve-Syndrom 224
Zirrhose
- ▶ Leberzirrhose
- primär biliäre 237, 238
Zöliakie 192, 193
Zollinger-Ellison-Syndrom 181, 216, 217
Zyanose 22
- periphere 22
- zentrale 22, 23
Zystenniere 348, 349
Zystitis, akute 334
Zytomegalie-Virus-Infektion 158, 159